3차원적 척추측만증 치료

슈로스 치료법에 의한 운동과 호흡기법으로 척추의 만곡과 비틀림을 교정하기

Dreidimensionale Skoliosebehandlung

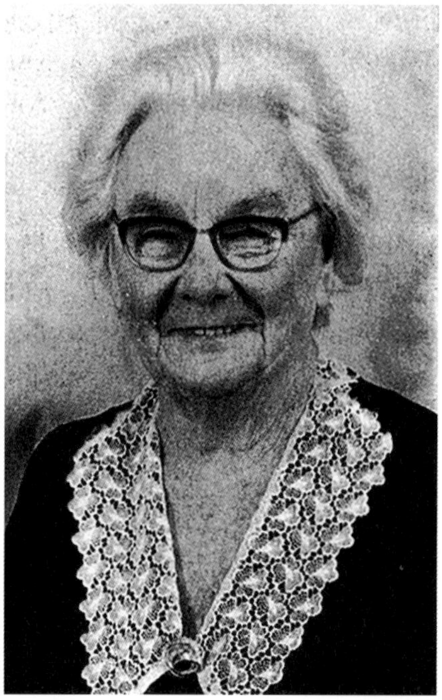

존경하는 어머니 Katharina Schroth에게
(1894년 2월 22일 – 1985년 2월 19일)

슈로스 치료법의 개발 및 개선을 하여
독일연방공화국으로부터 연방십자공로훈장을 받음.

Christa Lehnert-Schroth, Petra Gröbl

3차원적 척추측만증 치료

슈로스 치료법에 의한 운동과 호흡기법으로
척추의 만곡과 비틀림을 교정하기

개정 8판

감수 이주강 외

Dreidimensionale Skoliosebehandlung

Atmungs-Orthopädie System Schroth

Ein physiotherapeutisches Konzept zur Verbesserung von Wirbelsäulenverkrümmungen

8., grundlegend überarbeitete und erweiterte Auflage

Unter Mitarbeit von: Sandra Käfer, Rohrbach am Kulm, Österreich
Mit einem Geleitwort von:
Dr. med. K. F. Schlegel, Professor und Direktor der Orthopädischen Universitätsklinik (GHS) Essen
San.-Rat Dr. med. Otto Hundt, Facharzt für Chirurgie und Dr. med. Karl Groß, Facharzt für Orthopädie, Bad Sobernheim

ELSEVIER URBAN & FISCHER
URBAN & FISCHER München   영 문 출 판 사

■ 감수

이주강 대한카이로프랙틱학회 회장
변영준 로뎀재활의학과 의원, 슈로스척추측만센터장,
스페인 BSPT Schroth Physiotherapist
신원주 미래로 으랏차 정형외과 원장
심규대 우리들병원 마취과 원장
임준성 바른몸한의원 원장

■ 역자

김민호 발란스코드 대표
나강호 을지로신경외과 물리치료실장
안상용 편안한움직임교정센터 대표
안성현 바른몸한의원 척추센터 과장
유성용 척추안정화 연구소 소장
이중현 현대통증의학과 물리치료실장
한주영 연세힐링재활의학과 물리치료사

"Dreidimensionale Skoliosebehandlung" 8. Edition, ISBN 978-3-437-46461-4
by Christa Lehnert-Schroth and Petra Gröbl

3차원적 척추측만증 치료 개정8판

슈로스 치료법에 의한 운동과 호흡기법으로
척추의 만곡과 비틀림을 교정하기

2015년 11월 20일 초판인쇄
2015년 11월 27일 초판발행

지은이 : Christa Lehnert-Schroth, Petra Gröbl
감 수 : 이 주 강 외
발행인 : 박 병 조
발행처 : 도서출판 영문출판사
등 록 : 1987년 12월 21일 제2-419호
주 소 : 서울시 강남구 삼성동 69-1
전 화 : (02) 514-5590, 776-5590
팩 스 : (02) 756-8943
홈페이지 : www.ymsbook.net
E-mail : yeongmunsa@empal.com
정 가 : 45,000원
ISBN 978-89-7224-381-6 93510

※ 파본은 교환해 드립니다.

원저 제2판의 서문

측만증 치료의 문제는 보존적 치료와 외과적 치료의 어느 영역에서도 해결되어 있지 않다. 수십 년이나 연구가 이루어지고 치료과정이 복잡하게 고도화해도 이러한 것에 변화가 없다. 치료에서 항상 먼저 요구되는 것은 척추 변형의 교정 및 교정된 상태의 유지이다. 다양한 노력을 기울여 수술 전 · 수술 중 · 수술 후 처치를 시행하면 이것은 가능하다. 하지만, 교정 후에 척추의 대부분이 고정되는 것이 이상적인 치료라 할 수 있을까? 고액의 치료비를 들여서 미용적 교정수술을 시행한 결과, 측만은 감소되어도 척추 전체가 고정된 환자는 교정수술을 시행하지 않았던 경우와 비교해서 생명예후는 양호한 것일까? 이것은 수술 후 환자가 삶의 기쁨에 대한 표현을 하는 것에 의해서 판단할 수 있다. 또한 힘들게 일할 때의 부하 및 탄력성(부하능력)이라는 관점에서부터 본 수술의 정당성에 대해서도 종단연구가 시행되어 있지 않고 아직 증명되어 있지 않다. 수술은 최종적으로 객관적인 신체적 상태만으로 결정되는 것이 아니라, 그 동기도 중요하다. 하지만, 환자는 수술 후에 일상의 세계로 되돌아간 다음에 수술의 동기에 의문을 갖는 경우도 있다. 따라서 환자에게 신체적으로만이 아니라 정신적으로도 좋은 영향이 되는 치료를 제안해야 한다.

카타리나 슈로스(Katharina Schroth)는 자기 자신도 척추 변형을 앓았고 정확히 60년 전, 독자적인 측만증 치료법을 개발하여 놀랄만한 시스템을 구축하였다. 이것은 양식 · 철저성 · 성과라는 점에서 유럽대륙의 어디서도 실행되지 않았던 것이었다. 그녀가 고안한 독창적인 운동은 측만증의 근본적 요인인 골반을 자기교정의 종료자세에서 유지하고 이 자세에서부터 척추를 똑바로 하는 운동을 하는 것을 기본으로 하고 있다. 이 운동은 늑골의 회전이나 융기의 형성에 작용하는 것은 물론, 2차적으로 호흡을 개선한다. 그렇지만, 첫째로는 측만증 환자의 생활을 광범위에 걸쳐서 돕는 기능적인 치료법이다.

크리스타 레네르트 슈로스(Christa Lehnert-Schroth)는 어머니가 남긴 공적을 더욱 발전시켰다. 20년 전부터 원장직을 맡았던 소번하임(Sobernheim)에 있는 집중치료를 위한 요양원(sanatorium)은 보존적 치료 시설로 국제적으로 알려져 있다. 1973년, 그녀는 3차원적 측만증 치료의 최초의 연구논문을 발표하였다. 그 때까지 슈로스 치료법(Schroth method)은 더욱 세련된 것으로 되어있었다. \ 당초는 "호흡정형외과"라는 낙인이 찍혀 파라메티칼(paramedical) 분야로 밀려나 있었으나, 현재는 슈로스 치료법의 치료원리는 측만증 치료의 전문가나 임상의에 의해서 인정되어 전향적인 비판적 검토를 받고 있다.

"3차원적 치료"라는 말로 널리 알려진 것처럼 이것은 운동치료로서의 슈로스 치료법의 의료역학적(medico-mechani-sch)인 부분을 나타내고 있다. 슈로스 치료법은 후에 EDF (Extension - Derotation - Flexion)의 원리에 기초한 Dr. Cotrel의 치료에 도입되었다. 이것이 정통적인 의학에 의해서 슈로스 치료법이 인정된 최초의 것이었다.

슈로스 여사는 당초부터 간단한 보조구를 사용한 자기처치나 자기교정에 의한 측만증 치료를 시행하고 개인에 맞춘 운동을 만들어냈다. 그 후 코트렐(Cotrel)도 이들을 신장 테이블(extension table)에서 수동적으로 조절을 가하여 시행하고, 다시 석고붕대로 고정하여 시행하게 되었다. 이때, 창을 낸 깁스코르셋(Gipskorsett)으로 고정하고, 호흡을 이용하여 가슴의 변형 제거를 촉진하였다.

애초부터 현재에 이르기까지 슈로스 여사의 활동의 곁에는 항상 공중위생관(Sanitätsrat)인 의학박사 오 훈트(O. Hundt)나 의학박사 케이 그로스(K. Groß) 등, 의사들의 지원이 있었다. 훈트는 이 책의 초판의 서문에서 "이 책이 나의 목표를 달성해주는 것 즉, 환자의 운동이나 생활을 돕고 전문가들이 우수한 시스템인 슈로스 치료법의 비판적 검토를 시행하게 되는 것"을 희망한다고 언급하였다. 이번의 신판에서 저자들은 이 책을 수정하여 본문과 도표를 증보하였다. 또한 많은 치료성과를 보여주기 위해 사진만이 아니라 X선 영상도 게재하였다.

확실히 슈로스 치료법은 측만증 치료에서 현자의 돌*(philosopher' s stone)은 아니다.

*역주: 현자의 돌 : 유럽에서 전해 내려오는 전설 중에 나오는 것으로 연금술사의 '완전한 물질'이라는 뜻이다.

그렇지만, 반복해서 인식해야 할 것은 척추의 교정은 자세에 대한 감정의 개선에 힘입은 바가 크고 측만을 시각적으로 중증으로 보이게 하는 2차적 요인에는 자가치료에 의해서 조정할 수 있는 것도 있다. 당연한 것이지만, 슈로스 치료법에는 한계가 있다. 슈로스 치료법이 효과적인 것은 뼈가 성장기에 있는 50° 까지의 측만증이다. 다만, 나이가 든 사람의 중증 측만증에서도 슈로스의 치료시설에서 입원치료를 받으면 집중적 훈련에 대한 양호한 반응이 관찰된다. 치료시설에서의 집단적 경험에 의해서 자신의 측만증의 외관에 익숙해져 이것을 걱정하지 않게 되고 척추변형을 가진 환자 사이에서 서로 협력할 수 있는 동료를 찾아낼 수 있다. 환자는 각각 의사에 의한 보존적 치료, 체조치료, 기구를 이용한 체조치료, 시급한 외과적 치료를 받기 위해 치료시설에 입원하고 있다.

이러한 이유로 우리는 카타리나 슈로스가 고안한 독자적인 개념, 슈로스 모녀가 열의를 갖고 발전시킨 치료법, 이들을 정리한 연구논문이 인정되어 기능적인 3차원적 측만증 치료의 원리가 더욱 널리 알려질 것을 바란다.

1981년 3월, 에센(Essen)에서

의학박사 **슐레겔**(Dr. med. K. F. Schlegel)

[에센대학병원 정형외과 주임교수]

원저 제2판의 서문

신판이 보여주는 것처럼 척추의 자세장애를 위한 슈로스 치료법에 의한 3차원적 치료(치료체조)는 널리 알려지게 되었다. 다만, 아직 치료체조 학교에서도 가르치고 있지 않아 놀랄만한 치료라 일컬어질 것임에는 틀림이 없다. 그렇지만 우리들을 포함하는 많은 의사(특히, 정형외과의사)는 이 치료법이 환자에게 주는 경이적인 작용을 확인하고 있다.

우리는 슈로스 요양원에서 일한 지 수년이 되는데 그 동안에 자주 감동적인 경험을 하였다. 즉, 자세이상 때문에 자기억제의 능력이 없는 환자가 수주일 후, 자신감을 회복하고 발랄하게 표정이 변하여 진료를 받으려 내원하였다. 자기의 능력과 노력에 의해서 자세이상을 호전시킬 수 있다는 감각과 지식을 얻어 희망을 갖고 자신과 환경에 대해서 긍정적으로 되는 전인적인 변화가 일어나는 것이다.

치료법이라는 것은 경험을 통해서 개발되고 설명이 이루어진다. 확실히 오늘날에도 과학적으로 증명되어 있지 않은 몇 가지의 치료법이 있다. 우리들은 X선 영상에 의한 치료결과의 기록을 중요시하고, 대부분의 경우 치료 전후에 X선 검사를 시행하고 있다.

보존적 치료인 슈로스 치료법의 치료체험 성과는 매일 자택에서 얼마만큼의 운동을 시행하는가(기간, 수준)에 따라서 결정된다. 또한 리스크를 조정하지 않으면 운동에 의한 부하가 일어나기 쉽다.

우리들은 경험적 방법의 뒷받침이 되는 과학적 데이터의 부족을 자각하고 있다. 슈로스 치료법을 보강하고 증명함에 있어서 사용하기 쉽고 비교가 가능한 X선 검사는 특히 중요하다.

슈로스 치료법은 진화하여 있고 그 증거로서 이 신판에서는 저항밴드를 이용한 운동이나 요천추 만곡을 위한 운동이 증보되어 있다.

이 책은 의사, 물리치료사, 환자에 있어서 유용한 입문서가 될 것이며 그 때문에 기초적 개념은 그대로 되어 있다.

의사들의 협력 하에 슈로스 치료법은 앞으로도 계속 발전할 것이다.

1981년 봄, Bad-sohernheim에서

공중위생관 의학박사 오토 훈트(Dr. med. Otto Hundt)
(외과전문의)

의학박사 칼 그로스(Dr. med. Karl Groß)
(정형외과전문의)

머리말

이 책은 어머니 카타리나 슈로스가 1910년대의 종반에 개발한 측만증의 기능적 치료법을 정리한 것이다. 이 치료법은 이제까지의 물리치료와는 달리 완전히 새로운 시스템으로 척추의 비정상적인 변형을 교정하는 것이었다. 이 치료법은 다음의 두 가지 기본원리를 갖는다
(현재도 이에는 변함이 없다).

- 척추의 만곡과 비틀림을 교정하는 운동(늑골이 지레 팔의 역할을 수행한다)과 함께 특별한 "*호흡기법*"을 시행한다.
- 작용이 저하된 오목한 쪽 근육을 활성화한다.

2011년, 슈로스 치료법은 그 창시로부터 90년을 맞이하였다. 슈로스 치료법은 철저한 고찰과 엄밀한 기초에 의거한 치료법이며 측만증의 보존적 치료의 원형이라 하고 있다. 그 독창적인 개념은 90년이 지나도 전문성을 잃지 않고 창시할 때처럼 시대를 앞서가는 새로움을 갖는다. 이 90년 동안에 이른바 스웨덴 체조는 사라지고 클랍(Klapp)이 제창한 기어가기 훈련도 시행하지 않게 되었다.

슈로스 치료법은 90년이 지난 현재도 시행되고 있다. 그 동안, 우리들은 국내외의 몇 천 명이나 되는 환자를 대상으로 만족스러운 치료를 시행하여왔다. 1955년까지는 중부독일의 마이센(Meißen), 그 후 서부독일을 거점으로 치료를 시행하여 왔다. 1961년에, 나와 어머니는 Sobernheim에 요양원(훗날의 카타리나 슈로스 병원)을 설립하였다. 1995년, 우리들의 병원은 아스클레피오스(Asklepios)병원 경영그룹에 양도되고, Bad Sobernheim의 Nachtigallental에서 아스클레피오스 카타리나 슈로스 병원으로 재건어 지금까지 슈로스 치료법의 치료가 계속 시행되고 있다.

현재까지 세계의 많은 치료사가 슈로스 치료법의 훈련을 받고 있으며 우리들은 치료를 희망하는 환자에게 치료 가능한 치료사의 소개도 하고 있다.

1972년 초판 이래, 이 책은 슈로스 치료법의 기본도서가 되어왔다. 그 후 수십 년에서 슈로스 치료법의 치료는 확충되고 이 책의 내용도 개정될 때마다 증보되어 수정되고 있다.

1970년대가 되어서는 "그때까지와는 다른 외관"의 환자가 찾아오게 되었다. 그때까지는 스웨덴 체조인 "만곡을 고치는 체조"(Umkrümmungsübungen)가 흔히 시행되어 왔기 때문에 환자는 마찬가지의 변형(오목면 허리의 외측으로의 이동)을 갖고 있었다. 그런데 갑자기 반대쪽의 허리의 외측으로의 이동이 관찰되어 이제까지의 운동은 효과적이지 않다고 생각되었다. 유감스럽게도 이 문제는 어머니와 상의할 수 없었기 때문에 유일한 해결방법으로서 슈로스 치료법의 원리에 따라 측만을 아래쪽으로부터 위쪽으로 치료하고 현재의 상태와 반대의 모양을 만들어 내는 것을 지향하였다. 즉, 가쪽(외측)으로 이동한 허리를 안쪽(내측)으로 "밀어 보내고" 호흡을 원용하여 반대쪽에 있는 큰 허리융기를 옆쪽 · 위쪽 · 안쪽으로 회전하였다. 이 방법은 성공하여 다시 거울 앞에서 보행하면서 시행하기로 하였다.

어떤 의사가 여성 환자를 데리고 와서 척추 전체의 영상에 기초하여 Cobb각의 측정을 나에게 설명해주었다. 나는 이것을 보고 바로 외측으로 튀어나온 허리와 함께 척추의 하부도 외측으로 잡아당겨져 이것에 의해서 요천추 만곡이 발생한 것을 알게 되었다. 나는 슐레겔 교수를 방문하였을 때, 우리의 교정치료의 시도를 설명하였다. 그 교수는 열심히 듣고 내가 시행한 치료를 1981년 휠라하(Villach) 의사 학회에서 발표할 것을 제안하였다.
게다가, 나는 잡지 "일반의학"(Zeitschrift für Allgemeinmedizin)에서 "4중만곡 측만증"이라는 논문을 발표하였다(이 책의 제2판에 수록).

나는 병원에서 일하는 치료사들에게도 요천추 만곡(즉, 4중만곡 측만증)에 대한 생각을 물었다. 그랬더니 요하힘 카르흐(Joachim Karch)가 이 문제를 조사하고 싶다고 신청하였다. 그는 골반의 이동이나 회전은 어떻게 하여 일어나는가, 또한 원래로 되돌릴 수 있는가를 해명하기 위해 도서실에서 해부학이나 물리치료의 전문서적을 조사하여 많은 환자의 협력을 받아 검사, 측정, 영상촬영을 시행하였다. 그는 발이나 다리에서 볼 수 있는 일정한 증상도 발견하고 이것을 보고서에 정리하여 나에게 건네주었다. 다행히도 이 책의 제4판에 수록할 수 있었다.

나는 이 책의 제8판을 낼 기회가 있으면 전면적인 개정을 시행하여 최신의 컬러 영상도 추가하고 싶다고 생각하

고 있었다. 그 동안에 다행히도 나는 그라츠(Graz) 출신의 페트라 그뢰블(Petra Gröbl)이라는 동료가 생겼다. 그녀는 아스클레피오스 카타리나 슈로스병원의 치료사 양성 코스를 수료하고 임상에서 치료할 수 있을 만큼 나의 저서를 잘 읽고 이해하고 있었다. 또한 측만증을 주제로 하는 박사논문을 쓸 만큼 슈로스 치료법에 심취하고 있었다. 그녀가 이 책의 개정에 협력하여 준 것은 고마운 일이다. 우리는 시간을 들여서 공동 작업을 시행하고 항상 메일을 주고받아 오래된 것과 새로운 것을 선택하여 원고를 완성시키고 출판의 목표에 도달할 수 있었다.

제8판이 완성되고 구판은 송두리째 개정되었다. 즉, 본문은 전면적으로 고쳐 쓰고 각 단원의 표제는 근거에 기초하는 것(병인론, 분류, 일상생활의 교정자세)으로 개정되었다. 또한 용어를 통일하고 치료사 양성 코스에서의 강의 내용도 도입하였다. 또한 Bad Sobernheim에 있는 병원에서 시행되고 있는 한층 더한 치료에 대해 언급하였다(> 제12장). 이와 같이 구성을 통일하여 표준화함으로써 이 책은 독자가 이해하기 쉽게 되었다.

구판에 수록되어 있었던 650개 이상의 사진과 도표는 중요한 것이나 슈로스 치료법에 반드시 필요한 것을 선정하여 160개로 압축하였다. 그 중에는 중증 측만증(다행히도 현재는 거의 볼 수 없다)의 치료경과를 나타내는 "오래된 사진"도 포함되어 있으나, 이것은 치료 성과를 나타내는 것으로서 중요하다. 다만, 대부분은 현재의 독자가 보아도 위화감이 없는 새로운 것과 바꾸어 놓았기 때문에 신판은 최신의 것으로 되어있다.

새로운 사진은 그라츠(Graz)에 있는 요아네움 응용과학대학(FH Joanneum)에서 본격적인 수법으로 촬영되었다. 우선 운동이나 치료의 시퀀스(sequence)를 동영상으로 촬영한 후, 중요한 부분을 정지화면으로 끄집어내어 이 책에 게재하기 위해 편집하였다. 촬영은 팀(환자나 모델, 촬영기사, 치료사)이 서로 신뢰하고 친밀하게 협력하여 시행되었다. 유머를 섞어서 대화를 나누면서도 높은 집중력을 갖고 효율적으로 촬영은 시행되었다.

측만증은 각각 상이한 성질을 갖기 때문에 이 책에서는 다양한 형상을 채택하여 치료사가 환자에게 적합한 운동을 발견하도록 하고 있다. 다만, 언어화에 수반하는 어려움도 있다. 치료는 실천할 때는 통합된 단순한 것일지라도, 언어로 설명하면 복잡한 것으로 되기 때문이다.

이 책의 목적은 역사와 현재, 원리와 최신 치료를 결부시켜 슈로스 치료법을 기초부터 해설하는 것이며 이것에 의해서 치료의 지침이 되는 전문지식을 치료사에게 제공하고 슈로스 치료법이 측만증의 최선의 보존적 치료라는 것이 널리 알려지도록 하는 것이다.

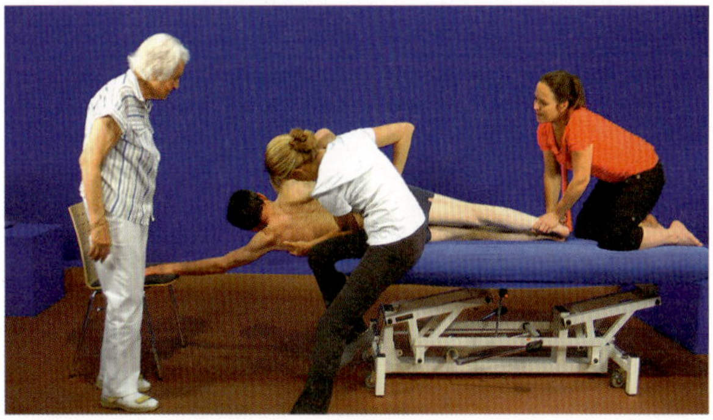

촬영 상황 : 팀의 협력으로 훌륭한 사진을 촬영할 수 있었다.

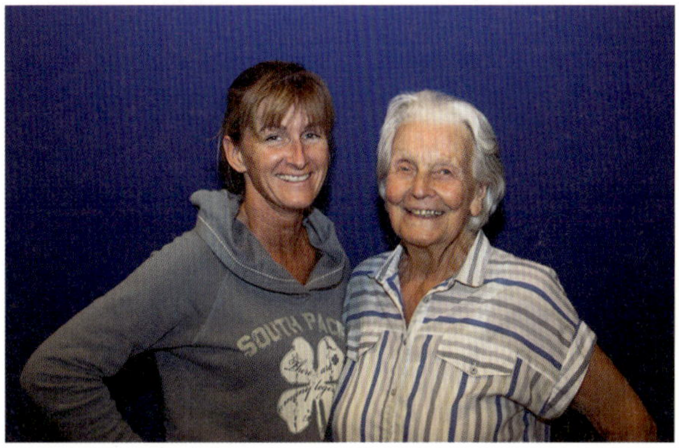

촬영하는 틈틈히 온화한 표정을 보여주는 저자들

이 책이 세계적으로 널리 알려지고 최적의 보존적 치료를 추구하는 환자에게 도움이 될 것을 기원한다.

2013년 가을, Bad-sohernheim에서

크리스타 레네르트 슈로스(Christa Lehnert-Schroth)

(물리치료사)

슈로스 치료법 양성 코스의 정보와 문의처 :

아스클레피오스 카타리나 슈로스 병원의 주소
Asklepios Katharina-Schroth-Klinik
Korczakstr. 2
D-55566 Bad Sobernheim
Deutschland
www.skoliose.com
전문교육의 문의처
e.mahler@asklepios.com

원저 제7판의 머리말

이 책이 신판을 요구할 만큼 뜨거운 관심을 얻고 있다는 것은 매우 기쁜 일이다.

제7편에서는 전면적인 개정을 시행하고 특히 치료사에게 중요한 내용을 증보하였다. 이 책은 내가 이제까지의 경험으로부터 이해한 측만증에서 일어날 수 있는 문제와 이에 대한 실천적인 치료법에 대해서 언급하고 있다. 이것에 의해서 치료사는 환자에게 맞춘 적절한 운동(특별한 방법으로 시행하는)을 찾아볼 수 있다.

적절한 보존적 치료를 받고 고마워하는 환자를 볼 때면, 치료법을 습득할 때의 어려움은 아무 것도 아니다.

카타리나 슈로스는 새로운 "치료사례"를 만날 때마다 어떻게든 돕고 싶다는 생각에 사로잡혀 "이 한 가지 일"에 집중하여 대처하고 있었다. 나도 50년에 걸쳐서 측만증 치료에 관여하고 다양한 효과적인 치료법을 얻을 수 있었다.

카타리나 슈로스는 환자에게 그들이 어떠한 "사례" 인지를 설명하고 근육의 경직이나 뇌를 통해서 일어나는 방해가 없어지면, 자기 자신이 수정이 가능하다는 것을 전달하고 있었다.

당연한 것이지만, 환자는 (자유 시간도 포함해서) 어떤 동작을 시행하고 또 다른 동작을 시행해서는 안 될 이유를 알 필요가 있다. 현 상황과 있어야 할 상태를 이해하면 명확한 목표를 갖고 협력하여 치료에 대처할 수 있다.

이와 같이 하여 슈로스 치료법의 3차원적 측만증 치료와 특별한 호흡기법은 측만증의 물리치료에서 표준적 치료가 되었다.

유럽에서는 이미 3차원적 치료의 이념이 코르셋요법에 편입되어 성과를 올리고 있다.

내 아들 한스 루돌프 바이스(Hans-Rudolf Weiß)에게는 특별히 감사하고 있다. 그는 의학박사이고, Bad-sohernheim에 있는 아스클레피오스 카타리나 슈로스 병원의 주임의사를 맡고 있는 정형외과의사이다. 그는 수년에 걸쳐서 인내심을 갖고 슈로스 치료법을 과학적으로 검증하였다. 그 성과를 저술한 그의 저서를 참고문헌으로서 열거하고 있다.

또한 오랜 세월 함께 치료에 임해온 물리치료사 요하힘 카흐(Joachim Karch)에게도 감사드린다. 그는 요천추 만곡의 치료를 위해 이 만곡의 소견을 모아 적절한 운동의 고안에 열심히 대처하고 있다.

이 책이 물리치료사에게 시사점을 주고 온갖 연령층의 측만증 환자의 자가관리에 도움이 되는 입문서가 되기를 바란다!

2007년 3월, Bad-sohernheim에서
크리스타 레네르트 슈로스(Christa Lehnert-Schroth)

감사의 글

나는 페트라 크뢰블 박사가 이 책의 개정이라는 대역사를 떠맡아준 것을 기쁘게 생각하고 감사하고 있다. 그녀는 대화를 거듭하면서 이 책을 개정하고 측만증의 과학적 식견을 제공하였으며 사진촬영 준비(모델, 스태프, 장소)를 하고 현재의 독자에게 맞춰서 이 책을 리모델링해 주었다. 이것은 많은 시간과 노력과 함께 대단한 숙고를 요하는 작업이라 그녀에게는 특히 감사하고 있다.

내 아들이며 정형외과의사인 한스 루돌프 바이스 박사는 사춘기에 측만증이라 진단되지 않았던 환자의 치료에서 성과를 올리고 있고 나는 이것에 놀라고 있다. 그가 개발하고 세련시킨 슈로스 치료법에 기초하는 코르셋 요법에 의해서 슈로스 치료법은 제3세대에서도 잇달아서 활용되고 있다. 그가 치료경과 사진이나 정형외과적 조언을 이 책에 기고해준 것에 매우 감사하고 있다.

허리엉치뼈(요천추) 만곡의 해명에 대처하고 있는 요하힘 카흐에게도 감사하고자 한다. 이 현상의 치료에 관한 그의 식견을 이 책에서 소개할 수 있는 것에 대해 특히 감사하고 있다.

사진의 사용을 승낙해주신 모델 여러분, 훌륭한 사진을 마무리한 촬영 팀에게도 감사드린다. 고맙게도 우리들은 그라츠(Graz)에 있는 요아네움 응용과학대학에서 촬영을 할 수 있었고 촬영현장의 멋진 세트에 놀랐다. 촬영 준비를 해준 스태프에게도 매우 감사하고 있다.

또한, 이 책의 교정과 편집에 관여한 사람들도 잊어서는 안 된다. 우선 최초의 교정을 하고 비판적으로 검토해준 산드라 케퍼(Sandra Käfer)에게 감사한다. 또한 출판에 전력해준 라이너 시마더(Rainer Simader)와 이네스 메르겐하겐(Ines Mergenhagen)에게 감사를 드리는 바이다. 그들에게는 몇 번이나 요청을 하여 폐를 끼쳤으나 인내심과 박식함을 갖고 여러 번 원고 수정을 하여 이 신판이 완성될 때까지 행동을 같이 해주었다. 그리고 이 책의 담당자로서 열정적으로 "마지막 마무리"를 해준 편집담당 카린 바이푸스(Karin Beifuss)에게도 감사한다.

이들 모든 사람들의 협력에 의해서 이 책은 완성되었다. 나는 이 신판도 훌륭한 결과를 가져올 것으로 확신하고 있다.

2013년 가을, Bad-sohernheim에서
크리스타 레네르트 슈로스(Christa Lehnert-Schroth)
(물리치료사)

독자 주의사항

이 책은 본문 및 운동(순서, 결과)을 알기 쉽게 하기 위해 다수의 사진과 도표를 게재하고 있다.

일부의 사진에는 컬러의 화살표로 움직임을 표시하고 있다. 그 예를 아래 그림에 나타냈다.

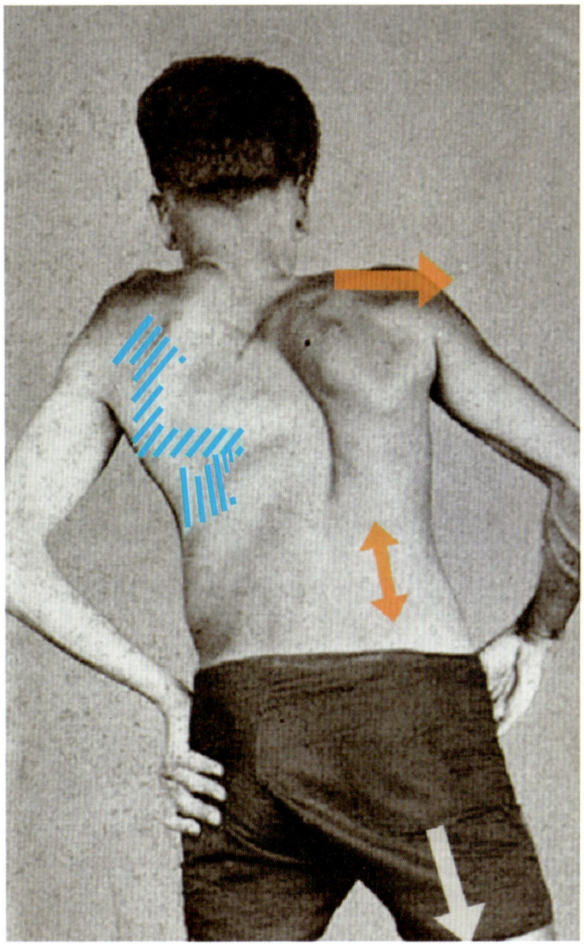

청색 화살표	RAB (rotation-angular-breathing)
한 방향의 오렌지색 화살표	근육수축, 등척성 수축의 긴장에 의해서 근육을 한데 모으다
양 방향의 오렌지색 화살표	교정되고 신장된 시작자세에서 안정화의 근육긴장을 시킨다.
백색 화살표	교정 운동 또는 미는 방향을 나타낸다.

저자 소개

크리스타 레네르트 슈로스

(Christa Lehnert-Schroth)

1924년 마이센에서 태어나다. 약 50년에 걸쳐 물리치료사로 측만증 치료에 종사하다. 어머니가 개발한 정형호흡 시스템 슈로스 치료법에 의해서 많은 치료성과를 올리고 있다.

1961년에서 1995년까지 의사들의 협력 하에 Bad-sohernheim에 있는 카타리나 슈로스 병원의 원장직을 맡았다.

물리치료사나 의사를 위한 많은 강연, 논문, 강습, 영상미디어, 그리고 환자의 자택훈련을 위한 기록 등으로 슈로스 치료법의 3차원적 측만증 치료를 실현하고 있다. 이들을 통해서 많은 환자를 돕고 어머니가 남긴 공적이 높은 평가를 받도록 노력하고 있다.

페트라 그뢰블 (석사 · 의학박사)

(Mag. Dr. Petra Gröbl)

1968년 오스트리아의 그라츠에서 태어나다. 1986년부터 1991년까지 칼 프란체스 대학(그라츠)에서 스포츠과학을 학습한 후, 물리치료사 전문교육을 수료하였다. 2002년부터 주로 척추의 생체역학 및 측만증의 기능적 배경을 연구하였다.

온갖 연령의 측만증 환자의 물리치료의 기초로서 슈로스 치료법을 고찰하고 요아네움 응용과학대학(그라츠)에서 증거에 기초한 배경적 지식과 아울러서 슈로즈 치료법의 개념을 가르치고 있다. 슈로스 치료법에 의해 많은 측만증 환자의 치료를 시행하고 있다.

젊은이의 신체에 대한 이해나 의식의 육성이 과제라고 생각하여 "스포츠과학적 및 물리치료적 측만증 치료에서의 컴퓨터 게임을 활용한 치료적 접근법"에 의해서 2012년에 박사학위(자연과학)를 취득하였다.

측만증 치료에서 성과를 올리려면 기초적인 생체역학에 대한 이해, 정확한 운동의 축적, 환자의 컴플라이언스(compliance)의 교육체제가 반드시 필요하다고 생각한다. 이들이 널리 이해되는 것이 중요하다고 생각하고 있고, 이 책의 개정에 관여한 것을 영광으로 생각하고 있다.

약어

3B (H)	3중만곡 측만증(골반 돌출을 동반하는)
4B (H)	4중만곡 측만증(골반 돌출을 동반하는)
AP	앞뒤의
ASTE	시작자세
BWS	등뼈(흉추)
CT	컴퓨터 단층촬영
EMG	근전도 검사
ESTE	종료자세
EVS	좁은 앞면, ventral flat zone
FBA	손가락-바닥사이 거리
GBL	엎드려 누운 자세
GRL	바로 누운 자세
GSL	옆으로 누운 자세
H자	목뼈몸통(경추추체)
ISIS	통합형상 영상 시스템
Lig(g)	인대
LL	척추측방전위증
LWK	허리뼈몸통(요추추체)
M(m)	근육
Min.	분
MVC	최대수의수축
OP	수술
PA	뒤 · 앞의
Proc.	돌기
PS	늑골융기(rib hump) 쪽
PWC	일의 양
RMS	제곱평균제곱근
Rö	X선
ROF	굽힘범위
SchwS	약한 쪽
SchwSt	강한 쪽
SIAS	전상장골극 (ASIS)
SIPS	후상장골극 (PSIS)
SL	옆으로 누운 자세
SOSORT	측만증 정형외과재활치료학회
SpL	척추전방전위증
TP	이행점
Üb.	운동(exercise)
VA	높이보정
WS	척추
ZNS	중추신경계

사진과 그림의 출처

사진이나 그림의 출처는 설명문 뒤의 각괄호의 기호로 표시하고 있다.

A400-190	G. 라이켈(Ulm) 협력 : Elsevier, Urban & Fischer (München)
L143	하이케 휴브너(Berlin) M616에 기초하여 작성
L157	스잔느 · 아들러(Lübeck) M616에 기초하여 작성
G049	H-R. 바이스 "측만증의 진단별 물리치료" (제2판) (Pflaum Verlag사, München, 2006년)
M616	크리스타 레네르트 슈로스(Bad Sobernheim)
W858	요아네움 응용과학대학(유한회사) (Graz, Österreich)

역자 서문

2008년 번역한 Schroth의 “Three Dimensional Treatment for Scoliosis” 번역 작업은 놀라움과 즐거움 그리고 도전이었다. 특발성 척추측만증 치료는 이제까지 매우 제한적이고 어렵다는 고착된 임상사고를 극복하는 놀라움을 갖게 되었기 때문이고, 이 책을 통해 새로운 비젼에 대한 즐거움을 갖게 되었기 때문이다. 더불어 번역과 함께 대한카이로프랙틱학회가 진행한 교육 세미나를 통해 많은 임상가들에게 더 큰 도전을 주었기 때문이다.

5년이 지난 후, 개정 제8판을 다시 번역하게 된 것은 기쁨이자 영광이다. 이 책이 수많은 국내 전문 의료인들과 치료사들에게 읽혀졌고, 또한 이 새로운 운동법을 통해 많은 환자들이 만성적 통증으로부터 해방되고 바른 척추 자세를 갖게 되었기 때문이다. 이번 개정판 번역을 통해 다시 한번 그 역할을 맡게 되어 번역위원으로서 많은 책임감과 보람을 느낀다.

이번 개정판은 여러 부분에서 수정되었다. 오래된 사진 및 도표가 새로운 사례로 변경되었고, 무엇보다 누구든지 읽고 이해하기 쉽도록 풀어서 서술하여 임상가는 물론 환자나 보호자들도 쉽게 이해할 수 있도록 노력하였다. 사진이나 그림에 화살표가 추가되어 입체적인 슈로스 호흡운동을 이해시키기 위한 저자들의 노력이 엿보인다.

이 책의 제목처럼 척추측만증 운동은 3차원적으로 접근해야 한다. 따라서 호흡을 이용한 슈로스 운동치료법은 다른 모든 운동보다 철저하게, 섬세하게 또한 엄격한 지도하에서 적용되어야 한다. 지면으로 전하는 한계를 극복하기 위해 운동의 방향은 영어를 공용표기 하였으며 이미 고유명사화 된 운동법 및 원리들은 이해를 돕기위해 영문으로 같이 표기하였다. 측만증의 이해와 분류법 및 운동방법은 이 책에서 제일 중요한 부분이다. 무엇보다 이론으로만 멈추지 말고, 이 책을 바탕으로 임상에서 측만증으로 고통받는 환자와 함께 놀라운 결과를 이끌어낸다면 더할나위 없이 기쁠 것이다.

기쁨 마음으로 감수해주신 미래로 으랏차 정형외과 신원주 원장님, 우리들병원 마취과 심규대 과장님, 바른몸 한의원 임준성 원장님께 특별히 감사드린다. 이분들이 보여준 환자에 대한 열정과 고민이 통증으로 고통받는 환자들의 마음까지 위로를 해줄거라 믿는다. 마지막으로 지금도 측만증 환자들과 머리를 맞대고 연구하는 나의 오랜 제자 변영준 선생에게 고마움과 격려를 전한다. 이 사람이 없었다면 카타리나 슈로스 여사의 운동법이 한국에 전해지기까지는 더 오랜 시간이 걸렸을 것이다.

마지막으로 이 책이 나오기까지 수고를 아끼지 않은 영문출판사 박병조 사장님을 비롯한 직원분들에게도 심심한 감사의 뜻을 전한다.

더 많은 임상사례와 정보를 원하는 분은
대한카이로프랙틱학회 (http://kcistory.com) 또는
창원 슈로스 척추측만센터
(http://cafe.naver.com/posturebalance)를 방문하여
언제든지 문의하길 바라면서 이 글을 마친다.

chiropractically yours,

역자대표 및 감수 이주강

목차

A 슈로스 치료법의 탄생과 변천

Chapter

1장 정형호흡 시스템으로서의 슈로스 치료법의 역사

카타리나 슈로스는 1894년 2월 22일 드레스덴에서 태어났다. 그녀 자신은 젊은 시절에 측만증을 앓았다. 그녀는 많은 환자와 마찬가지로 신체가 보기 흉해지는 것에 정신적으로 괴로워 했다. 특히 코르셋 착용은 고통스러웠고 이 정형외과 장비는 신체적 활동을 방해하여 바라는 결과를 가져오지 못했다.

당시, 이러한 고통에 대해 자기가 할 수 있는 치료는 없었다. 카타리나 슈로스는 흉추를 똑바로 하여 코르셋 없이 생활하는 것만을 원하고 있었다. 그녀는 바람이 빠져 움푹 들어간 고무공에서 아이디어를 얻어 이 원리로 자기의 신체를 바꾸기로 결심하였다.

그녀는 고무공이 움푹 들어간 곳을 측만증의 오목한 면 쪽이라 생각하고, 호흡으로 공기를 들이마셔 오목한 면 쪽을 공기로 채우기로 하였다. 그녀의 독창적인 상상, 방법에 대한 사고, 끈기 있는 연구는 머지않아 최초의 성과를 가져왔다.

카타리나는 몇 개의 거울을 설치하고 이들 거울 사이에서 운동을 시행하여 운동이 신체에 가져오는 결과를 주시하였다. 그녀의 주요 늑골융기(rib hump)는 등의 중앙으로부터 오른쪽에 있고, 왼쪽을 표적으로 하여 호흡을 시행하였더니 늑골융기(rib hump)는 평탄해졌다. 이 때문에 그녀는 다음과 같이 인식하였다. **융기가 있어서가 아니라 갈비뼈(늑골)가 회전하고 있는 것에 지나지 않는다.** 갈비뼈(늑골)은 회전하여 정상적인 위치로 되돌릴 수 있다. 측만증은 운명적인 것이 아니라 완치는 되지 않는다 해도 적절한 방법으로 대처할 수 있는 병의 하나이다.

이러한 인식은 다시 또 다른 인식으로 연결되었다. 예를 들면, 흉곽의 앞면(후방 rib hump의 정확히 반대쪽)은 평탄하지만, 그녀는 이와 같이 흉부의 앞면이 평탄해지는 것도 호흡에 의한다고 생각하였다. 동시에 후방의 오른쪽 늑골융기는 자연히 평탄해진다고 느꼈다. 즉, 앞면을 "조정하면" 동시에 등도 "조정"된다고 생각하였다. 게다가 앞면에 착안하면, 왼쪽의 앞면에도 늑골융기가 있다는 것을 알았다. 이 늑골융기(rib hump)는 눌러도 평탄해지지 않았다. 그러나 호흡에 의해서 등의 왼쪽 오목한 부분을 부풀리면 이 늑골융기(rib hump)는 가라앉아 평탄해졌다. 이리하여 **회전호흡 (rotational breathing)**이 발견되었다!

게다가, 카타리나는 몸통은 골반대, 흉곽, 견갑대의 세 부분이 겹쳐져 구성되어 있고 자기 몸통의 세 부분은 서로 반대방향으로 회전하고 있다고 생각하였다(후에 그녀의 환자들에게도 마찬가지의 상태가 관찰되었다). 그래서 이 몸통의 **3중의 회전**을 반대쪽으로 회전하여 원래대로 되돌리고, 흉곽의 지레[이것을 사용하여 척추의 역회전(derotation)을 하여 원래대로 되돌린다]를 바른 위치에 놓기로 하였다. 이것에 의해서 등에 있던 3개의 융기가 완화되어 평탄해지고,
움푹 들어간 오목한 부분은 튀어나오게 되었다.

당시, 카타리나 슈로스는 이미 드레스덴에 있는 상용외국어학교에서 교사로 재직하고 있었는데 동료교사들은 얼마되지 않아 그녀의 체형이 개선된 것을 인지하였다. 그녀는 이것에 대해서 강연을 하게 되었고 이를 위한 준비로서 해부학을 기초부터 학습하고 드레스덴에 있는 의사인 센트코우스키(Sentkowsky)의 지도도 받았다. 강연에 이어 독일 각지에서 강습을 하게 되었다. 1921년에 결혼 후 그녀는 에르베강이 있는 마이센에 새 주택을 꾸몄다(>그림 1.1). 그러나 국내 · 외

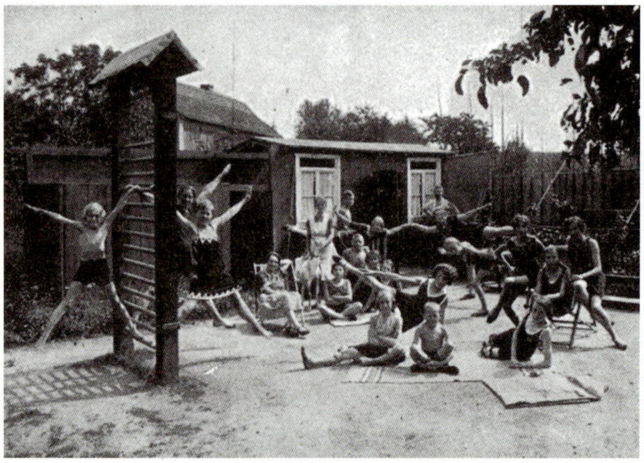

그림 1.1 1924년의 마이센의 야외 운동장. 중앙이 30세의 카타리나 [M616]

의 측만증 환자의 치료를 위해 오래 집에 머무를 수는 없었다. 그녀는 지치지 않고 이상을 갖고 환자의 치료에 열심히 임하였다.

빗방울이 모여서 바다를 이루는 것처럼 해마다 새로운 식견을 얻었다. 이와 같이 하여 "정형호흡"이 이루어졌다. 특수한 치료사례를 만날 때마다 그녀의 지식은 충실해졌다(> 그림 1.2). 곧 그녀는 다양한 학회에 초빙을 받게 되었다. 1925년에는 잡지 "Medizinalpolitische Rundschau"에서 슈로스 치료법이 획기적인 측만증 치료라는 평가를 받았다.

또한 카타리나는 드레스덴에서 에르나 그라프-클로츠(Erna Graf-Klotz)의 기능적 체조 및 운동의 전문교육을 3년간 받고 1927년에 우수한 성적으로 수료하였다. 게다가, 라반(Laban), 클라프(Klapp), 메다우(Medau), 헬레라우-라흐센부르그(Hellerau-Lachsenburg), 주렌(Surén), 긴들러(Gindler)와 칼마이어(Kallmeyer), 클라트 박사(Dr. Klatt), 레오 코플러(Leo Kofler) 등의 여러 체조를 배웠다. 또한 메리 위그만(Mary Wigman)이나 팔루카(Palucca)의 춤도 배웠다(팔루카의 춤은 1년간 레슨을 받았다). 드레스덴의 왕궁에서 스웨덴 체조를 배웠던 적도 있다.

이 모두를 전문적으로 학습한 카타리나는 이들이 확고한 기반에 기초하여 형성되기는 하였으나 측만증에 적용해도 원하는 결과를 얻을 수 없다는 것을 확신하였다. 이러한 것은 이들의 어느 수업에서도 "변형된 척추"를 위한 체조를 가르칠 수 없었기 때문이다. 이러한 상황에 직면하여 그녀는 자신이나 환자를 면밀하게 관찰하여 운동의 작용원리(이 원리에 따라 기능성 측만증이 발병한다)를 발견하고 이것을 적절한 운동으로 전환하여 측만증의 발병과 형성 과정을 역행시키는 조건의 창출에 노력하였다.

슈로스 치료법은 이미 제2차 세계대전 전부터 상부 슐레지엔(Oberschlesien)에서 시행되고 있었다. 대규모 실험으로서 다양한 운동치료의 비교연구가 시행되었고 힌덴부르크(Hindenburg)의 전문의들의 위원회가 검증한 결과 슈로스 치료법이 가장 양호한 결과를 나타냈다. 즉, 슈로스 치료법과 다른 운동치료에는 결과에 큰 차이가 있었기에 비교된 운동치료의 교사가 슈로스 치료법을 다시 배울 정도였다. 1934년에는 빌헬름 교수(프라이스부르크의 브라이스가우 구역)와 게프하르트 교수(호헨뤼펜)에 의해 슈로스 치료법의 성과가 정식으로 인정되었다.

동독에서는 내무성의 위탁으로 후생성과 자하센(Sachsen)의 사회보장사무소가 3년에 걸쳐서 슈로스 치료법을 검증하였다. 그 결과, "더 많은 환자가 슈로스 치료법을 받을 수 있도록 할 필요가 있다"라는 이유로 당시 개인이 경영하던 진료소는 국영화되었다.

1955년, 진료소를 서독으로 이전하였다. 1961년 Bad-sohernheim에 새로운 요양소(sanatorium)를 건설하고 지금껏 국내외 다수의 환자 치료를 시행하고 있다.

슈로스 치료법이 인정된 것을 보여주는 사건으로서 1969년, 카타리나 슈로스는 독일연방십자공로훈장을 받았다. 슈로스 치료법은 유럽대륙에서는 이러한 형태로 명확히 인정되어 있으나, 다른 지역에서는 효과적인 치료법임에도 불구하고 실천되고 있지 않다.

의학계, 특히 정형외과병원이나 사회보장사무소와의 협력이 진척된 것은 환자의 치료 및 요양소의 발전에도 유익하였다. 이 자리를 빌려 감사드리고자 한다.

1976년, 베스트팔리쉔 빌헬름(Westfälischen Wilhelms)대학(뮌스터)의 요한네스 하이트란트(Johannes Heitland)와 에르하르트 슐테(Erhard Schulte)가 졸업논문으로서 "사회교육자의 관점에서 본 측만증의 사회심리학적 고찰"을 집필하였다. 이것은 sohernheim의

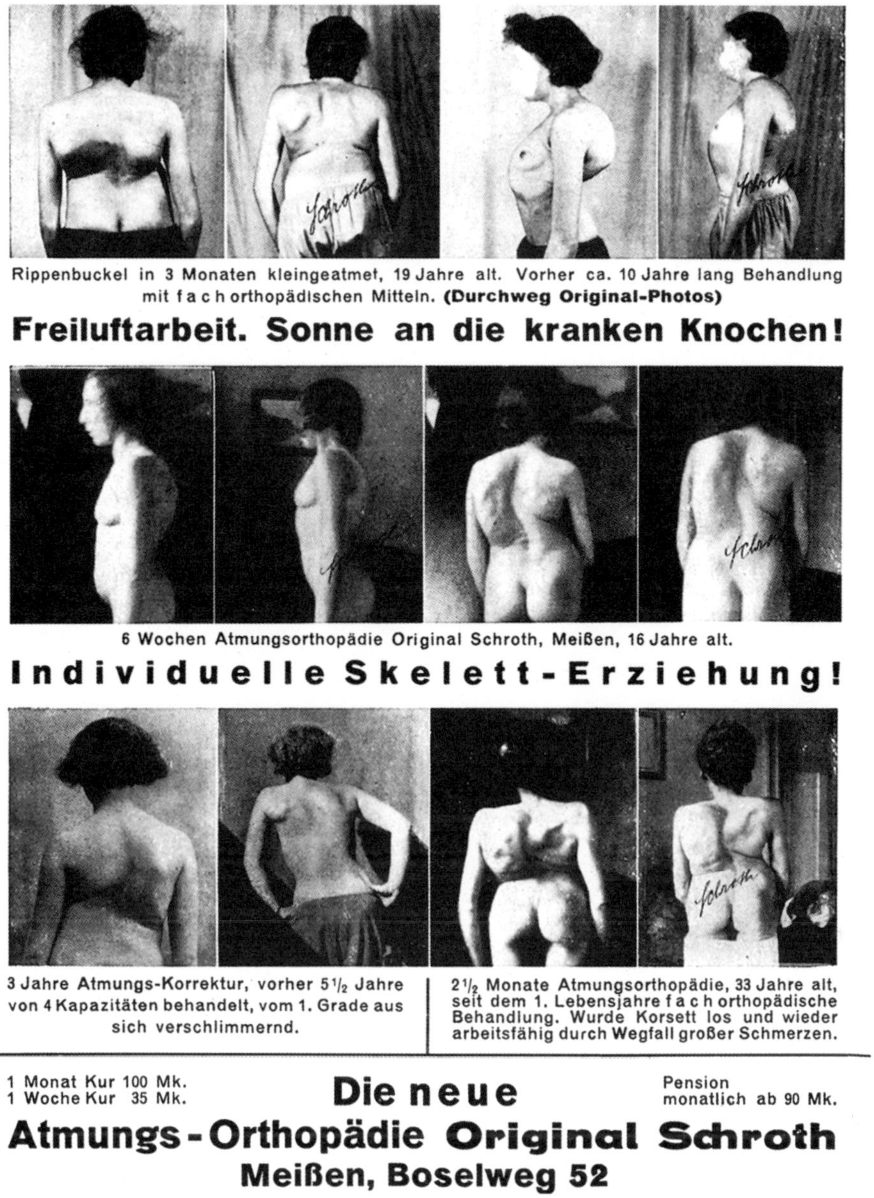

그림 1.2 1925년의 팸플릿 [M616]

카타리나 슈로스 병원에서 4주간의 치료를 받고 있는 환자로부터의 개별 및 집단에서 인터뷰한 것을 정리한 것이다.

1979년, 앙드레아스 프라거(Andreas Prager)가 박사학위(치과학) 취득을 위해 요하네스 구텐베르크 대학(Johannes Gutenberg) (마인츠)에 박사논문 "척추변형과 턱 이상의 상관관계 연구"를 제출하였다. 이 연구는 sohernheim에 있는 카타리나 슈로스 병원의 환자들을 대상으로 했다. 이 연구에 따르면, 대부분의 환자가 치아 이상이 있고 다음과 같은 변형이 관찰되었다. 즉, 과개교합(deep over bite), 교차교합(cross bite), 치아의 밀집(crowding), 앞니의 밀집, 어금니의 밀집, 뾰족한 턱, 가느다란 턱, 앞니의 이개교합(open bite), 어금니의 이개교합, 강제교합, 정중선의 편위, 턱의 전방돌출, 아래턱의 전방돌출, 치아 틈(diastema), 공극치열(spaced dentition), 치음(sibilant)의 이상발음 등이다. 이 논문은 인과관계 즉, 척추장애에 의해서 치아가 변형되기 쉬워진다고 추정하고 있다. 우리 치료경험에서는 가늘고 뾰족한 턱을 가진 소아, 특히 위턱의 전방돌출이 있는 소아는 입으로 호흡하게 된다는 것이 확인되었다.

1983년, 브뤼셀(Brüssel) 대학의 안젤라 블룸(Angela Blume)이 졸업논문으로서 "슈로스 치료법-슈로스 치료법의 하나의 운동을 선택하여 시행한 측만증 환자의 제 7 목뼈(경추)에서 제 4 허리뼈(요추)의 장기적 변화의 실험적 연구"를 발표하였다. 이에 앞서서 그녀는 4개월에 걸쳐서 sohernheim에 있는 카타리나 슈로스 병원에서 환자의 척추를 측정하고 슈로스 치료법의 운동에 의해서 척추가 교정되는 것을 증명하였다.

1981년 5월 17일 sohernheim에서 **카타리나 슈로스의 공적을 기념하는 60주년 기념식**이 거행되었다. 카타리나 슈로스 병원의 의사인 그로스(Groß)(의학박사 · 정형외과의사)는 16세기 이후 실로 다양한 기구를 사용하여 측만증 치료가 시도되어왔다는 것을 이야기하였다. 19세기 초에는 많은 운동기구가 개발되고 이미 정형외과적인 치료체조도 시행되고 있었다. 다만, 오늘날의 식견에서 보면, 당시에 널리 시행되고 있었던 운동법은 척추변형이 일어나는 병인론적 과정을 충분히 고려한 것은 아니었다. 즉, "당시의 측만증 치료는 다방면의 노력이 이루어져 높은 완성도를 자랑하고 있었음에도 불구하고 그 성과는 제로와 같았다. 여기에 슈로스 여사가 확실한 직관을 갖고 등장하였다. 그녀는 척추의 회전(옆굽힘의 결과로서 일어난다)을 도입한 치료체조를 고안하였다."

또한 당시의 독일 정형외과학 · 외상학회의 회장이고 미국의 측만증연구협회(Scoliosis Research Society)의 회원이었던 브루사티스(Brussatis) 교수는 다음과 같이 이야기하였다.

"측만증의 학회가 존재한다는 사실자체가 측만증의 원인의 해명에 있어서 얼마만큼 많은 문제가 해결되지 못하였는지를 보여주고 있다…

수세기에 걸쳐서 치료가 시도된 다음에는 실망으로 끝나고 성과가 없는 정체가 이어졌다. 그러나 매우 중요한 위업이 이루어지고 측만증 치료는 전환기를 맞이하였다. 즉, 운동 시퀀스(sequence)와 척추 변형이 3차원적으로 인식되고 이것이 치료에도 최대한으로 도입을 하게 된 것이다…

생각컨대, 중요한 것은 슈로스 치료법에 의해서 우리들이 생각했던 한계상황 즉, 척추의 변형을 바꿀 수 없다는 생각에서 벗어났다는 것이다.

그래서 우리는 신체의 기능을 더 잘 조정하기 위해 이용할 수 있는 온갖 것을 활용할 수 있는 상황에 도달할 수 있었다. 특히 호흡기능은 치료를 촉진하고 중증의 환자를 동기부여하고 정신적으로도 안정시키는 것으로 중요하다.

슈로스 여사의 업적(life work)과 아울러서 그녀의 사고 흐름을 따라가다 보면, 우리가 그녀에게 얼마나 많은 선물을 받았는지, 또한 어떻게 해야 3차원적 치료에 도달하는 길인지 잘 알 수 있을 것이다…"

이와 같이 정통적인 의학에 의해서도 슈로스 치료법이 미래의 측만증의 보존적 치료 분야에서 주도적 역할을 수행할 것이라는 것이 인지되었다.

1983년 2월 요양소의 이름은 슈로스 치료법의 창시자의 이름을 기념하여 **카타리나 슈로스** 병원으로 변경되었다. 그리고 1985년 2월 19일, 카타리나 슈로스는 별세하였다.

B 측만증

Chapter

2 장 측만증의 기초지식

2.1 정의

중요!

"측만증은 척추가 측방으로 굽힘되고 동시에 척추와 흉곽이 비틀려 시상면의 형상이 손상되는 것이라 한다" (Weiß, Rigo und Rovenich 2006; 48).

측만증이라는 말은 고대 그리스어(σκολιός, skolios는 "굽었다"의 의미)에 유래한다. 측만증에서는 시상면에서 흉추 후만의 감소와 요추 전만의 감소, 관상면에서 척추의 측방만곡과 척추체의 회전이 관찰된다. 보통, 측만증의 척추는 여러 개의 반대방향의 만곡을 갖지만 이것들은 신체의 균형을 유지하기 위해 보상적으로 일어난다(> 그림 2.1a,b).

2.2 측만증의 원인

많은 경우, 측만증이 형성되는 원인은 불분명하다. 이러한 측만증을 **"특발성 측만증"**이라 한다. 척추 측만은 사춘기(평균 11–12세)에 현저하게 진행한다. 발병률은 이 연령 여아에서 2.22%이다(Wong et al, 2005). 여아는 남아의 4배이고 성차가 있다. 기타의 원인으로서 이미 알고 있는 질환(신경성 질환 등)에 의한 척추

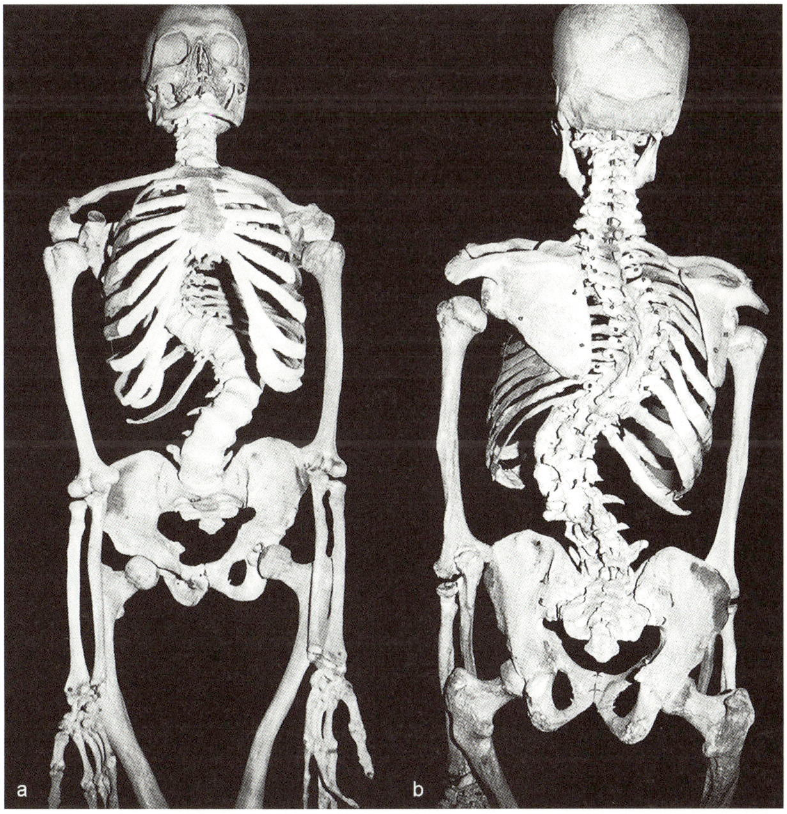

그림 2.1 측만증의 골격모형 [M616]
a. 배쪽에서 본 그림
b. 등쪽에서 본 그림

체의 형성이상이 있다.

2.2.1 척추가 정상 위치로부터 변위하는 이유

측만증이 발생하는 원인은 다양하다(Porter 2001). **유전적 소인**, 척추와 척수의 성장의 어긋남을 통해서 일어나는 전단력(shearing force)에 의한 신경척수계의 **성장지체**, **중추신경계**(CNS) **변화** 등, 다양한 설이 있다. 이들의 주장은 설득력을 가진 것이 많지만, 현재까지 원인이 명확하게 밝혀지지 않았다(Porter 2001).

또한, 많은 연구자들이 **척추체의 불균질성**(non-homogeneity)에 의한 측만증이 발생한다는 설을 제창하고 있다. 추체의 불균질성은 척추궁에 비해 추체의 성장이 빠르기 때문에 일어난다. Guo 등(2003)에 따르면, 척추체의 불균질성은 주로 성장장애이며 척추체의 앞부분이 뒷부분보다 높아진다. 이것에 의해서 시상면의 척추 형태가 변화한다(후만 감소 등).

그 결과로서 Porter(2000)에 따르면, **척추가 측방으로 굽음**과 동시에 **척추뼈가 회전한다**. 보통 측만증의 척추는 여러 개의 반대방향의 만곡을 갖는다. 이것은 신체의 정역학을 유지하기 위해 보상적으로 일어난다. 또한 척추관은 그 안을 척수가 지나는 가장 짧은 길이다. 척수의 길이는 모든 척추체를 합친 길이에 비례하고 있고 측만증에서는 척수의 길이가 건강한 사람보다도 짧다(Porter 2000).

Porter(2001)는 이 현상을 생체역학적 모델을 사용해서 설명하고 있다. 이때, 튜브(척추체)와 와이어(가시돌기[극돌기], 및 인대)를 사용해서 구체적으로 설명하고 있다. 와이어(wire)가 단축하면 튜브는 측방으로 굽어서 회전하고 측만증에서 관찰되는 것과 같은 특징적인 S자형으로 된다.

한편, 머리위치의 이상에 의해서 척추의 비대칭성이 일어난다는 견해도 있다. Piekartz(2005)의 이론에 따르면, 영아기의 **두개봉합이나 경추의 비대칭성**의 결과로서 척추 전체의 비대칭성이 일어난다. 척추 전체의 비대칭성은 운동능력의 발달만이 아니라, 인접 관절(골반, 고관절)의 기능에도 영향을 주고, 게다가 **자세조절의 이상**을 일으킨다. Mirtz 등(2005)의 연구는 이 관점에서 비특발성 측만증 발병의 기초이론을 검증하고 있다. 척추의 측만적 변화의 시초에는 **시상면의 척추 형상의 평탄화**가 일어나기 때문에 흉추 후만이나 요추 전만을 회복하는 것이 매우 중요하다. 이 때문에 Weiß와 Rigo(2006)는 측만증 환자를 위해 요추전만을 강화하여 하부 흉추를 다시 후만으로 만드는 운동을 고안하고 있다.

Kouwenhoven 등(2007)에 따르면, 척추체의 수평축 회전은 **회전의 불안정성**과 연관성이 있다. 즉, 항상적인 전단력을 통해서 척추체가 변형되고 이 때문에 척추체면을 따라서 병진력이 높아진다고 한다 (> 그림 2.2, > 그림 2.3).

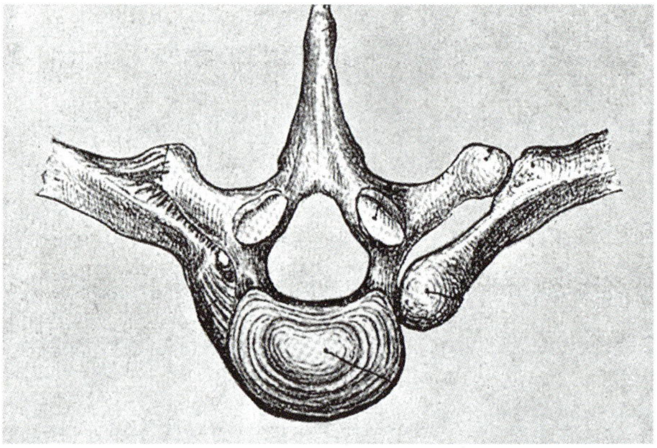

그림 2.2 늑골과 흉추의 접합부분. 아래에서 본 그림. 왼쪽에는 인대가 있으나 오른쪽에는 인대가 없다.

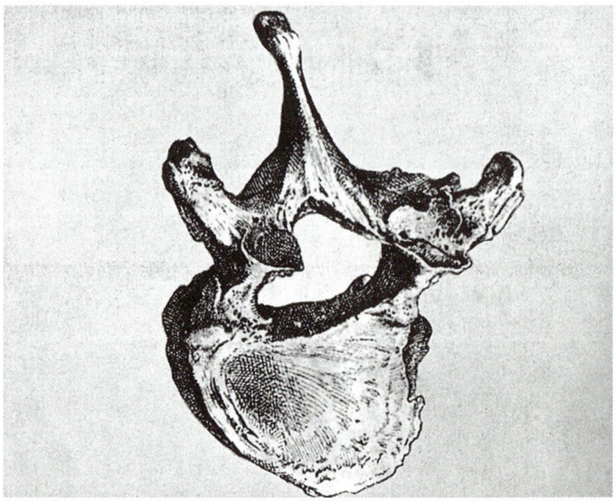

그림 2.3 중증의 후측만증(kyphoscoliosis). 뼈의 부드러운 부분으로의 압박이나 견인이 변화하여 일어나는 변형.

이 밖에 **척추체의 성장과 척수와의 관계**에 대해서도 고찰되고 있다. Chu 등(2008)이나 Porter(2000)에 따르면, 성장에서 이것들의 길이가 불균형하게 되면 특발성 측만증이 발생할 수 있다. 또한 Chu 등(2008)은 뇌척수줄기의 무증후성 긴장에 대해서 신경 가동술(mobilization)에 의한 측만증의 물리치료를 보조할 수 있다고 한다.

중추신경계(CNS)의 변화가 특발성 측만증의 발병에 수행하는 역할에 대해서는 의견이 갈린다(Guo et al, 2003, Kouwenhofen und Castelein 2008, Lowe et al, 2000). CNS의 변화가 있다면, Liu 등(2008)이 언급하고 있는 것 같은 운동감각장애를 방지하기 위해 평형기능이나 신체지각 훈련이 중요하다. 다만, Lowe 등(2000)이 언급하고 있는 무용수의 사례처럼 고도의 신체조절(협응성이나 평형기능에 관계)을 요하는 스포츠에 의해 측만증이 발병하는 일도 있다.

중요!

그러나 이제까지 발표된 문헌에 따르면 측만증 환자에서는 운동감각기능을 최적으로 해야 한다.

2.2.2 근막의 역할

근막계(fascia system)는 근막, 근육, 신경, 혈관으로 구성되는 네트워크이다. 이것에 의해서 신체는 형성되고 나아가서는 하나의 전체로서의 운동이 가능해진다. 근막은 중격, 근섬유의 근내막, 근육다발의 근주위막(perimysium) 등으로서 전신의 근육사이나 근육주변에 존재한다. 또한 수막(meninges)에서는 말초신경의 신경내막 · 중간막 · 상막이나 신경얼기의 피막으로서 존재한다.

Greenman(2005)에 따르면, 근막은, 기본적으로 **3층**, 표층근막, 심층근막, 장막하근막(subserous fascia)으로 나뉜다. 심층근막은 근육이나 내장을 덮어 사이를 구분하고 이것들의 형상이나 기능을 지지한다. Dölken(2002)에 따르면 근막이나 피막은 팽팽한 형태가 정해지지 않은 결합조직으로 구성된다. 이 결합조직이 움직이지 않게 되면 운동제한이 일어날 수 있다. 먼저 신장자극은 결합조직을 조정하는 자극이다. 신장은 파치니소체의 수용기(고유감각의 수용기로 신체 운동을 조절한다)를 활성화한다(Schleip et al, 2005). 결합조직을 신장하는 운동에 대해서 결합조직에서 저항 작용이 일어난다. 이것에 의해서 오래된 콜라겐조직이 파괴되고 새로운 콜라겐 조직이 형성된다(Dölken 2002). Paoletti(2001)에 따르면, 근막계는 온갖 층(근육, 혈관, 신경, 기관)을 통해서 머리에서부터 발까지 끊어짐이 없이 확장되는 단위(unit)이다. 뼈와의 부착부위는 연속성의 중단이 아니라, 중계점 또는 이행구역(근막은 이들을 지지한다)으로서 볼 수 있다. 따라서 근막은 신체 각부를 덮는 것만이 아니라 이것들의 내부에 들어가서 지지하고 있다.

정골요법(osteopathy)에 의한 고찰(젊은 나이의 측만증 환자를 대상으로 한)에서는 근막계는 새로운 의미부여가 되어있다. Schleip 등(2005)에 따르면, 신체의 근막은 **수축요소**를 포함한다. 면역조직학에서는 인간표본에 의해서 허리근막에 근섬유모세포(myofibroblast)가 많이 축적하여 있다는 것이 증명되어 있다. 따라서 생체 내(in vivo)에서도 이에 상당하는 수축성이 있다고 상정되고, 이 수축력을 통해서 근골격계의 역학으로의 영향이 일어난다고 생각된다. Schleip에 따르면, 근섬유모세포의 수에 개인차가 있다. 게다가 근막의 수축력은 강한 운동 활동을 통해서 회복될 수 있다고 한다. 근육의 긴장은 수 시간에 걸쳐서 유지하는 것이 가능하다. 따라서 근막은 척추의 **안정화의 역할**을 갖는다고 한다(Schleip et al, 2005).

Simmonds 등(2012)에 따르면, 자극이나 운동(심부의 치료기법도 포함한다)을 통해서 더 고차의 기계수용기가 활성화된다. 이것에 의해서 구심성 신경에 의한 중추신경계(CNS)에 대한 자극이 강화된다.

Stecco 등(2008)의 해부학적 연구에 따르면, 팔다리의 심층근막의 바깥층에는 많은 신경과 혈관이 존재한다. 또한 Budgell과 Polus(2006)의 연구에 따르면, 상위 흉추의 심층근막 도수치료(manipulation)는 자율신경계에 작용한다. 이 연구에서는 피험자에 있어서 도수치료와 직접적으로 관계가 있는 심박 수의 변동(즉,

교감신경의 항진)이 관찰되었다. 한편, 점탄성 조직은 부하 후에 원래의 형상으로 되돌아가기 위한 에너지를 비축하고 있다(**점탄성 성형**). 점탄성 조직이 항상적으로 신장되면 이른바 변형이 일어나고 게다가 일정 시간이 경과하면, 조직 긴장이 저하한다(**긴장완화**)(Alter 2004, Diemer und Sutor 2007).

Alter(2004)에 따르면, 결합조직(힘줄, 근막, 인대, 관절주머니)은 가동성을 제한할 수 있다. 생체역학적인 추론으로서 이것은 결합조직의 탄력성의 비대칭성에 의한다. 이 비대칭성은 관상면에서 한쪽으로의 병진을 조장하고 자연스런 회전력에 영향을 준다. 이것에 의해서 신체 각 부위의 구조적(형태학적) 변화가 일어나기 쉬워진다.

이와 관련해서, **오른쪽으로 볼록한 흉추측만증의 누적적인 발생**의 근거가 문제가 된다. 정상 척추에서는 상부흉추(Th2-4)는 좌회전(각도는 1°), Th6-8은 우회전(각도는 최대 2°)하는 경향에 있다(Kouwenhoven et al. 2006). 국소해부학적인 위치의 변화에 따라 근막이나 격막에 비대칭의 긴장이 발생하면 **근골격계의 정역학적인 변위**(deviation)가 일어난다고 생각된다. R.A. Dickson은 이미 1984년에 Th5-8보다 아래쪽의 대동맥(의 위치와 맥동)과 척추의 우회전 경향 사이의 상관성을 지적하고 있다. 또한 Kouwenhoven 등(2007)은 내장 역위(inversion)의 비측만증 환자 37명을 대상으로 한 MRI 횡단영상의 연구를 시행하였다. 이 연구 대상이 된 내장 역위는 드물게 볼 수 있는 것이며 내장 자체의 병적인 해부학적 특성을 갖지 않고 거울 속의 반전영상처럼 내장의 위치가 좌우 반대가 된다. 이 연구에서 내장 역위의 비측만증 환자에서는 내장의 위치가 정상적인 비측만증의 피험자와 반대쪽으로 척추가 회전하는 경향이 관찰되었다.

Paoletti(2001)에 따르면, 복막 인대는 2매로 구성되고 안정화와 고정화의 역할을 갖는다. 내장 내부 근막의 장력은 몸통 전체로 퍼진다. 따라서 병적인 긴장이 일어나면 이 근막계를 통해서 퍼진다(Barral 2002). 예로, **간**(liver)**의 병적 긴장**은 목뼈(경추), 등뼈(흉추), 갈비뼈(늑골)의 위치에 영향을 주는 일이 있다. Barral과 Mercier (2002)는 이러한 것을 내장 운동성(motility)의 상실을 통해서 명백히 하였다. 이 경우 내장의 운동성 상실이란 내장 자체가 원인이 되어 내장의 전형적인 운동이 방해되는 것이다. 이 내장 운동성은 Preuße와 Giebel(2009)이 언급하고 있다. 호흡에 의한 횡격막의 변위에 의해서 강요되는 내장의 관상면, 시상면, 횡단면의 **가동성**(mobility)과는 다르다.

간은 간의 무장막구역(bare area of liver), 간의 낫인대(겸상인대, falciform ligament of liver), 세모인대(삼각인대, deltoid ligament), 간의 관상인대(coronary ligament of liver)를 통해서 **횡격막**과 연결되어 있다(Helsmoortel et al. 2002). 간의 겸상인대는 배꼽을 지나 방광까지 넓어지고 근막을 통해서 방광과 횡격막을 연결하는 인대이다(Bills und Moore 2009, Liem et al. 2005). 안정 시 호흡에서 횡격막은 복막으로 덮인 내장을 압박한다. 이것에는 완화작용이 있다. 내장은 근육긴장 완화에 의해서 하강 경향이 생기고, 이것은 횡격막에 역학적 자극을 주어 더욱 내장에도 영향이 발생한다. 이것에 의해서 **횡격막의 돔**(dome) **부분의 비대칭성**이 일어난다(Helsmoortel et al, 2006).

Hodges 등(1997)에 따르면, 횡격막은 요추와 결합하여(허리부위에 있는 횡격막 다리에 의해서 요추와 연결된다) 자세나 운동에 직접적인 영향을 준다. Hodges 등은 횡격막에는 체간을 안정화하는 기능이 있다고 하며 호흡리듬과 관계없이 어깨의 굽힘 운동에 의해서 횡격막의 늑골부분의 긴장이 항진하는 것을 근전도검사(EMG)로 증명하였다. 또한 Hodges 등(1997)은 횡격막의 긴장항진과 거의 동시에 배가로근(복횡근)의 사전 긴장(Vorspannung)이 일어났기 때문에 횡격막은 중추신경계에 미리 프로그래밍이 된 예기능력을 갖는다고 결론짓고 있다. 이 연구에서는 피험자가 팔을 멀리 크게 움직일수록 횡격막 긴장은 강화되어 숨을 멈추고 팔을 계속 움직인 경우도 마찬가지였다.

중요!

몇몇 장기에서 탄력성, 가동성, 운동성이 상실되면, 근막계 전체의 균형이 무너지고(근막의 불균형) 이 장기로부터 떨어진 부위에서 증상이 나타나는 일이 있다 (Barral 2002).

간은 Th8-10의 흉추와 결합하고 있다(van den Berg 2005). Barral(2002)에 따르면, 측만증에 의한 불량 자세에 의해서 간에 대한 제한이 있는 환자는 간의 피막의 긴장을 저하시키기 위해 신체를 앞쪽·오른쪽으로 굽힌다. 또한 특징적인 증상으로서 늑추관절의 가동성 제한이나 제7늑골에서 제10늑골의 압통이 있다.

근막의 장력이 비대칭성으로 되는 원인(병적 과정은 별개로 한다)은 어디에 있는가?

Fossum(2003)에 따르면, 몇 개의 근막은 자세기능에서 특별한 역할을 갖는다. 자세가 손상되면 이들의 근막에 변화가 일어난다. 예를 들면, 족저근막, 요배근막, 둔부근막, 경근막 등이 침해된다. Fossum에 따르면, 근막은 자세가 손상되는 것에 의한 긴장이나 역학적 요구에 부응해서 비후화하고 이것에 의해서 근육이나 관절(기능, 구조)에 영향을 준다. 한편, **비정상적인 긴장을 유발하는 계기**로서 근육활동의 이상, 자세의 변화(뼈 사이의 위치변화), 내장의 모틸리티나 위치의 변화, 척추 기전의 급격한 또는 단계적인 변화(신체의 기능장애), 자세성 근골격의 응력 패턴, 정신적인 불안, 흉터나 유착(수술 후, 감염 후) 등이 있다.

중요!

치료 소견에서는 우선 기왕력을 확인한다. 유감스럽게도 소아의 일상생활에서는 축의 변위가 자주 관찰된다. 이것은 한쪽으로 치우친 활동이나 정지자세에 운동부족이 복합되어 일어난다. 따라서 비대칭성이 지배하는 소아의 일상적인 생활을 실제로 생각할 필요가 있다. 소아는 취침할 때에 좋아하는 쪽을 아래로 한 옆으로 누운 자세로 잠을 자고 생리적인 누운 자세보다도 옆으로 인형을 안고자는 자세를 선호한다. 또한 앉은 자세(아침식사, 학교, 개인용 컴퓨터, TV 등)를 보면 앉은 자세 패턴이 만곡을 "증가시킨다"는 것을 알 수 있다.

근막계에 대한 영향은 모든 인간에서 같지 않다. 많은 젊은이에서는 신체가 일상생활의 기호에 직접적으로 반응한다. 예를 들면, 한쪽 다리를 굽히고 다른 쪽 다리를 그 위에 올려놓는 앉은 자세를 일상적으로 시행하고 있으면, 이 앉은 자세 패턴이 일반적인 패턴으로서 중추신경계(CNS)에 보존되며 이것에 의해서 비대칭성의 초석이 만들어진다. 이 앉은 자세 패턴을 계속하면, 비대칭적인 부하가 악순환을 시작하여 다시 구조의 개조가 시작된다.

조언!

"좋아하는 자세"를 묻는 것은 비대칭성의 발동기전을 해명하는 첫걸음이 된다. 소아의 교정은 용이하며 큰 어려움을 동반하지 않고 게다가 효과가 매우 크다.

2.3 정형외과적 분류

2.3.1 종전의 검사법

숙련된 검사자에 의한 시진(visual inspection)은 측만증의 조기발견의 검사법으로서 현재도 효과적이다. 이것에 의해서 척추 시상면의 변위에 의한 기능상실이나 그 결과로서의 병적 기전이 발견된다. **전방굴곡 검사**(anteflexion test)에서는 환자는 신체를 천천히 앞쪽으로 굽힌다. 이때, 팔을 아래로 늘어뜨린다. 검사자는 환자의 등(back) 형태를 관찰하고 비대칭성이 인지되면 양성이다. 이 기초적 검사는 용이하게 시행할 수 있다.

Rinsky와 Gamble(1988)에 따르면, 학교 건강검진의 전방굴곡 검사에 의해서 회전의 비대칭성을 발견할 수 있다. 다만, Karachalios 등(1999)의 측만증의 학교검진의 연구에 따르면, 전방굴곡 검사에서는 위양성(false positive)만이 아니라, 위음성(false negative)이 되는 일도 있어 검사 도구에 허용하기 어려운 결함이 있는 경우에 위음성이 된다고 하고 있다.

Côté 등(1998)에 따라면 전방굴곡 검사는 요추만곡보다도 흉추만곡을 발견하는 데에 적합하다(흉추에서 감도 92%, 특이도 60%, 요추에서 감도 73%, 특이도 68%). 또한 평가자 사이 신뢰성 계수를 조사하여(흉추에서 $\kappa = 0.61$, 요추에서 $\kappa = 0.29$) 검사자에게 전방굴곡 검사의 결과가 더 변동하지 않도록 하는 것이 중요하다.

또한 척추의 회전은 **척추측만계**(scoliometer)에 의해서 검사하는데 유감스럽게도 오류율(error rate)이 높다(평균해서 4.9° 이상의 검사오류가 발생한다) (Côté et al. 1998). 다만 Weiß와 Rigo(2006)에 따르면, 숙련된 검사자가 시행하면 척추측만계에 의한 검사는 경과의 체크에 효과적이다. 한편, Börke(2008)는 척추측만계(정확성, 의미)에 대해서 비판적이다. 초기의 척추의 기능 상실은 X선의 정지촬영으로는 발견할 수 없다. 척추 변위의 측정기에 의한 기록은 숙련된 검사자가 이상을 발견하여 비로소 활용된다.

물리치료에서 **초기의 측만적 변화의 기록**은 경과 체크를 시행하는 데에 반드시 필요하다. 척추의 시상면의 가동성을 조사하는 확실한 방법으로서 최대 신전 위치, 중립위, 굴곡 위치의 소아환자를 옆쪽에서부터 사진을 촬영한다. 이때, 흉추 신전의 가동성의 기준이 되는 것이 **오트 징후**(Ott sign)이다. 즉, 환자를 선 자세로 하고 C7의 극돌기(횡돌기)와 거기서부터 30 ㎝ 아래 쪽의 위치에 표식을 한다. 이들 사이의 거리는 전방굴곡 때에 2-4 ㎝ 변화하고 최대 후방굴곡(recurvation) 시에 1-2 ㎝ 변화한다. 한편, 요추 신전의 가동성의 기준이 되는 것이 **쇼버 징후**(Shober sign)이다. 즉, 극돌기(횡돌기)와 거기서부터 1-10 ㎝ 윗쪽의 위치 사이의 거리는 전방굴곡 시 5 ㎝ 연장되고 최대 후방굴곡 시 8-9 ㎝ 단축한다. 또한 **쇼버 · 오트 징후**는 오트 징후와 쇼버 징후를 조합시킨 것이다. 쇼버 · 오트 징후의 검사는 Buckup (2000)에 의한 방법으로도 시행할 수 있고, 척추 전체를 최대로 굽힌 자세(손가락-바닥 사이 거리 검사 자세), 직립자세, 최대 후방굴곡에서 시행한다. 일반적인 선 자세의 쇼버 오트 징후의 검사에서는 다음의 문제가 관찰된다:

- 매우 많은 소아에서 선 자세의 검사에서 이상이 발견된다.
- 측정 때마다 수치가 다르다.
- 평가자 내 신뢰성과 평가자 사이 신뢰성의 어느 것도 확보되어 있지 않다.

Dvorak 등(1997)에 따르면, 하부흉추의 가동성은 중부흉추나 상부흉추의 가동성보다 크다. 가동성(최대 굴곡과 최대 신전의 차이)을 수치화하면 Th11-12 사이에서 1.28 ㎝, Th10-11 사이에서 0.98 ㎝, Th6-7 사이에서 0.58 ㎝, Th3-4 사이에서 0.48 ㎝이다.

측만증의 주된 만곡은 제9흉추나 제10흉추에 존재하는 일이 많다. 이들 하부흉추의 이행부분은 특발성 측만증의 발병에서 중요한 역할을 갖는다(Schmitz et al. 2000). Weiß(2004)에 따르면, 특발성 측만증의 특징은 척추 전체 시상면의 형상의 단축이며, 이것은 주의가 필요하다. 하부흉추의 가동성이 저하하여 후만이 감소하면 요추전만이 감소하여 후만화한다. 이들의 이상은 잘 주의하여 조기에 발견하는 것이 필요하다. 이것들을 인지하지 못하면 측만증의 관상면과 횡단면의 교정이 어려워져 교정의 성과를 예측할 수 없고 효과성도 낮아진다(Weiß 2004).

대부분의 경우(이미 검사에서 형상 이상이 판명되어 있는 경우에도) 정평이 있는 **Cobb각**의 측정을 시행한다. 이것은 널리 인정되어 사용되고 있는 검사법이다. 또한 척추 비틀림(회전) 검사법으로 간이 Nash & Moe 법(Clyde Lester Nash & John H. Moe)이나 엄밀한 Raimondi 법(Anthony John Raimondi)이 있다. 이것들은 어느 것도 불필요한 피폭을 피하기 위해 X선 검사에 앞서 시행된다.

원래의 Cobb각의 측정법은 X선 영상 상에서 극돌기(횡돌기)를 특정하고 척추체가 정중선에서부터 얼마만큼 변위되어 있는지를 측정하여 극돌기(횡돌기)의 방향에서부터 회전 정도를 판독한다. Lam 등(2008)은 극돌기(횡돌기)는 구부러짐이나 변형을 갖는 일도 있다 하여 Cobb각에 대해서 비판적이다.

Nash & Moe법은 추궁근의 방향을 검사한다. 척추체에 가까운 부분(즉, 받침점에 가까운 부분)의 방향을 검사한다. 추궁근의 변형 정도는 다른 방법으로 검사되는 극돌기(횡돌기)의 변형보다 작다(Nash und Moe 1969). Lam 등(2008)은 Nash & Moe 법을 검증하고 볼록면추궁근의 30° 이상의 회전은 잘 보이지 않기 때문에 검사는 어렵다고 하고 있다. 또한 회전 정도는 잘못해서 높게 검사되는 경향에 있다. 한편, Weiß 등(1995)은 회전 정도의 검사법으로서 **Raimondi법**을 높이 평가하고 간편하고 사용하기 쉬운데다가 정확한 측정을 가능케 하고 있다. Raimondi 법은 척추체의 폭에 조준을 맞추고, 이 척추체의 위쪽에서 볼록한 면 쪽의 경계와 척추와의 사이의 거리를 측정하고, 거기서부터 회전정도를 판독한다. Weiß에 따르면, 30° 까지의 회전은 높은 신뢰성으로 검사할 수 있다. Shea 등(1998)에 따르면, 각도의 판독은 매우 중요하며 컴퓨터를 이용하여 검사가 시행되고 있다. 이제까지의 수동의 검사도 매우 정확하며 평가자 내의 측정치의 변동도 2.6° 이고 통계적으로 의미 있게 우수하였다. Shea 등에 따르면, X선 영상의 디지털 검사의 이점은 간편하고 경제적이라는 것, 또한 시간적 전후의 영상의 비교가 가능하다는 것이다.

2.3.2 최신의 검사법

Krismer 등(1998)은 **컴퓨터 단층촬영**(CT)의 척추뼈 회전의 검사법으로서 Aaro & Dahlborn 법에 대해서 언급하고 있다. 이 검사법은 추공(vertebral foramen)의 뒷부분의 중심점과 척추체의 중앙을 연결하는 직선과 시상면이 이루는 각도에 의해서 척추뼈 회전을 검사한다. 척추뼈가 엄밀하게 시상면과 관상면 상에 존재하는 경우는 CT 영상에 의한 검사는 매우 정확하다(Krismer et al., 1998). 한편, Kawchuk과 McArthur(1997), Lam 등(2008)에 따르면, CT의 검사에는 몇 가지의 결점이 있다. 즉, 시간과 비용이 들고 종전의 X선 검사보다도 환자의 피폭량이 많아 다른 검사법의 결과와의 비교가 어렵다. 누운 자세에서 촬영하는 CT 검사결과와 선 자세에서 시행하는 검사결과에서는 차이가 발생한다.

다만 고도의 촬영기술과 적절한 시간적 간격에 의해서 피폭을 적게 할 수 있다. 환자는 성장기에 있는 경우가 많고 성장기에 신체 조직이 전리방사선을 받는 것은 위험하기 때문에 피복을 줄이는 것은 특히 중요하다(Côté et al. 1998, Doody et al. 2000). Doody 등(2000)은 5,000명 이상의 측만증 환자와 건강한 사람의 집단을 비교한 연구에서 X선 촬영의 횟수와 유방암 위험성의 연관성을 조사하여 유방암의 발생률이 1.7배 높아진다고 하고 있다. 다만, 이 연구가 대상으로 한 X선 촬영의 대부분은 1976년 이전에 시행되었다. 다행히도 최근에는 X선 촬영의 방사선량은 상당히 저하하여 있다. 그렇지만, X선 촬영의 기술이 개량되어도 암의 위험성은 높고, Hoffman 등(1989)〔Weiß와 Rigo(2006)가 인용〕에 따르면, 여성 측만증 환자의 유방암의 발생률은 2배 높다.

X선 검사에서는 AP촬영을 PA촬영으로 대체하면 흉부의 피폭양은 20분의 1로 감소한다(Doody et al. 2000). 또한 피폭량을 줄이기 위해 조사시간을 단축하는 "저 선량" 촬영도 가능하지만, 이것은 만곡 각도의 측정을 위한 촬영에만 적용된다. 이와 같이, 척추의 X선 검사는 피폭을 동반하기 때문에 무제한으로 빈번히 시행할 수는 없다.

MRI(**자기공명영상**) 검사는 주로 연구에서 시행되고 있다(Kawchuk und McArthur 1997). MRI는 많은 시간과 비용이 든다. 또한 뼈보다도 연부조직이 강조된다.

이 밖에 피폭이 없는 방법으로서는 **실시간**(real time) **초음파검사**에 의한 척추뼈 위치의 측정이 있다. Kirby 등(1999)은 이 방법과 X선 AP촬영을 비교하여 양자는 촬영자세가 다르며 초음파검사는 엎드려 누운 자세에서 검사하기 때문에 척추뼈의 회전이 작아진다고 하고 있다. 다만, Th7–L4의 척추체에 대해서는 두 방법의 결과에 의미 있는 상관성이 관찰되었다. Suzuki 등(1989)에 따르면, 초음파검사의 이점은 간편하고 피폭이 없다는 것이지만, 검사의 인위적 결과로서 전만이나 후만의 강화가 지적되고 있다.

쇼버 오트 징후의 대체방법인 Medimouse® 등 피폭 없이 체표를 검사 방법이 있다. 이것은 직립자세에서 자세를 검사하는 것이다. 문헌에서 이 검사법과 X선 검사의 검사결과에는 상관성이 있다고 한다(상관계수는 0.93). 또한 운동 시 검사결과에는 더욱 높은 상관성이 관찰된다(상관계수는 0.96)(Bistritschan et al. 2003). 이 검사법은 Th1–L5의 척추분절의 굽힘 범위(ROF)를 정확히 검사할 수 있다(Mannion et al. 2004). 따라서 척추 시상면의 이상을 조사하는데 임의로 반복해서 시행할 수 있는 효과적인 검사법이며 X선 검사를 보조하는 것이 된다. 이 선별감사 방법은 정상적인 척추를 양호하게 검사할 수 있다. 그렇다고 해서 측만증의 척추의 회전도도 효과적으로 검사할 수 있는 것은 아니다. 이 때문에 척추측만계(scoliometer)에 의한 회전 검사를 추가하는 것이 중요하다.

소아의 피폭을 피할 수 있고 등(back)의 체표 변화에 더하여 임상에서 활용 가능한 정보나 수치를 제공하는 검사법으로 **통합형상 영상 시스템**(Integrated Shape Imaging System : ISIS), Quantec **영상 시스템**(Quantec Imaging System), **비디오 래스터 입체촬영법**(Video-rasterstereography) 등이 있다(Börke 2008). 초등학교 아동에서는 전방굴곡 동작의 검사에서 전방굴곡 능력의 저하를 동반하는 이상이 발견된다. 측만증의 발병 과정에서는 전방굴곡 제한이 일어난다고 하고 있고, 이것들을 가진 소아의 경과관찰은 중요하다(Schmitz et al. 2000).

이 경우 Weiß와 Rigo(2006)에 따르면, 불량 자세는 우선 흉추후만이나 요추전만의 감소라는 형태로 나타난다(전문가 이외의 사람이 발견하는 것은 어렵다). 보존적 치료의 주효에는 이 시점의 **조기발견**이 필요하다. 이 시점에서는 아직 측방굴곡, 회전, 골반의 경사, 기타의 회전 기전은 발생하지 않는다.

래스터 입체 촬영법은 3차원의 광학촬영에 의한 등(back)의 형상의 검사법이다. 슬라이드 영사기(slide projector)에 의해서 래스터(수평방향의 주사선)를 10 ㎜ 간격으로 환자의 등에 투영한다. "복수의 평행하는 수평방향의 광선을 공간 상부의 정점에 설치한 비디오 카메라로 촬영하고…, 등의 표면에 "각인된" 광선을 재현함"(Börke 2008:13)으로써 임상에 활용할 수 있는 측정치(체표에 나타난 회전이나 측방 변위)가 얻어진다. 한편 가장 기능적이라고 하는 것이 영국에서 개발된 **통합형상 영상 시스템(ISIS)**이다 (Wild und Krauspe 2004, Börke 2008). Börke (2008)는 래스터 입체촬영은 X선 촬영과 비교하여 피폭이 없기 때문에 바람직하다고 하고 있다. 이 시스템은 Bad-sohernheim에 있는 아스클레피오스 카타리나 슈로스 병원(Weiß und Rigo 2006)이나 뮌스터대학병원의 일반 정형외과(Börke 2008) 등 저명한 측만증 치료 시설에서 사용되고 있다.

Drerup 등(2001)에 따르면, 극돌기선(횡돌기선)의 대칭성을 통해서 척추뼈의 회전을 산출하여 측방 변위를 판독할 수 있다. 극돌기선(횡돌기선)은 등(back)의 체표를 지나는 대칭선이며 이 선으로부터 척추체의 위치를 추정할 수 있다. 이 선이 수직이라면 척추체의 위치가 중앙에 있다는 것을 시사한다. 여기서부터 해부학적인 정상 수치를 참조하여 환자 체간의 길이를 고려한 다음에 척추 모델을 구성한다(Drerup et al. 2001). 또한 Hackenberg(2003)에 따르면, "척추체 회전"은 등 체표의 대칭선으로 나타나는 극돌기(횡돌기)의 회전과 같다. 등의 대칭선의 정확한 검사에 의해서 척추체의 회전을 정확히 검사할 수 있다".

비용, 시간, 피폭을 줄일 수 있다면 몇 번이라도 검사를 시행할 수 있다. Drerup 등(2001)에 따르면, 반복적인 검사로 얻어진 수치를 삽입하면 각도 검사의 오류는 3°~1°로 내려간다. 현재, 측만증 정량화의 파라미터에서 가장 중요하다고 하는 것은 Cobb 각이다. 이 때문에, Hackenberg(2003)는 래스터 입체촬영의 검사결과로부터 Cobb 각을 추정하는 방법을 개발하였으나 기본조작에서 5°의 오류가 발생하여 결과는 만족할 수 있는 것은 아니었다. 그럼에도 불구하고 Börke(2008)에 따르면, 래스터 입체촬영과 Cobb 각에는 높은 상관성이 있다. 다만, 이 경우, 양자는 측만증의 경과관찰에 적합한 것으로서 다루어지고 있다. 한편, Theologis 등(1997)의 연구에서는 ISIS 스캐너에 의한 등의 형상분석은 X선 검사보다도 조기에 일부 환자의 측만증 진행을 검출할 수 있었다. 그리고 ISIS는 반복해서 시행하는 이점이 있고 X선 검사를 보조하는 것으로서 경과관찰에 최적의 것이라 하고 있다.

X선 영상을 사용한 **만곡각도**의 검사법으로서 미국의 정형외과의사 John Robert Cobb가 개발한 방법이 있다. "Cobb 각은 측만증 판정의 국제적인 중요한 파라미터이며, 이것에 기초하여 치료방침을 결정한다"(Börke 2008:5). 척추의 선 자세 PA 촬영의 X선 영상을 사용해서 검사를 시행한다. 오목면으로 가장 크게 기울어 있으나 회전하여 있지 않은 위쪽과 아래쪽의 2개의 척추뼈를 **끝척추***(end vertebra, 중립적인 척추뼈)라 한

* 역주: 끝척추: cobb angle을 구할 때의 기준이 되는 척추로서 UEV (upper end vertebra), LEV (lower end vertebra)를 의미한다.

다. Cobb 각은 상위 끝척추의 윗면과 하위 끝척추의 아랫면으로부터 판독한다. 즉, 각각의 끝척추의 접선에 대한 수직선이 교차하여 만들어지는 각도, 또는 접선 자체가 교차하여 만들어지는 각도를 검사한다. 이것에 기초하여 관상면의 변형 정도를 판독한다(Côté et al. 1998). Carman 등(1990)은 Cobb 각의 평가자 사이 및 평가자 내 신뢰성을 조사하여 한 명이 복수 회의 검사에서는 평균 3.8°의 오차가 발생한다고 하고 있다. 또한, 여러 명의 평가자가 동일한 X선 영상을 사용해서 검사한 경우에도 같은 정도의 오차가 관찰되었다. Morrissy 등(1990)에 의한 연구에서는 Cobb 각의 중립치(Neutralwinkel, neutral angle)를 설정하여 복수의 평가자가 Cobb 각을 검사하였더니 평가자 사이 및 평가자 내 신뢰성은 낮았다.

Weiß와 Rigo(2006)에 따르면 측방촬영을 한 X선 영상(시상단면 영상)에 의해서 척추체 시상면의 변형, 흉추 시상면의 변위(흉추후만 감소 등), 요추전만 감소 등이 발견된다.

또한, 주된 만곡의 위치에 따라 측만증의 상세한 분류가 가능하다. 이 경우, 흉추만곡(흉추측만증), 요추만곡(요추 측만증), 흉요추측만증, 2중 S자 만곡(double major) 등으로 분류되고 병리학적으로 최초의 시사점을 얻을 수 있다.

2

2

2.4 측만증의 분류

2.4.1 중증 정도에 의한 분류

특발성 측만증의 상세한 분류와 적절한 치료의 제안은 직접적으로 연관성이 있다. 따라서 여기서는 이탈리아의 ISICO(Istituto Scientifico Italliano Colinna Vertebrale, 영어로는 Italian Spine Scientific Institute)의 2011년 합의(consensus)의 일부를 인용한다:

- Cobb 각이 15° 미만이고, 척추체의 회전을 갖지 않는 경우, 독일어권에서 일반적으로 시행되고 있는 레네르트 슈로스 치료법 또는 보이타법에 의한 운동치료를 처방한다.
- Cobb 각이 15°에서 20°까지이고, 척추체의 회전을 가진 경우, 카타리나 슈로스 치료법 또는 보이타법(Vojta method)에 의한 운동치료를 처방하고 자주 코르셋의 야간 착용을 추가한다.
- Cobb 각이 20°–25°에서 40°까지 진행된 측만증에서는 척추체의 회전 경감을 위해서 코르셋(체뉴 코르셋, Chêneau corset)를 적어도 하루에 16시간 착용한다. 그 다음 카타리나 슈로스 치료법 또는 보이타법에 의한 집중적인 운동치료를 시행하여 수술이 필요한 상태가 되는 것을 방지한다. 주치의 지시에 따라서 수업 중에는 코르셋을 벗어도 되지만, 기본적으로 상시 착용하고 바디 케어(body care)나 운동을 시행할 때만 벗긴다.
- 보존적 치료의 모든 방법을 시도하고 Cobb 각이 40°를 넘어선 경우, 일반적으로 수술이 권장된다. 다만, 문헌에서 이것에 대한 반론도 나와 있다(www.scoliosisjournal.com/content/1/1/5; www.oapublishinglondon.com/article/347). 만곡의 세기에 비례해서 측만증은 악화하는 경향이 있으며 게다가 흉강(thoracic cavity)이 협소화하여 신체기능이 저해된다. 그 결과, 내장기관(폐나 심장)의 기능이 저해된다.

2.4.2 연령에 의한 분류

특발성 측만증은 발병의 시기에 따라 다음과 같이 분류된다.

- 영유아기 측만증 : 1–2세에 발병
- 유아기 측만증 : 4–6세에 발병
- 사춘기 측만증 : 10–14세에 발병

2.5 보조구의 선택

중요!

컴플라이언스는 치료에 대한 **충실성**(adherence)이다. Helfenstein (2006)의 연구에서는 피험자의 코르셋에 온도 센서를 부착하고 코르셋의 착용시간을 정확히 측정하였다. 그 결과, 평균 착용시간은 23시간의 착용이 권장되어 있는 경우에서 불과 15.4시간이었다. 또한 Seifert 등(2008)에 따르면 순응에 영향을 주는 인자로서 사회경제적 상황, 측만증의 중증 정도, 통증, 치유의 전망, 질병에 대한 태도, 생활의 질 등이 있다.

2.5.1 코르셋

성장기 아동은 심신의 발달상에 있고 다양한 면에서 민감한 시기이다. 그들에게 최적의 방법으로 접근하려면, 치료사와의 양호한 관계와 더불어 연령에 상응한 적절한 코르셋의 선택이 반드시 필요하다.

코르셋의 처방은 아주 조기부터 필요하다. 척추의 성장 방향을 조기에 전환시키기 위해 사춘기 조기에 처방하는 것이 바람직하다. 고도의 교정이 가능한 코르셋에 의한 교정을 시행하지 않으면 종종 측만증은 악화되고, 훗날 코르셋 착용을 해도 거의 효과가 없다. 조기의 코르셋 처방은 진행을 멈출 뿐만 아니라, 현재의 기준에서 보아도 현저한 교정을 가져온다. 이때, 슈로스 치료법에 맞춘 코르셋을 제작하고(> 그림 2.4) 그 다음에 슈로스 운동법을 시행한다.

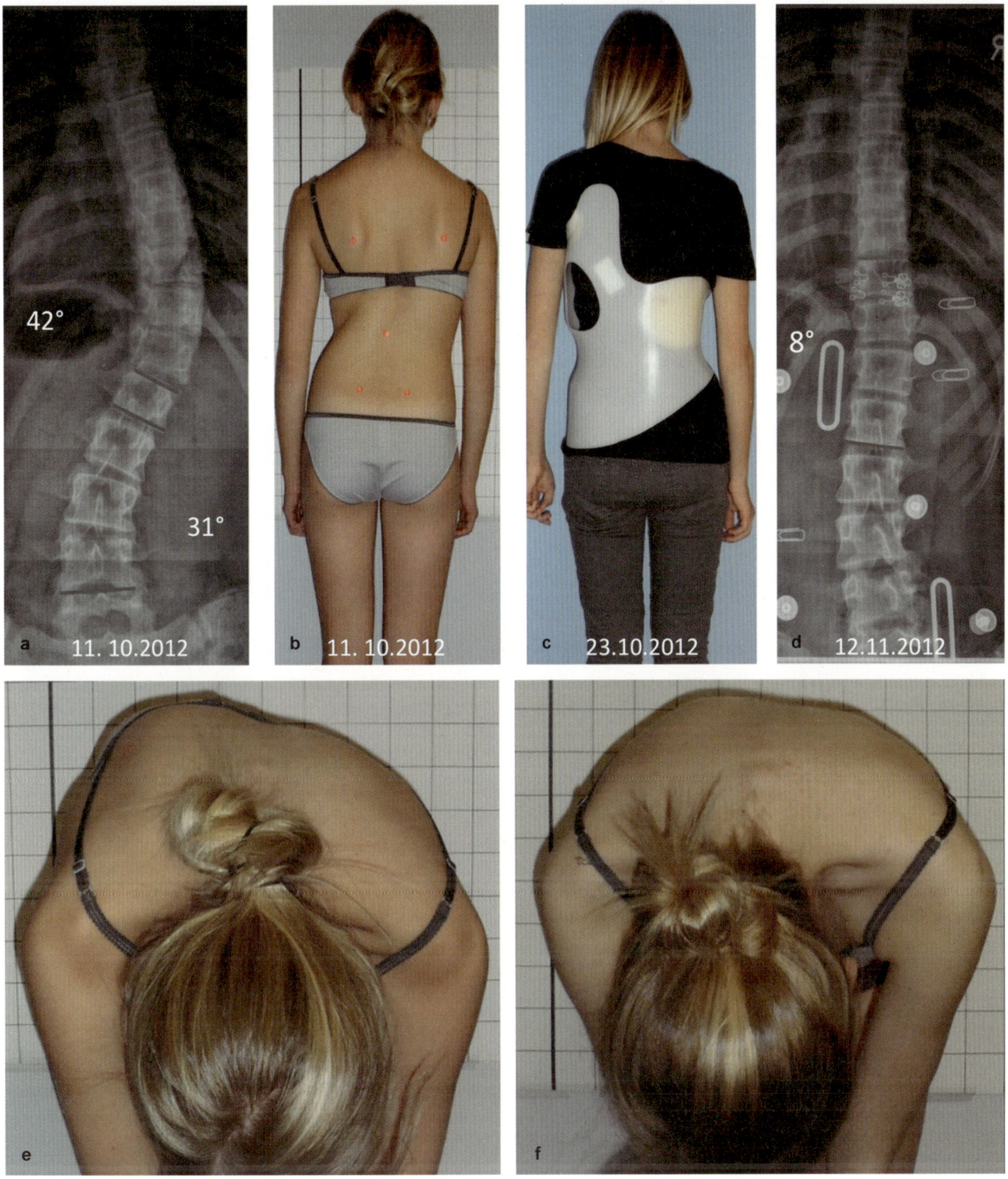

그림 2.4 3중만곡 측만증의 여성 환자 **[G049]**

a. 코르셋을 처방하기 전의 X선 영상

b. 등쪽에서 촬영한 사진. 검사를 위한 표식을 기입한다.

c. 최신의 CAD/CAM의 Gensingen brace의 착용.

d. 처방부터 약 3주일 후의 교정효과를 나타내어 보여주는 X선 영상(코르셋 착용 중)

e. 처방하기 전의 늑골융기

f. 6개월간의 Gensingen brace 착용 후의 늑골융기(rib hump)

코르셋에 대한 수기

나는 코르셋을 착용하고 있습니다. 많은 사람은 코르셋이 어떠한 것인지 모르기 때문에 자주 설명하지 않으면 안 되고 설명하면 다소간에 동정을 받습니다. 하지만, 나는 코르셋을 착용하고 쾌적하게 생활하고 있습니다.

초등학교 4학년 이래 슈로스 치료법은 줄곧 나의 생활의 일부로 되어있습니다. 체조, 운동, 신체감각의 지각을 반복하여 시행합니다. 운동은 반드시 즐거운 것은 아니었습니다. 당시에, 부모는 상을 준비해서 나의 운동을 준비하여 나에게 운동을 시키고 있었습니다. 매주 토요일에 집에서 운동을 하지 않으면 안 되었고 어머니가 이것에 행동을 같이 해주어 나는 꾸준하게 운동을 시행하였습니다. 이렇게 함으로써 이전보다도 빈번하게 운동을 시행하게 되었다고 생각합니다.

어느 시점에서 체조만으로는 불충분하게 되었습니다. 검사를 위해 주립병원에 가면 의사가 코르셋이 필요하다고 알려주었습니다. 이상하게도 나는 그다지 중요하지 않다고 생각하였으나 향후 어떻게 될지 몰라서 단지 불안하였습니다. 여성 치료사와 부모님은 코르셋은 구제책이 된다고 나를 설득하였습니다. 지금 생각하면 이것은 맞는 말이었습니다. 나는 코르셋을 착용하고 있을 때는 측만증이라는 것을 자각하지 않습니다만 코르셋을 착용하고 있지 않을 때는 나의 척추는 비틀려 있고 운동을 통해서만 순간적으로 이것을 수정할 수 있다는 의식을 갖고 움직이고 있습니다.

또한 여성의 치료사로부터 의문스러운 형태의 측만증 중에서 나는 S자형의 측만증이고 특수한 사례라는 말을 들었습니다.

코르셋의 제작방법에는 매우 흥미가 있었는데 나중에서야 상반신 전체를 석고붕대로 고정하여 만든다고 들었습니다. 코르셋에 익숙해지기 위해 병원에서 지낸 수주일 동안은 힘든 시간이었습니다. 통증도 있고 왜 코르셋을 착용해야 하는지를 몇 번이나 스스로에게 물었습니다. 가족은 매일 병문안을 와서 이 상황을 견디는 것을 도와주었습니다.

퇴원할 때에도 아직 코르셋에 대한 위화감이 있었습니다. 이 플라스틱으로 만든 딱딱한 물건은 움직임의 자유를 박탈하는 것이었습니다. 하지만 언젠가는 익숙해져 일상생활의 일부가 되었습니다.

나는 다른 사람의 기대에 어긋나지 않기 위해 스스로 동기부여를 해서 최선을 다하는 성격이기 때문에 하루 종일 멋지게 코르셋을 착용하면 측만증의 개선이 실감되어 기쁨도 증가한다고 생각하고 있었습니다. 그러나 이것은 잠시였고 스스로의 신체에 대해서 거의 아무것도 할 수 없다는 감정에 의해서 우울해졌습니다. 그래서 측만증은 더 악화하고 있는 것은 아닌지 스스로 묻지 않을 수 없었습니다.

가장 고생이 되는 것은 의복입니다. 나는 쇼핑을 좋아하지 않습니다. 몇 시간이나 여러 상점을 돌아다녀도 마음에 든 물건이 눈에 띄지 않고 별로 건설적이지 않습니다. 바지를 시험적으로 착용하는 것은 큰일이고 코르셋을 착용한 상태에서 신체를 굽히지 않으면 안 되는데다가 나에게 맞지 않는 경우가 많습니다.

T셔츠를 구매하는 것에도 고생하였습니다. 치수가 꽉 끼지 않고 색깔이 지나치게 연하지 않으며 길이가 짧지 않은 T셔츠는 어느 상점에서도 찾지 못하였습니다. 코르셋을 착용한 상태에서 문제없이 입을 수 있는 T셔츠는 몇 장 갖고 있지 않습니다.

학교에서는 애당초, 코르셋은 상당히 신경질적인 취급을 받고 많은 친구들은 내가 코르셋을 착용하지 않으면 안 된다는 것을 이해하지 못하였습니다. 많은 사람들은 코르셋을 착용하였다는 것을 숨기려고 하겠지만 나는 그렇지 않고 친구들에게 알리고 싶다고 생각하였습니다. 왜냐하면, 코르셋을 계속해서 숨길 수는 없기 때문입니다. 또한 그들이 코르셋에 대해서 모르기 때문에 나의 "네모진" 체형에 곤혹스러워 하는 것은 우스꽝스럽다고 생각하였습니다. 나는 지금도 어떤 친구인 남자아이로부터 들은 말을 기억하고 있습니다. 수업에서 그의 앞좌석에 앉아 코르셋 위에 약간 작은 T셔츠를 입고 있었던 나에게 그는 "인간의 몸이란 그렇게 네모진 것인가?" 라고 물었습니다.

친구들은 자주 내가 코르셋을 착용하고 있다는 것을 대부분 잊고 있었고 아마도 내가 자기의 "빨래판 같은 복부"를 두드려서 탁 소리를 내면 그들은 깜짝 놀라겠지요.

한편, 코르셋이 도움이 되는 일도 있습니다. 아주머니들이 몸을 간질이려고 하였을 때나 공을 배로 받을 때 등입니다.

1년 반 후, 성장하여 코르셋이 작아졌기 때문에 새로운 코르셋을 착용하게 되었습니다. 새로운 코르셋에 익숙해지는 것은 처음만큼 곤란하지는 않았지만 편안하지는 않았습니다.

그래도 코르셋이 그리워지는 순간도 있습니다. 예를 들면, 브라스 밴드의 행진에서 트럼펫, 행진용의 악보, 약간 두툼한 재킷 등으로 상당한 중량이 양팔에 걸리면 어깨가 아파집니다. 이러할 때, 집에 와서 코르셋을 착용하면 코르셋이 있어서 좋았다고 생각합니다.

한편, 나는 학교에 있는 동안, 코르셋을 벗는 것도 허용되어 있습니다. 이것은 큰 위안이 되었습니다. 여차하면 "보통"의 옷을 입고 몸을 굽힐 수가 있습니다. 다만 너무 많은 땀을 흘려서는 안 됩니다. 여름에는 특히 큰일입니다. 더운 시기에 코르셋을 착용하고 학교에서 지내는 것은 견디기 어렵습니다.

코르셋을 착용하지 않아도 될 때가 있는가라고 질문을 받으면, 나는 자주 있는 그대로, 밤에도 코르셋을 착용한다고 말합니다. 그러면 많은 사람들이 놀랍니다. 그들은 코르셋은 딱딱하고 불쾌한 것이 틀림없다고 생각하여 (이것은 옳습니다) 그러한 것을 반드시 착용하지 않으면 안 된다는 것을 상상할 수 없는 것입니다. 나에게 코르셋은 특히 야간에 도움이 됩니다. 이전에는 수면을 취할 때에 쌀 베개를 사용하고 있었으나 코르셋을 사용하게 되어 자유로이 몸 구르기를 할 수 있게 되었습니다.

나의 부모는 별로 엄하지 않다고 생각합니다. 내가 이유를 대고 코르셋을 착용하지 않아도 되는지 질문하면 거의 언제나 좋다고 대답하기 때문입니다. 그러나 이 때문에 오히려 나는 코르셋을 착용하지 않는 것이 나 자신에게 과연 좋은지를 생각하게 되었습니다. 나는 나 자신에게 엄하지 않지만 코르셋을 착용하도록 노력하고 있습니다. 이것이 나 자신과 나의 장래에 있어서 좋다고 알고 있으며 이를 위해 최선을 다하려고 생각하기 때문입니다.

나에게 격려가 된 것은 항상 뒤에서 지원해준 가족과 주위 사람들입니다. 나는 나의 척추를 소중히 함으로써 그들을 실망시키고 싶지 않습니다.

코르셋은 나의 생활의 일부가 되어 있습니다. 코르셋이 없는 나의 생활을 생각할 수 없습니다.

하지만, 나는 본질적으로 다른 아이와 다르지 않은 여자아이이고 단지 코르셋을 착용하고 있는 평범한 아이에 불과하다는 것은 확실합니다.

(카린, 15세, 왼쪽으로 볼록한 측만증)

2.5.2 물리치료에서 주의해야 할 요인

코르셋을 착용하고 슈로스 치료법의 치료를 계속하면 당연히 근육은 강화되어 코르셋 없이 자세를 유지할 수 있는 근력이 유지된다. 여기에는 최적의 물리치료의 케어가 필요하다. 이를 위해 다음의 문제를 고려해야 한다:

- 측만증 치료만을 시행해야 하는가?
- 비대칭이 된 체간 안정화 시스템은 훈련자극(측만증을 조정하는 근육군에만 특화하지 않고 자극을 준다)에 대해서 어떻게 반응하는가?
- 심부 감도가 저하하고 속 근육(inner muscle)의 반응이 늦어지는 것에 의해서 측만증의 불량 자세나 척추변형이 악화하는가? 그렇다면 어떻게 해서 그렇게 되는가?

감각운동계는 수용기, 구심성 경로, 척수신경 및 척추위신경의 네트워크, 근육, 수용체가 고리모양으로 연결되어 형성되고 있다. 이 감각운동계가 운동의 수행을 좌우한다(Bertram und Laube 2008).

고유감각 정보는 척수 · 뇌줄기 · 대뇌겉질에서 운동영역(소뇌나 대뇌기저핵)으로 전달되고 거기에서 해독되어 처리된다. 체성감각겉질에서 고유감각 정보는 의식적 지각(관절의 위치나 운동)으로 변환된다. **신경근육 조절**은 고유감각 정보 · 전정중추 · 시각중추에 의해서 지지되어 있고 **피드백 기전**과 **피드포워드 기전**으로 갈린다(Diemer und Sutor 2007; Lephart 2000). 신경근육 조절에서 운동계획과 운동출력은 끊임없이 서로 비교되어 조화가 유지되고 있다. 피드포워드 시스템("open loop"라 한다)은 예상되는 부하에 대비하여 근육을 사전에 활성화하고, 이제까지의 이미 아는 자세를 이용한다.

협응성이 결여되면 다양한 환경상황에서 적절한 운동을 시행할 수 없다. 감각운동계(의 구성요소)의 전체가 협동하여 비로소 효율적이고 최적의 운동이 가능해진다. 이 때문에 **협응성 훈련**이 중요하다(Diemer und Sutor 2007).

Bertram과 Laube(2008)에 따르면 **평형기능**은 모든 자발적 정적 · 동적 반응(안전반응, 안정화반응, 보상성 반응)의 기초적 기능이며 지지적 감각운동의 기반을 이룬다.

병적 척추의 생체역학을 가지면서 좌우대칭 **근력훈련**은 가능한가? Frost(1994)에 따르면 물리치료의 목적은 척추체에 대한 균등한 압박의 회복이며 이것을 회복하지 않으면 척추체의 변형은 더욱 진행한다. 뼈의 형상은 매우 천천히 변화하기 때문에 높은 빈도로 치료를 시행할 필요가 있다.

Hüter-Becker와 Dölken(2005)에 따르면, 천층의 등근육과 심층의 등근육에서는 근육긴장의 배분이 다르다. 즉, 천층의 등 폄근(신전근)은 오목면에서 근육긴장이 저하하고 볼록면에서 근육긴장이 항진한다. 게다가, 심층의 등 폄근은 오목면에서 근육긴장이 항진하고 볼록면에서 근육긴장이 저하한다. 이러한 근육긴장 차이는 뒤넙다리근(슬괵근, hamstrings), 볼기근(둔근), 넓은등근(광배근), 배근육(복근)에서도 관찰된다.

Lehnert-Schroth(2000)에 따르면, 한쪽으로의 부하에 의해서 특히 엉덩갈비근(장늑근)이 측방으로 굽는다. 이것에 의해서 좌우 불균형이 일어나고 상체가 병진하여 측방변위가 일어난다. Lehnert-Schroth는 Zuk의 연구를 인용하고 있는데 Zuk는 이미 1962년 연구에서 EMG로 척추옆근육(부척추근, paraspinalis)이나 복근의 활동전위 측정을 시행하고 있었다.

근육의 생리학적 기능은 신경의 전기 임펄스를 통해 일어난다. 이 임펄스는 운동신경의 종판(end plate)에서 각각의 근육섬유로 옮겨간다. 이와 같이 하여 전기가 전도되고 근육세포에서 탈분극이 일어난다. 이것에 의해서 활동전위가 발생하여 근육수축이 일어난다(Hick und Hick 2009). **근전도 검사**(EMG)는 근육세포의 전하(의 변화)를 검사한다. EMG로 검사한 활동전위에 의해서 **근육세포의 활동 상태**를 알 수 있다. Demoulin 등(2007)은 Soderberg와 Cook(1984)와 마찬가지로 EMG의 측정결과에 영향을 주는 매개변수로 전극(크기, 방향, 거리), 근육이나 피부의 온도, 근육섬유의 조성, 근력(근육수축을 일으킨다)을 열거하고 있다. 전극의 착용은 측정치에 직접적인 영향을 준다. Soderberg와 Cook(1984)에 따르면, 전극과 근육 사이의 조직덩어리의 불균질성에 의해서 전기신호는 약화된다. 따라서 표면근전도 검사에서는 피하지방조직이 검사의 강력한 제한인자가 된다. 이러한 영향을 가급적 적게 하기 위해 Larivière 등(2002, 2003)은 피부주름의 검사에 의해서 피하조직의 두께를 특정하고 있다. **EMG의 곡선**을 해석함에 있어서 Gaudreault 등(2005)은 신경근육의 효율성이라는 개념을 제출하고 있다. 이 개념에 따르면, 약한 근육군은 일정한 절대근력을 발생시켜 강한 근육군보다 많은 운동단위를 활성화해야 한다. 얼마만큼 많은 운동단위가 활성화되는가는 EMG의 실효치(root mean square, RMS)로부터 알 수 있다. 이것은 곡선의 진폭에 의해서 나타낸다.

근육의 효율성 측정에서 근육이 소비한 근력은 RMS와 비례한다. 많은 경우, 이 근력은 **최대수의수축**(maximum voluntary contraction, MVC)으로서 검사된다. 따라서 MVC와 RMS의 관계는 상승선으로 나타낸다(Gaudreault et al. 2005, Larivière et al. 2002, 2003).

Lehnert-Schroth(2000)는 Zuk(1962)의 연구로부터 볼록면의 근육의 근전활동은 신체 각부를 머리쪽으로 지지해야 하기 때문에 일어난다고 추론하고 있다. 따라서 이들의 근육은 비대한다. 또한, 강력하게 예비신장(Vordehnung prestretch)이 되면 근육은 불완전해지고 근력을 발생시킬 수 없다. EMG를 사용한 근육의 피로성에 대한 연구에서는 다음과 같은 기조적 고찰이 이루어져 있다.

최대 하 수축을 장시간 유지하면 더 많은 운동단위의 활동이 필요해지고 EMG 및 RMS의 진폭이 커진다(Gaudreault et al. 2005, Joseph und Richardson 1996, Larivière et al. 2003, Mannion et al. 1997). Cheung 등(2005)은 Zetterberg 등(1984)과 마찬가지로 측만증의 척추 근육의 EMG에서는 같은 높이의 척추뼈의

부척추근의 활동은 오목면보다 볼록면에서 항진한다고 하고 있다. Cheung 등(2004, 2005)은 그때의 주요 인자의 유무, 변형현상의 유무, 주요 인자의 변형의 병존의 유무를 검토하고 있다.

또한 몇 개의 근육에 같은 근력을 발생시켜, 이것을 비교하면 약한 근육군은 EMG에서 활동의 항진(즉, 신경근육의 효율성 저하)을 나타낸다. 한편, 측만증 환자와 건강한 피험자의 EMG의 비교에서는 문헌에서 견해가 대립하고 있다. Zetterberg 등(1984)에 따르면, 건강한 피험자와 비교하여 측만증 환자의 오목면의 EMG상에서 활동저하를 나타낸다. 한편, Gaudreault 등(2005)에 따르면, 척추의 왼쪽이든 오른쪽이든 측만증 환자와 건강한 피험자이든, 의미 있는 차이는 발견되지 않는다. 그러나 EMG에 의해서 척추의 근육활동을 대략적으로 파악할 수 있다. EMG를 사용한 연구는 각각 EMG의 자리매김이 달라, 비교가 곤란하기 때문에 저자 등의 견해는 통일된 것이 없다.

근육의 **수축력**은 근육원섬유마디(sarcomere)의 길이 즉, 신장상태에 의해서 결정된다. 최적의 근력은 근력과 근육길이가 최적으로 일치하는 경우에만 발생할 수 있다. Hick와 Hick(2009)가 강조하는 것처럼 근육을 신장상태로 오래 정지시켜도 근육원섬유마디는 자극되지 않는다. 이 때문에 액틴섬유(actin filament)와 마이오신섬유(myosin filament)는 완전히 분리되지 않고 근육의 고유반사도 이 분리를 저해한다고 생각된다.

2.5.3 치료의 수준

> 표 2.1과 > 표 2.2는 측만증 정형외과 재활치료학회(Society of Scoliosis Orthopedic Rehabilitative Treatment, SOSORT)의 2011년 합의(consensus)를 보여준다. 측만증의 중증정도별 권장 치료의 개요이다. 이것들에 의해서 각 환자에게 필요한 증거에 기초하여 최소이면서 최고의 치료를 즉각적으로 살펴볼 수 있다.

2.5.4 척추의 가동술 및 도수치료

SOSORT는 측만증의 척추 가동술(mobilization)에 대해서 그 목적이 척추의 가동성을 높이는 것은 아니라는 것을 강조하고 있다(다만 코르셋 요법의 준비기간을 제외한다). 특수한 운동에 의한 척추 가동술은 코르셋 착용의 준비로서 권장된다. 또한 도수치료(부드러운 관절가동술, 연부조직이완테크닉)는 특정한 안정화 운동의 병행치료로서만 계획하여야 한다.

또한 코르셋의 이탈단계에는 자기교정을 위한 특수한 안정화 운동이 권장된다.

주의!

다음의 치료법은 척추변형을 교정하는 데에 적절하지 않다.

- 깔창
- 전통의학이나 동종요법(homeopathy)
- 특수한 식사계획

2

표 2.1 치료의 수준(SOSORT Consensus 2011)*

	변경인자	적응범위	Cobb각 0–10	11–15	16–20	21–25	26–30	31–35	36–40	41–45	46–50	> 50
영유아기		Min.	Obs6	Obs6	Obs3	SB	SB	SB	SB	SB	SB	FTRB
		Max.	Obs3	Obs3	PTRB	FTRB	FTRB	FTRB	FTRB	FTRB	Su	Su
유아기		Min.	Obs3	Obs6	Obs3	SB	SB	SB	SB	SB	SB	FTRB
		Max.	EX	EX	PTRB	FTRB	FTRB	FTRB	FTRB	FTRB	Su	Su
사춘기	Risser 0	Min.	Obs6	Obs6	Obs3	Ex	Ex	SB	SB	SB	SB	FTRB
		Max.	Obs3	Ex	PTRB	FTRB	FTRB	FTRB	FTRB	FTRB	Su	Su
	Risser 1	Min.	Obs6	Obs6	Obs3	Ex	Ex	SB	SB	SB	SB	FTRB
		Max.	Obs3	Ex	PTRB	FTRB	FTRB	FTRB	FTRB	FTRB	Su	Su
	Risser 2	Min.	Obs8	Obs6	Obs3	Ex	Ex	SB	SB	SB	SB	FTRB
		Max.	Obs6	Ex	PTRB	FTRB	FTRB	FTRB	FTRB	FTRB	Su	Su
	Risser 3	Min.	Obs12	Obs6	Obs3	Obs6	Ex	SB	SB	SB	SB	FTRB
		Max.	Obs6	Ex	PTRB	FTRB	FTRB	FTRB	FTRB	FTRB	Su	Su
	Risser 4	Min.	No	Obs6	Obs6	Obs6	Obs6	Obs6	Obs6	Obs6	SB	FTRB
		Max.	Obs12	Ex	PTRB	FTRB	FTRB	FTRB	FTRB	FTRB	Su	Su
	Risser 4–5	Min.	No	Obs6	Obs6	Obs6	Obs6	Obs6	Obs6	Obs6	SB	FTRB
		Max.	Obs12	Ex	PTRB	FTRB	FTRB	FTRB	FTRB	FTRB	Su	Su
성인기	통증 없음	Min.	No	No	No	Obs6	No	No	No	No	Obs12	Obs12
		Max.	Obs12	Ex	Obs12	Obs36	Obs6	Obs36	Obs12	Obs12	Obs6	Obs6
	만성 통증	Min.	No	Ex	Ex	Ex	Ex	Ex	Ex	Ex	Ex	Ex
		Max.	PTRB	SB	PTRB	PTRB	PTRB	Su	Su	Su	Su	Su
노인기	통증 없음	Min.	No	No	No	No	No	No	No	No	Obs12	Obs12
		Max.	Obs12	Obs12	Ex	Obs12	Obs12	Obs12	Obs12	Obs12	Obs6	Obs6
	만성 통증	Min.	No	Ex	Ex	Ex	Ex	Ex	Ex	Ex	Ex	Ex
		Max.	PTRB	SB	PTRB	PTRB	PTRB	PTRB	PTRB	PTRB	Su	Su
	보상 부전	Min.	No	No	Ex	Ex	Ex	Ex	Ex	Ex	Ex	Ex
		Max.	PTRB	PTRB	PTRB	PTRB	PTRB	PTRB	SU	PTRB	Su	Su
			변경인자(위험인자)는 표 안에서 세로방향으로 Min.에서 Max.으로 옮겨가고 가로방향의 2개 란에 영향이 미친다.									
			가족력		명백한 진행		보상부전		짧은 만곡		통증	
			Scoliscore		편평등 (flat back)		외관에 대한 영향					

* 약어는 > 표 2.2를 참조

표 2.2 SOSORT의 권장 치료등급에 대한 해설

최소(Minimum)	영어의 약어	주석
관찰 없음	No	Minimum의 정의 **최소치료**가 되기 때문에 명백히 **해당되지 않는다**(예 : 해당 증상에 대해서 치료수준이 지나치게 낮다).
36개월의 관찰	Obs36	• 관찰에서는 임상검사를 시행하고 X선 검사는 반드시 시행하는 것은 아니다. • 보통, X선 검사는 임상검사 2회에 대해서 1회 시행한다.
12개월의 관찰	Obs12	
8개월의 관찰	Obs8	
6개월의 관찰	Obs6	
3개월의 관찰	Obs3	
특수한 물리치료 운동	Ex	
연성 코르셋	SB	
경성 코르셋의 파트타임 착용 (12-20시간)	PTRB	경성 코르셋의 착용에서는 반드시 특수한 물리치료 운동을 아울러서 시행한다.
경성 코르셋의 풀타임 착용 (20-24시간) 또는 석고붕대	FTRB	
수술	Su	
최대(Maximum)		Maximum의 정의 : **과잉치료**가 되기 때문에 명백히 **해당되지 않는다.** (예 : 해당 병의 증상으로서 치료의 수준이 지나치게 높다).

2.6 통증

Back pain은 건강한 사람에서도 흔하고 일반적으로 일컬어지는 통증 유발요인은 측만증에 적용되지 않는다(Janicki und Alman 2007). Janicki와 Alman에 따르면, 만곡각도의 크기와 통증의 강도는 일치하지 않는다. 한편, 통증의 빈도·강도는 연령에만 상관성이 있다. 다만 이것에 대해서는 학술적 견해가 갈린다. Collis와 Ponseti(1969)의 연구에 따르면, 특발성 측만증 환자의 통증 빈도는 건강한 피험자보다도 높지 않았다. 게다가, Diakow(1984)에 따르면, 측만증 환자의 통증은 더 중증이며, 또한 Mayo(1994)의 대규모 연구에 따르면, 측만증 환자군은 대조군에 비하여 강한 통증을 갖고 있었다. 한편, 측만증 환자 전체의 1/4이 back pain을 갖는다. Weiß와 Rigo(2006)에 따르면, 측만증 환자의 통증 강도와 빈도는 **연령**에 의해서만 증가한다. 그리고 Asher와 Burton(2006)에 따르면, 통증과 흉요추 이행부분의 병진 미끄러짐은 연관성이 있다. Weiß와 Rigo(2006)에 따르면, 통증은 독자적인 징후로서 이해할 필요가 있다. 환자는 만곡의 정점(Apex)을 통증의 발생점으로서 호소하는 일이 많고, 따라서 4중만곡 측만증 환자는 요천추 이행부와 천장관절의 영역에서 주요 통증을 갖는다. 한편, 3중만곡 측만증 환자는 흉부와 어깨영역에서 통증을 갖는다.

측만증 중증 정도에 따라서 일어나는 통증도 있다. Tatekawa 등(2007)에 따르면, 중증 측만증의 소아환자에서는 흉골이나 척추의 외인성 압박에 의해서 목 통증이나 삼킴 장애가 일어난다. 게다가, 역류성 식도염(gastroesophageal reflux)이 발생하는 일도 있다(Tatekawa et al. 2006). Butterman과 Mullin(2008)에 따르면, 만곡의 정추(apex)에서는 원심성 부하에 의한 근육통이 발생한다. 또한 장기간 비대칭적인 부하에 의해서 추간관절 증상이나 추간판에 기인하는 통증이 발생하고 다리에서 연관통이 일어난다. Collis와

Ponseti (1969)에 의한 장기연구에서도 마찬가지의 증상이 관찰되고, 연구의 전체 기간을 통한 측만증 환자의 가장 많이 보고한 통증은 **익숙하지 않은 운동 후**에 일어나는 둔한 back pain이었다. 연구의 전체 기간(16년)을 통한 통증의 빈도를 보면 back pain이 매일 있다고 한 환자는 15%, 월에 며칠은 16%, 연 2-3회이고, 수일간은 31%, 1-5회는 16%이었다. 22%는 back pain이 없었다.

통증에 영향을 주는 것은 조직 손상의 정도만이 아니라 Butler와 Moseley(2005)에 따르면, **심리적 요인**도 연관성이 있다. 특히, 코르셋 요법을 받고 있는 소아에서는 심리적 요인이나 심리사회적 요인을 간과해서는 안 된다.

2.7 척추변형의 재활개념

정형외과 재활의 가이드라인 "척추변형의 재활개념" (Spezielles Rehabilitationkonzept Wirbelsäulendeformitaten) (독일 정형외과학회 재활 · 물리치료분과회가 작성. 2012년 3월 발표. www.awmf.org/leitlinien/detail/Ⅱ/033-045.html)에 따르면 척추의 구조적 변화(측만증, 수술 후의 측만증이나 후만증 등)에 대해서 아래의 재활을 시행한다:

- **소아나 청소년의 재활**에서는 우선, 질환의 극복과 발달상의 위험성이나 2차적 질환의 위험성의 예방에 집중적으로 대처해야 한다.

  많은 경우, 사춘기의 특발성 측만증에서는 수술밖에는 치료할 수 없는 제한은 일어나지 않고 척추의 기능이 제한된다. 건강한 집단과 비교해서 수술이나 코르셋요법을 받은 측만증 환자에서는 전신의 건강상태가 명백히 저하하고, 특히 수술을 받은 환자의 경우는 의미가 있다. 수술이나 코르셋요법에서 가장 많이 발생하는 후유증은 신체적 통증이다.
- **성인기**에서는 치료를 요하는 척추변형을 가진 환자는 보통, 후만증 또는 측만증의 2차적인 기능장애를 갖는다. 따라서 2차적 · 3차적인 예방 즉, 2차적 손상의 악화 방지와 함께 취업능력의 유지가 매우 중요하다. 성인기 만곡의 개선은 척추의 굽음이 매우 크더라도 부분적으로는 가능하다. 하지만, 성인기에서 주가 되는 것은 만곡 증대의 방지(갱년기까지), 통증치료, 예방이다. 환자의 협력이 있으면 이러한 목표는 달성할 수 있다.
- 성인에서도 재활의 신체적 측면, 기존의 또는 발생할 수 있는 2차적 기능장애(호흡, 혈액순환, 통증 등)에 더해서 **사회적인 환경**을 고려할 필요가 있다. 심리학적 영역의 문제는 통증치료나 측만증 치료와 아울러서 대처하는 것이 중요하다.

척추변형의 주된 치료목표는 단계적인 학습을 통해서 지속적으로 바람직한 일상적 동작으로 변경하는 것이다. 이것에 의해서 만곡을 조장하는 바람직하지 않은 동작의 회피나 통증을 동반하는 기능장애를 피하는 운동패턴의 변경이 가능해진다. 일상적 동작의 변경이라는 제1 목표가 달성되면 재활의 제2 목표의 실현에 대처한다. 즉,

- 더 한층의 만곡 증대의 **예방**과 통증완화이다. 여기서는 심장이나 폐의 압박 방지, 폐활량 등의 심폐기능의 개선, 개인에 맞춘 측만증이나 기능적 제한에 대한 대응 등이 목표가 된다.
- 대처전략의 습득이나 컴플라이언스(compliance) 촉진. 성인에서도 코르셋요법의 적응사례에서는 코르셋 착용의 컴플라이언스 개선이 중요한 목표가 된다.

2.7.1 재활의 내용

- **소아나 청소년**에서는 측만증이 초래하는 결과(직업상의 제한, 통증, 기능적 장애)의 예측이 곤란하다. 이들은 발병에서 수년이 되어 일어난다. 이 때문에 소아의 재활에서는 치료와 함께 예방이 우선적 목표가 된다. 측만증이 초래하는 장애를 예방하는 치료적 중재(치료체조, 코르셋, 수술 등)의 시작이 중요하다.
- **성인의 재활**에서는 치료적 측면을 우선한다. 어떤 연구에 따르면, 21세 이상의 성인 환자에서는 재활에서 가장 중요한 목표는 back pain의 경감이다.

- **치료체조에 의한 치료**는 변형에 맞춘 등(back)의 훈련(매일 자택에서 하는 운동 프로그램)을 통해서 높은 빈도로 자극을 준다. 그 목표는 환자의 자세지각을 촉진하고 변형을 조장하는 일상적 동작을 방지하는 것이다.

  10-12명의 그룹치료에서는 그룹 내에서 심리사회적인 긴장이 일어나지 않도록 하기 위해 같은 연령대의 환자로 그룹을 구성하면 좋다.
- 환자와 보호자에 대해서 만성질환으로서의 측만증에 대한 대처법이나 환아(childhood patient)가 매일 자택에서 하는 운동 프로그램의 지원(컴플라이언스 촉진을 포함)을 훈련한다.
- 예후불량의 성장기 측만증에서는 **코르셋을 처방**하고 코르셋의 사용법을 훈련한다. 이것들은 현행의 적응 가이드라인에 따라 시행한다. 보장구나 코르셋이 적응이 된 성장기의 환자에게는 상담지도(counselling)가 필요하다. 이것에 의해서 보장구의 실제의 착용 상태를 확인하고 재활 중에 필요에 따라서 코르셋 처방 변경이 가능하다. 또한 자택에서 시행하는 특수한 위생관리 방법을 가르친다.
- 척추변형에 대한 **감정을 서로 이야기를 주고받는 것**은 운동을 함께 시행하는 집단 역학(group dynamics)의 과정을 통해서만 가능하다. 특히 사춘기의 환자에서는 같은 연령대 환자들끼리 경험을 서로 논의하는 것을 촉진한다.
- 성인 환자에서는 **통증경험에 대한 대응**이 중요하다. 이완(relaxation), 통증의 심리치료(집단, 개인) 등 다양한 유용한 방법이 있다.
- 2차적인 **심장이나 폐의 기능장애**는 교정 호흡 테크닉을 측만증의 기본 운동에 포함시킴으로써 치료가 가능하다. 특히 중증의 흉곽변형에서는 특수한 호흡 마사지나 호흡치료를 추가한다.
- **수술을 받은 측만증 환자**에서는 척추의 부분적 고정 상태에서의 새로운 운동 패턴의 습득이 중요하다(특히, 4개 척추에서 12개 척추 이상의 다척추 사이 고정). 척추고정술(spondylosyndesis)의 경우 수술 후의 재활은 수술 후 약 6개월간 시행한다.

2.7.2 증거와 평가

측만증 치료에서 보존적 치료는 1단계이고, 외래의 물리치료는 2단계라 하고 있다. 현재 시행되고 있는 입원치료에는 연구의 뒷받침이 없다. 이것은 합병증이 없는 치료사례는 외래 재활로 충분하기 때문이다.
적어도 3주일 이상의 포괄적 재활이 권장되고 있다.

Chapter 3장 슈로스 치료법에 의한 측만증의 평가

3.1 신체의 면과 축

> 그림 3.1은 신체의 위치적 변화가 일어나는 3개 면(3방향, 3차원)과 신체의 회전축을 보여주고 있다.

- 면:
  - 시상면(sagittal plane) : 후방에서 전방으로 신체를 관통하여 나누는 면
  - 관상면(frontal plane) : 오른쪽에서 왼쪽으로 신체를 관통하는 면
  - 횡단면(horizontal plane) : 신체를 횡단하는 면

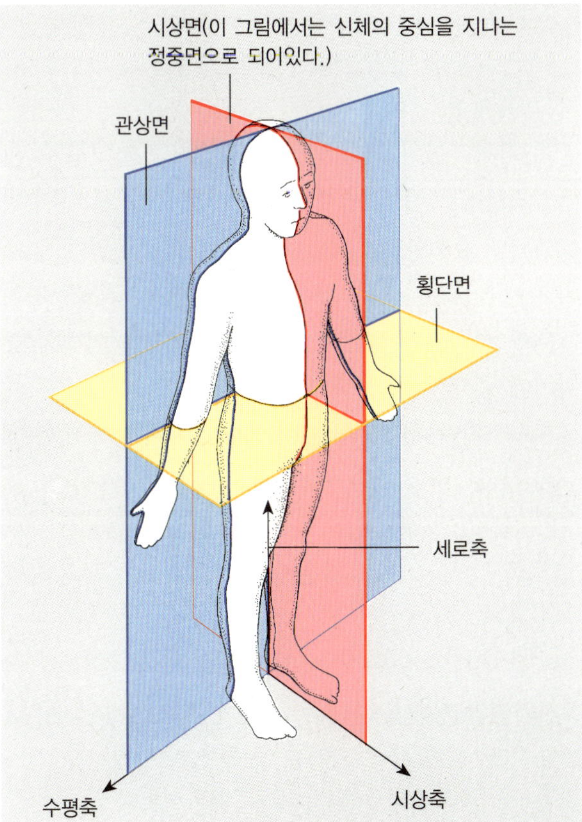

그림 3.1 신체의 면과 축 [A400-190]

- 축:
  - 시상축 : 후방에서 전방으로 신체를 관통하는 축. 신체의 시상축의 회전은 관상면에서 일어난다 (예 : 오른쪽이 높고 왼쪽이 낮다).
  - 관상축 : 오른쪽에서 왼쪽으로 신체를 관통하는 축. 신체의 관상축의 회전은 시상면에서 일어난다 (예 : 전방이 높고 후방이 낮다).
  - 세로축 또는 장축 : 위쪽 방향에서 아래쪽 방향으로 신체를 관통하는 축. 신체의 세로축 회전은 횡단면에서 일어난다(예 : 오른쪽이 후방, 왼쪽이 전방) (> 그림 3.1, > 그림 3.2)

자세불량이나 측만증에서는 신체 각부의 3개 면의 위치변화나 축 회전에 의해 자세가 변화한다(> 그림 3.3). 측만증은 3차원의 변화로 나타나기 때문에 3차원의 교정이 필요하다.

3.2 어깨와 목을 포함하는 몸통의 구분

인체는 척추 3개의 **생리적 만곡** 즉, 요추전만, 흉추후만, 경추전만을 갖는다.

측만증 환자를 실제로 관찰하면 **몸통**은 3개 부분으로 나뉜다. 즉, 시상에서 보아 꼬리쪽부터 머리쪽으로

1. 요추와 골반대
2. 흉추와 흉곽
3. 경추와 견갑대 (및 머리 부분) 으로 나뉜다.

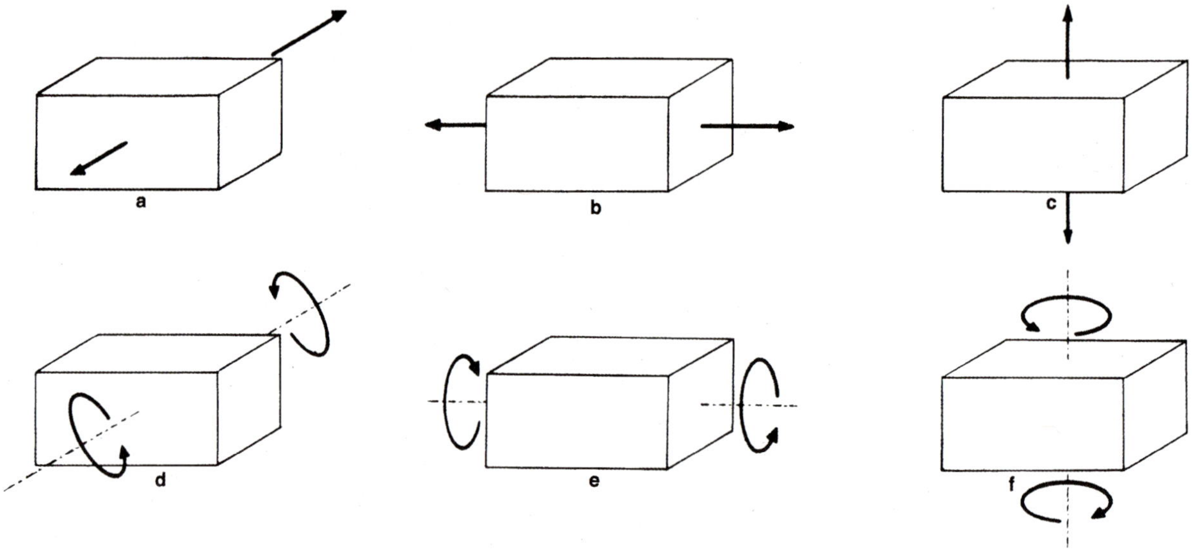

그림 3.2 3개의 주요 축과 골반의 축 운동 : 시상축 (a, d), 횡축 (b, e) 세로축(장축) (c, f) [M616]

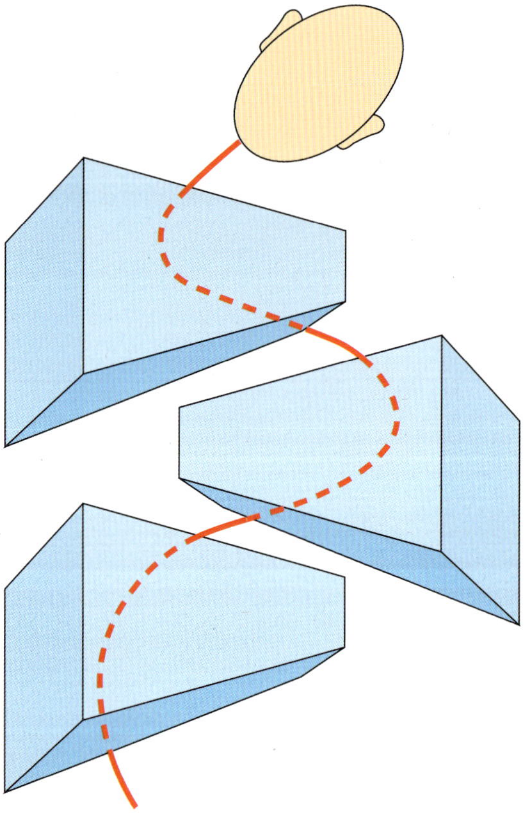

그림 3.3 시상면의 자세 변화 : 3개의 몸통 쐐기 [L143]

건강한 사람에서는 이 3개 부분들이 직사각형으로 표현된다.

- 꼬리쪽의 직사각형은 골반, 요추, 하복부(배꼽, 하부늑골)로 구성된다.
- 그 위에 있는 직사각형은 흉곽과 상복부로 구성된다. 이 직사각형의 아래쪽 경계선은 허리(제12흉추)와 일치한다. 위쪽의 경계선은 겨드랑이, 즉 제3흉추의 높이에 존재한다.
- 제3의 직사각형은 꼬리쪽에서 중앙의 직사각형의 위쪽 경계선과 접한다. 머리쪽의 경계는 어깨의 높이에 존재한다. 경추 전만은 이 직사각형의 외측에 존재하지만 경추는 기능적으로 직사각형에 속한다. 이 직사각형의 머리쪽은 후두골의 하단까지이다 (> 그림 3.4 a–c).

보통, 이들 3개 부분은 상하로 겹치고 신체의 균형이 유지되어 있다. 다만, 척추는 3개의 생리적 만곡을 갖기 때문에 측면에서 보면, 이들 3개 부분은 사다리꼴 형태를 띤다(> 그림 3.4b, c).

- 꼬리쪽 부분(사다리꼴 1)의 아래쪽 경계선(가상의 선)은 양쪽 전상장골극을 지나 제5요추에 도달한다. 골반이 기울어져 있지 않다면, 이 선은 수평이 된다.

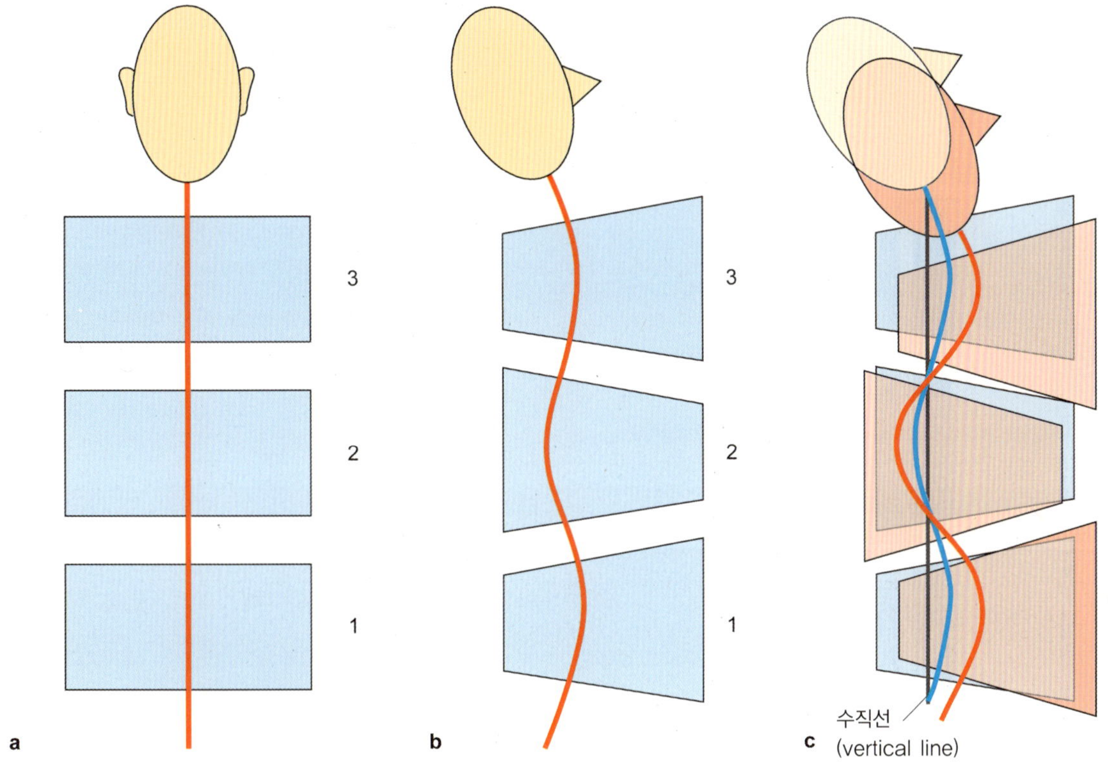

그림 3.4 몸통의 구분(모식도) [L143]
a. 건강한 척추를 앞에서부터 본 그림
b. 건강한 척추를 측방에서부터 본 그림
c. 건강한 척추(깊숙한 곳, 청색)와 자세불량의 척추(앞쪽, 적색)를 측방에서 본 그림

한편, 위쪽의 경계선은 하부늑골을 지나 제12흉추에 도달한다.

- 중앙 부분(사다리꼴 2)은 흉곽과 상복부로 구성된다. 아래쪽의 경계선은 사다리꼴 1의 위쪽 경계선과 동일하다. 위쪽의 경계선(가상의 선)은 겨드랑이에서부터 전방에서 흉골에 도달하고, 또한 겨드랑이에서 후방의 어깨뼈(견갑골) 아래 1/3을 지나 제6흉추에 도달한다.
- 머리쪽 부분(사다리꼴 3)의 꼬리쪽 경계선은 중앙 부분(사다리꼴 2)의 머리쪽 경계선과 일치한다. 위쪽의 경계는 어깨의 높이에 존재한다. 경추는 기능적으로 이 머리쪽 부분(사다리꼴 3)에 속한다. 이 부분(사다리꼴 3)의 머리쪽은 후두골이나 아래턱이라 한다. 이 때문에 이 머리쪽 부분을 어깨-목-부분이라 부른다.

이들 세 부분의 균형은 중력중심에 의해서 유지된다.

측만증은 반드시 **3개 요인**에 주의해야 한다.

- 자세불량에서는 3개의 "블록(block)"이 따로따로 움직이는 **3개의 시상면의 이동**이 일어난다. 여기서부터 3개의 **"쐐기"** 모양이 발생한다.
- 몸통의 3개 부분이 따로따로 측방이동을 함으로써 **3개의 "측방의 쐐기"**가 발생한다. **3개의 "쐐기의 꼭짓점"**은 **전방**으로, **3개의 "쐐기의 바닥부분"**은 **후방**으로 회전하고 수직축을 중심으로 **몸통의 3중 회전**이 발생한다(> 그림 3.5 a, b).
- 이것들에 의해서 **3개의 후만증의 융기**와 3개 전만의 움푹 들어간 곳이 발생한다.

측만증 치료에서 중요한 것은 **척추기립근의 3개 부분**이다. 이것들은 따로따로 몸통의 3개 부분에 작용하고 따로따로 활동한다.

오해를 방지하기 위해서 여기서 미리 아래의 주의사항을 언급해 둔다.

중요!

늑골융기측(rib hump side)이나 볼록면이라는 표현은 흉부의 볼록한 면을 가진 쪽의 반신 전체(좌반신 또는 우반신)를 가리킨다. 예를 들면, 흉부의 rib hump 아래쪽 허리부는 "볼록면 허리"라 한다. 흉추만곡보다도 큰 요추만곡을 가진 경우에도 이와 같이 말한다.

또한 오목면이라는 표현은 흉부의 오목한 면을 가진 쪽의 반신 전체를 가리킨다. rib hump와 착각할 정도로 큰 요부융기 (lumbar prominence)를 오목한 쪽에 갖고 있어도 이와 같이 말한다. 예를 들면, 요부융기(lumbar prominence) 아래쪽 다리는 "오목면 다리"라고 한다.

3.2.1 시상면의 비정상적인 정역학

시상면에서 좌우 대칭자세 변위(후만증)에서는 시상면에서 3개의 "쐐기"가 형성된다(> 그림 3.6).

앞의 단락까지의 설명은 건강한 운동계에 대한 것이었다. 자세장애나 경증 또는 중증의 척추장애[유아기 측만증, 사춘기 측만증, 쇼이에르만병(Scheuermann's disease), 후측만증]에서는 시상면에서 척추의 생리적 만곡이 병적으로 변화한다. 척추가 무너지고 단축하며 이것에 의해서 병적인 체형이 생긴다(> 그림 3.7).

"좌우 대칭의 자세장애"에서의 시상면의 변화

자세장애에서는 3개 신체 부분은 시상면에서 따로따로 이동한다. 이것에 의해 측면에서 보면, 자세선(발부터 골반, 등, 머리를 지나는 선)이 2분된다. 게다가, 이 3개 부분의 시상면 이동에 의해 3개 부분은 쐐기형태가 되어 상하로 겹친다. 즉, 사다리꼴의 윗변(좁은 부분)은 작고, 밑변(넓은 부분)은 커져 "쐐기"라 불릴 만큼 변형한다. 변형 정도가 클수록 극단적인 쐐기형태가 된다(> 그림 3.7, > 그림 3.8 a, b, c).

- **쐐기 1(허리-골반-쐐기)**: 쐐기의 꼭짓점은 요추전만에 존재한다. 또한 쐐기의 바닥부분(복벽)은 신장한 복근과 전방 아래쪽 방향의 골반 앞모서리(전상장골극)로 구성된다. 이 골반 앞모서리가 쐐기의 꼬리쪽 경계선이 된다. 머리쪽의 경계선(가상의 선)은 요추전만에서부터 하부늑골을 지나 검상돌기에 도달하는 선이다.
- **쐐기 2(흉부-늑골-쐐기)**: 쐐기의 꼭짓점은 유두의 아래쪽에 존재한다. 쐐기의 바닥부분은 거북등의 등으로 구성된다. 쐐기의 꼬리쪽 경계선은 허리-골반-쐐기의 머리쪽 경계선과 일치한다. 머리쪽 경계선(가상의 선)은 유두의 아래쪽에 존재하는 "전방늑골 편평면(ventral flat zone)"에서부터 겨드랑이를 지나 위쪽 방향으로 향하고, 견갑골의 아래 3분의 1에 도달하는 선이다.
- **쐐기 3(어깨-목-쐐기)**: 어깨가 앞으로 기울기 때문에 봉우리(견봉) 앞쪽의 둥그스름한 모양이 쐐기의 바닥부분이 된다. 한편, "쐐기 꼭짓점"의 정의는 어려우며 좌·우의 상부늑골과 견갑골이 겹치는 영역에 존재한다. 쐐기의 꼬리쪽 경계선은 흉부-늑골-쐐기의 머리쪽 경계선과 일치한다. 머리쪽 경계선은 어깨의 높이에 존재한다. 한편, 경추는 기능적으로 이 쐐기 3에 속하고 경추에도 쐐기가 있다. 이 쐐기 꼭짓점은 경추 전만에 존재하고 쐐기의 바닥부분은 과다신장을 한 목의 앞면으로 구성된다. 이와 같이 2개의 쐐기가 있고 이들은 연결되어 있으며 이론상은 하나의 큰 쐐기로 정리할 수 있다. 이 때문에 '어깨-목-쐐기'라고 부른다.

"측만증"에서의 시상면의 변화

측만증에서도 시상면에서 몸통의 각 부분이 쐐기형태로 변형한다. **다만, 이 변형은 "늑골융기(rib hump) 쪽"을 측방에서 본 경우에 인지되고, 몸통의 각 부분이 따로따로 회전함으로써 일어난다.** 적어도 특발성 측만증은 그 출발점에서 요추와 흉추의 어느 것인가가 전만성의 위치이상을 나타낸다(Dickson et al. 1984, Tomaschewski 1987).

당연하지만, 이것에 따라서 구조적 변화도 일어난다. 이것들의 구조적 변화는 자가교정을 할 수 없다. 특히 문제가 되는 것은 일부가 고정된 위치이상을 동반하는 측만증이다(Meister 1980, Heine 1980).

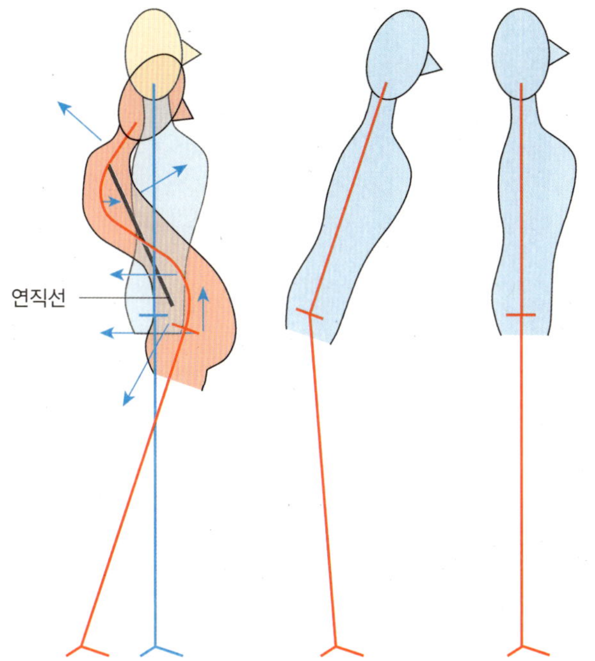

그림 3.5 a–c 시상면의 자세교정 [L143]
a. 자세불량. 청색 화살표는 교정방향을 나타낸다. 이 교정에 의해서 자세의 불균형은 정상적인 상태로 되돌아간다.
b. 신체 장축이 안정된 정상적인 전방굴곡 자세
c. 정상적인 직립자세

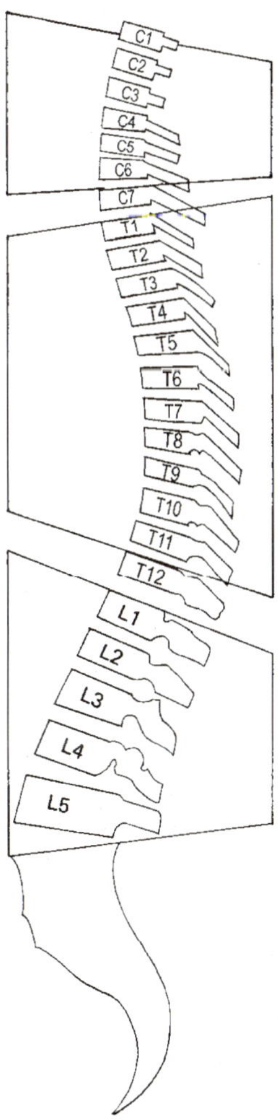

그림 3.6 측방에서 본 정상적인 척추 [M616]

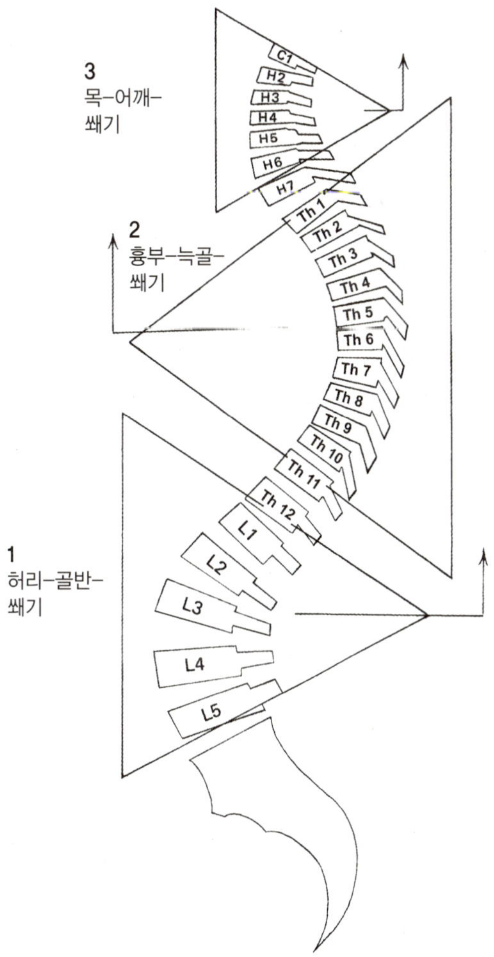

그림 3.7 후만을 가진 거북등(자세불량 등)의 척추.
그림 안의 "직각"의 화살표는 교정방향을 나타낸다[M616].

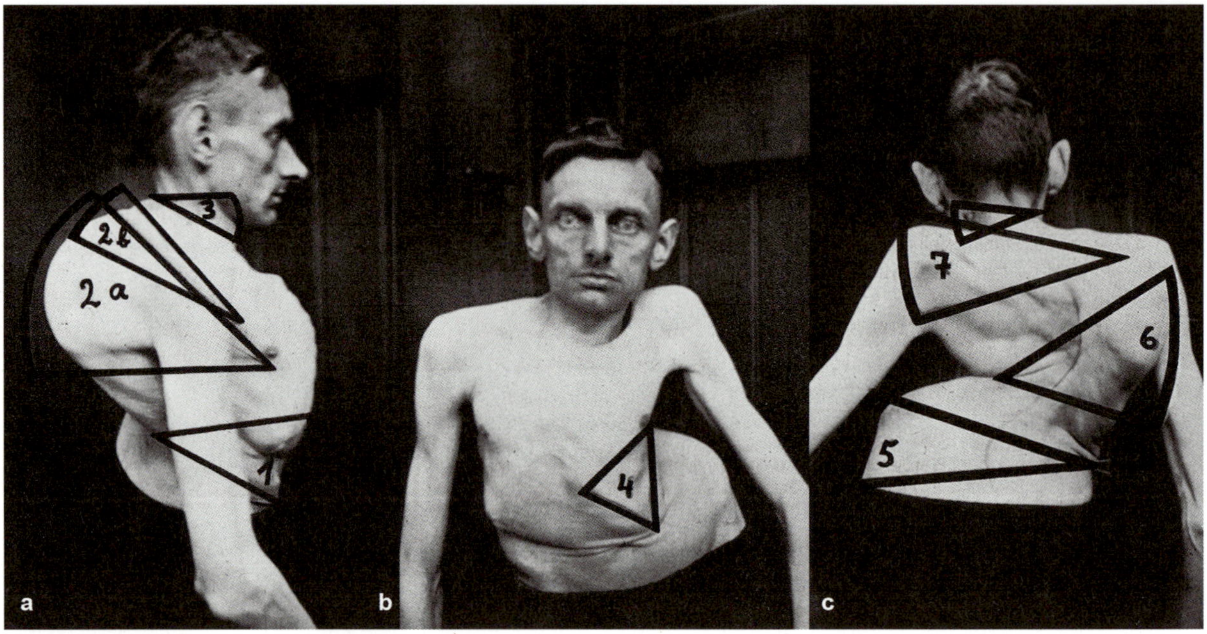

그림 3.8 측만증의 체간 각 부분의 회전 [M616]
a. 쐐기 1-3
b. 쐐기 4
c. 쐐기 5-7

신체 블록과 척추는 유추적(analogical) 관계에 있고 요추와 경추가 약간 반대방향으로 만곡하는 경우에서도 기능적으로는 3중 만곡을 갖게 된다. 따라서 이에 맞춰서 치료를 시행할 필요가 있다.

중증 측만증이나 후측만증(kyphoscoliosis)에서는 쐐기 2(흉부-늑골-쐐기)는 둘로 갈린다(> 그림 3.8a). 쐐기 2a는 꼭짓점은 유두의 아래쪽 방향에 있고 바닥부분은 후방 늑골융기(rib hump)로 구성된다. 쐐기 2b는 꼭짓점은 겨드랑이의 늑골에 존재하고 바닥부분은 어깨에서부터 시작하는 후만으로 구성된다. 쐐기 2b의 바닥부분에는 가장 머리쪽 늑골융기(rib hump)의 둥그스름한 부분도 포함된다. 이 2개의 쐐기들은 융합하여 있다.

- **쐐기** 4 (**전방 늑골융기** [ventral prominence]**의 쐐기,** > 그림 3.8b) : 쐐기 4는 등쪽의 오목면에 존재한다. 쐐기의 꼭짓점은 후방의 오목면에 존재하고 쐐기의 바닥부분은 등쪽의 오목면의 앞으로 돌출한 늑골로 구성된다. 쐐기의 꼬리쪽 경계선(가상의 선)은 오목면 후방 늑골에서 최하위 늑골을 따라 배꼽으로 향해서 뻗는다. 머리쪽 경계선은 후방의 오목한 부분에서 유두의 아래쪽까지 뻗는다. 측만증에서는 신체의 "측만적 균형"이 일어난다. 즉, 전방이나 후방으로 변위한 몸통의 각 부분은 중력중심을 통해서 균형을 유지한다. 체간 각 부분은 서로 균형을 이룬다.

아래에 언급하는 것처럼 볼록면이나 오목면이라는 개념은 흉추만곡에 관계되는 개념이다.

측만증이나 후측만증에서는 관상면의 자세 변위에 의해서 신체의 각 부분은 사다리꼴을 거쳐 3개의 "측방의 쐐기"가 된다. 측만증에서는 측방이동이 문제가 되지만, 후측만증에서는 시상면의 이동과 관상면의 이동이 병존한다.

측만증을 가진 신체를 등쪽에서부터 보면 몸통의 3개 부분(골반대, 흉곽, 견갑대)은 건강한 사람처럼 직사각형이 아니며 상하로 겹치지 않는다. 몸통의 3개 부분은 수직으로 겹치지 않고 따로따로 측방으로 이동한다. 이 측방이동이나 압박 · 견인의 변화에 의해서 직사각형이었던 몸통의 각 부분은 우선 사다리꼴이 되고 거듭 쐐기형태가 된다.

등쪽에서부터 보면 다음의 쐐기를 볼 수 있다. 즉,

- **쐐기 5 (측방의 허리 - 골반 - 쐐기)** : 쐐기의 꼭짓점은 늑골융기(rib hump)의 측방으로 뻗은 부분(제11 늑골과 제12 늑골)의 아래쪽에 존재한다. 쐐기의 바닥부분은 요추 볼록면의 돌출한 골반부위나 그 위쪽에 존재하는 요부융기(lumbar prominence)로 구성된다. 꼬리쪽 경계선은 등쪽 오목면으로 측방이동을 하여 비스듬히 아래쪽으로 기운 장골익으로 구성된다. 머리쪽 경계선(가상의 선)은 쐐기의 꼭짓점에서 등쪽 오목면의 장골익 또는 같은 쪽 요부융기(lumbar prominence)의 최고높이까지 뻗는다.
- **쐐기 6 (측방의 흉부 - 늑골 - 쐐기)** : 쐐기의 꼭짓점은 등쪽 오목면의 가장 낮은 위치에 존재한다. 쐐기의 바닥부분은 늑골융기(rib hump)의 측방으로 내뻗은 부분으로 구성된다. 꼬리쪽 경계선은 쐐기 5의 머리쪽 경계선과 일치한다. 머리쪽 경계선은 쐐기의 꼭짓점에서부터 비스듬히 제1 흉추를 지나 볼록면 견갑골의 중심에 도달한다.
- **쐐기 7 (측방의 어깨 - 목 - 쐐기)** :
  a. 쐐기 꼭짓점은 많은 경우 늑골융기(rib hump)의 위쪽에 있다(견갑골과 겹친다). 쐐기의 바닥부분은 등쪽 오목면의 어깨로 구성된다. 꼬리쪽 경계선은 쐐기 6의 머리쪽 경계선과 평행하여 뻗는다. 머리쪽 경계선은 양 어깨의 높이를 뻗는다.
  b. 경추는 기능적으로 이 쐐기에 속한다. 쐐기의 꼭짓점은 등쪽 볼록면의 단축한 목 근육에 존재하고 쐐기의 바닥부분은 과도하게 신장한 등쪽 오목면 목 부분의 측면에 존재한다.

  이들 2개의 쐐기는 하나 밖에 없는 경우도 있으나 많은 경우 2개가 가지런히 존재한다. 이들의 쐐기는 연결되어 있고 아울러서 "측방의 어깨-목-쐐기"라 부른다.

쐐기 5, 쐐기 6, 쐐기 7은 흉곽 3개의 움푹 들어간 곳과 일치하여 존재한다. 이러한 위치이상은 다음 3개의 전만성(lordotic) 움푹 들어간 곳과 일치하여 존재한다:

- 늑골융기(rib hump)의 아래쪽 부유늑골 (제11 늑골과 제12 늑골)이 존재하는 허리부위
- 등쪽 오목면
- 늑골융기(rib hump) 위쪽 어깨. 같은 쪽 목의 좁아짐을 갖는다.

또한 쐐기 5, 쐐기 6, 쐐기 7의 "쐐기의 바닥부분"에는 다음 3개의 등 융기(후만성[kyphotic])의 부푼 곳이 존재한다.

- 요부융기(lumbar prominence)를 가진 등쪽 오목면 허리부분(예 : 좌측) :
- 늑골융기(rib hump)와 반대쪽(예 : 우측)
- 등쪽 오목면의 어깨(예 : 좌측). 떨어져서 존재하는 늑골융기(rib hump)처럼 작용한다.

모든 쐐기의 꼭짓점은 전방회전을 하고 쐐기의 바닥부분은 후방회전을 한다 (측방이동 중에 일어나는 회전. 다만 쐐기 4는 제외한다). 수직선을 벗어나 측방변위를 한 몸통의 각 부분은 중력중심을 돌아서 결집하고 서로 균형을 잡는다. 다만, 이 경우의 균형은 정상적인 균형이 아니라 측만적 균형이다. 하지만 측만적 균형에 의해서 전신은 수직방향으로 유지된다.

3.2.2 골반의 위치가 몸통의 자세 패턴에 미치는 영향

측만증이나 자세불량은 앉은 자세가 중요하다. 이것은 앉은 자세가 되면 늑골융기(rib hump)의 크기를 시각적으로 알 수 있기 때문이다. 미골 위에 앉으면 요추가 둥글게 됨과 동시에 등이 둥글게 되어 상체도 굽는다. 복부가 전방으로 돌출하고 흉곽이 움푹 들어가 호흡이 방해된다. 한편, **좌골 앉기**에서는 척추는 수직으로 위쪽으로 직립이 되어 rib hump는 평탄해진다.

미골 앉기에서는 신체는 지지가 없어 피로해지기 쉽다. 좌골 앉기에서 등을 똑바로 하여 앉으려고 하면, 신체에 힘이 들어가 단시간밖에 유지할 수 없다. 이에 반해서 자연스런 앉은 자세인 좌골 앉기는 잘 피로해지지 않는다.

이러한 것은 식사, 학교, 직장, 자유 시간에서도 주의해야 한다.

중요!

매일 얼마만큼의 시간을 앉은 자세로 지내는지를 계산하면, 직립자세로 앉아야 한다는 것은 명백하다. 항상 잘못된 무너진 앉은 자세로 앉는 것은 부적절한 운동을 시행하는 것과 같다.

오랜 세월의 불량 자세를 개선해도 "회피자세"가 반복해서 일어나는 경우, 개선을 시행해서는 안 된다. 거듭되는 부적절한 패턴(운동, 자세)이 일어날 우려가 있기 때문이다. 부적절한 패턴이 발생하면 즉각 적절한 직립자세 패턴으로 전환해야 한다. 실제로, 적절한 자세 패턴은 편안한 패턴이기도 하다. 이것은 이른바 좌골 앉기에서는 추간판이 갖고 있는 척추뼈를 들어 올리는 힘도 자세의 직립화를 돕기 때문이다. 또한 많은 측만증 환자에서는 몸통만이 아니라 다리에서도 결합조직이 약해진다. 이 때문에 발 운동(발 긴장)을 매일의 운동 프로그램에 도입한다. 편측 편평족이나 외반족(pes valgus)은 측만증 발병의 하나의 요인(정적 원인)이 될 수 있다.

3

중요!

환자는 지금까지의 것을 이해하면 식사, 직장, 자유 시간에서 편안히 쉬고 싶은 감정과 갈등하게 된다. 이것은 환자는 그것이 본인에게 매우 좋지 않은 일이며 직립자세의 앉은 자세가 건강, 강화, 아름다움을 가져다준다고 알고 있기 때문이다.

환자는 측만증과 더불어 생활해야 한다. 나쁜 자세를 탈피하여 직립자세가 되는 것은 환자의 척추에 좋은 영향을 준다. 따라서 앉은 자세는 매우 중요하다.

3.3 자세 변위 : 3B, 3BH, 4B, 4BH

아래의 분류는 Axel Hennes와 Udo Roevenich에 의한 "카타리나 슈로스에 의한 3차원적 측만증 치료"(Dreidimensionale Skoliosetherapie nach Katharina Schroth)에서 인용한 것이다. Hennes와 Roevenich는 1987년부터 Bad-sohernheim의 아스클레피오스 카타리나 슈로스 병원에서 슈로스 치료법에 의한 치료를 시행하고 있으며 물리치료사의 양성 코스에서 교편을 잡고 있다. 이 15년 동안에 독일에서만도 2,200명의 슈로스 치료법의 치료사가 양성되고 있다. 상급 양성 코스에 대해서는 웹사이트(www.asklepios.com)를 참조하기 바란다.

3.3.1 슈로스 치료법의 용어

- **Rib hump** : 늑골융기, 흉부의 볼록한 면. 늑골이 측방으로 이동함과 동시에 후방으로 회전하여 흡기의 위치에 보인다. 견갑골 하각이 후방으로 돌출한다.
- **Weak point** : 요부 오목면, 허리의 오목한 면. 허리삼각(lumbar triangle)이 강화된다. 횡돌기가 전방(Forward)으로 회전한다.
- **Rib hump side** : 늑골융기측, rib hump가 존재하는 쪽의 반신. rib hump가 없는 경우는 weak point가 존재하는 쪽의 반신.
- **Lumbar prominence** : 요부융기, 허리의 볼록한 면. 요삼각이 약화된다. 횡돌기가 후방으로 회전한다. 척추기립근에 의한 등쪽의 융기가 발생한다.
- **Weak side** : 1. 흉부의 오목한 면(국소). 늑골이 배쪽 꼬리쪽으로 회전하고 호기의 위치에 보인다. 견갑골 하각이 전방으로 이동한다. 2. Weak side가 존재하는 쪽의 반신. Weak side가 없는 경우는 lumbar prominence가 존재하는 쪽의 반신.
- **Ventral flat zone** : 전방늑골편평면, rib hump의 전방 오목한 면. 늑골이 등쪽으로 이동한다. 흉부가 작아진 것처럼 보인다. 반대쪽과 비교하여 늑골 사이의 거리가 좁다.
- **Ventral prominence** : 전방늑골융기, weak side의 전방 볼록한 면. 늑골이 전방·내측으로 회전하여 이동한다.
- **Pulling it together** : 볼록한 면, rib hump, lumbar prominence, prominence hip, weak side의 전방 늑골궁 등의 자가교정을 하는 것. 특수한 근육활동에 의해서 이들의 각 부분을 수정한다.
- **자기신장(Autoelongation)** : 척추의 자기신장, 기초적 교정을 시행하면서 오목한 면을 넓히는 것.
- **Body block** : 카타리나 슈로스에 따르면, 신체는 기능상 골반 블록, 흉곽 블록, 어깨 블록으로 나뉜다. 신체의 블록(block)의 모식도를 사용하면 몸통이나 골반의 병진·회전·변형을 알기 쉽다. 다리는 골반 블록에 속한다.

- **Prominence hip** : 골반편위, 골반이 외측으로 돌출한다. 골반이 비스듬히 기우는 기능적 변위를 동반하는 일이 많다. Prominence hip은 머리쪽으로 이동하고 자주 등쪽으로도 이동한다.
- **3BH의 측만증** : 흉부오목면(weak side)의 골반이 돌출한다.
- **4BH의 측반증** :늑골융기측(rib hump side)의 골반이 돌출한다.
- **운동의 시작자세**(ASTE) : 슈로스 치료법에서는 3개의 전형적인 시작자세(누운 자세)가 있다. 즉, 엎드려 누운 자세, 바로 누운 자세, 옆으로 누운 자세이다. 이것들은 측만증에 특유의 누운 자세 원리나 기초적 교정을 도입하고 있다.
- **어깨융기** (Shoulder hump) : 고도의 경추 · 흉추만곡. 임상소견으로서, 어깨 블록의 강력한 회전과 함께 weak side의 어깨 위치의 상승이 관찰된다. 이것에 의해 어깨관절이 전방으로 돌출한다. 이 때문에 자주 weak side의 빗장뼈(쇄골) 영역에 ventaral flat zone이 발생하고, 게다가 rib hump side에서 발생한 ventaral flat zone을 향해서 전방(forward) 상방(upward)으로 공기를 보내는 호흡이 일어난다. Shoulder hump는 제2의 rib hump라 하고, 등의 완화작용을 갖는다. rib hump side 어깨의 반대견인을 통해서 적절한 교정이 가능하다.

3.3.2 측만증의 패턴

정상이라면 수직으로 상하로 겹치는 “직사각형의 블록”은 측만증에서는 각각 따로따로 이동하여 회전한다.

3중만곡 측만증

3중만곡 측만증에서는 골반 블록과 견갑대 블록이 같은 쪽으로, 이들 사이에 존재하는 흉곽 블록이 반대쪽으로 이동한다(관상면). 측방으로 변위한 몸통 블록은 동시에 후방으로 회전한다(> 그림 3.9).

3중만곡 측만증 (3B = 3개의 몸통 블록의 이동)

허리뼈(요추)와 목뼈(경추) · 등뼈(흉추)에 보상성 만곡을 가진 흉추측만증이다. 골반의 측방이동(골반돌출)은 없다. 많은 경우, 골반 회전이나 경사는 찾아볼 수 없다. 몸통은 흉부의 볼록면으로 이동한다. 다리 하중이나 신체의 정역학에서 rib hump side에 중력중심이 걸리기 쉽다.

주된 만곡 흉추
전형적인 징후 rib hump, weak side

3

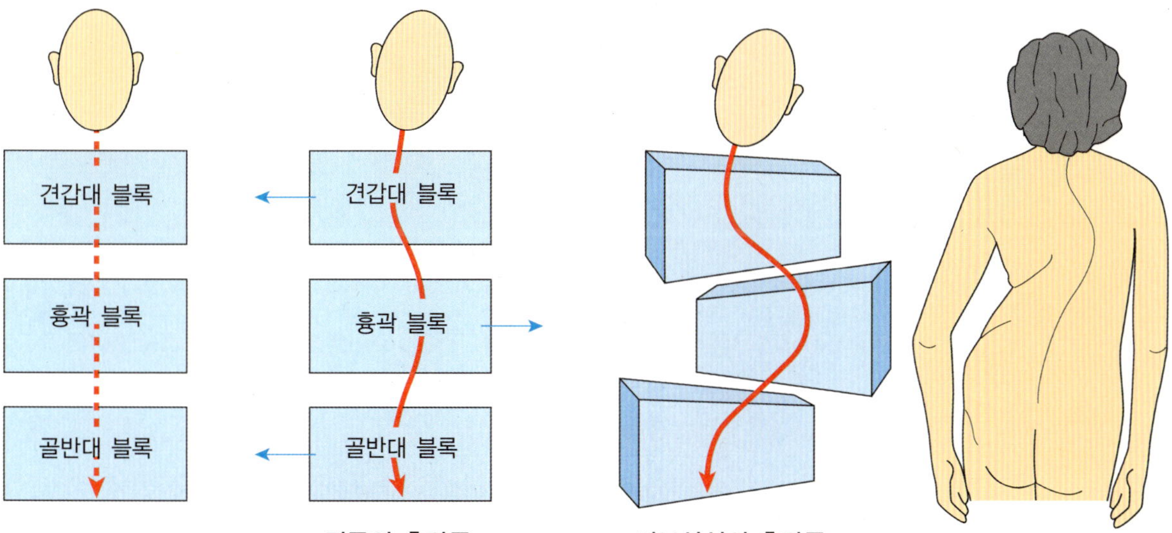

그림 3.9 3중만곡 측만증 : 관상면의 자세 변위 [L143]

골반의 돌출을 동반하는 3중만곡 측만증(3BH)

정역학적으로 보상되지 않는 비보상성 흉추측만증이다. 골반의 weak side로 측방이동(prominence hip), 골반의 경사 (weak side가 머리쪽으로 이동한다), 자주 회전 [weak side가 흉부 볼록면 쪽으로 회전한다]을 갖는다. 특히 신체 블록의 측방이동에 의해서 신체의 정역학이 급격히 변화한다. 흉곽 블록은 rib hump side로, 허리 · 골반 블록은 weak side로 이동하고 이것에 의해서 흉부 볼록면 다리의 하중이 증대한다.

주된 만곡 큰 흉추만곡
전형적인 징후 중증의 rib hump, 중증의 weak side, weak side의 골반의 돌출

4중만곡 측만증

4중만곡이라는 명칭은 4개의 몸통 블록이 따로따로 이동하는 것에 유래한다. 4개의 블록은 따로따로 척추를 한쪽으로 잡아당긴다.

4중만곡 측만증은 정역학적 조건이 다르기 때문에 치료에서 시행하는 골반이나 신체의 정역학의 조정은 3중만곡 측만증의 그것과 크게 다르다(> 그림 3.10).

4중만곡 측만증(4B)

많은 4중만곡 측만증에서는 등뼈(흉추)와 허리뼈(요추)에서 동등한 만곡(구조적인 제한을 동반하는)을 가진 진성의 2중 만곡 측만증이 문제가 된다. 신체의 정역학에서 흉부 오목면 (weak side)에 중력중심이 걸리기 쉽지만, 임상소견으로는 균형을 유지하고 있는 것처럼 보이는 일이 많다. 골반 위치는 관상면에서 균형을 잡고 골반의 돌출은 인지되지 않는 일이 많다.

주된 만곡 흉추와 요추
전형적인 징후 lumbar prominence, weak point, rib hump, weak side

골반의 돌출을 동반하는 4중만곡 측만증(4BH)

Rib hump side 골반의 돌출을 동반하는 요추 측만증이나 흉요추측만증이다. 골반은 요추만곡과는 반대쪽으로 회전하고 [rib hump side가 후방으로 이동한다], 기능성의 경사 [rib hump side가 상방]를 갖는다. 몸통은 weak side로 이동하고, weak side 다리의 하중이

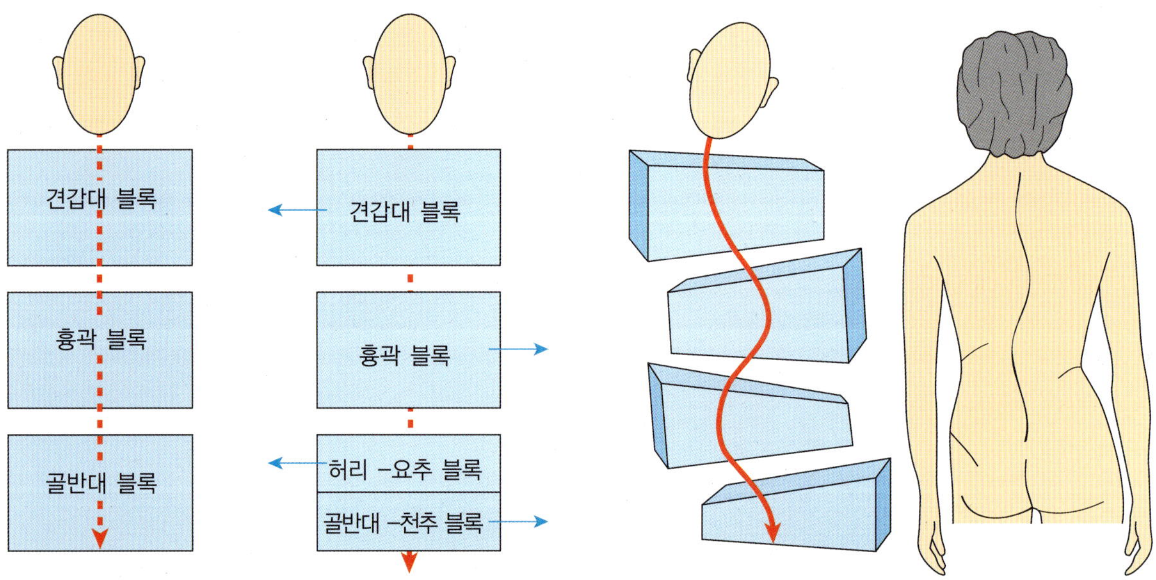

그림 3.10 이론상, 몸통은 수직으로 겹치는 3개의 블록으로 나뉘지만 (왼쪽 그림), 측만증에서는 3개의 블록이 각각 측방으로 이동하여 회전한다.
요천추 만곡을 가진 4중만곡 측만증에서는 골반대 블록이 다시 요추와 골반부분으로 갈린다 (오른쪽 그림). 그림이 나타내어 보여주는 것처럼 몸통부분은 측방으로 이동함과 동시에 후방으로 회전한다 [L143].

증대한다. 보상으로서 흉추만곡과 경추 · 흉추만곡이 발생한다. 즉, 구조적 변형은 약간이며 가동성이 증대한다. 많은 경우 흉추는 좌우 대칭으로 보인다.

주된 만곡 요추(Apex는 L2 또는 흉요추(Apex는 Th12–L1)

전형적인 징후 lumbar prominence, weak point, rib hump side 허리의 골반 돌출 (prominence hip)

3.3.3 시상면의 척추장애 패턴 I(M I)

시상면의 자세장애, 쇼이에르만병에 의한 흉추(요추)의 후만증, 경추나 요추의 후만증, flat back 등.

일반적인 개념

- **종추***(End vertebrae)(중립 척추뼈) : 척추 만곡의 머리쪽과 꼬리쪽의 경계가 되는 척추뼈이다. 종추는 다음의 특징을 갖는다 : 비교적 안쪽에 위치하는 횡단면과의 사이 각도는 최대(경사)이고 회전은 최소이며 구조적 변형은 약간이다(척추체 윗면과 아랫면이 평행이다). 흉추만곡과 요추만곡 사이의 이행부분(종추)은 TP*(이행점)라 불리고, X선 영상상의 신체의 정역학을 그려내는 데에 도움이 된다. Cobb각 검사(측방굴곡 정도)에서는 종추가 측정점이 된다(머리쪽 종추의 윗면, 꼬리쪽 종추의 아랫면).
- **정추***(Apex vertebrae) : 척추 만곡의 꼭짓점에 존재하는 척추뼈이다. 정추는 다음의 특징을 갖는다. 최대의 측방 변위를 갖지만 위치는 비교적 수평에 가깝다. 회전은 최대이고 구조적 변형도 최대이며 척추체의 윗면과 아랫면이 이루는 각도가 최대이다(쐐기형태가 된다). X선 영상상의 정추로부터 회전 정도를 알 수 있다 (Perdriolle법 또는 Raimondi법). 임상검사에서는 척추측만계로 정추(Apex)를 검사한다.

*역주: 종추: 종점척추 또는 끝척추 (upper end vertebra [UEV], lower end vertebra [LEV]) 라고도 한다.
*역주: 정추: 정점척추, 척추 만곡의 최고점을 의미한다.
*역주: TP: Transitional point의 약자. 이행점이 되는 분절을 의미한다.

- **1차 만곡** : 주된 만곡이다. 측만증에서 우선 최초로 주목해야 한다. 가장 현저한 구조적 변화를 가지며 가동성도 제한된다. 가능한 교정이 구조상의 한계에 도달하면 수술을 통해 척추를 교정한다.
- **2차성 만곡** : 주된 만곡을 정역학적 · 기능적으로 조정하기 위해 일어나는 보상상 만곡이다. 기능적 측면이 크고 양호하게 교정할 수 있다.
- **척추뼈 미끄러짐**
  - **척추전방전위증**(spondylolisthesis) 즉, **척추뼈의 전방 미끄러짐** : 척추뼈가 전방(배쪽)으로 미끄러져 척추분절의 구조가 손상된다. L5/S1에서 가장 많이 발생한다. X선의 시상면 영상에서 전형적인 계단식 차이가 인지된다. Meyerding 분류로 단계를 판정한다. L4와 L5 사이의 후방 계단형태를 촉진할 수 있다.
  - **측방척추전위증**(LL), 즉, **척추뼈의 측방 미끄러짐** : 관상면에서 척추뼈가 측방으로 변위한다. 중증의 허리 측만증이나 흉요추측만증(4B/4BH)의 30세 이후의 여성 환자에서 많이 관찰된다. 시상면의 후만 형상에 의해서 강한 전단력이 발생하고 척추가 불안정화한다. 게다가 섬유륜의 변성이 추정된다. 추간관절의 긴장상태가 나빠지면, 섬유테에 과도한 부하가 걸려 척추분절의 불안정성이 야기된다. 척추분절은 허리근육의 공동작용에 의해서 안정화된다. 어느 자세이든지 허리근육의 공동작용을 일으켜야 한다. 이를 위해 적절한 일상 운동이 특히 중요하다. X선 AP영상에서 척추체의 계단형태가 현저하게 인지된다.

주의!

운동에서 머슬 실린더(muscle cylinder exercise)는 선 자세나 무릎서기 자세에서 시행하지 않고 옆으로 누운 자세(GSL) 에서 시행할 것! 불안정성을 가진 척추분절에서는 수동적 처치 (교정의 그립, 골반의 고정)를 시행하지 않을 것!

해부학 책에는 비측만증의 근육활동에 대한 설명밖에 없다. 그러나 측만증 환자에서는 신체의 한쪽 근육이 강화되어 연부조직의 구축이나 뼈의 변형이 많이 일어나기 때문에 시스템 전체가 척추가 "똑바른" 사람의 그것과 다르다.

측만에는 많은 근육이 관여하고 있다. 이 때문에 측만의 교정은 하나의 근육 교정에 그치지 않는다. 따라서 교정해야 할 중요한 부분을 간과하는 일도 있을 수 있다. 또한, 많은 공동작용이나 길항작용에 의해서 반대쪽에서 교정 시스템이 안정화된다.

병리적 근거

측만증에서는 발, 다리, 엉덩관절(고관절)에서도 정역학이 많든 적든 변화하기 시작하여 근육 길이나 근육 폭의 균형이 무너진다. 정중선으로부터 크게 변위가 될수록 관련되는 근육의 근육길이는 연장하여 근육폭은 상실된다. 이러한 근육은 이완하고 나아가서는 활동을 하지 않게 된다. 또한 근육의 정적 작용이 상실된다. 형상적 변화는 근육에 의해서 저지되지 않기 때문에 일어난다. 몸통이 이동하고 회전하는 방향에 따라 근육은 연장 또는 단축한다. 즉, 체간의 측방 변위나 후방 변위는 몸통을 지지하는 근육 약화나 연장에 의해서 비로소 일어난다. 근육의 불균형은 허리에서 시작되고 목까지 확대된다.

중요!

치료에서는 신체가 원래의 직립성을 회복하도록 자세를 개선해야 한다. 이것은 자세의 직립을 가져오는 근육군의 발달이나 훈련을 통해서만 가능하다. 근육을 통한 신체 균형의 회복에는 신장된 근육을 짧게 하고, 단축된 근육을 길게 할 필요가 있다. 근육에 의해서 척추나 흉곽을 정상적인 직립의 위치로 되돌려서 이것을 유지하려면 신체의 양쪽 근육의 강화가 필요하다. 단축하여 활동을 하지 않게 된 근육을 신장하여 근력을 발휘할 수 있게 되는 것이 중요하다.

Brussatis(1962)의 교수자격 논문 "특발성 측만증의 등근육과 배근육의 근전도에 의한 연구"에 따르면, 볼록면 근육의 전기적 활동은 오목면 근육의 전기활동보다 크다. 이것은 다음의 근육 기전에 의해서 설명할 수 있다.

Schmidt, Lang, Thews(2005)에 따르면, 근육의 예비 신장(Vordehnung, pre-stretch)과 근육긴장(근육수축)은 상관성이 있다. 적출한 개구리의 근육을 사용한 연구에서, 근육은 일정한 예비 신장을 갖는 경우에만, 최대 장력에 도달된다는 것이 증명되어 있다.
최대긴장을 가져오는 예비 신장을 가질 때, 근육은 거의 안정(rest)의 상태에 있다. 이 예비 신장을 넘어서 신장이 강화되면 수축이 강화되는 경우와 마찬가지로 근육의 수축력은 저하한다.

이것들을 측만증의 불량 자세에 적용하면, 만곡 내측의 과도하게 수축한 근육도 만곡 외측의 과도하게 신장한 근육 둘 다 기능부전에 빠지게 된다(4.3장을 참조).

3.3.4 시상면의 자세 변위

아래의 사진은 > 3.3 장에서 언급한 특발성 측만증의 전형적인 자세 및 운동의 변화를 측방에서부터 본 것이다(> 그림 3.11 a-e).

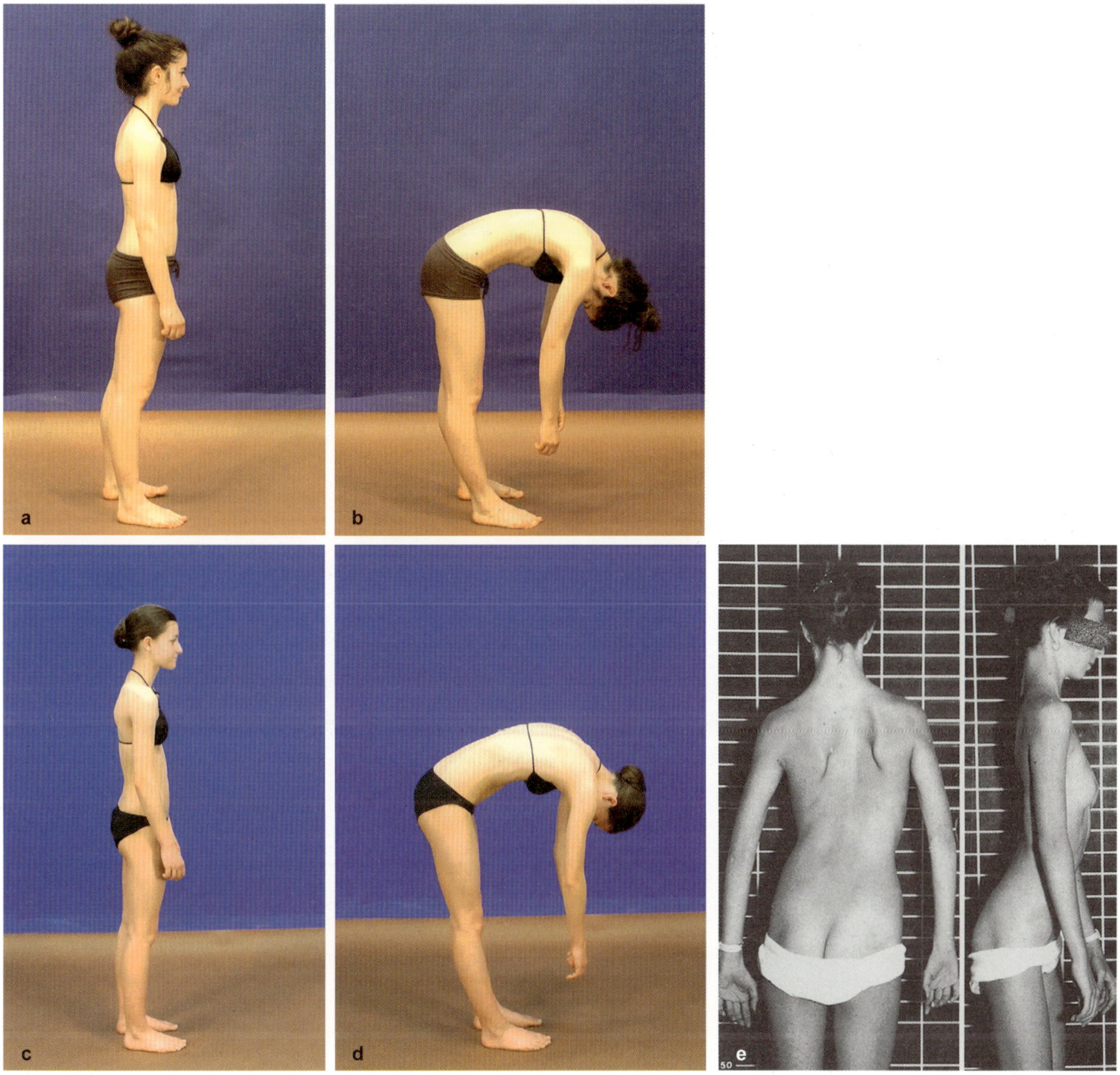

그림 3.11 측방에서 본 전형적인 자세 및 운동의 변화 :
a. 직립의 선 자세 : 오른쪽 흉추측만증의 시작자세(ASTE) [W858]
b. 전방굴곡검사 : 오른쪽 흉추측만증의 종료자세(ESTE). 무릎관절이 과신전되고, 손가락-지면 사이 거리(FBA)가 길어진다 [W858]
c. 직립의 선 자세 : 왼쪽 흉추측만증의 시작자세(ASTE) [W858]
d. 전방굴곡검사 : 왼쪽 흉추측만증의 종료자세(ESTE). 흉요추 이행부분이 평탄해지고 손가락-지면 사이 거리(FBA)가 길어진다 [W858]
e. 측만증과 편평한 등의 발병 (치료사례 P. > 10.2.16 장을 참조) [M616]

3.3.5 관상면의 자세 변위

아래의 사진은 > 3.3 장에서 언급한 특발성 측만증의 전형적인 자세 및 운동의 변화를 후방에서부터 본 것이다(> 그림 3.12 a–e)

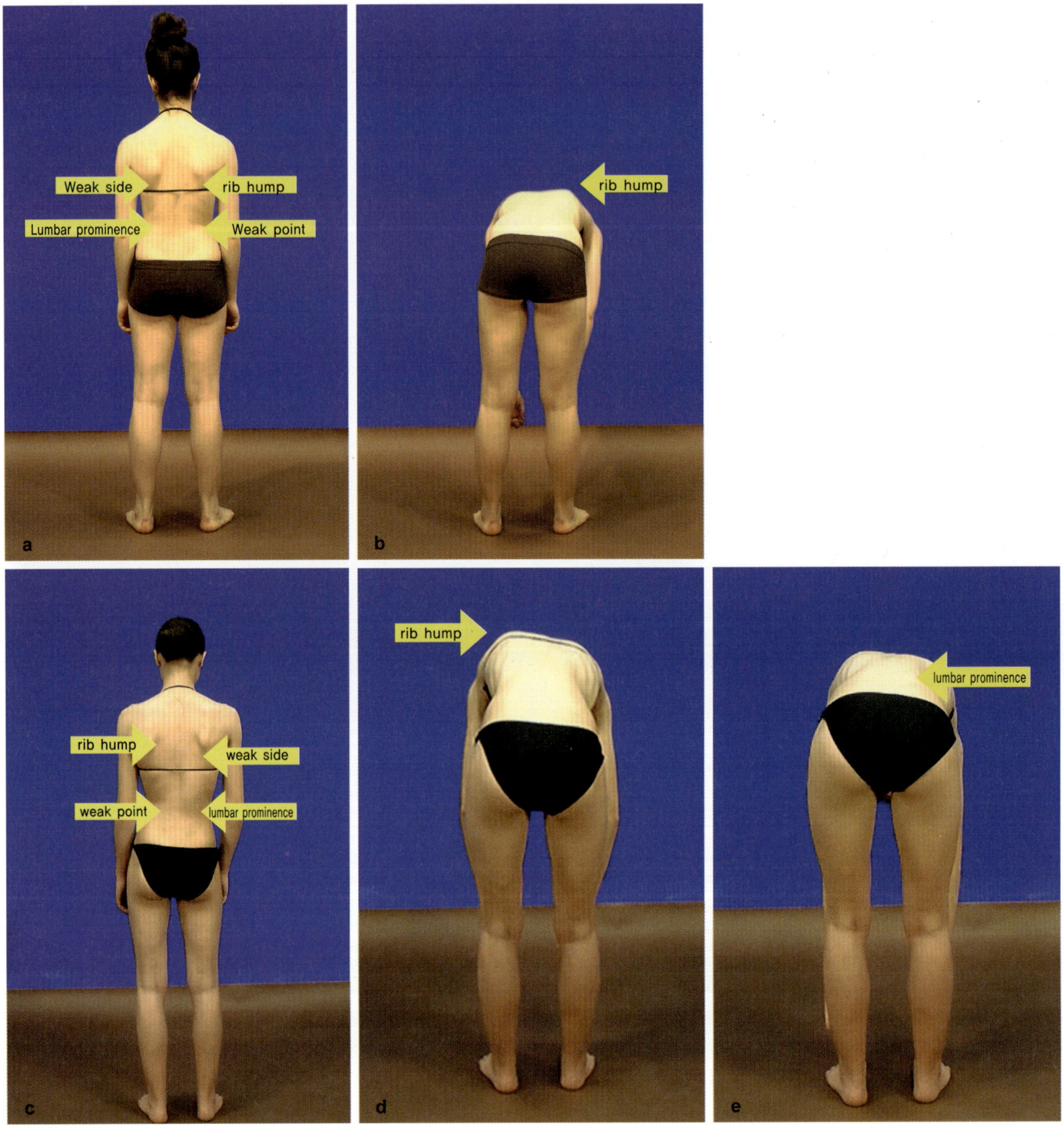

그림 3.12 후방에서부터 본 전형적인 자세 및 운동의 변화 (화살표의 의미도 기입하고 있다) : [W858]

a. 직립의 선 자세 : 오른쪽 흉추측만증의 시작자세

b. 전방굴곡 검사 : 오른쪽 흉추측만증의 종료자세

c. 직립의 선 자세 : 왼쪽 흉추측만증의 시작자세, 오른쪽의 "RAB*(회전–직각–호흡)"

d. 전방굴곡 검사 : 왼쪽 흉추측만증의 중간자세

e. 전방굴곡 검사 : 왼쪽 흉추측만증의 종료자세

---

* 역주: RAB: "Rotational Angled Breathing"의 약자. 통합운동을 의미한다. 지금은 Bad–sohernheim에서 RAB를 correction breathing (교정호흡)으로 이야기하고 있다.

3.4 측만증의 척추의 회전력

아래 사진은 > 3.3 장에서 언급한 특발성 측만증의 전형적인 자세 및 운동의 변화를 위에서부터 본 것이다 (> 그림 3.13 a–d).

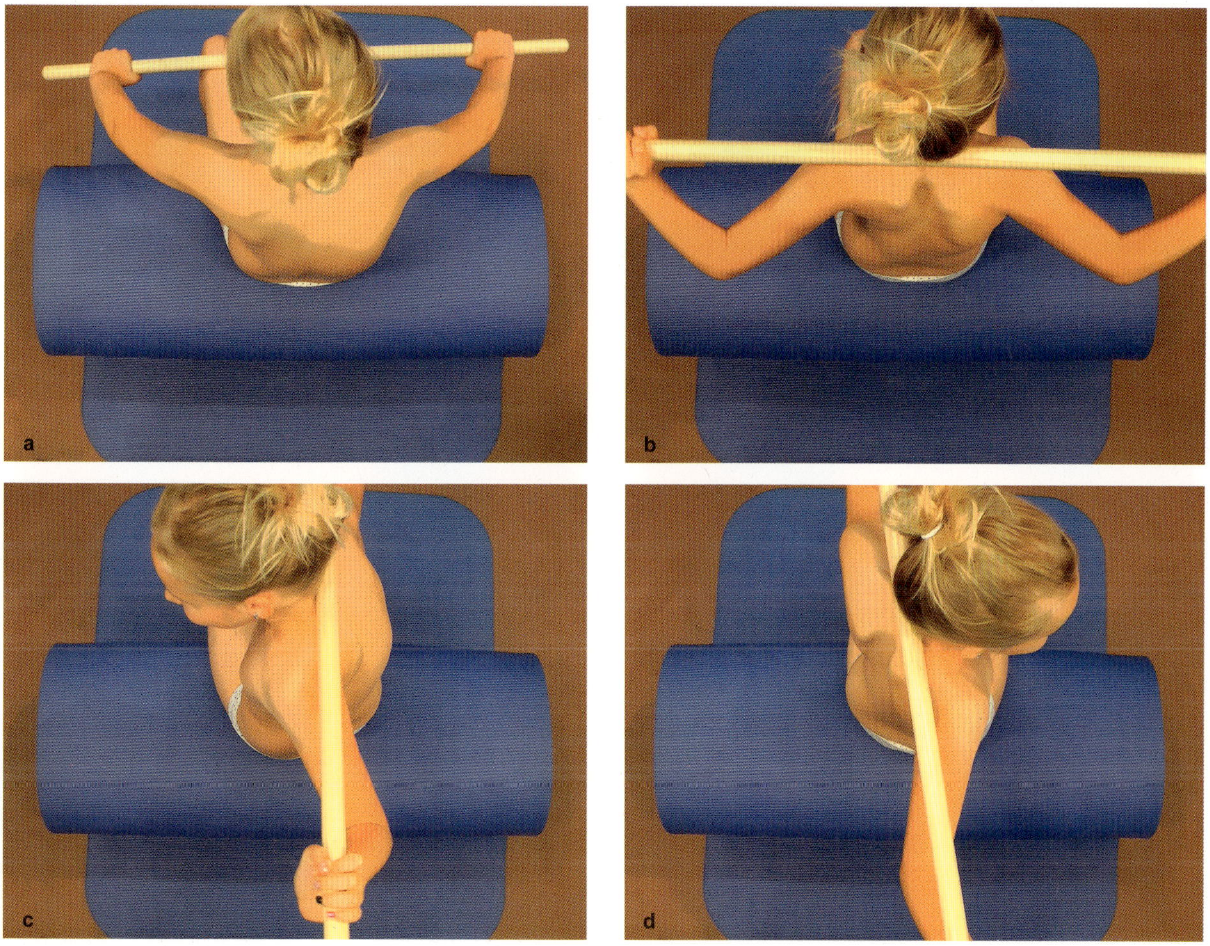

그림 3.13 위에서부터 본 전형적인 자세 및 운동의 변화 : 직립 앉은 자세의 오른쪽 흉추측만증 [W858]
a. 시작자세
b. 막대를 든 시작자세
c. 최대 좌회전
d. 최대 우회전

3

Chapter

4장 측만증에 의한 병태생리적 변화

4.1 호흡

중요!
측만증 치료에서는 호흡운동은 매우 중요하다.

호흡은 역학적 문제이기도 하다. 즉, 호흡운동은 다양한 힘의 작용이 필요하다. 이러한 힘에는 근골격계의 근육을 통해서 일어나는 능동적인 힘과 폐나 관절의 뼈의 유연성이 관여하는 수동적인 힘이 있다. 수동적인 힘은 강제적으로 형태의 변화를 원래대로 되돌리려고 하는 힘이다. 측만증의 운동은 수동적인 힘을 많이 사용한다. 따라서 약한 근육(특히 횡격막의 약한 근육섬유)을 반복해서 사용하는 운동을 선택적으로 시행한다. 이 운동을 약한 근육을 강한 근육과 조화시켜 균형을 잡게 될 때까지 시행한다.

4.1.1 기초적 고찰

일반적인 호흡운동은 생리학적으로 **흉식호흡**(늑흉골의 호흡운동)과 **복식호흡**(복부의 호흡운동)으로 나뉜다. 다만 어느 것도 단독으로 시행하는 것은 아니다.

측만증 치료의 경우는 흉식호흡만을 또는 복식호흡만을 시행해서는 안 된다. 측만증에 의해서 위치가 변화한 늑골이나 흉곽에서는 몸통의 움푹 들어간 부위를 넓히고 돌출된 부위를 평탄하게 하는 **3차원적인 작용**이 필요하다. 슈로스 치료법의 호흡운동은 이들을 고려하고 있다. 즉, 호흡운동에도 **횡격막**이 관여하고 있고 완전한 호흡을 시행하기 위해 특히 머리로 상상하면서 횡격막을 조절한다. 이것은 일어나고 있는 사물과 현상의 명확한 이미지를 가지면서 자동적으로 일어나는 운동의 길을 따라가는 학습과정이다. 다만, 이러한 완전한 호흡은 **골반의 위치를 정형외과적으로 교정하여 직립으로 한 경우**에만 가능해진다. 따라서 다양한 역학적인 문제를 이해하려면 이것들을 명확히 이론적으로 구별할 필요가 있다. 그렇게 하면 환자는 이것들을 배울 수 있다.

흉곽호흡은 늑골(두 개의 관절을 통해서 척추와 관절을 이룬다)이 비스듬한 회전축을 따라서 움직임으로써 가능하다. 늑골은 좌·우의 늑골이 한 쌍이 되어 있고 각각의 회전축(2개)은 등쪽에서 열린 각을 형성한다. 열린 각의 크기는 척추분절의 수준에 따라서 다르다. 흉곽이 호기의 위치가 되면 늑골 위치는 비스듬하고·전방(forward)·하방(downward)으로 이동한다. 늑골의 위치가 상승하면 동시에 흉곽 시상면의 안쪽 직경이 확대한다. 회전축에 위치하기 때문에 흡기 때에 흉부(특히, 하부)의 가로 직경(transverse diameter)이 커진다.

중요!
흉부의 형태가 개선되면 기능도 개선된다. 그 반대도 마찬가지이다. 형상의 개선은 줄자나 골반계로 확인할 수 있다.

실제로 (측만증만이 아니라 다른 자세장애나 호흡장애에서도) 호흡의 **바깥 운동**(흉곽호흡)과 호흡의 **안 운동**(횡격막의 돔 부분이 흡기 때에 하강하고 호기 때에 상승한다)이 구별되어 있다.

흡기 단계에서는 횡격막 근육의 수축에 의해서 머리쪽의 볼록한 돔(dome)이 아래로 내려가 납작해진다. 이것에 의해서 흉막강(pleural cavity)이 확대된다.

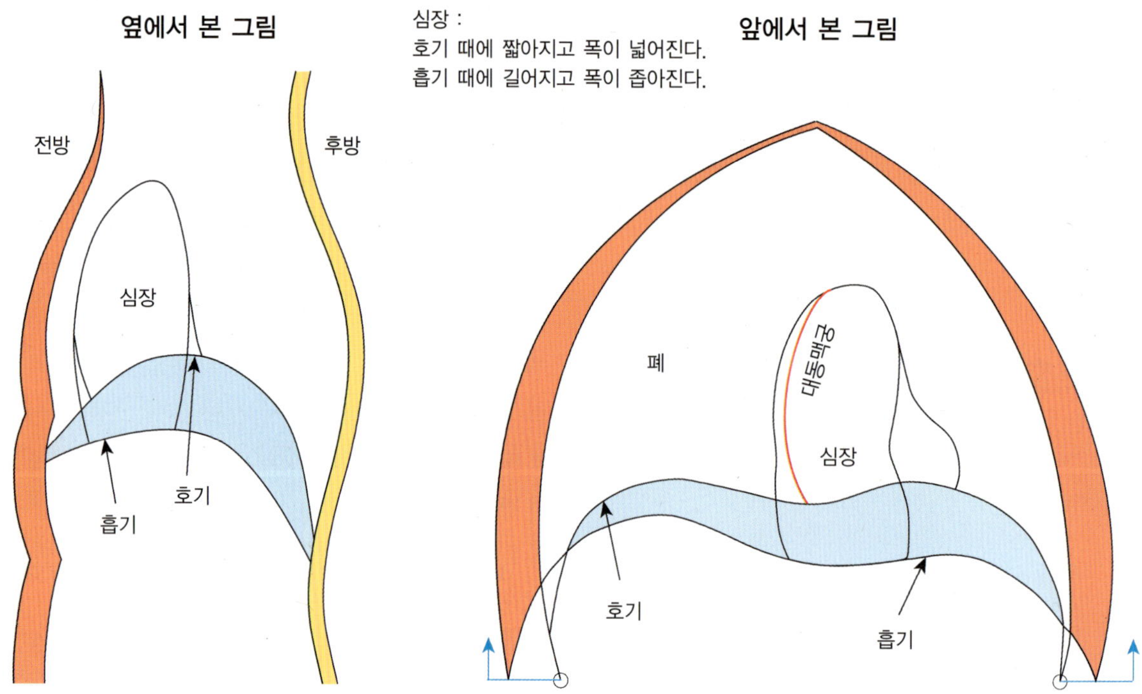

그림 4.1 횡격막 호흡의 모식도. 왼쪽은 옆에서 본 그림. 오른쪽은 앞에서 본 그림 [L143]

폐는 횡격막의 돔 부분이나 늑골의 움직임에 따라서 움직이고 흉막강의 확대로 발생한 잉여공간에 들어간다. 횡격막의 돔 부분이 평탄해지면, 이것에 의해서 복부의 내장이 밀려난다. 골반의 위치가 전방 · 하방으로 기울면 복벽은 흡기 때 전방으로 휜다(복근이 약해져 있기 때문에). 여기서부터 횡격막 호흡과 복식호흡은 같다는 이미지가 생긴다.

중요!

운동치료에서 **골반**의 위치를 직립으로 하면 복벽으로의 압력이 내려간다. 이것은 내장이 골반 속으로 가라앉기 때문이다. 이것에 의해서 동시에 요추전만이 감소한다. 즉, 척추가 신장 임펄스를 받는다. 이 임펄스는 수의적으로 발생시킬 수도 있다.

정확한 횡격막호흡을 하면 복벽이 약간만 전방으로 이동하고 옆구리가 허리까지 넓어진다. 측만증의 형태를개선하려면 횡격막 호흡이 매우 중요하다. 그 이유는 흉부가 비뚤어지면 자주 충분한 횡격막 호흡을 할 수 없기 때문이며 이것은 회복해야 한다(> 그림 4.1). 횡격막은 호기 때에 긴장이 완화하고 시작위치로 되돌아간다. 이 때문에 표적을 정한 호기운동을 통해 흉부의 형상을 바꾸는 것이 가능하다. 이것에 의해서 골반의 앞모서리(전상장골극)가 들려올라가고 요추전만이 감소한다.

중요!

운동을 시행하는 사람은 **호기 때**도 **직립자세**를 유지하는 것이 중요하다. 게다가, 개선된 자세에서 호흡을 시행하는 것을 학습한다 (최초에는 3-5회, 그 후는 10회 이상). 양호한 수정의 결과가 신체에 각인되면 호기 때에 몸통근육의 긴장이 강화된다. 이것에 의해서 상체 전체가 펴진다. 자세지각에서 이 몸통근육의 긴장은 매우 중요하다.

횡격막의 근육은 근육 부착부(늑골궁에서 시작하여 흉골, 하부늑골, 제1-4요추 추체에 닿는다[Schmidt und Kohlrausch 1981])를 갖지만, 측만증에서는 흉곽과 함께 이들의 위치가 변화하여 횡격막의 근육이 뒤틀린다(측만적 호흡패턴, > 그림 4.4).

중요!

측만증이 진행하기 전에 척추에 좋은 영향을 주는 것은 가능하다. 동시에 골반 위치를 수평으로 하면 요추전만이 감소하고 흉추의 척추기립근이 자극을 받아 활동을 시작한다. 게다가, 운동을 시행하는 사람에 대해서 척추가 펴진 장래의 모습을 상상하도록 지도해야 한다. 실제로 이것에 의해서 척추는 펴진다. 척추의 만곡이 클수록 흡기의 교정에 의해서 몸통은 더 길어진다. 이 검사에 의해서 확인할 수 있다. 치료 성과는 역학적 작용과 긍정적 사고의 조합으로 결정된다. 따라서 이것들은 슈로스 치료법의 중요한 과제이다.

> 그림 4.2와 > 그림 4.3은 정상적인 척추를 가진 52세 여성의 한쪽에서의 표적을 정한 호흡 그림이다 :

어깨의 위치를 수평으로 한 자세일 때 척추는 호흡에 의해서 우측으로 견인된다는 것을 알 수 있다. 우측의 늑골공간은 확연히 확장되어 있다. 횡격막은 약 8㎝ 하강하여 있다.

물론, 호흡을 활용하지 않아도 늑골을 움직일 수는 있다. 즉, 흡기 또는 호기의 도중에 호흡을 멈추면(힘을 넣지 말 것!) 늑골 사이는 넓어지거나 줄어든다. 이것은 연속하여 시행할 수 있고 순수하게 근육의 활동에 의한 것이다. 한편, 흡기와 의식적인 횡격막 하강의 조합으로 늑골 사이를 넓히는 운동에서 100%의 개선작용이 일어난다. 마찬가지로 호기와 의식적인 횡격막 돔 부분의 상승을 동시에 시행하여 발생하는 늑골 사이를 줄이는 운동에서는 개선작용이 몇 배나 높아진다.

중요!

척추의 형태를 개선하려면 우선 근육을 활성화하고 근육이나 정역학의 균형을 회복해야 한다. 이것에 의해서 폐 안은 자동적으로 양호해지고 동시에 적절하게 공기로 채워진다. 즉, 이제까지 휴지하고 있었던 폐의 각 부분이 활동하기 시작한다.

카타리나 슈로스는 횡격막 돔 부분의 하강과 동시에 늑골이 외측 및 상방으로 움직이는 것을 이론적으로만 이끌어낸 것은 아니다. 오히려, 스스로의 신체를 관찰하고 흡기와 호기에서 늑골의 "직각" 운동(측방으로 움

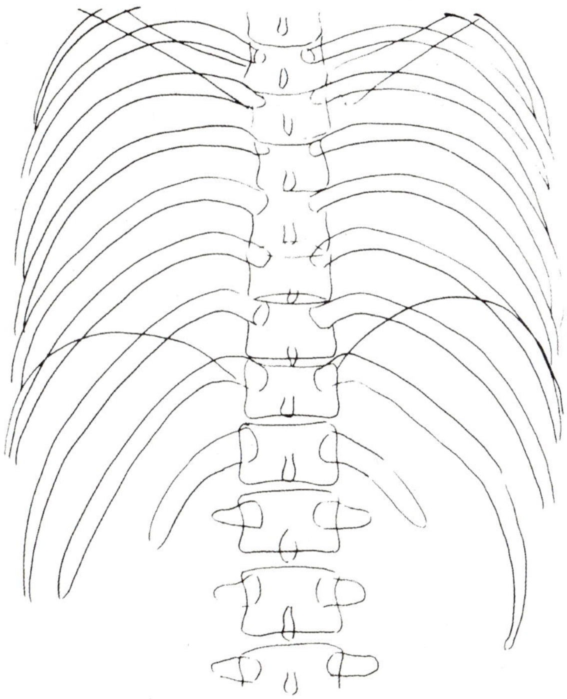

그림 4.2 깊은 호기에서의 횡격막. 척추는 수직으로 된다 [M616].

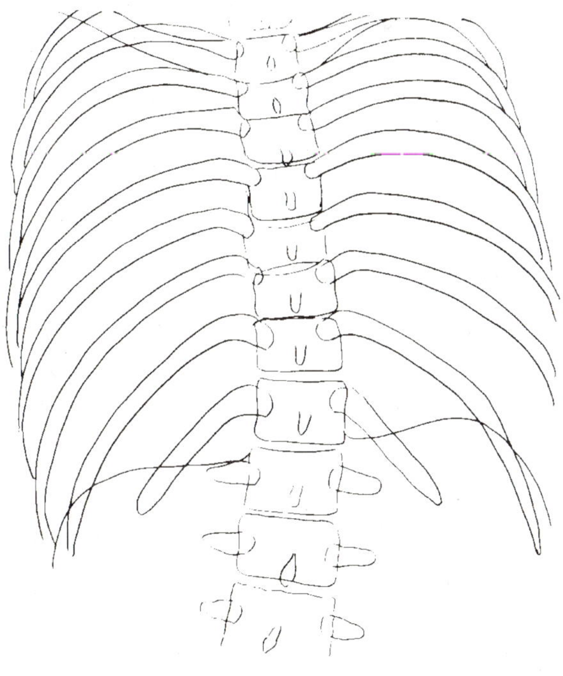

그림 4.3 최대 흡기에서 횡격막의 오른쪽만이 움직인다. 이것에 의해서 척추도 견인된다 [M616].

직이고 다시 상방으로 움직인다)을 발견한 것이다.

건강한 인체에서는 늑골은 흡기 단계에서 측방만이 아니라, 후방이나 전방으로도 움직이고 다시 상방으로 움직인다. 이것은 누구나가 횡격막의 기시(origin)(늑골궁, 부유늑골, 상부요추)에 손을 놓고 신체감각을 통해서 스스로 확인할 수 있다. 측만증에서는 이것들이 건강한 인체와 똑같이 작용하지 않는다. 이 때문에 불충분한 호흡운동의 특별한 교정훈련을 시행해야 한다. 이때, 동시에 외적 형태도 조정한다. 여기에는 골격을 조정하여 오목한 면의 부하를 줄여서 확장하는 것도 포함된다. 이때, 공동(cavity)이 된 부위에 밀어 넣는 것은 "밀려나온 내장"도 좋고 공기라도 좋으며 정상적인 근육의 활동이 초래하는 것도 좋다. 중요한 것은 시각적으로 움푹 들어가 있는 부분을 부풀게 하는 것이다.

중요!

호흡에 의해서 최하위의 늑골을 움직이는 것도 가능하다. 그 이유는 횡격막은 이 영역까지 하강하기 때문 이다. "직각"의 호흡 테크닉이나 횡격막 부분의 하강에서는 협동적인 사고를 강화할 필요가 있다. 이것에 의해 모든 동작은 교정의 의미를 띤다. 이미 Vogel (1937)은 호흡이 가지는 파워에 대해서 언급하고 있었다.

4.1.2 측만증의 호흡패턴

Schmitt(1985)에 따르면, 건강한 사람에서는 갈비사이근(늑간근)이 수축하여 늑골을 축 방향으로 밂*을 늑골두 쪽으로 밀어낸다. 이것에 의해서 좌우대칭의 호흡이 시행되고 척추도 안정된다. 측만증에서는 안정자세 호흡(대부분은 심호흡)에서 흉부 변형에 의해서 일어나는 **비대칭의 호흡패턴**이 관찰된다(> 그림 4.4, > 그림 4.5 a,b). 이 경우 늑골의 미는 힘은 척추뼈의 한 쪽에 작용하여 척추체 회전을 강화한다. 즉, 오목면 늑골은 척추체를 밀어내고 볼록면 늑골은 늑횡돌관절(costotransverse joints)을 통해서 횡돌기를 밀어낸다.

* 역주: 늑골을 축 방향으로 밂: 호흡 모델에서 늑골을 양동이 손잡이(핸들)에 비유할 때, 핸들이 흡기 시 올라가고 호기 시 내려가는 움직임을 설명하는 것이다.

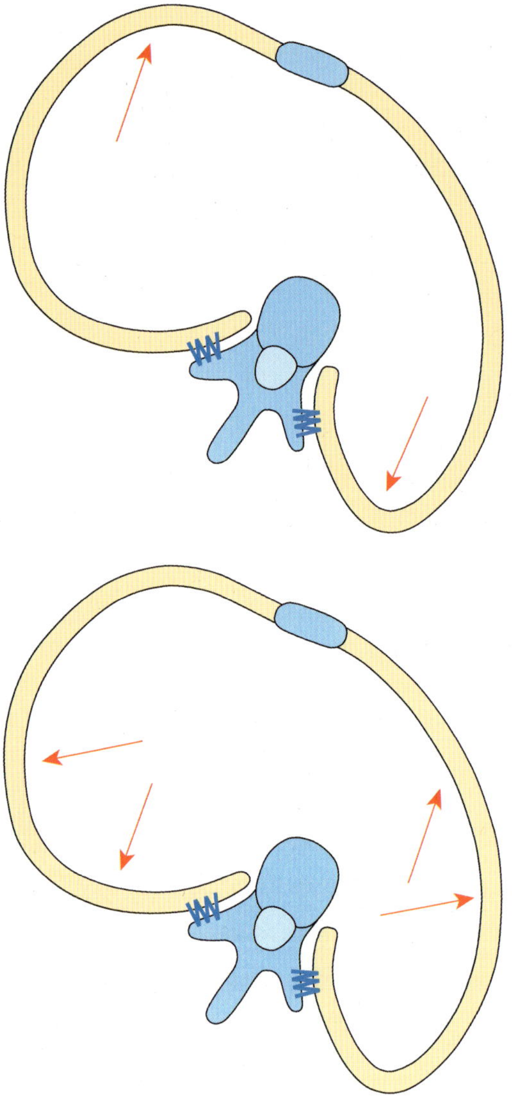

그림 4.4 측만증의 호흡패턴 : 측만증에 의해서 변형된 흉부의 단면도. 위 : 비틀림을 강화하는 측만증의 호흡패턴. 화살표는 특발성 측만증의 호흡의 방향을 나타낸다. 아래 : 슈로스 치료법으로 교정된 호흡패턴. 화살표는 "RAB" 방향을 나타낸다. [L143]

또한 측만증은 횡격막에도 영향을 주어 횡격막의 기시(늑골)의 위치가 바뀐다. 횡격막은 이른바 "측만적 비틀림" 안에서 작용한다. 이와 같이 흉추의 비틀림이 일어난 상태에서는 좌·우대칭의 호흡은 변형을 강화하는 작용을 갖는다.

호흡을 시행할 때마다 측만증에 의한 불량 자세나 위치 이상은 더욱 악화된다. 흉곽은 확장된 영역을 더욱 움직이고 폐환기가 허락된 부위에서만 환기를 시행한다.

카타리나 슈로스는 초기에 다음의 경험을 얻었다. 즉, 측만증 환자에서는 표적을 정하지 않고 "대칭"의 호흡만을 깊이 시행하는 경우 rib hump side의 신장된 한쪽 폐에 많은 공기가 흘러들어간다. 이것에 의한 측만증(의 형상변화)은 악화될 뿐이다. 그 이유는 이 호흡에는 정형외과적으로 척추를 직립시키는 역회전(derotation)을 하는 모멘트가 포함되지 않기 때문이다.

4.1.3 RAB

RAB(rotation-angular-breathing)은 3차원 (후방[backward] · 외측[lateral] · 상방[upward])으로 호흡을 조절하는 것이다. 이 정형호흡의 **시작자세**에서는 오목한 부분(쐐기의 꼭짓점)에 표적을 정하고 반드시 의식적인 횡격막의 하강을 조합하여 시행한다. 절차는 다음과 같다:

- 볼록면 : 부유늑골(오른쪽)을 외측 상방(lateral, upward) 및 후방 상방(backward, upward) 방향(= 측방 머리쪽 및 등쪽 머리쪽)으로 움직인다.
- 오목면(왼쪽) : 외측 상방 및 후방 상방 방향(= 측방 머리쪽 및 등쪽 머리쪽)으로 움직인다.
- 볼록면(오른쪽 전방) : 전방 상방 방향(배쪽 머리쪽)으로 움직인다.
- 겨드랑이 늑골(오른쪽) : 전방 상방 방향으로 움직인다. 이때, 견갑대에 저항을 가한다. 즉, 견갑대의 수평견인(오른쪽 · 비스듬히 · 외측 · 상방 · 후방)을 시행한다 = "운동이름 : shoulder countertraction"

> 그림 9.16c). 이때, 견갑대 전체를 흉곽과 반대방향으로 회전한다.

측만증의 호흡패턴을 수정할 수 있으면 매번의 호흡이 동시에 교정의 운동이 된다. 몸통의 볼록면의 돌출부위에서는 근육의 수축으로 호흡에 의한 변위(excursion)가 제한된다. 이것에 의해서 오목면의 움푹 들어간 부위에서 호흡에 의한 수정이 강화되는 여지가 생긴다. **RAB**는 운동의 하나이지만, 슈로스 치료법의 모든 운동의 근간을 이루는 것이기도 하다.

중요!

RAB는 슈로스 치료법의 어떤 운동의 교정에도 재학습되어 있고, 몸통의 최대 신장과 오목한 면의 하중 제거(relief)를 시행한 다음에 가능해진다. 따라서 바람직한 효과를 얻으려면 최초에는 수동적으로 밴드로 유도한 상태에서, 그 후는 척추의 가동성을 남긴 상태에서 직립 자세에서 시행한다.

측만증 환자는 측만증 호흡패턴의 교정을 학습해야 한다. 몸통의 오목한 면을 표적으로 한 호흡을 통해서 가동성이 제한되어 있는 늑골 가동술), 환기가 감소한 폐 부분의 호흡, 매번의 호흡에 의한 교정자세의 강화를 시행한다. 환자는 볼록면의 돌출부위의 근육을 수축시켜 이 부위의 확대를 방지한다. 이와 동시에 오목한 면의 움푹 들어간 부위의 근육을 이완시키고 이 부위를 향해서 호흡을 조절한다. 측만증의 호흡패턴이 수정가능하다는 것은 척추측만계(scoliometer)의 검사로 이미 증명되어 있다(Weiß 1989) (> 11.3장).

우리들은 Heybrock-Seift법에 의해서 환자 2명의 **흉부 확장차이**를 그래프로 만들었다.

위가 치료를 시작할 때의 그래프이고, 아래가 5주일 후의 그래프이다(> 11.4장).

가장 깊은 흡기와 가장 깊은 호기에서 다음 부위의 둘레를 줄자로 검사하였다.

- 겨드랑이
- 흉부
- 허리 = 부유늑골이 존재하는 부위
- 배꼽의 아래쪽 방향의 복부

흉곽 확장차이(Atem hub) (단위 : ㎝)를 1㎜ 모눈종이에 기입하고 기입한 점을 선으로 연결하였다. 15세의 Anja에서는 특히 겨드랑이와 허리에서 **흉곽 확장차이의 증대**가 관찰되었다(> 그림 4.5b). 20세의 Karin에서는 그래프 중의 허리부분에서 선이 교차하여 마이너스 1㎝가 되었다. 이것은 흡기 때에 허리가 좁아졌다는 것을 의미한다(> 그림 4.5a). 5주일 후, Karin의 허리의 흉부 확장차이는 플러스 4㎝가 되었

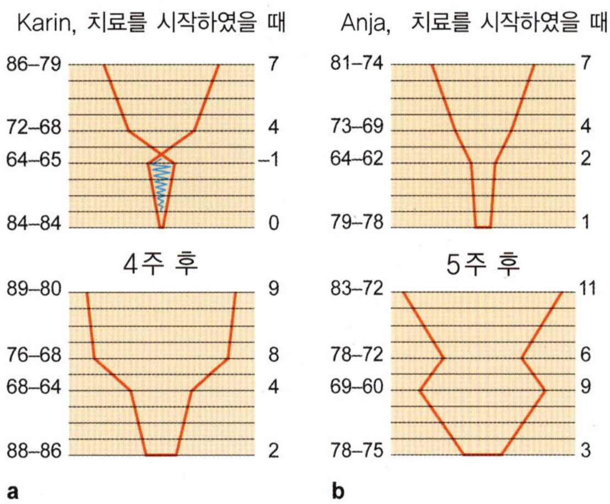

그림 4.5 흉부 확장차이의 그래프.
치료를 시작하였을 때 (위)와 5주 후 (아래) [L143]
a. 20세의 Karin
b. 15세의 Anja

다. 횡격막 호흡을 매일 훈련함으로써 허리의 확장차이가 증대하였다.

중요!

측만증 치료에서는 수로스운동을 표적을 정한 호흡에 의해서 척추를 직립으로 하여 역회전(derotation)을 하는 호흡-흉곽- 운동으로 전환해야 한다. 이 운동은 우선 흉부의 움푹 들어간 부위에 좋은 영향을 준다.

이상의 것으로부터 3차원의 호흡조절에 의해서 활동을 하지 않는 폐포(pulmonary alveolus)가 다시 자극된다는 것을 쉽게 추측할 수 있다. 또한 부가적 작용으로서 환자가 감기에 걸리기 쉬운 일이 없어져 치료 종료 시에는 정상적 심박에 의한 신체능력이 높아진다는 것이 확인되어 있다. 흡기 단계에서 늑골 사이가 축소한다는 기이호흡(paradoxical respiration)도 정상화한다.

RAB은 슈로스 치료법(정형호흡)의 어떤 운동(및 시작자세)에도 적용된다. 오목면의 외측, 상방의 교정은 오목면 측방 늑골을 사용해서 시행한다. 이때, 흉골도 함께 이동하기 때문에 다음의 것에 주의한다.

- 이른바 ventral prominence를 가진 환자가 "RAB"를 시행하면 흉골도 오목면으로 회전한다. 이 때문에 흉골을 볼록면으로 이동시킨 다음에 "RAB"를 시행한다.
- 흉골이 오목면으로 이동하는 경우, 반드시 등에서부터 교정 호흡을 시작해야 한다. 즉, 환자는 본인의 척추(의 후방)에 주의를 집중시킨다. 그곳에는 회전한 척추체의 횡돌기와 연결되는 늑골이 있다. 이 늑골에 의해서 척추를 견인하고 이것에 의해서 회전을 해소한다. 이때, 환자는 손으로 흉골을 고정하고 흉골이 더 나쁜 방향으로 견인되지 않도록 한다.

또한 볼록면의 전방에서 호흡(비스듬히[obligue] · 전방[forward] · 외측[lateral] · 상방[upward])을 시행한다. 이때, 측방의 rib hump를 악화시키지 않도록 한다. 거울로 확인하면서 시행하는 것이 중요하다.

4.2 심폐기능의 저하

측만증 환자는 자주 폐와 심장의 기능부전을 갖는다. 우리가 치료한 측만증 환자에서는 입술 청색증 개선이나 소실, 폐활량 증가(350 cc에서 2배로 증가), 전신 상태의 개선 등이 확인되었다.

1974년 여름, 우리 병원에서 뮌스터에 있는 베스트팔렌 빌헬름 대학(스포츠의학연구소)이 연구를 시행하고 측만증 환자를 두 그룹으로 나눠서 심폐기능을 조사하였다.

Vogelpohl(1975)이 검증하여 발표한 결과의 요약을 아래에 발췌한다.

"치료를 시작할 때에 연구에 참여한 환자는 2명을 제외하고 병적인 심폐기능의 저하를 갖지 않았다. 4주간의 치료가 종료될 때의 스피로에르고미터에 의한 폐 기능검사에서 모든 환자에서도 다소간에 폐기능이 상승하였다. 특히 심장순환계에 대한 의미 있는 좋은 영향이 인지되었다.

부하를 단계적으로 증가시켰더니 치료체조에 의한 치료를 시작하였을 때에 비해 심박 수가 감소하였다(평균 10-15회/분). 또한 지구력의 한계에서 일의 양이 크게 증대하였다.

표 4.1 호기량의 평균치

성장기 아동			성인		
남아 (ccm)	연령 (세)	여아 (ccm)	남성 (ccm)	키 ㎝)	여성 (ccm)
1,400	9	1,400	2,350	150	2,200
1,650	10	1,500	2,600	155	2,400
1,800	11	1,600	2,900	160	2,600
1,900	12	1,750	3,200	165	2,800
2,050	13	1,900	3,500	170	3,000
2,300	14	2,100	3,800	175	3,200
2,400	15	2,200	4,100	180	3,400
스포츠선수의 평균치 (ccm)					
중량물경기 (역도 등)		3,950	권투		4,800
축구		4,200	수영		4,900
육상경기		4,750	노 젓기		5,450

또한 PWC170 테스트에서 의미 있는 개선이 관찰되었다. 치료 후, 카타리나 슈로스병원의 측만증 젊은 환자에서 PWC(Physical Work Capacity, 심박수가 170 박동/분시에 이루어지는 일의 양)의 t 검정 후의 수치는 의미 있게 개선되었다. 마찬가지로 심박수 130 박동/분시의 지구력의 수지도 의미 있게 개선되었다. 그 밖에, 훈련의 효과로서 휴식 시의 심박수의 급속한 저하가 관찰되었다. 이 모든 현상은 심장순환계의 기능의 효율화를 나타내어 보여주고 있다.

폐의 기능적 능력을 나타내는 폐활량은 수치적 척도로서가 아니라, 기능제한의 정도를 나타내는 것으로써 볼 수 있다.

Weiß(1989)의 연구에 따르면, 측만증의 성인 환자에서도 폐활량의 의미 있는 증가나 늑골의 가동성 증대를 기대할 수 있다.

sohernheim 병원에서 시행된 연구결과, 슈로스 치료법의 4주간의 집중적 치료에 의해 환자의 폐 기능 능력이 향상된다는 것이 증명되었다. 이에 관한 한, 슈로스 치료법의 측만증 치료(치료체조)는 정형외과만이 아니라, 내과적으로도 의미가 있다.

지구력 훈련 또는 체력 훈련에 의해 심폐 기능은 의미 있게 향상되지만, 폐활량의 의미 있는 증가는 인지되지 않는다(Bjure et al. 1969, Götze 1976).

성인의 경우, 폐활량을 평가할 때, 키(height)도 기준점으로서 고려한다. > 표 4.1은 폐활량의 일반적인 기준치이다.

키는 폐활량의 기준치를 확정하는 데에 중요하지만, 측만증에서는 키가 변동한다. 그 이유는 척추의 측방 만곡이나 회전(비틀림), 이에 동반된 흉곽 변화에 의한 체간의 높이가 상실되어 폐공간이 좁아지기 때문이다. 횡격막도 이 불량 형상을 지지한다(> 4.1장).

폐활량의 이론수치(똑바른 척추에서 얻어져야 할 수치)를 확정하기 위해 X선 영상으로 척추를 검사한다. 이때, 회전, 비틀림, 늑골의 변형은 고려하지 않는다. 척추 만곡의 선(척추체의 중앙을 지나는 만곡된 선)과 만곡의 꼬리쪽과 머리쪽의 2점을 수직으로 연결하는 선을 검사한다. 검사는 팽팽한 줄자로 시행하고 이들의 선의 차이를 산출한다. 이것이 상실된 높이를 나타내는 것이 된다.

검사는 흉추만곡과 요추만곡으로 나눠서 시행한다. 그 이유는, Cobb각 100°의 단일 만곡은 각각 Cobb각 50°의 2중 만곡보다도 강한 수축력을 갖기 때문이다. 우리들은 측만 각도의 크기와 상실되는 몸 길이의 관계에 대해 조사하였다(> 표 4.2).

> 표 4.2는 흉추만곡(=흉곽의 단축과 협소화)에 관

표 4.2 측만의 각도와 상체 단축의 관계를 나타내는 근사치

측만도	단축(㎝)	측만도	단축(㎝)
20°	1,5	90°	8,5
25°	1,5	95°	8,5,5
30°	1,5	100°	9,5
35°	1,5	105°	9,5,5
40°	2,5	110°	10,5
45°	2,5	115°	11,5
50°	3,5	120°	12,5
55°	3,5	125°	12,5
60°	4,5	130°	13,5
65°	4,5	135°	14,5
70°	5,5	140°	15,5
75°	5,5	145°	16,5
80°	6,5	150°	17,5
85°	7,5		

한 수치만을 기재하고 있다. 이것들은 평균값이다. 폐활량의 산출에는 그 시점의 몸의 길이(㎝)를 더할 필요가 있다. 한편, "이론상의 몸의 길이"는 흉추만곡과 요추만곡의 수치를 합산하고 이것을 그 시점의 몸의 길이에 더하여 얻어진다.

중증 측만증에서는 > 표 4.1 의 기준치가 되는 일은 거의 없다. 경증의 측만증(특히, 스포츠를 시행하고 있는 환자)에서는 자주 기준치를 웃돈다.

4.3 측만증의 영향을 받는 근육

볼록면에서는 근육의 근전도활동이 강화된다. 이것은 이들 근육이 머리쪽의 신체부위를 지지하고 있기 때문이다. 하지만, 예상과 달리 이것에 의해서 볼록면의 근육은 비대하지 않고 근력은 강화되지 않는다. 그 이유는 이들의 근육은 상당히 강하게 사전 신장(Vordehnung, pre-stretch)되어 있기 때문이다. 이러한 근육은 강해지기는 커녕 부하에 견디기 어려워지고 계속해서 긴장함으로써 쇠약하여 마침내는 측만증의 진행을 뼈에 의해서 저지하지 않으면 안 되게 된다.

오목면의 근육은 근전도상의 변화는 관찰되지 않지만, 만곡의 강화에 동반하여 단축하고 기능이 상실된다. 이와 더불어 예비 신장이 약화되고 오목면에서도 근육의 기능부전이 강화된다고 생각된다.

중요!

슈로스 치료법의 운동에서는 교정 자세에 의해서 양쪽의 근육군(오목면의 수축한 근육, 볼록면의 과도하게 신장된 근육)에서 대부분 **생리적 사전 신장**을 획득할 수 있다. 이것에 의해서 최대의 장력(근육수축)이 가능해진다.

측만증에서는 반드시 뼈-인대-근육 시스템에서의 부하능력과 부하의 불균형이 선행하여 존재한다. 골격이 일단 수직선에서부터 일탈하면 신체는 서서히 "측만적 균형", 이른바 "정역학적인 보상부전"이 강요된다. 다른 한편, 전신의 결합조직이 약화되고 인대의 기능이 저하한다. 또한 척추관절, 늑추관절 그리고 늑흉골 결합부분이 생리적인 위치에서 벗어난다. 척추뼈의 회전 미끄러짐, 즉, 아탈구가 일어나는 경우도 있다. 이것에 의해서 비로소 신체의 일부가 크게 비뚤어진다.

측만증에 의해 변화된 근골격계는 근육(한쪽에서 과잉 부하에 의해서 신장하고 다른 쪽에서는 수축하여 위축한다)에 의해서 지지되어 있다. 이것에 의해서 척추의 비틀림은 몇 배나 강화되어 믿기 어려운 변형이 일어난다. 생리적인 압박 · 견인이 커짐에 따라 이것들이 뼈에 주는 영향도 강화된다. 우선 추간판이 쐐기형태가 되고, 다시 척추체의 압박위축도 일어난다. 약한 척추체 끼리의 골성 결합이 일어난다.

4.3.1 복근

측만증에서는 골반대와 흉곽(견갑대)이 반대방향으로 회전한다. 이것은 복근 전체에 나쁜 영향을 준다.

슈로스 치료법에 의한 **작업가설** : 흉추 오른쪽 측만증(> 그림 4.6)에서는 오른쪽의 배바깥빗근(외복사근)의 근섬유(**a**)와 왼쪽 배속빗근(내복사근)의 근섬유(**b**) (이것들은 비스듬히 평행으로 뻗는다)가 과다신장을 한다고 생각된다. 그 결과, "rib hump"가 측방과 후방으로 변위한다. 반대쪽에서는 등쪽 오목면 허리가 외측 및 후방으로 이동한다(**b**).

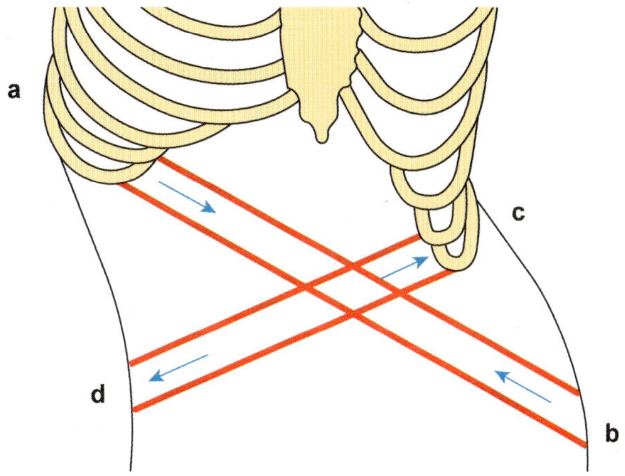

그림 4.6 3 type 측만증의 모식도. 화살표는 운동의 방향을 나타낸다. [L143]

대치하는 근육 **c–d** 는 단축하고 그 결과, 전방늑골융기(ventral prominence)라 불리는 늑골궁 (**c**)과 rib hump 의 아래쪽 방향의 허리(**d**)가 전방 내측으로 이동한다.

운동치료는 근육의 균형을 회복해야 한다. 이 때문에, 길어진 대각선 a–b를 단축하고 단축한 대각선 c–d를 신장한다. 이것은 어느 운동에도 적용되는 원리이다. 단축된 대각선을 신장할 때, 반대쪽 과다신장을 한 대각선보다도 길게 연장한다. 이와 동시에, 기타의 복근(마찬가지로 비스듬히 잡아당겨져 있었던)도 정상으로 되고, 이것에 의해서 체간의 자세 전체가 정상화한다.

4.3.2 허리네모근 (요방형근) 및 심부의 자세유지근

허리네모근(요방형근)의 역할은 척추기립근과 함께 양쪽에서의 작용을 통해서 요추를 중앙의 위치로 유지하는 것이다. 그 이유는 허리네모근(요방형근)은 제12늑골에 더해서 요추의 횡돌기에도 부착하기 때문이다. 측만증에서는 한쪽의 허리네모근(요방형근)이 부착하는 요추의 횡돌기를 스스로 같은 쪽으로 견인한다. 그 결과, 요추가 측방 변위를 함과 동시에 회전한다. 이것에 의해서 **요추 측만증**이 발생한다(> 그림 4.7, > 그림 4.8).

허리네모근(요방형근)이 활동하지 않으면, 횡돌기가 견인되지 않는다. 이것은 rib hump side에서 일어난다. 척추뼈는 반대쪽으로 이동하고 요추 보상성 만곡이 일어난다.

상체가 rib hump 쪽으로 변위되면, 허리네모근(요방형근)과 척추기립근을 통해 균형이 유지되어야 한다. 이 때문에 이러한 근육은 부득이 더 많은 (지지) 활동을 하게 된다. 측만증에서는 병적인 근육에 의한 견인의 지속이나 전신의 결합조직 약화(인대의 이완도 동반한)에 의해서 척추뼈의 관절결합이 축을 일탈하거나 불완전탈구를 한다. 그 결과, 허리뼈(요추) **비틀림**이 일어나고, 극돌기(횡돌기)가 허리의 오목면으로 회전한다. rib hump 의 하방에서는 횡돌기(허리와 함께)가 전방으로 회전한다. 허리근육이 단축하는 한편, 반대쪽에서는 횡돌기(촉진이 가능하다)가 뒤틀려 눈으로 확인할 수 있는 근육융기가 생긴다.

1978 년에 슐레겔 교수(에센대학 정형외과 정교수)를 방문하였을 때, 교수가 이야기한 바에 따르면, "척추는 동시에 비틀림을 가진 경우에만 측방으로 굽는 것이 가능하다. 그 이유는 척추의 받침점은 중심에 위치하지 않고(타원과 마찬가지로) 편심이 되어 있기 때문이다. 척추궁(vertebral arch)이나 극돌기(횡돌기)를 제외한 척추체 본체는 원과 마찬가지로 중심점을 갖는다. 그러나 척추체의 후방에는 척추궁과 극돌기(횡돌

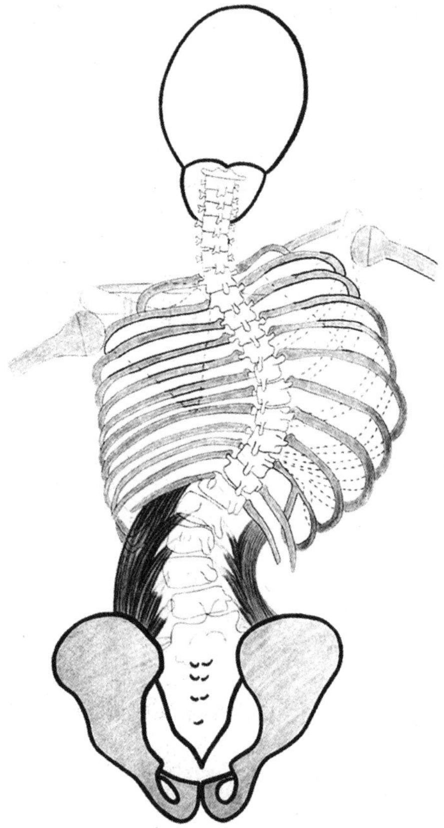

그림 4.7 중증 측만증에서는 허리네모근(요방형근)의 활동이 불균형해진다. [M616]

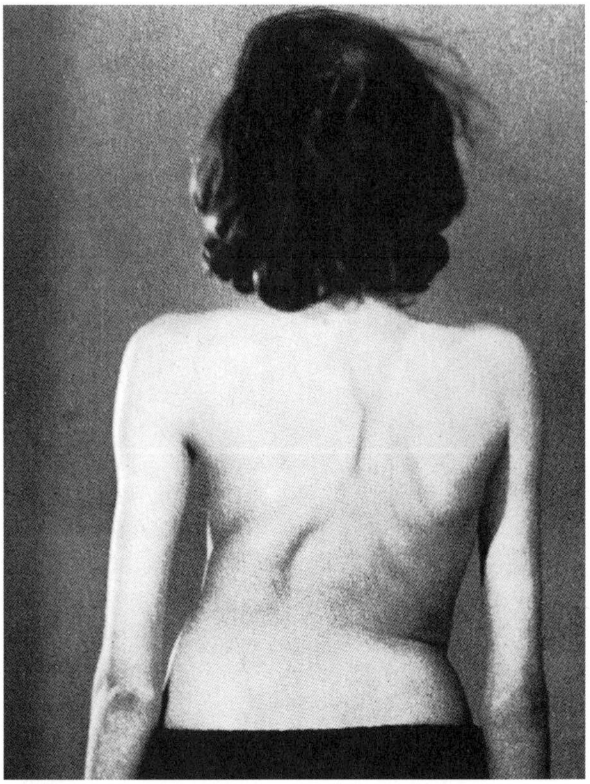

그림 4.8 오른쪽 흉추의 후 측만증의 14세 여아. 강하게 비틀린 요추의 보상성 만곡이 나타난다. [M616]

기)가 있고, 추간관절(2 개의 따로따로의 축을 가진다)로 연결되어 있다. 이들 3 자간의 받침점은 척추체 본체의 대략 뒤모서리에 생긴다. 이 받침점은 실제로는 회전을 일으키지 않고 오히려 비틀림이 일어난다. 이것은 다음 모델을 상상하면 알기 쉽다. 즉, 2 개의 같은 길이의 강철로 만든 자(ruler)를 약 1 – 2 ㎝ 떼어서 배열하여 고정하고 이들을 굽히려고 하면 그 자체에서 비뚤어짐이 발생한다. 측만증에서도 마찬가지의 작용이 일어난다."

4.3.3 엉덩허리근 (장요근)

엉덩허리근(장요근)은 큰허리근(대요근), 작은허리근(소요근), 엉덩근(장골근)으로 구성된다. 슈로스 치료법의 이미지에서는 운동에서 엉덩허리근(장요근)은 요추 회전을 해소하는 작용을 한다. Kapandji(2006: 40)는 건강한 사람의 엉덩허리근(장요근)과 그 작용을 알기 쉽게 설명하고 있다. "엉덩허리근(장요근)은 어느 위치에 있어도 가장 강력한 굽힘근(굴곡근)으로서 작용한다. 큰허리근(대요근)은 긴 근섬유를 갖고 큰 끌어 올리는 최고 한도(Hubhohe)를 가져온다. 큰허리근(대요근)은 허리네모근(요방형근)의 전방에 존재한다. 큰허리근(대요근) 기시(origin)는 2 개 있다. 심층의 기시점은 요추의 횡돌기이고, 천층의 기시점은 제12 흉추 몸통과 제5 요추 몸통이다. 즉, 2 개의 인접하는 척추체의 아래위 모서리와 각각의 척추사이원반(추간판)에 기시라 한다. 큰허리근(대요근)은 비스듬히 아래쪽 방향 외측으로 뻗어 골반으로 들어가고 요추의 안쪽으로 다가붙는다. 큰허리근(대요근)의 힘줄은 소전자의 꼭짓점에 부착한다. 고관절이 고정되면(고정점은 대퇴골에 존재한다) 큰허리근(대요근)은 요추에 강력히 작용한다. 큰허리근(대요근)이 수축하면 같은 쪽으로의 측굴, 반대쪽으로의 회전을 가져온다. 게다가, 큰허리근은 요추전만의 꼭짓점에 기시를 갖기 때문에

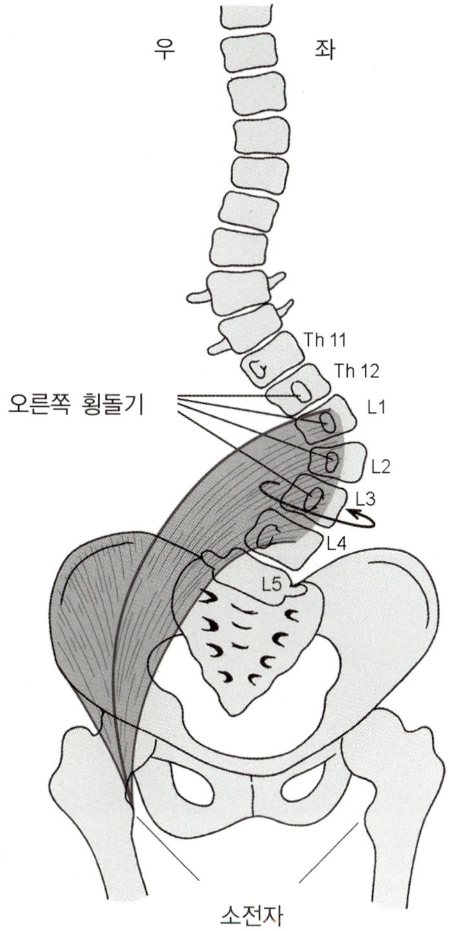

그림 4.9 엉덩허리근(장요근, iliopsoas) : 앞에서부터 본 그림 [L157. M616에 기초함]

골반과 함께 요추를 ventral flexion (전방굴곡)을 시킨다. 큰허리근(대요근)은 요추를 과도하게 전만을 시킨다!" (> 그림 4.9).

심층의 즉, 척추 옆주위 근육 [척추고유의 등근육(autochthonme Rückenmuskulatur) 즉, 불수의 등근육]에 분포하는 신경은 척수에서 직접 나와 엉덩갈비근(장늑근), 가장긴근(최장근), 가시근(극근), 회전근, 가로사이근(횡돌간근), 척추기립근을 직접적으로 지배한다.

이제까지 나타낸 그림을 보면, 측만증에서는 이들 가장 내부의 근육이 비뚤어져 뒤틀리는 것, 그리고 신경이 자극되는 것은 명백하다. 또한, 체조에 의한 흉부 회전(골반대[pelvic girdle]나 견갑대[shoulder girdle]와 반대방향의 회전)을 해소하면 늘어나거나 압착되어 있는 신경이 해방되어 통증이 없어지고 환자의 기분이 좋아진다는 것은 쉽게 상상할 수 있다.

이상의 이론은 측만증에 어떻게 도움이 되는가? 측만증에서 예를 들면, 복근이나 척추고유의 등근육과의 **공동작용**과 **길항작용**이 있으나, 측만증 치료의 운동에서 개개의 근육 작용을 기술하는 것은 불가능하다. 슈로스 치료법의 이미지에서는 근육의 척추체의 앞면의 부착에 의해서 derotation 작용이 일어난다.

4.3.4 척추기립근 : 등의 폄근(신전근)

척추기립근이란 척추의 좌 · 우에 있는 교차하는 2개의 긴 근육을 가리킨다. **엉덩갈비근**(장늑근)은 허리부분, 흉부부분, 목 부분으로 나뉜다. **가장긴근**(최장근)은 가슴가장긴근(흉최장근), 목가장긴근(경최장근), 머리가장긴근(두최장근)으로 나뉜다.

양쪽 세움근(기립근)이 수축하면 척추가 펴지고 이것에 의해서 늑골이 전방으로 밀려 흉추가 펴진다.

한쪽 엉덩갈비근(장늑근)이 수축하면 흉곽이 측방굴곡을 한다. 측만증에서는 양쪽 엉덩갈비근(장늑근)이 불균형이 되어 근육의 작용이나 근육길이에 차이가 일어난다. 아래에 엉덩갈비근(장늑근)의 병태생리학의 기초에 대해서 언급한다 :

오른쪽으로 볼록한 흉추측만증(> 그림 4.10, > 그림 4.8)에서는 왼쪽 허리의 등 폄근(신전근)은 오른쪽으로 내려간 상체를 지지해야 한다. 과도한 신장에 의해서 기능부전이 된 근육은 시간의 경과와 더불어 왼쪽으로 볼록한 요추만곡을 서서히 증가시켜 왼쪽 늑골을 차츰 전방으로 변위시킨다.

흉부 오목면(weak side)은 척추기립근의 허리부분의 기능부전에 의해서 발생한다. 이것에 의해서 척추기립근의 기시점 즉, 오목면의 늑골이 전방으로 변위한다.

기능부전이 된 오른쪽 척추기립근의 가슴부분은 왼쪽으로 돌출한 목 · 머리 · 견갑대(각각 중량을 가진다)를 장기간 보상할 수 없어 볼록면의 늑골이 후퇴할 여지가 생긴다. 목에서도 마찬가지의 상태가 일어난다. 보상성의 경추의 오른쪽 만곡에 의해서 왼쪽의 척추기립근의 목 부분이 과다 신장을 한다. 이 근육은 병적인 예비 신장의 약화를 갖고 장기적으로는 머리의 중량을 지지할 수 없어 경추 만곡을 저지할 수 없다.

운동치료 목적은 신체의 비정상적인 정역학을 전환하는 것이다. 우선, 골반과 요추의 교정부터 시작하고 **오른쪽에 내재하는 척추기립근의 허리부분(요추에 대한 derotation 작용을 갖는다)을 강화한다.** 마찬가지로 교정 자세에 의해서 왼쪽의 척추기립근의 예비 신장을 거의 정상으로 하고 운동의 시작자세를 통해서 같은 근육을 활성화한다. 이것은 교정 자세에 의한 정역학적 변화를 정착시키기 위해 시행한다.

오른쪽 척추기립근의 가슴부분은 RAB에 의해 흉부 볼록면의 늑골을 배쪽으로, 다시 오목면의 늑골을 등쪽으로 움직인다. 다만, 척추기립근 정지(insertion)가 변화하면, 편평한 등은 강화되지 않는다는 것에 주의해야 한다. 이 때문에 척추기립근은 반드시 역회전(derotation) 작용을 일으킬 수 있는 "길이"로 할 필요가 있다.

왼쪽의 척추기립근의 단축부분은 RAB로 오목한 면의 늑골사이가 넓어지면 신장된다. 그 결과, 전방으로 움푹 들어간 늑골 벽(Rippenwand)이나 흉추 전만이 후방으로 움직일 여지가 생긴다.

목 부위에서는 허리와 마찬가지의 상태가 관찰된다. 이 경우는 머리부위의 병적인 측방굴곡을 해소해야 한다. 이것에 의해서 왼쪽 과도하게 신장한 근섬유는 정상적인 길이로 되돌아와서 오른쪽의 목근육이 활동하지 않는 부분은 다시 활동하게 된다.

운동치료에서는 모든 부위의 근육의 균형을 회복시킨다. 이것은 우선 허리부분부터 시작한다. 이어서 자동적으로 머리쪽 부분이 교정된다.

앞에서 언급한 것처럼 운동은 측방굴곡(반대쪽 굽힘 : lateral flexion)의 해소와 함께 자동적으로 일어나는 능동적 신장(active Elongation)의 상태에서 시행한다. 이 신장에 의해서 골반, 흉곽, 견갑대의 derotation의 여지가 생긴다. 게다가, 최적의 교정 자세에 의해서 이들 모두를 정착시킨다. 마지막으로 "모든" 근육(오목면, 볼록면)을 강화한다.

잘못된 운동패턴의 전환과 교정자세의 노력은 항상 반복하여 시행하는 것이 필요하다. 이때, 기준이 되는

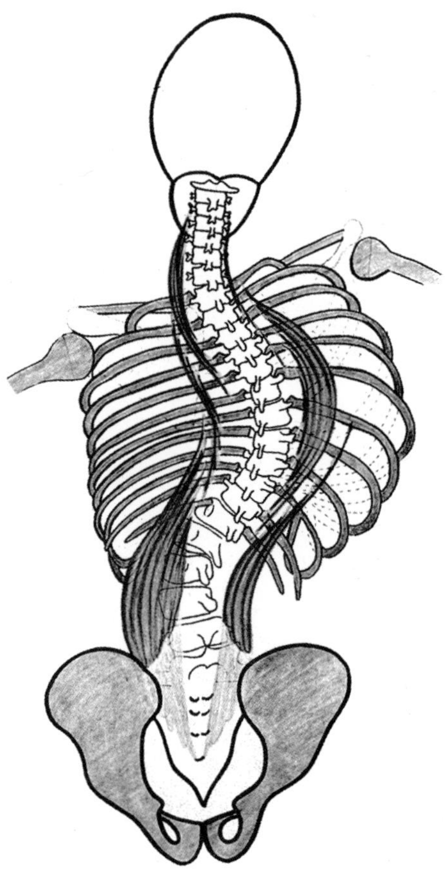

그림 4.10 측만증의 척추 비틀림. 이것에 의해서 볼록한 쪽의 근육의 기복이 강화된다. [M616]

것이 예를 들면, 넓은등근(광배근)의 근막이다. 이 근막이 양쪽에서 긴장하기 시작하면 과도하게 신장한 근육과 단축한 근육의 어느 것이나 최적의 근육길이(생리적인 근육길이)로 활동하고 있는 징후이다.

왼쪽 척추기립근의 허리부분은 오른쪽으로 내려간 흉부를 지지한다. 이 근육은 정적인 지지기능을 갖는다. 오른쪽의 척추기립근은 기시점과 정지점의 위치가 가까워지기 때문에 단축한다.

다만, 내재근(intrinsic muscle)인 척추기립근의 허리부분은 장골릉에서부터 횡돌기로 등에서 배에 이르는(dorsoventral) 방향으로 뻗기 때문에 오른쪽 허리부위 측면의 같은 근육은 과도하게 신장하고 왼쪽 허리부위 측면의 같은 근육은 단축한다. 게다가, 이론상 다음과 같이 생각할 수 있다 :

이 내재근은 힘줄부분이 높은 위치에 있기 때문에 과도한 신장이나 단축을 갖지 않은 경우도 있다. 논리적

으로는 이것은 우선 이 근육이 등에서 배에 이르는 (dorsoventral) 방향으로 뻗기 때문이라 생각된다. 다만, 만곡의 오목한 부분에서는 근육이 움직일 여지가 크기 때문에 오목면에서는 과도한 신장이 일어나지 않는다고 생각된다.

아무튼, 오른쪽의 척추기립근의 허리부분은 기시와 정지의 위치가 가까워져 단축하기 때문에 신장해야 한다. 오른쪽 척추기립근의 흉부부분은 신장한 상태에서 왼쪽으로 기운 견갑대를 지지한다. 이 근육은 한쪽의 부적절한 보상으로서 중량을 지지하기 때문에 부하를 받는다.

왼쪽의 같은 근육은 기시와 정지 위치가 가까워지기 때문에 단축한다.

왼쪽 척추기립근의 **목** 부분은 오른쪽으로 기운 머리를 지지한다. 또한 이 근육은 신장한 상태에서 정적 기능을 갖는다. 오른쪽의 같은 근육은 단축한다.

4.3.5 내재근

가장긴근(최장근)과 엉덩갈비근(장늑근)(= 척추기립근)은 어느 것도 허리부분에 내재근을 갖는다. 척추기립근의 허리부분의 내재근은 위앞엉덩뼈가시(전상장골극)와 장골릉의 뒷부분에서 시작하고, 요추 척추체(LWK)의 횡돌기에 부착한다(Macintosh und Bogduk 1987).

요추 측만증에서는 극돌기(횡돌기)가 만곡 내측으로 회전한다. 이와 더불어 오목면에서 횡돌기가 전방(forward)으로 이동하고, 상후장골극과 요추 횡돌기의 거리가 연장한다. 이 때문에 허리의 내재근육군은 오목면은 신장하고 볼록면은 단축한다.

이러한 생체역학적 상태에서부터 **슈로스 치료법의 교정적 형성**에 대해서 다음과 같이 추론할 수 있다 : 척추가 측방으로 고정화되면(예 : 측방굴곡), 척추고유의 등근육(뭇갈래근[다열근]과 회전근)의 가쪽부분이 안쪽부분보다도 강력하게 활동한다는 것을 알 수 있다. 따라서 운동 "muscle cylinder"(> 9.2.1 장)로 몸통 전체를 흉부 오목면으로 측방굴곡을 하면, 척추기립근의 허리부분의 내재근 활동은 흉부 볼록면의 같은 높이의 뭇갈래근(다열근)과 비교해서 명백히 강해진다. 뭇갈래근(다열근)은 흉부 볼록면의 배쪽 회전을 한 요추의 횡돌기의 회전을 되돌리고 이것에 의해서 허리 만곡을 똑바로 한다.

흉부에서는 척추기립근은 비스듬히 뻗지 않고 축 기관(Achsenorgan, axial organ)과 평행하여 뻗는다. 여기서도 명백히 흉부 볼록면의 근육 활동이 강하다. 이 생체역학적 상태에 호응하여 여기서는 측방 만곡이 똑바르게 되고 흉부 볼록면에서 등쪽으로 밀려난 "rib hump"가 교정되는 경향에 있다. 이때, rib hump의 위에서 척추기립근이 신장되어 받침점(Hypomochlion)이 된다. 다만 회전이 너무 강한 경우, 반대의 작용이 일어나 흉부 볼록면의 척추기립근은 만곡 꼭짓점을 넘어서 흉부 오목면으로 밀려난다. 이 경우, 우선 사전의 교정을 시행하고 척추고유의 근육의 기시점과 정지점을 접근시킨다. 이때, 위에서 언급한 작용이 일어나지 않게 되는 위치까지 접근시킨다.

4.3.6 넓은등근(광배근)

넓은등근(광배근)은 제6-12흉추의 극돌기(횡돌기)에서부터 시작하고 외측 상방으로 뻗어 상완골(위팔)의 소결절능에 부착한다. 넓은등근(광배근)은 견갑골 하각을 늑골로 밀어붙인 상태로 유지한다. 넓은등근(광배근)이 기능부전이 되면 견갑골 하각은 넓은등근(광배근)의 압박을 받지 않게 되어 후방으로 돌출한다. 이것에 의해서 견갑골은 날개모양으로 돌출한다 [**익상견갑골** (winged scapula)].

측만증에서는 한쪽 넓은등근(광배근)이 단축한다. 예를 들면, 흉부 오목면에서는 넓은등근(광배근)은 견갑골 하각을 늑골로 강하게 밀어붙인다. 이것에 의해서 늑골은 전방으로 변위하고, 견갑골 위모서리는 정상적인 위치를 넘어서 후방으로 돌출한다. 게다가, rib hump side에서는 넓은등근이 강하게 과다 신장을 하기 때문에 늑골이 후방으로 하강한다(> 그림 4.11 a,b). 이것에 의해서 견갑골 하각은 후방 위쪽 방향으로 상승하고 견갑골의 상부 전체가 전방으로 회전한다. 같은 쪽 어깨 끝은 전방으로 회전하고 rib hump는

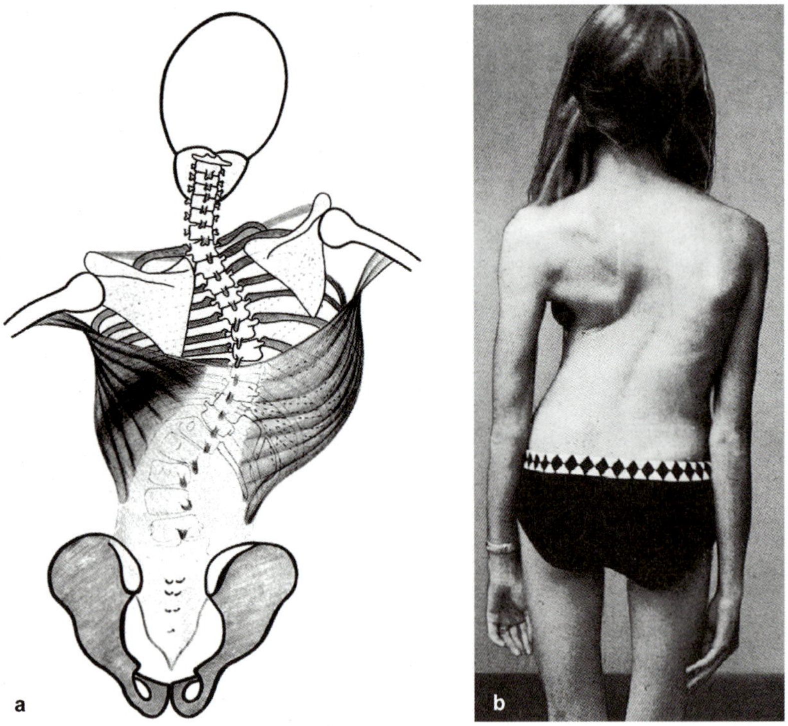

그림 4.11 Weak side의 넓은등근(광배근)의 기능이 변화한다.
(사진 제공 : 레네르트 슈로스) [M616]
a. 모식도
b. 오른쪽이 볼록한 흉추측만증

평탄하였던 머리쪽 부분까지 확대한다.

체간의 3중 회전에 의해서 넓은등근(광배근)의 근막은 그 이상 측방으로 이동하지 않는다. 오히려, 몸통의 중앙부분 및 아랫방향 부분과 함께 변위한다. 등쪽 오목면의 넓은등근(광배근)은 단축하고 rib hump side 넓은등근(광배근)은 신장한다.

4.3.7 목갈비근(사각근)

목갈비근(사각근)의 역할은 정지점인 제1늑골과 제2늑골을 들어 올리는 것이다. 상부 흉추의 후만증에서는 목갈비근(사각근)이 일부 기능을 하지 않게 된다. 이 때문에, 양쪽의 제1늑골이 전방으로 내려가고 폐첨(apex of lung)이 압박된다. 등은 후방 윗방향으로 돌출한다. 머리는 전방으로 내려간다. 측만증에서도 마찬가지의 변화가 일어나 많은 경우, 한쪽에서 더 강한 변화가 일어난다.

4.3.8 가슴근(흉근)

가슴근(흉근)(> 그림 4.12 a)은 어깨를 전방으로 견인한다. 측만증에서는 이것이 한층 더 강화된다. 그 이유는 가슴근의 길항근[등세모근(승모근), 마름근(능형근)]의 긴장이 일어나지 않기 때문이다. 이것들의 길항근이 약할수록 견갑대는 한층 더 전방으로 이동한다. 이것에 의해서 폐첨이 압박된다.

4.3.9 흉부 전체의 정역학적인 결과

제11늑골과 제12늑골의 측방의 끝은 근육계 연부조직에 존재한다. 이들의 늑골은 거의 수평으로 뻗는다. 중증의 측만증에서는 늑골융기측(rib hump side)의 제11늑골과 제12늑골이 복부로 수직으로 들어간다. 그 이유는 근육계 연부조직이 위축하여 늑골을 지지할 수 없기 때문이다. 거기서는 측방으로 돌출한 늑골융기(rib hump)에 의한 부하에 의해서 명확한 주름이 생긴다. 요추는 반대쪽으로 이동한다(밀려난다)(> 그림 4.12 b).

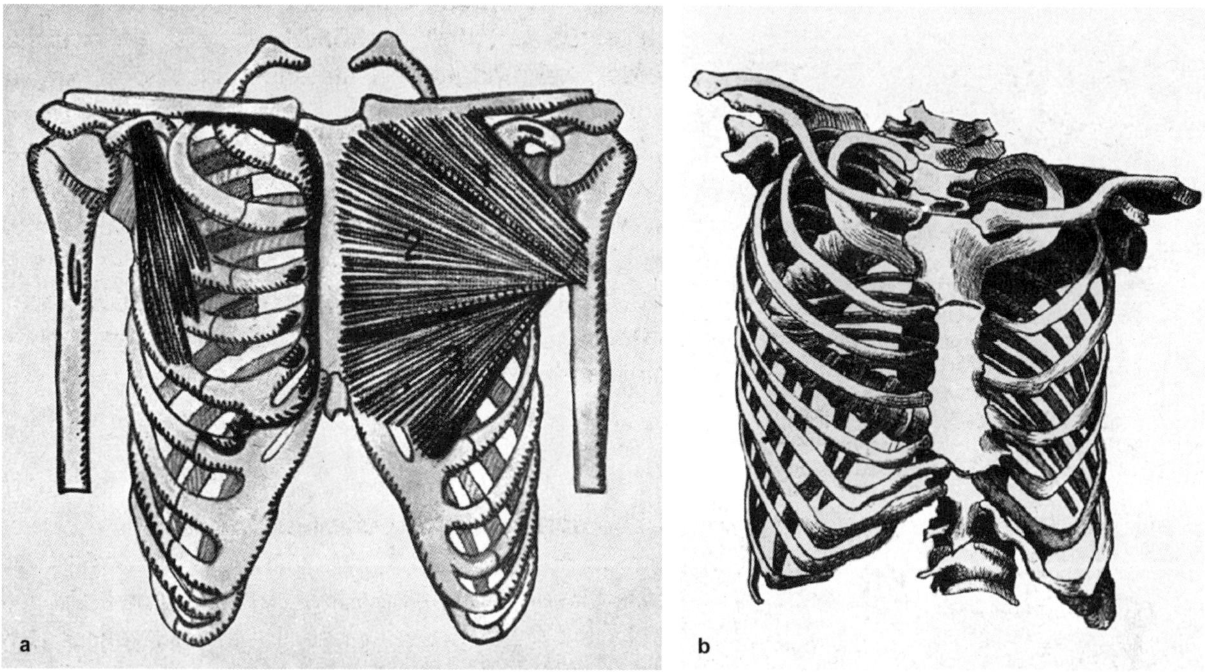

그림 4.12 정상적인 흉곽과 측만증의 흉곽
a. 정상적인 흉곽. 작은가슴근(소흉근) (왼쪽)과 큰가슴근(대흉근) (오른쪽)
b. 측만증의 흉곽

C 슈로스 치료법의 치료

Chapter 5장 슈로스 치료법의 3차원적 측만증 치료

5.1 슈로스 치료법의 정형호흡

5.1.1 개요

측만증은 각각 상이하며 기본형은 없다. 이 때문에 슈로스 치료법은 다양한 운동을 고안하여 거의 모든 측만증에 적용하여 왔다. 측만증의 원인은 규명되어 있지 않고 (> 2.2장) 대증요법의 형태로 치료되고 있다. 중요한 것은 나쁜 자세의 유형을 똑바른 자세나 운동패턴으로 전환하여 잘못된 방향으로의 성장을 차단할 뿐만 아니라, 이것을 바로 잡는 작용을 주는 것이다.

측만증은 척추의 일부가 고정되는 척추변형이며 구조적 변화를 갖는다는 것에 주의해야 한다. 동시에, 자세가 매우 중요하다. 환자의 자세를 가능한 최적의 자세로 교정하고, 이 교정을 오래 유지하여 일상 활동을 할 수 있도록 하는 것이 중요하다. 이것은 환자의 척추 성장에 영향을 준다. 자세의 교정은 환자가 가지는 가동성의 범위 내에서만 가능하다. 또한 환자는 신체감각을 새로운 자세에 적합을 시키고, 기울어지는 것을 똑바로 느끼도록 하여 신체 자각을 학습한다. 거울을 통해 자세를 확인하는 것이 좋다.

아래에 측만증의 자세교정 각각의 구성요소에 대해서 설명한다.

조언!

운동을 시작하기 전에 이제까지 언급한 것을 잘 주의하여 다시 읽기 바란다. 모든 운동의 키워드를 단서로 하여 필요한 개요를 참조하기 바란다.

원칙적으로 가능한 상세하게 운동을 설명한다. 다만, 혼란을 피하기 위해 실습에 지장이 있을 정도로 깊이 파고드는 설명은 하지 않는다. 또한 치료에서 섬세함(Feinheit)을 반복해서 설명한다. 이것은 운동을 시행하는 사람이 섬세성을 바르게 이해하고 최대의 성과를 얻을 수 있게 하기 위해서이다:

- 운동을 설명함에 있어서 우선 **시상면**의 자세변화, 등(back)의 장애, 후만증, 쇼이에르만병, 중증 전만을 위한 운동의 순서에 대해서 언급한다. 이 운동은 좌 · 우 대칭의 몸통 운동이며, **후만증**(kyphosis)이라는 키워드로 부른다.
- 또한, **측방**의 척추 장애(측만증, 후측만증)를 위한 운동은 비대칭의 운동이며, **측만증**(scoliosis)이라는 키워드로 부른다.

조언!

시상면의 자세 장애에서도 한쪽에서 시행하는 운동 [측만증]이라는 키워드로 부른다]이 권장된다. 이것들을 양쪽에 시행함으로써 변형된 추간관절을 번갈아 비스듬히 견인하면 유익하다.

제시된 기본형에서부터 다양한 변형을 끌어낼 수 있으나, 이들에 대해서는 앞에서 언급했기 때문에 혼란을 피하기 위해 다시 언급하지 않는다.

강력한 힘을 사용하는 운동을 한 후는 반드시 **교정한 누운 자세의 휴식**에 들어간다(이것에 이완이나 표적을 정한 호흡을 조합시킨다). 이 휴식도 정형외과적 운동의 일환이다. 운동은 이 단원에서 언급하는 순서로 시행할 필요는 없다. 운동은 다양한 그룹(운동의) 안에서부터 임의로 선정해서 시행한다. 중요한 것은 어느 운동도 그것이 가져올 성과를 기대하여 시행하는 것이다. 따라서 할 수 있는 정신력과 에너지를 모두 투입하여 즐기면서 운동을 시행해야 한다. 운동은 하지 않으면 안 되는 것으로부터 주체적으로 의지를 가지고 시행하는 것으로 변화시켜야 한다.

5.1.2 환기의 운동

중요!

"환기의 운동"이란 기관(trachea)이나 호흡기계(기관지, 폐포)에서 강제적인 환기를 시행하는 것이다.

흡기를 계측하기 위해 폐활량계로 **호기량**을 확인한다. 호기량은 신장(height)에 따라 기준치가 있다. 공기를 깊이 들이마신 후, 튜브를 통해서 **폐활량계** 안으로 숨을 내뱉으면, 내뱉은 호흡량이 폐활량계에 표시된다. 측만증으로 몸통이 변형되면, 호흡-흉곽-운동(Atem-Brustkorb-Bewegungen)이 부족하여 초기의 호흡량은 상당히 낮다. 따라서 초기에는 폐활량의 계측은 짧은 간격으로 3회 시행한다. 3회의 평균치를 초기의 수치로 한다. 이 방법으로 호흡량을 매일 확인한다. 수치가 개선되면 호흡운동을 강화하는 것이 바람직하다. 많은 환자의 경우, 초기의 수치가 일정하지 않고 호흡능력에 따라서 크게 다르다.

가능한 빨리 호흡량을 개선하려고 하는 욕심을 내는 모습을 자주 보게 된다. 그러나 호흡량의 개선은 호흡운동기관의 기능만이 아니라, 전체적인 호흡능력(수주일간의 운동으로 변동한다)에 의해서 크게 좌우된다. 이러한 것을 알면 운동을 시행하는 사람은 운동을 시행하고 있어도 호흡량이 저하하는 일이 있는 이유를 이해할 수 있다. 치료사에 있어서 호흡량의 저하는 중요하며 운동하는 짬짬이 더 휴식할 필요가 있다는 것을 시사하고 있다. 수주일간의 치료 후, 운동을 시행하는 사람 자신은 일상생활(산보, 계단 오르기, 운동을 수반하는 놀이 등) 속에서 호흡능력의 명백한 개선이 관찰되어 크게 기뻐하게 된다.

호기의 능력은 온갖 방법을 사용해서 높여야 한다. 그 이유는 호기가 증가하면, 흡기도 증가하여 혈중의 산소농도도 상승하기 때문이다. 이 때문에 풍선이나 수영용 튜브를 불어서 부풀리는 일 등을 하여 호기 능력의 상승을 촉진하면 좋다. 호흡량이 증가하면 호흡의 횟수가 감소하기 때문에 **필요한 호흡의 횟수**가 환자에게 자극이 된다.

조언!

호흡으로 **부풀린 풍선의 둘레의 크기를 측정**하는 것도 좋다. 운동을 증가시키면 풍선의 주위둘레도 커진다.

긴 호기에 의해서 호기 능력을 촉진하는 것도 가능하다. 긴 호기에서는 **흉곽 앞면** 전체(손이 닿는 범위)를 가볍게 쥔 주먹으로 두드려 활동하지 않는 폐포에 진동을 주어 활성화한다. 이때, 머릿속으로 심박 리듬에 맞추거나, **시간 초의 수**를 세면서 천천히 시행한다. 이것을 매일 시행하여 호기의 능력을 높이도록 노력한다.

조언!

매일 이것들의 수치를 표에 기입함으로써 환자에게 동기를 부여시킨다.

호기 후 **흡기**는 반드시 흉곽 함몰부분을 표적으로 하여 "직각"으로 시행한다. 더욱이 이 호흡운동은 동시에 다양한 방향으로 향해서 시행하면 좋다. 예를 들면, 오른쪽 전방과 왼쪽 후방으로 향해서 시행하면 **비스듬한 호흡**(Schrägatmung)이 일어난다. 이것은 측만증에 유익하다(> 그림 5.1 a,b; > 그림 5.16 c).

갈비사이근(늑간근)과 횡격막의 강화를 위해 흡기에서 **콧방울**(비익, ala nasi)**에 저항**을 가하면 좋다. 다만 머릿속으로 체간의 활동하지 않는 부분을 표적으로 하여 호흡을 조절하면서 **횡격막**을 내리게 하는 것이 중요하다. 이때, 횡격막의 한쪽이 하강하도록 조절한다. 측만증의 경우에는 rib hump의 하방에서 이것을 훈련해야 한다.

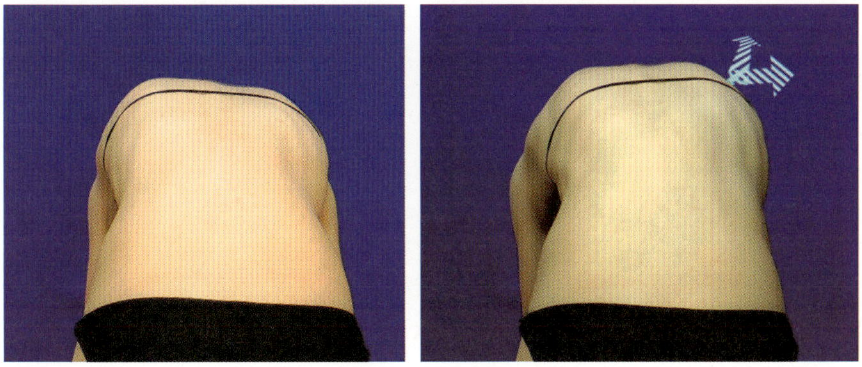

그림 5.1 RAB (rotation-angular-breathing) [W858]
a. 왼쪽 흉추측만증의 시작자세
b. 왼쪽 흉추측만증의 종료자세 (화살표의 의미는 사용자 주의사항을 참조)

5.1.3 수의운동의 훈련 및 호흡운동의 교정

조언!

수의운동의 훈련 (흉곽 운동)은 입에서부터 발성(목소리, 소리, 쉿 하는 소리 등)을 발하는 운동, 입김을 내뿜는 운동, 호기의 운동을 시행한다. 이때, 기구나 하모니카를 사용하면 좋다. 반드시 잘못된 호흡운동을 교정한 다음에 시행한다.

많은 환자의 경우, 최초의 3–4주일 이내에 혈액가스 측정에서 산소량의 증가를 보인다.

교정–호흡운동은 3방향으로 시행한다. 이 운동에는 세 가지 요건이 있다:

1. 척추와 몸쪽을 가능한 신장한다.
2. 신장된 범위 내에서 체간 비틀림을 해소한다.
3. 신장된 회전이 해소된 범위 내에서 등척성 수축으로 근력을 강화한다.

호흡–흉곽–운동의 **운동 시작자세**를 통해 가장 약한 부위를 **표적**으로 한 호흡을 시행한다(> 그림 5.2 a, b).

측만증은 심하든 심하지 않든 간에 점차 진행하는 경향을 갖는다. 이 때문에 치료를 통해 불량 자세를 개선하고 변형의 진행을 멈춰야 한다. 이것은 측만증의 비정상적인 정역학을 개선하는 것이 가능하다. 따라서 정역학의 정상화와 내면에서 신체모양의 전환이 목표가 된다. 이때, 현재의 불량 자세와는 반대의 자세를 지향한다.

중요!

운동을 통해 앞에서 언급한 "쐐기의 꼭짓점"을 "쐐기의 바닥부분"으로 전환하고, 또한 "쐐기의 바닥부분"을 "쐐기의 꼭짓점"으로 전환한다. 이것에 의해서 배치가 정상으로 되어 수직성이 회복된다. 즉, 오목한 면이 볼록하게, 볼록한 면이 오목하게 된다.

표적을 정한 호흡운동을 통해 폐의 기능저하 부위를 움직인다. 이것은 동시에 심장과 순환기계통의 기능을 개선한다.

조언!

표적을 정한 호흡운동은 보조기를 착용한 상태에서도 시행 할 수 있다(> 그림 5.3 a, b; > 그림 5.4 a, b).

운동치료에서는 폐의 구석구석까지 공기를 통하게 하여 혈중의 산소농도를 높인다.

중요!

운동은 반드시 표적을 정한 의식적인 호흡-흉곽-운동과 함께 시행한다. 다만, 이 운동은 일반적인 심호흡은 아니다.

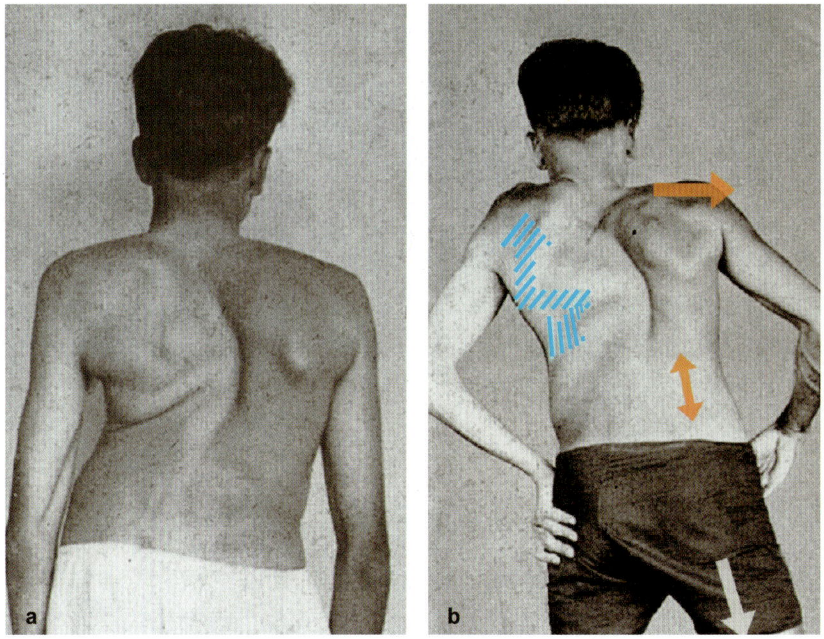

그림 5.2 호흡-흉곽-운동 [M616]
a. 시작자세
b. 종료자세: 최적의 교정-호흡운동에서 신장(elongation), 역회전(derotation), 등척성 수축에 의한 근육 긴장을 통해, 최적의 교정을 시행한다. (화살표의 의미는 사용자 주의사항을 참조)

측만증에 의한 습관적 자세의 전환은 다음의 세 가지 요인으로 구성된다:

1. 거울, 사진을 통해 불량 자세를 인식한다.
2. 불량 자세를 상상하여 감지한다.
3. 운동을 통해 신체의 다양한 불량 운동에 영향을 준다. 이때, 운동을 반전시켜 이것을 정착시키는 것을 목표로 한다 (> 그림 5.5,a,b ; > 그림 5.6).

신체 자각은 오랜 세월의 습관적 자세를 정상적인 바른 자세로 지각하고 있다. 이 때문에 끊임없이 자세의 전환을 방해한다. 따라서 **거울이나 사진으로 확인**이 중요하다. 그 이유는 운동을 시행하는 사람은 당초에는 정상적인 자세를 똑바른 자세라고는 느끼지 않기 때문이다. 적절한 훈련을 통해 활동하지 않았던 근육이 다시 활동하고 이것에 의해서 잘못된 자세가 서서히 수정된다. 또한 함께 운동을 하는 사람을 봄으로써 바른 순서나 배제해야 할 잘못을 인식하는 것도 중요하다. 운동을 시행하는 사람은 단순이 치료를 받는 것만이 아니라, 치료사에게 의뢰하지 않고 바른 운동을 시행하는 것을 학습할 필요가 있다.

중요!
치료에는 많은 노력이 필요하다. 그러나 이것을 통해 있을 수 있는 리스크를 피할 수 있기 때문에 그만큼의 가치가 있다!

측만증은 각각 다르며, 판에 박은 똑같은 치료는 없다. 이것은 치료사에게 창조적 자극을 준다. 치료사에게 측만증 치료는 항상 흥미롭다. 어떠한 측만증도 새로운 해결해야 할 과제를 제시하기 때문이다. 시각적 인상은 어디를 얼마만큼 과잉 교정(3중 회전에 의해 "몸통 블록"이 쐐기형태가 된 등 [back]의 최적 교정)을 해야 하는지에 대해 시사점을 준다. 다만, 운동에 의한 과잉교정(over correction)으로 지향되는 것은 이상적인 모습이다. 그 이유는 측만적 변형의 실제 over correction은 불가능하며 신체의 정역학을 과잉으로 교정할 수 있는 것에 불과하기 때문이다. 하지만, 슈로스 치료법은 불가능한 것을 지향하여 노력하면서 해부학적으로 가능한 것을 달성한다. 이것은 슈로스 치료법 측만증 치료의 교육적 기반을 이룬다.

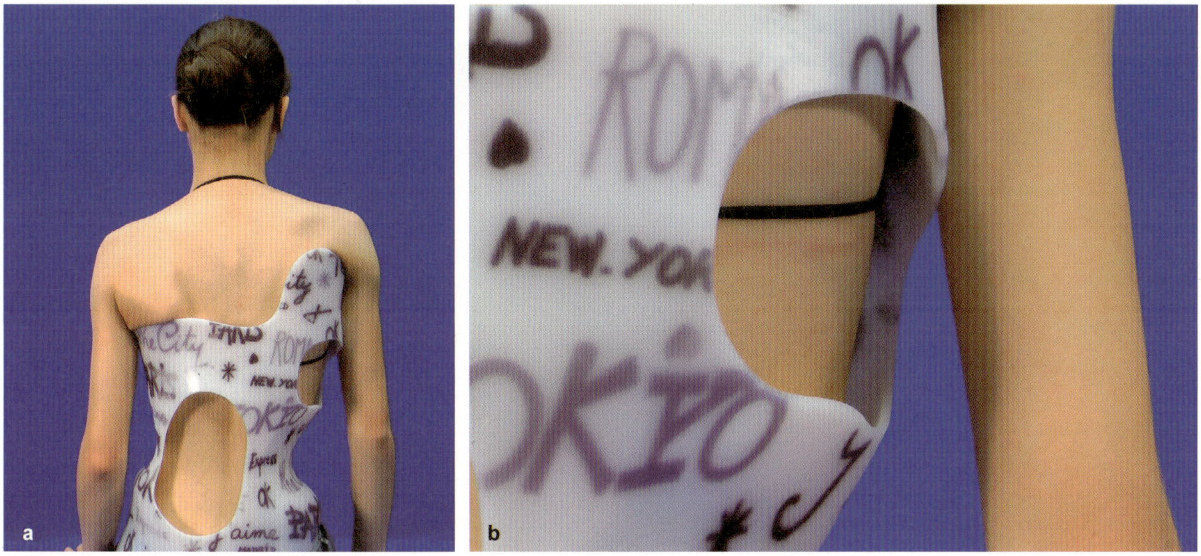

그림 5.3 왼쪽 흉추측만증의 코르셋 [W858]
a. 시작자세 : 호기 b. 시작자세 : 호기 (확대한 그림)

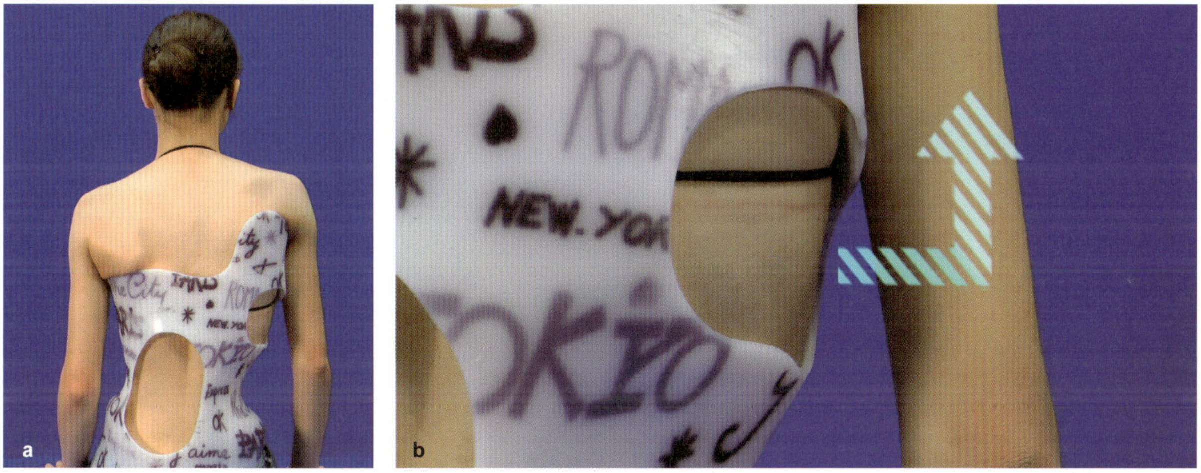

그림 5.4 코르셋 [W858]
a. 종료자세 : RAB의 흡기. b. 종료자세 : 흡기(확대한 그림) (화살표의 의미는 사용자 주의사항을 참조)

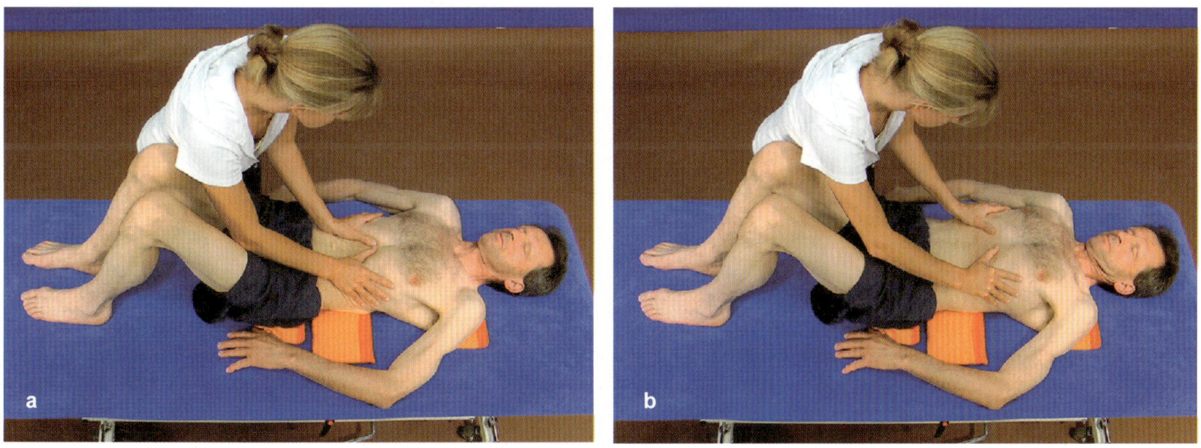

그림 5.5 상복각 (epigastric angle)의 지각훈련 [W858]
a. 호기의 시작자세, b. 종료자세. 흉곽호흡으로 상복각의 팽창을 감지한다.

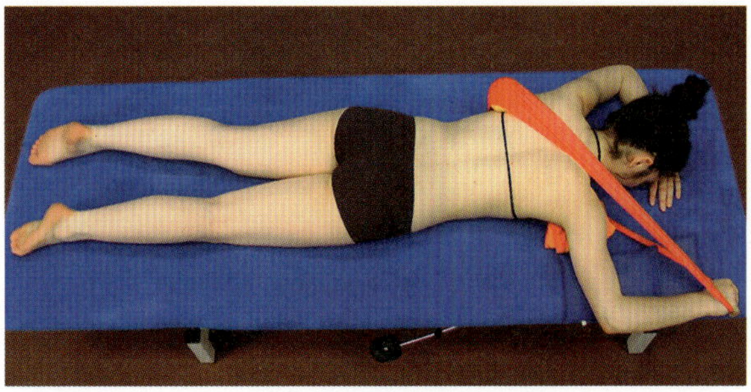

그림 5.6 엎드려 누운 자세의 호흡 촉진 (facilitation). 훈련 후, 자택에서 시행한다. [W858]

5.1.4 슈로스 치료법의 측만증 치료의 기반

슈로스 치료법은 항상 해부학적으로 가능한 범위에서 근육의 훈련을 통해 근육이나 골격의 균형을 회복하는 것이다. 이 때문에 골격을 똑바로 하여 측만증의 쐐기형태의 몸통부분을 정상적인 형태에 가깝도록 만든 것이다. 이때 **추간판의 속질핵**(수핵, nucleus pulposus)이 척추뼈를 들어 올리는 작용을 한다. 측만증인 경우에는, 이 작용의 방향이 비정상(외측 후방)이기 때문에 중앙으로 되돌려야 한다. 이것을 통해 부양시키는 힘이 다시 머리쪽으로 작용하여 수직의 교정 작용을 갖게 된다. 따라서 슈로스 치료법에서는 우선 비정상의 균형을 수정한다. **균형의 수정**은 반드시 필요하며 이것을 시행하지 않으면 성과를 얻을 수 없고 환자는 운동에 대한 희망을 상실한다.

중요!

늑골은 호흡을 통해서 균형을 수정한 다음에 비로소 역회전(derotation)의 지레의 팔로서 도움이 된다. 균형을 수정하지 않으면 늑골은 움직이지 않는다. 따라서 효과적인 측만증 치료가 되려면, 자세교정과 정형호흡 요법을 분리시켜서는 안 된다.

근육을 보고 척추의 역회전 (derotation)이 거의 불가능하다고 생각되는 경우(회전근 등 근육의 지레팔이나 근육량이 derotation을 돕는 데에 불리하기 때문에)에도 운동을 시행해야 한다. 슈로스 치료법에 따르면, 근육의 가장 심층을 이루는 회전근 마지막 단계에서 역회전(derotation)에 도움이 된다. 이것은 일반적으로 비틀림을 없애려고 하는 경우, 외측에서부터 내측으로 회전한다는 이미지와도 일치한다.

슈로스 치료법의 이미지에서는 회전한 추체의 비틀림을 없애기 위해 **늑골을 긴 지레의 팔**로 사용한다. 게다가 내측으로부터 공기의 압박작용(호흡)이 가해지고 최종적으로 형태가 개선된다. 의식적인 호흡의 조절이 없으면, 형태 개선은 불가능하다. 따라서 근육이 "이론적으로 해결 불가능하다고" 생각하며 처음부터 배제해서는 안 된다. 중요한 것은 근육의 "실제" 작용이다.

이와 관련해서 프랑스의 어느 비행기공장에서 게시되어 있는 표어가 생각난다. 즉, "호박벌(bumblebee)은 체중과 날개의 비율을 생각하면 나는 것은 이론상 불가능하다. 하지만, 호박벌은 그러한 것은 모르고 실제로 날고 있다."

실습이 보여주는 것처럼 측만증 형성 시 척추는 회전한다. 척추 회전이 일어나지 않는다면 측만증이 존재하지 않을 것이다.

중요!

슈로스가 말하기를 "한쪽에서 가능하였던 것은 다른 쪽에서 이것을 해낼 수 있었기 때문이다."

따라서 이론상, 측만증을 원래로 되돌리는 것은 가능하다. 실제로 이것을 시행할 수 있는 것은 측만증이 아직 고정되지 않고 충분한 훈련을 받았기 때문이다. 호흡에 의해서 공기를 거둬들이면 공기가 도달한 몸통부분에서 압박(부하가 걸려 움직이지 않는다)이 제거되고, 이것에 의해서 자연스런 공간적 넓이가 생긴다. 폐에서 산소의 공급이 두절되어 있었던 부분에서 산소가 공급되어 다시 활동을 시작하면, 기능이 회복되고 강화된다. 우리들의 경험으로부터도 인플루엔자에 잘 걸리는 것, 신경성 천식, 복부 경련, 다양한 원인불명의 증상이 소실한다. 큰 이점은 건강의 재건이며 쐐기에 의해서 고정되어 있었던 척추나 신체 각 부분이 움직이게 되고 비틀려 굽어있던 횡격막이 정상적으로 기능을 하게 된다. 새로이 획득되고 강화된 건강은 **측만증**

이 제자리로 되돌아가는 것을 방지한다. 이것들은 서로를 이롭게 한다. 또한 X선의 영상에 의한 척추 구조 자체가 강해진다는 것을 알 수 있다.

중요!
형태의 개선에서는 자세훈련이 기초가 된다.

게다가, 이상의 것을 통해서 환자의 뇌에 편입된 **잘못된 협응을 전환**시킬 수 있다. 이것에 의해서 정상적인 자세만이 아니라 골격 · 근육 · 인대의 조화로운 균형이 이루어져 형태 개선을 가져온다. 더욱이 측만도의 측정 수치도 개선된다.

조언!
환자가 집중치료에서 습득한 슈로스 운동치료법을 자택에서 계속하고 운동으로 획득한 "직립"이나 "똑바른" 감각을 일과에 편입하려면 끊임없는 동기부여가 필요하다. 환자는 온갖 운동을 머릿속에서 조절해야 되기 때문에 정신이 맑아야 하고 이것은 다른 생활영역에서도 활용할 수 있다.

사진에 의한 확인은 환자의 동기부여에 도움이 된다. 4-6주간의 집중치료에서 얻어진 양호한 성과는 치료기간 중에는 정착하여 있지 않다. 오히려 이전의 상태로 되돌아갔을 때에 이 성과는 복원할 수 있다. 사전에 신체의 조정을 시행하지 않고 코르셋을 제거해서는 안 되는 것과 마찬가지로 이제까지 획득된 근육의 보조기를 사용하지 않게 되는 일이 있어서는 안 된다. 측만 자세 개선이나 이것에 의한 측만정도의 축소는 성질상 천천히 일어나는 것이며 이 동안에도 운동을 착실히 계속한다. 이때, 거듭나는 결함 방지나 기존의 결함 제거에는 전향적인 사고와 관찰이 필요하다.

5.1.5 운동 순서의 기초적 고찰 (오른쪽 흉추측만증의 경우)

오른쪽 흉추측만증에서는 왼쪽 허리측면에서 과부하가 일어난다. 원인은 오른쪽으로 기운 몸통의 중량을 이 부위가 지지하기 때문이다. 이것에 의해서 요추 만곡이 강화되고 이것을 조정하기 위해서 중간의 만곡이 생긴다. 이 만곡은 경추 만곡과 반대방향의 만곡이며 상당히 위쪽 방향으로 이행한다. rib hump의 하방의 근육은 상대적으로 발육부전이 된다.

- 먼저, 발꿈치와 발목 · 무릎의 모든 정렬을 똑바로 하고 허리뼈 만곡(원래의 주된 만곡)의 강한 만곡이 더 강화되지 않도록 한다. 따라서 > 9.9장에서 언급하는 발의 운동도 중요해진다!
- 약간 강한 교정운동으로서 골반교정을 시행한다. 이것은 그 후의 운동을 통해서 더욱 강화되어 정교해진다.
- 이러한 준비 조정을 시행한 후에 왼쪽으로 오목면 늑골을 움직인다. 늑골은 2개의 "직각"을 형성하면서 움직인다. 즉, 횡격막을 내리면서 늑골을 측방 상방으로 움직인다. 늑골의 밑동은 횡돌기와 접합하여 있고 늑골을 통해 횡돌기를 회전하여 생리적인 위치로 되돌린다. 이것은 X선 영상에 의해서 관찰이 가능하다. 환자는 의식적인 횡격막의 내림(depression)이 있는 경우와 없는 경우의 운동의 작용 차이를 감지한다. 횡격막을 내리지 않으면 효과적인 운동을 시행할 수 없다. 그 이유는 조절 없이 불안정한 몸통을 골반에서부터 들어 올릴 때 횡격막을 내려서 몸통을 지지해야 하기 때문이다. ㄱ 후, 안정화를 위한 근육을 긴장시킨다.

중요!
모든 운동은 자세를 훈련하는 것이며 전신을 사용한다. "바르다" 또는 "잘못되었다"라는 신체감각은 거울로 확인해서 획득한다. 환자는 차츰 거울을 사용하지 않고 내면에서 의식할 수 있게 된다 (> 그림 5.7 ; > 그림 5.8).

먼저, 운동에 의해서 바른 자세를 획득하고 그 후, 바른 자세를 습관화한다. 이때, 생활의 1/3이 되는 시간을 수면이 차지하기 때문에 취침할 때의 누운 자세 교정도 필요하다 개선된 기능을 해부학적(구조적)으로 가능한 범위에서 정착시켜 학습한 것을 일상생활에 재교육시켜 정착시킨다. 약화된 근육을 훈련하여 강화하

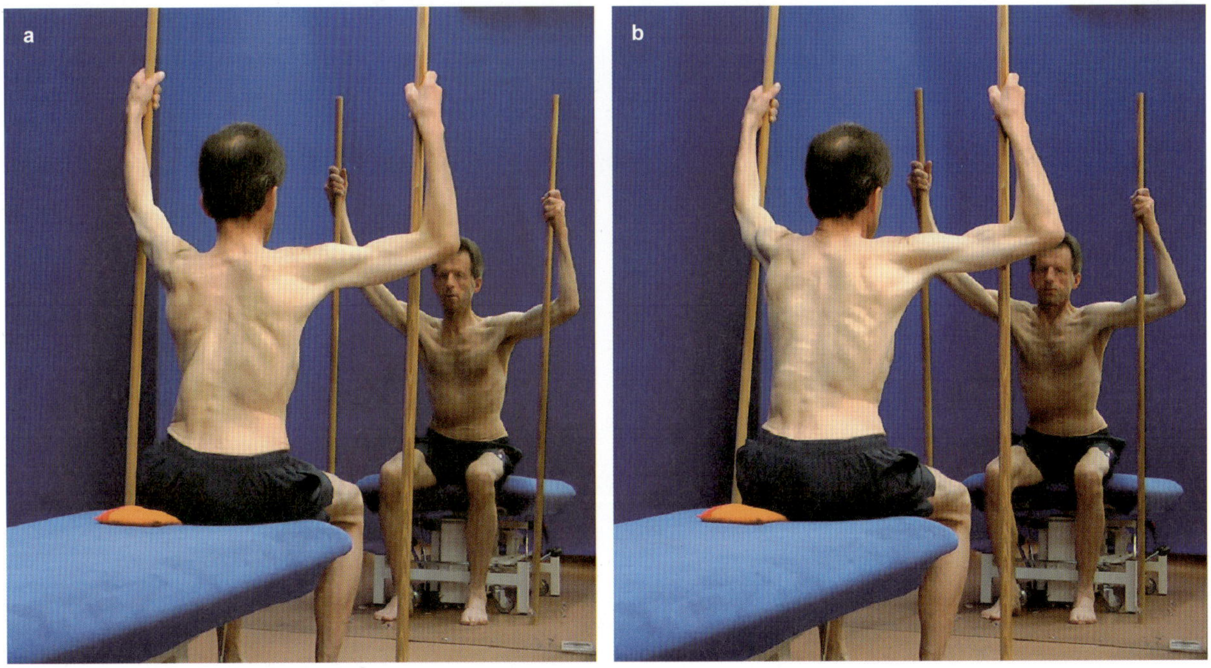

그림 5.7 거울에 의한 교정 : 2개의 막대 사이에 앉는다. [W858]
a. 시작자세
b. 종료자세

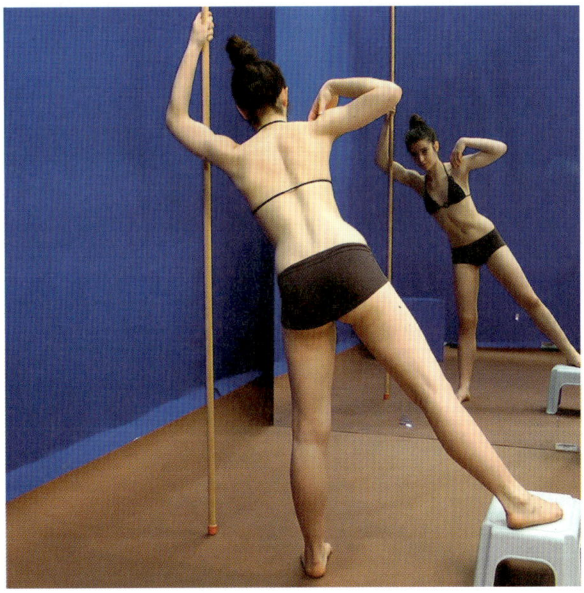

그림 5.8 거울에 의한 교정 : 막대를 들고 어깨의 반대견인(counter traction)을 시행하면서 muscle cylinder를 시행한다. [W858]

면 과부하를 갖는 근육이 해방되어 근육의 균형이 회복된다. 무활동, 위축, 불량 자세에 의한 변형을 가진 근육은 긴장이 완화되고 활동을 재개한다.

조언!

좋아하는 운동만 시행해서는 안 된다. 운동 프로그램은 다양한 운동으로 구성해야 한다. 이것은 훈련되지 않고 방치된 근육군이 생기지 않도록 하기 위해서이다.

때때로 슈로스 운동과 그 성과를 확인하는 것이 바람직하다. 그 이유는 극히 짧은 시간(중증 정도에 따라 다르다. 예를 들면, 4-8주일)에서 전신 자세가 변화하고 일상생활에도 좋은 영향이 일어나기 때문이다(문병객이 자연히 인지할 정도의 변화가 일어난다). 이것에 의해서 정신적인 건강도 회복한다.

5.2 소견, 치료목적, 치료계획

5.2.1 측만증의 소견

기왕력

- 진행을 촉진하는 인자의 확인
- 보조기
- 이제까지 받은 치료
- 경과

시진

- 신체 정역학의 평가
- 신체의 대칭성(관상면 · 시상면 · 횡단면)의 확인(신체 블록도 고려한다)
- 척추가 뻗는 것에 대해서 가설을 세운다. 인식 가능한 신체 특징 [rib hump, lumbar prominence, weak point, 전방늑골궁, ventral flat zone]을 단서로 한다.

특수한 검사와 측정

- 전방굴곡 검사(앞굽힘 자세에서 수평 형태를 판정한다)
- 척추측만 측정기(전방굴곡 검사에서 회전을 측정한다)
- 골반 위치 촉진〔장골릉, SIPS (위뒤엉덩뼈가시 [후상장골극], PSIS), SIAS(위앞엉덩뼈가시 [전상장골극], ASIS)〕
- 시상면 · 관상면 · 횡단면의 가동성 검사
- 추가적인 측정 : 쇼버 검사(S1 10+5), 오트 검사(CT 30+3), 손가락-바닥사이 거리(FBA)

분류

- 슈로스(Schroth) 분류(3B, 3BH, 4B, 4BH), 킹(King) 분류(Ⅰ-Ⅴ)
- 정추(Apex vertebra, Scheitelwirbel)에 의한 척추 만곡의 분류 : 경-흉추(Th1-5), 흉추(Th7-9), 요추(L2-3), 흉 · 요추(Th12-L1)
- 치료의 중점에 의한 분류 : 주된 만곡, 2차성 만곡, 2중 만곡, 신체의 정역학, 가동성, 외관

운동의 스케치

- 표준화된 기호를 사용해서 운동을 스케치한다. 이때, 호흡과 운동의 전체 방향, 누운 자세의 기호 [엎드려 누운 자세(GBL), 바로 누운 자세(GRL), 옆으로 누운 자세(GSL)]도 기입한다.

X선 스케치

- X선 스케치(X선 영상이나 X선 소견에 기초하여 척추가 뻗는 것을 스케치한다)를 작성한다. 종추(End vertebra), 정추(Apex vertebra), Cobb각을 기입한다.

운동 프로그램

- 측만증 패턴에 맞춰서 개인별 운동 프로그램을 작성한다(운동 목표, 훈련의 파라미터, 시작자세, 보조도구)
- 이 프로그램에 기초하여 자택에서 시행하는 운동(3-4종류)을 결정한다.

소아와 청소년의 치료목표

- 측만증에 의한 불량 자세의 교정
- 자세능력의 개선을 통한 교정자세의 안정화
- 자세감각의 수정을 통해 일상적 활동에서도 교정을 유지한다.
- 만곡 강화의 방지
- 표적을 정한 집중적인 호흡을 통한 호흡기능의 개선

5

- 심폐기능의 향상, 발병 리스크의 감소
- 카타리나 슈로스 병원에서 그룹 다이내믹스 과정을 통해서 측만증에 대한 정신적 태도를 개선한다. 지식 획득에 의해서 자신감을 갖고 측만증에 대처할 수 있다.

성인의 치료목표

- 심폐기능의 향상과 유지
- 표적을 정한 호흡훈련이나 늑골의 자가 가동술을 통한 폐 기능 개선
- 통증완화와 고통의 경감. 병상에 따라서 능동적·수동적 물리치료적인 처치를 시행한다.
- 교정자세의 개척
- 만곡 강화의 방지
- 전신 윤곽의 미용적인 교정
- 측만증에 대한 정신적 태도의 개선

5

5.2.2 만곡의 소견

만곡의 소견에 대한 항목:

- **날짜**:
- **치료사**:
- **성명**:
- **연령**:
- **성별**:
- **일반적인 키**:
- **신장한 상태의 키**:
- **월경/변성의 시기**:
- **특징/척추수술/진단/높이보정 교정구**:
- **만곡의 패턴**:
  - 슈로스 분류 :
  - Cobb각/종추(end vertebra, Neutralwirbel) :
- **척추측만 측정기의 수치**:
  - 경추 :
  - 흉추 :
  - 흉추/요추 :
  - 성장 여력/Risser 징후 :
  - 보조기의 착용시간(목표/실제) :
- **외래 물리치료**:
  - 시작시기 :
  - 횟수/주 :
- **입원 물리치료**:
  - 연/장소 :
- **기능제한**(경증/중등도/중증)
- **진행 리스크**(낮다/중간정도/높다) :

중요!

성인 환자와 연소 환자의 어떤 경우든 슈로스 치료법의 교정 원리를 일상적 활동에서 실현하는 목표는 동일하다.

5.3 3중만곡 측만증 : 형상변위 교정의 이론과 실습

5.3.1 3개의 "블록"의 개념적 구분

측만증은 3차원적 병적 현상으로서 형성된다. 시상면에서 척추 3개의 생리학적 만곡의 병적 변화, 관상면에서 3개의 이동이 일어나는 것에 더하여 몸통 블록의 3중 회전(수직축을 도는 반대방향의 회전)이 일어난다. 앞에서 언급한 것처럼 척추와 신체 블록은 유추적 관계에 있고, 척추뼈와 함께 신체 블록이 회전한다. 오목면에서는 극돌기가 만곡 내부에 존재한다.

건강한 사람에서는 골반대, 흉곽, 견갑대는 머리와 마찬가지로 정면을 향하고 있다(> 그림 5.9). 이에 반해서, **3중만곡 측만증**에서는 골반대와 견갑대는 같은 방향으로 회전하고 흉곽은 이들과 반대방향을 향하고 있다(> 그림 5.9b). 머리는 중력중심을 통한 안정을 상실한다. 이것에 의해서 "후방 rib hump"가 오른쪽 중앙에 형성되고 "ventral prominence"가 왼쪽 전방에 형성된다(> 그림 5.10).

더 상세하게 기술하면 다음과 같이 된다 :

- **시상면의 이동**에 의해서 요추 전만, 흉추 후만, 경추 전만이 강화된다. 이것에 의해 앞에서 언급한 쐐기가 형성된다.

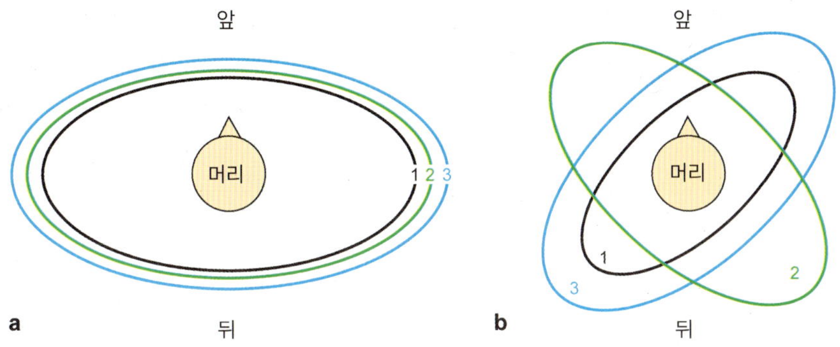

그림 5.9 골반대 (1), 흉곽 (2), 견갑대 (3), 머리를 위에서부터 본 그림 [L143]
a. 건강한 사람
b. 3중만곡 측만증

- **관상면의 이동**에 의해서 쐐기가 측방으로 변위한다.
- **횡단면의 이동**에 의한 쐐기의 꼭짓점이 전방으로 회전하고, 쐐기의 바닥부분이 후방으로 회전한다.
- > 그림 5.11이 보여주는 것처럼 언젠가는 흉부 오목면에서 견갑대와 골반대 위치가 접근한다. 흉부 오목면의 늑골은 전방으로 이동하기 때문에 견갑대를 "아래에서 지지하는 것"이 없어진다.

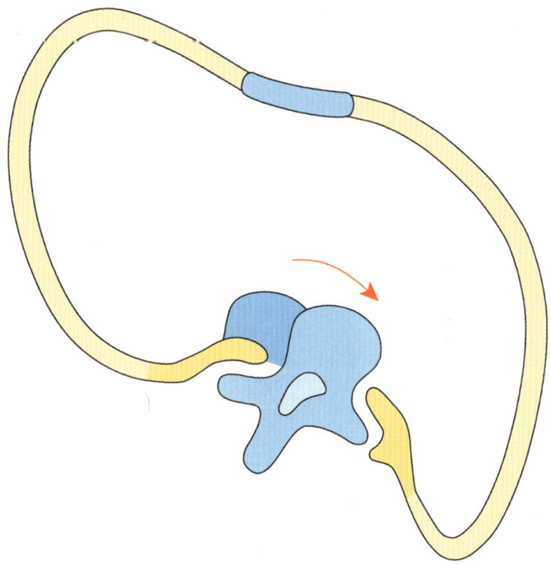

그림 5.10 3중만곡 측만증의 흉곽 단면의 모식도. 척추뼈몸통의 회전과 비틀림, 볼록면의 후방 rib hump, 오목면의 ventral prominence, 흉곽의 변형, 복장뼈(흉골) 이동이 관찰된다. [L143]

3면에서의 회전과 이동을 통해서 불가피하게 **상체의 단축**이 일어난다.

운동치료에서는 먼저 이 복합적 현상을 개개의 부분으로 나눠서 파악하고 분석한다. 이어서 가장 중요한 작용을 가진 운동을 시행한다. 즉, 신체 직립과 신장(elongation)이다. 이것을 조합하면 불가피하게 관상면에서 반대측굽힘(deflexion), 횡단면에서 역회전(derotation)이 일어난다. 그리고 교정의 성과를 안정화시킨다. 즉, 호기단계에서 등척성 수축에 의해 근육을 긴장시킨다.

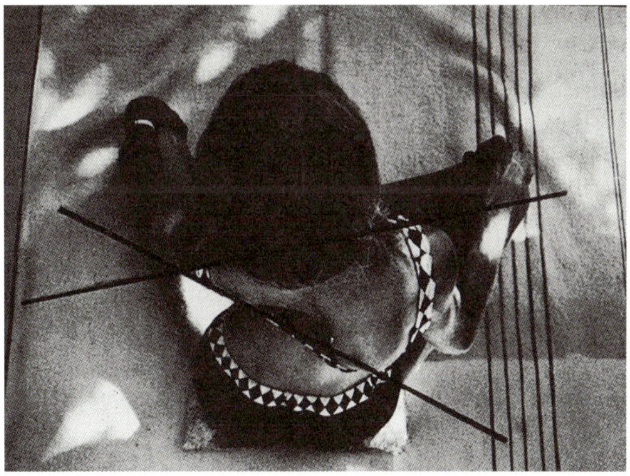

그림 5.11 오른쪽 흉추측만증의 17세 여아의 회전한 몸통부분을 머리쪽에서 본 그림 [M616]

5.3.2 3중만곡 측만증의 골반교정 원리

선 자세의 척추 전체 AP영상(> 그림 5.12)에서 골반 회전을 관찰할 수 있다. 즉, 오른쪽 장골익에 비하여 왼쪽 장골익 폭이 넓다. 이것은 왼쪽 장골익 후방회전, 오른쪽 장골익(폭이 좁다) 전방회전을 말해주고 있다.

- 제1 및 제2의 골반교정은 시상면에서 시행한다. 앞으로 경사진 골반을 후방으로 움직이고 골반을 똑바로 한다.
- 제3의 골반교정에서는 관상면에서 골반을 움직인다. 즉, 골반을 측방으로 움직인다 (주의 : 4중만곡 측만증과 3중만곡 측만증에서는 상이한 골반교정을 시행한다).
- 제4의 골반교정에서는 횡단면에서 골반을 움직인다. 전방회전을 하고 있는 쪽을 후방으로 회전한다.
- 제5의 골반교정에서는 제3의 골반교정과 마찬가지로 관상면에서 골반을 움직인다.

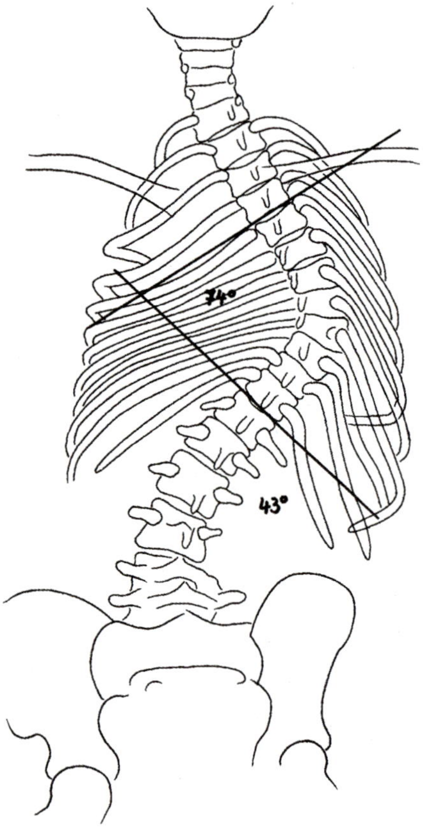

그림 5.12 특발성 측만증의 12.5세 여아의 X선 영상의 투사도. [M616]

제1 및 제2의 골반교정 : 시상면에서의 형상변위의 교정과 자세개선

중요!

과제 : 골반을 후방으로 움직이고 골반 앞모서리 (위앞엉덩뼈가시 [전상장골극])를 들어 올린다.

자세장애를 가지면 발의 앞부분에 중량이 걸려 다리 축이 비스듬히 전방으로 기운다. 교정하려면 다리 축을 비스듬히 후방으로 움직여 기울어진 골반을 똑바로 되돌려야 한다. 먼저 체중을 발뒤꿈치에 이동시킨다(**제1의 골반교정**). 이것과 동시에 골반이 후방으로 움직인다. 또한 골반의 앞을 들어 올린다(**제2의 골반교정**). 이것에 의해서 조정을 위해 후퇴하고 있었던 상체는 앞쪽으로 되돌아간다. 이것이 시작자세가 되고 반사적으로 허리와 흉부의 등 폄근(신전근)이 활성화된다. 이것에 의해 최적 rib hump의 축소가 일어난다. 요추 후만이나 중증의 lumbar prominence를 가진 경우, 제2의 골반교정을 시행하지 않는다(> 그림 5.13 a–c).

제3의 골반교정과 "Shoulder countertraction" : 관상면에서의 형상변위의 교정

중요!

과제 : 외측으로 변위한 골반을 내측으로 모은다.

수직선을 일탈하여 측방 변위를 한 골반은 중앙선을 넘어서 반대쪽으로 움직여 교정해야 한다. 변위한 거리와 같은 만큼 움직여서 교정하기 때문에 over correction이 된다(**제3의 골반교정**). 골반을 중앙으로 놓는 것만으로는 불충분하며, 새로운 자세패턴을 촉진하기 위해 자세모양을 과잉으로 교정한다. 이것은 척추의 over correction이 아니라 신체의 정역학의 over correction이다. 이것에 의해서 활동을 하지 않고 있었던 근육을 훈련하여 강화한다.

이 교정에서는 시작할 때 견갑대가 흉부 오목면으로 크게 견인되어 경추 만곡이 커질 위험성이 있다. 이 때문에 동시에 어깨의 **반대견인**(shoulder **countertraction**을 시행하여, rib hump 쪽 어깨를 비스듬히 외측 상방

5

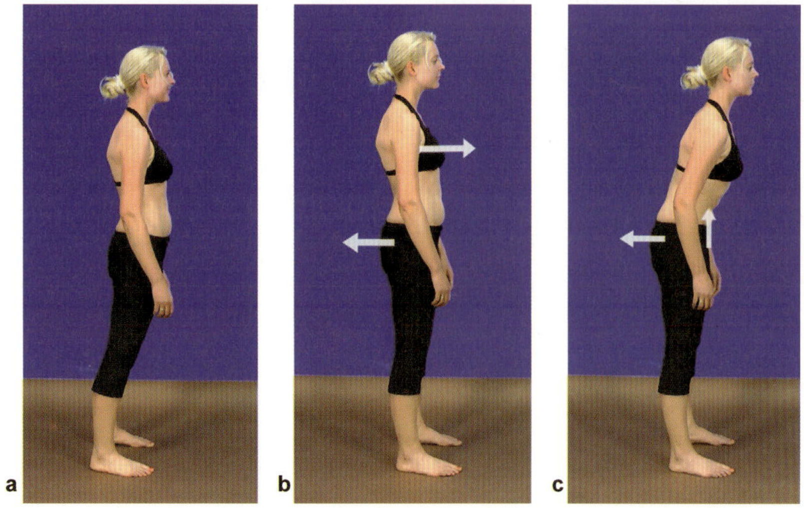

그림 5.13 시상면의 골반교정 (화살표의 의미는 사용자 주의사항을 참조) [W858]
a. 시작자세
b. 제1의 골반교정
c. 제2의 골반교정

으로 움직인다. 이때, 이 견인에 따라서 경추 만곡을 움직이는 (흉곽의 견인방향과 반대가 된다) 이미지를 갖는다.

주의!

견갑골을 "한데 모으려고" 하여 견갑골을 척추로 밀어 붙여서는 안 된다. 오히려 견갑골을 척추에서 떨어 지도록 한다.

견갑골을 시상축 주위로 회전한다. 즉, 견갑골 하각을 척추 쪽으로 움직이고, 견갑골의 위 외각을 외측으로 움직인다. 이 위치에서 견갑대를 고정하고 흉곽을 3차원에서 반대방향(전방 [forward], 상방 [upward], 내측 [inward])으로 회전한다(> 5.3.3장; > 그림 5.14).

예외 : 수직 또는 비스듬히 세운 2개의 막대 사이에서 운동을 시행할 때, 양 어깨의 높이가 같다면 2개의 막대의 같은 높이의 위치를 양손으로 쥔다. 양 어깨의 높이가 다른 경우, "shoulder countertraction"을 시행하는 쪽의 손으로 쥐는 막대의 위치를 높인다.

흉부 오목면의 어깨가 내려가고 흉추 만곡이 높은 위치에서 시작하는 경우, 반대쪽에서 "shoulder countertraction"을 시행한다. 흉부 오목면의 팔은 비스듬히

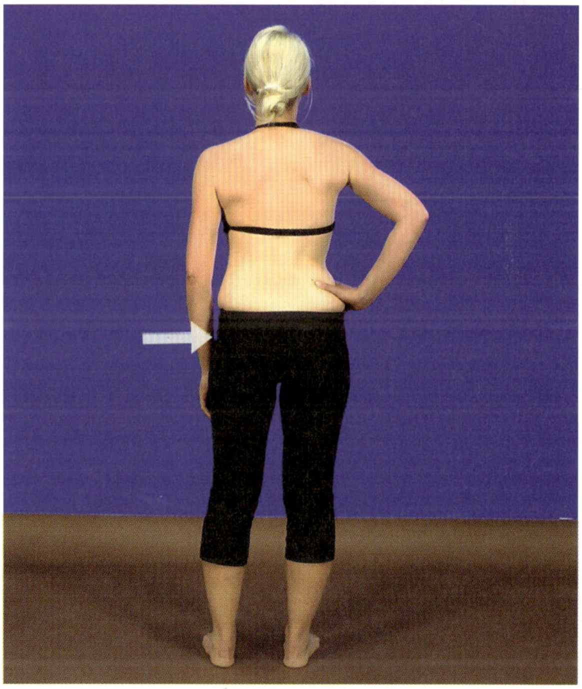

그림 5.14 제3의 골반교정 [W858]

외측 [lateral] 상방 [upward]으로 견인한다(팔은 그대로 움직이지 않고 요추의 반대만곡을 전방 내측으로 "모은다"). 또는 이 어깨를 비스듬히 외측 위쪽으로 견인하고 rib hump의 아래쪽 허리를 반대쪽으로 비스듬히 아래쪽으로 민다.

주의!

순수한 측방압박에 주의할 것! 볼록면 몸통중앙 부분을 후방회전을 하면 측방의 늑골이나 근육도 후방 회전을 한다. 그 결과, 원래 앞면에 존재하는 늑골이나 근육이 측방으로 이동한다. 이들의 늑골이나 근육을 압박하거나 수축해서는 안 된다. 그렇지 않으면 이들의 늑골이나 근육은 rib hump를 더욱 후방으로 밀어서 회전한다. 이것에 의해서 척추뼈가 회전한다. 오히려, 먼저 늑골이나 근육은 바른 위치까지 회전하고 그 위치에서 넓혀야 한다.

그 다음에 비로소 갈비사이근(늑간근)이나 넓은등근(광배근)의 "모음"을 통해서 rib hump의 측방 돌기부분을 축소할 수 있다. 앞톱니근(전거근)의 상부(수평부분, Pars horizontalis)와 중간 부분(확산부분, Pars divergens)을 통해서 비스듬한 측방운동이 일어난다. 이 기법에 의해서 rib hump의 측방 돌기부분은 축소하고 소실되는 일조차 있다. 다만, 이와 동시에 같은 쪽 허리의 위치를 외측 후방(및 하방)으로 교정해야 한다.

4중만곡 측만증에서는 상체를 오목면으로 기울지 않게 되다. 그렇지 않으면 rib hump의 하방의 허리가 외측으로 이동하기 때문이다. 허리 이동은 lumbar prominence의 위쪽 방향에서 일어난다.

제4의 골반교정과 견갑대의 역회전(derotation) : 3중만곡 측만증의 몸통 역회전(derotation)

중요!

과제 : rib hump의 하방의 허리를 후방으로, 오목면의 허리를 전방으로 잡아당긴다.

먼저 운동에 의해서 골반대의 역회전(derotation)을 하고 이것을 안정화한다. 이 골반대를 고정점으로 하여 몸통의 더 높은 위치의 부분(흉곽)을 교정하는 지렛대로 한다. 운동에 의해서 몸통의 제2의 부분(흉곽)의 derotation을 한다. 회전이 해소될 때까지 derotation을 시행하여 고정한다. 게다가, 이 고정된 흉곽을 시작점으로 하여 흉곽의 위쪽 견갑대의 derotation을 한다.

- 몸통의 **3개 후만융기**(1 : 흉부 오목면 아래쪽 허리 + lumbar prominence [몸통의 제1부분] ; 2 : 후방 rib hump [몸통의 제2부분] ; 3 : 흉부 오목면 견갑대 [몸통의 제3부분]을 전방으로 움직인다.
- 몸통의 **3개 전만부분**(1 : rib hump 아래쪽의 허리. 같은 쪽 허리와 부유늑골을 포함한다. [몸통의 제1부분] ; 2 : 오목면 [몸통 제2부분] ; 3 : rib hump의 위쪽 어깨 [몸통의 제3부분]을 후방으로 회전한다.

제4의 골반교정은 둔근의 강한 그립을 통해 시행한다 :

- 흉부 오목면의 둔근을 긴장시키고 이것에 의해서 같은 쪽의 허리를 전방으로 회전한다.
- rib hump 쪽의 대퇴부 앞부분을 손으로 압박하고 같은 쪽의 허리를 후방으로 회전한다.

이와 같이 하여 **역회전(derotation)이 된 골반**을 고정점으로 하여 이것과 반대방향으로 몸통의 제 2부분(흉곽)을 회전한다. 역회전(derotation) 된 몸통의 제 2부분도 마찬가지로 고정점으로 하여 유지한다.
이 고정점과 반대방향(골반대와 같은 방향)으로 견갑대를 회전한다. 즉, rib hump의 위쪽 견갑대를 후방으로 회전하고, 오목면 위쪽 견갑대를 전방으로 회전한다.

제5의 골반교정 : 장골익의 수평화

중요!

과제 : rib hump 아래쪽의 허리를 하강시킨다.

제3의 골반교정에 의해서 골반이 수평이지 않게 되는 일이 많기 때문에 장골익의 수평화가 필요하다. 골반이 수평이지 않게 되면 rib hump 쪽 다리가 단축하고, 이것에 호응하여 발꿈치가 들려올라가는 것처럼 보인다. 이 때문에 rib hump 쪽 허리를 하강시켜야 한다. 이때, 발꿈치의 밀기(Schub, Thrust, 발꿈치로 바닥면을 민다)에 의해서 허리 위쪽의 좁아진 부위를 넓힌다(**제5의 골반교정**). 이 교정에 의해서 임상소견의 외관이 개선됨과 동시에 요추의 반대측굽힘(deflexion)(직립화)이 일어난다. 이것은 척추의 상부(더 머리쪽)의 기초교정이 된다(> 그림 5.15 a,b).

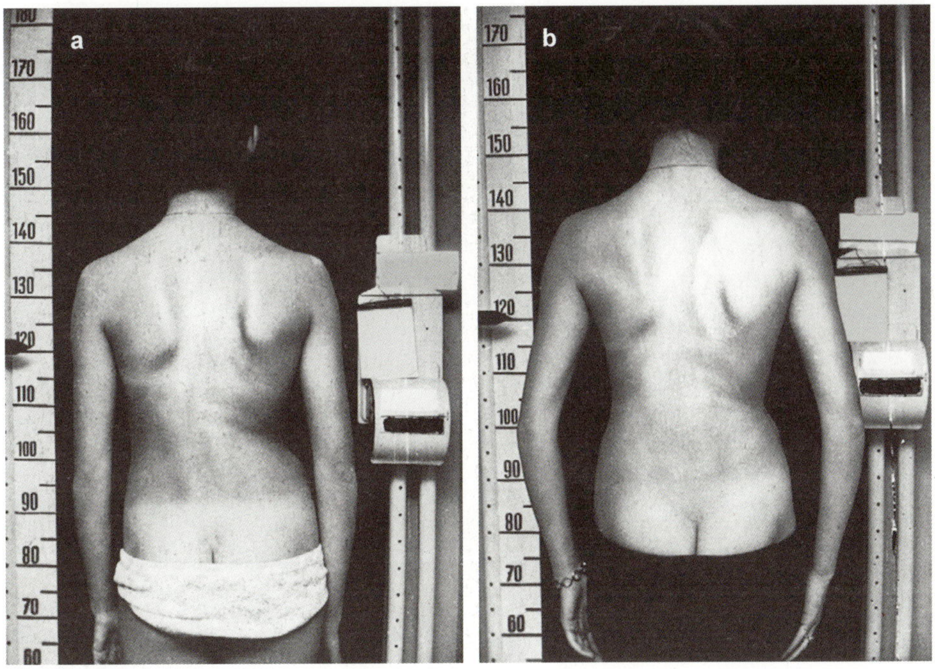

그림 5.15 4중만곡 측만증의 제4 및 제5의 골반교정 [M616]
a. 시작자세
b. 종료자세

5.3.3 역회전(derotation)이 된 몸통부분의 counterrotation을 조합한 "RAB"

골반교정을 시행한 후 "angular" 호흡-흉곽-운동을 시행한다. 이때, 머릿속에서 상상한 직각의 각 변을 따라서 이 운동을 시행한다(반드시 직각의 제2변이 머리쪽으로 뻗도록 할 것).

중요!

RAB는 "쐐기의 꼭짓점"에서 시작하고 흡기에서 횡격막의 하강 (가상의 또는 감각상의 운동)과 조합하여 시행한다. RAB는 저항 하에서 시행한다. 즉, 쐐기 꼭짓점 위쪽 또는 아래쪽 신체부분의 반대방향의 운동과 아울러서 시행한다. 이 운동은 '반대운동(counter movement)'이라고 불린다.

아래에서 언급하는 운동에서 나오는 쐐기는 > 3.2.1장에서 언급한 쐐기와 같은 것이다(> 그림 3.8 a–c).

후만증과 **측만증**의 모두 다음의 운동(RAB)을 시행한다.

1. **허리 : 후방 위쪽**(쐐기 1) :
   운동을 시행하는 사람은 양손을 요추 전만에 놓고 흡기 때에 골반 앞모서리*(전상장골극)가 들려 올라가 요추 전만이 평탄해지는지를 조사한다. 요추 전만의 평탄화에 수반하여 복벽의 부하가 없어져 내장이 골반 내에서 고정된다. 이것을 호기 때 복근 긴장에 의해서 강화한다. 이때, "내장이 후방, 다시 척추를 따라 위쪽으로 움직이는 (즉, 직각으로 움직이는)" 것을 상상하면 좋다
   Count movement: 골반 뒤모서리(후상장골극, PSIS) 하강, 골반의 직립강화, 상체의 앞경사. 이것에 의해 "허리의 쐐기의 꼭짓점"이 열린다(> 그림 5.16 a–c).
2. **"평탄한 흉부" : 전방 위쪽**(쐐기 2) :
   운동을 시행하는 사람은 확인을 위해 양손을 신체 앞면의 움푹 들어간 부분에 놓는다. 거울을 보면서

*역주 : 이 책에서 이야기하는 '골반 앞모서리'는 전상장골극(위앞엉덩뼈가시, ASIS) 부위를 의미한다.

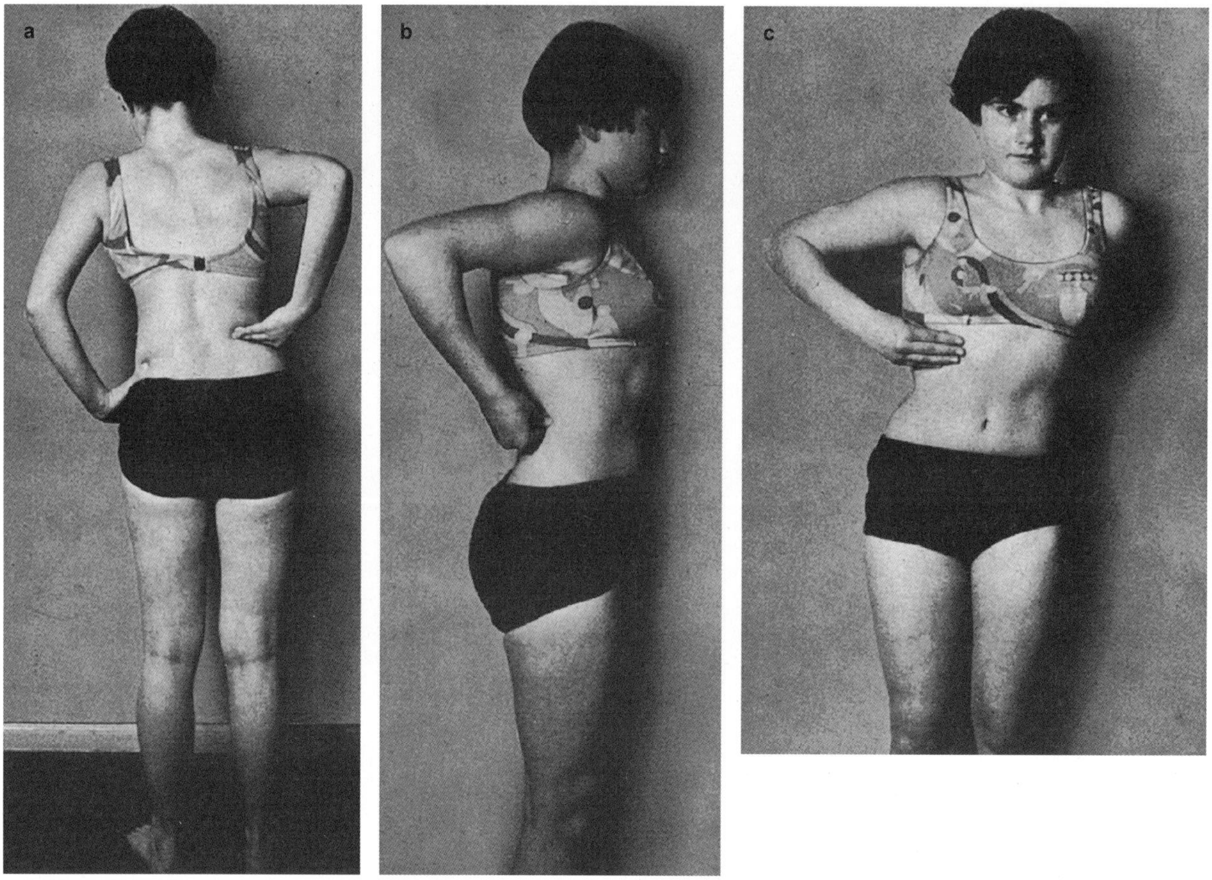

그림 5.16 a-c 표적을 정한 RAB (오른쪽 흉추측만증의 경우). 흉골을 이동시키고 그 위치에서부터 등(배부)의 호흡을 훈련한다. [M616]

촉진하여 움푹 들어간 부분을 찾는다. 호흡에 의해서 움푹 들어간 부분의 늑골을 전방으로 움직이고 거기서부터 "직각"으로 위쪽으로 움직인다. 이때, 확인하는 손가락을 같은 방향(전방 상방)으로 움직인다. 다른 한편, 횡격막이 하강하고 복부의 기관과 충돌하여 저항이 발생한다. 운동을 시행하는 사람은 이것을 느낀다. 동시에 등(back) 융기부분의 평탄화(즉, 강한 긴장)를 감지한다.

Count movement: 어깨와 골반의 후방운동.

3. **경추 전만 : 후방 위쪽** (쐐기 3) :

흡기 때 강한 "후두골 밀기"(Hinterhaupt schub, occipital push)를 가해 머리를 후방 위쪽으로 편다. 이것에 의해서 경추 전만이 경감한다.

Count movement: 상체의 앞경사, 흉부의 상부의 넓어짐.

측만증에서는 아래의 "직각" 호흡운동을 **추가**한다 ;

4. **Rib hump의 아래쪽에 있는 "가성늑골(false rib)"이나 "부유늑골(floating rib)" (제11늑골과 제12늑골) : 측방 위쪽** (쐐기 5) :

이러한 늑골은 중증 측만증에서는 거의 수직으로 내려간다. 운동을 시행하는 사람은 움푹 들어간 부분에 손가락을 세워서 밀면서 내려간 늑골을 찾는다. 손가락의 저항에 대항하여 "호흡"에 의해 늑골을 외측 상방으로 움직이고 머릿속에서 횡격막을 하강시킨다.

Count movement: rib hump 측방 돌출의 내측으로 모으기.

5. **위에서 언급한 "부유늑골" : 후방 위쪽** (쐐기 1) :

엄지손가락으로 제12늑골을 후방에서부터 강하게 민다. "호흡"에 의해 이 늑골을 엄지손가락에 저항하도록 움직인다. 이때, rib hump의 아래쪽 오목한 부분이 부푼다. 그 이유는 동시에 횡격막이 내려가

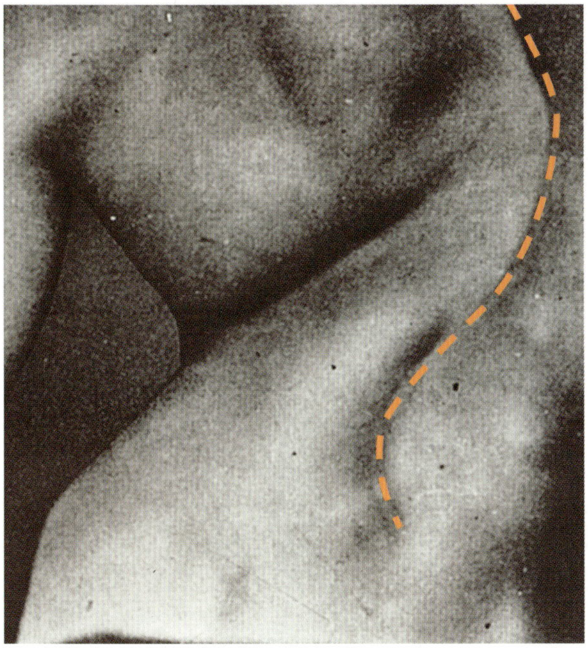

그림 5.17 흉부 오목면 (왼쪽) 은 크게 안쪽으로 가라앉는다. 흉부 오목면의 견갑대는 같은 쪽의 늑골에 부하를 가한다. 부하는 골반대까지 미치는 경우도 있다. [M616]

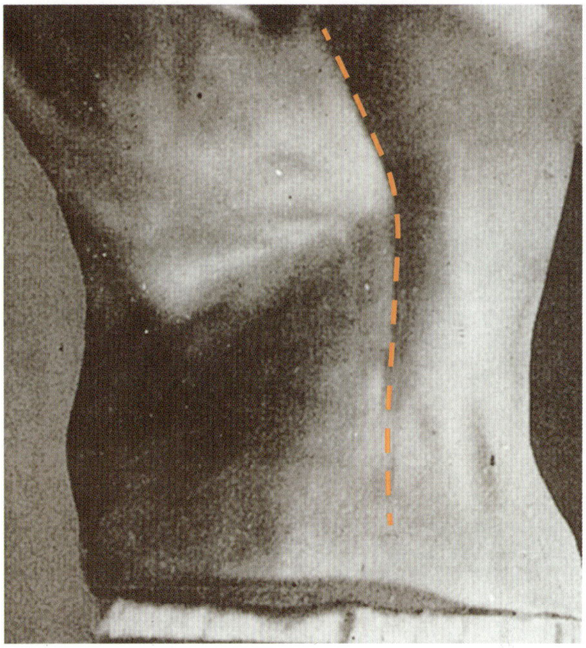

그림 5.18 흉부 오목면은 골반교정과 동시에 넓어진다. 또한 RAB에 의해서 부푼다. 이것들을 시행한 다음에 흉부 오목면의 늑골에 의해서 척추뼈를 교정한다. [M616]

고 제12늑골을 외측으로 밀어내기 때문이다. 밀려 나간 늑골을 다시 지지한다.

Count movement: 골반의 하강, 상체의 앞경사, 후방 rib hump의 축소

6. **Ventral Flat Zone : 전방 위쪽** (쐐기 2a) :
   위에서 언급한 2와 같은 운동을 rib hump 쪽(전방, 한쪽)에서만 시행한다. 동시에 반드시 상상에 의해서 횡격막을 하강시켜 전만을 조정하고 아랫방향으로 향해서 고정한다[이것에 의해 ventral flat zone이 들려올라간다].
   Count movement: 같은 쪽 허리와 어깨를 저항하도록 후방으로 유지한다.
7. **Ventral Flat Zone : 전방 위쪽** (쐐기 2) :
   상체의 중증 회전(흉골이 중앙에서 rib hump 쪽으로 변위한다)을 가진 경우, 이 추가 운동(내측 머리쪽)을 시행하고 흉골을 가능한 중앙을 넘어서 회전한다. 이 경우도 동시에 시행하는 횡격막의 하강에 주의할 것! 안쪽운동은 측방운동이고 회전 후에 시행하여야 한다.
   흉골이 중앙에 있는 경우, 이 회전호흡을 생략한다. 이 경우, 호기 때에 흉곽이 내측으로 움직이고, 측방의 갈비사이근(늑간근)이 축소한다(shoulder countertraction과 마찬가지이다).
   Count movement: rib hump 쪽 허리와 어깨를 외측으로 움직인다.
8. **겨드랑이의 늑골 : 전방 위쪽** (쐐기 2b) :
   겨드랑이의 갈비사이가 좁아지는 것은 rib hump 위쪽 견봉이 강하게 전방으로 회전하는 경우이다. 겨드랑이를 느슨하게 하여 넓히려면 동시에 어깨끝과 견갑골의 위치를 조정해야 한다(수직으로 한다). 이 경우도 이것을 아래쪽에서 횡격막을 연결한다.
   Count movement: 봉우리(견봉)(= 견갑골 위각)를 후방으로 움직이고, 견갑골 하각을 전방으로 움직인다. 이것에 의해서 rib hump가 전방으로 압박된다.

이러한 처치를 아울러서 시행하고 골반 위치를 조정한다(> 그림 5.17, > 그림 5.18). 골반 위치를 유지하기 위해 집중적으로 근육을 긴장시킨다. 흥미 있는 것은 휴지하고 있었던 오른쪽 허리의 기립근에 스위치가

다시 켜지는 것이다. 가장 하위의 만곡이 감소하면 중간위치의 만곡도 직립화가 된다. 중앙 왼쪽에서 넓은 등근(광배근)에 스위치가 들어가면, 즉각 중간위치의 만곡이 중앙으로 잡아당겨져 큰 lumbar prominence도 평탄해진다. 이러한 변화는 사진을 위아래를 거꾸로 하여 확인하면 명확히 알 수 있다.

이 단계에서는 왼쪽다리로 이동하여 있었던 신체의 부하를 의식적으로 거기서 유지한다. 이 작용을 나타낸 것이 > 그림 5.18이며, 왼쪽 면이 넓어져 있다. 우리들의 경험에 따르면, 위치이상에 의해서 보행 시 삐걱거리는 소리나 아탈구가 일어난 고관절에서 6주일 후에는 통증이나 삐걱거리는 소리가 없어졌다.

9. **오목면 : 측방 위쪽** (쐐기 6) :

오목면의 좁아진 늑골을 손가락으로 확인하면서 흡기 때에 오목면 허리를 통해서 외측(lateral) 상방(upward)으로 넓힌다. 의식적 횡격막의 하강에 의해서 늑골이 차례로 외측으로 움직이는 것이 느껴진다(확인하는 손가락이 외측으로 들려올라간다). 이 단계는 매우 중요하다. 그 이유는 늑골이 넓어져서 비로소 오목면 후방이동(Nach-hinten-Führen)과 들어 올림이 가능해지기 때문이다.

Count movement: 오목면 측방 허리근육(넙다리근막긴장근 [대퇴근막장근], 작은볼기근 [소둔근], 중간볼기근 [중둔근])을 외측에서 내측으로 모은다. 제2의 count movement으로 같은 쪽 견갑대의 외측부분이 축소한다. 이것은 자발적으로 일어나는 것이 아니라, rib hump 쪽 "shoulder countertraction"과 함께 일어나는 운동이다.

10. **오목면 : 후방 위쪽** (쐐기 4, 쐐기 6) :

오목면 늑골은 당장은 후방으로 회전할 수 없다. 그 이유는 양 방향 회전이 방해되어 있기 때문이다. 오목면 늑골의 후방이동(Nach-hinten-Führen)은 오목면을 측방으로 들어올린 후에 비로소 가능하다. 이어서, 오목면의 늑골을 위쪽으로 움직인다. 이것에 의해 후방 오목한 부분이 둥글게 부풀고 흉추 전만도 경감한다. 의식적인 횡격막의 하강은 지향하는 교정운동을 신속하게 완전하게 한다.

Count movement: 오목면 둔근이 후방에서 전방으로 향해서 긴장한다 [= 제4의 골반교정(4a)], 오목면 견갑대가 전방으로 회전한다.

중요!

이상에 언급한 모든 count movement 은 "후두골 밀기"나 횡격막의 하강과 조합해서 시행한다. count movement에 의해서 후만이나 전만을 가진 몸통부분은 평탄해진다. 이것에 의해서 몸통은 최적의 균형을 획득한다.

11. **상체를 앞쪽으로 기울게 하여 시행하는 RAB :**

이 시작자세에서 등의 비대칭성이 명확히 인지되는 경우에도 이 비대칭성은 양호하게 조정할 수 있다. 그 이유는 척추가 최대로 신장되어 있기 때문이다. 4kg이 되는 머리는 척추를 세로로 견인한다. 이것에 의해서 오목면은 견갑대에 의한 압박을 면한다. 횡격막 호흡을 시행하면 공기가 방해를 받는 일이 없이 흐른다. 오목면 늑골은 측방, 상방, 후방으로 회전된다. 호흡에 의해 오목면이 등쪽으로 움직이면 볼록면이 배쪽으로 회전한다. 이것에 의해서 흉추 전만이 경감한다.

이 운동에서는 가능한 오래 지속하고 직후의 호흡에 의해서 완성시키는 것이 중요하다. 앞에서 언급한 중증 측만증에서는 최대의 만곡을 가지는 영역이며 척추가 전만을 하는 일이 많다. 이 때문에 rib hump 쪽만으로 집중적인 운동을 시행하는 것은 반드시 적절한 것은 아니다. 그 이유는 이것에 의해서는 흉추 전만은 개선되지 않기 때문이다. 오히려 "척추뼈 되돌리기 회전운동"이 중요하다.

12. **목과 머리위치의 교정 :**

중간위치의 만곡을 연장할 때, 머리를 지지해야 한다. 이 중간위치의 만곡이 클수록 머리를 더 rib hump 쪽으로 움직여서 지지한다. 이것에 의해서 경추 만곡이 커진다. 따라서 운동에 의해서 머리를 오목면으로 기울여야 한다. 거의 모든 경우에 적용되는 법칙으로서 머리를 오목면으로 기울이고 턱을 rib hump 쪽으로 돌린다. 주된 만곡이 작을수록 머리를 더 똑바로 유지할 수 있다.

또한 어떠한 경우에도(후만도 포함) 경추 과다 전만이 있는 경우, 머리를 더욱 후방으로 움직인다.

13. **자세교정 후에 시행하는 등척성 수축에 의한 근육 긴장에 의한 안정화:**

완화의 운동을 통해서 융기부분이 평탄화하면 동시에 운동에 의해서 새로이 획득한 "정상적"인 형태 속에서 등척성 수축에 의해서 근육을 긴장시켜 성과를 유지한다.

순서: 흡기 때에 가능한 최선의 자세교정을 시행한다(어느 운동의 자세로도 좋다). 이어서 호기 때에 모든 몸통의 근육을 가능한 강하게 긴장시킨다(움직여서는 안 된다!). 이때, 머릿속으로 4까지 세고 근육 긴장을 강화한다. 이어서 흡기 때도 이 근육 긴장을 유지한다. 게다가, 호기 때에 호흡운동의 수준을 더욱 올린다 (능력에 맞춰 시행한다). 12까지 센다 ["12의 긴장"]. 그 후, 근육을 쉬게 한다. 이때, 호흡에 의한 영향이 일어나지 않도록 하고 근육 긴장이 정상으로 되돌아올 때까지 쉬게 한다. 근육 긴장은 아래쪽에서 위쪽으로 퍼진다. 즉, 대퇴 앞면에서부터 시작하여 서혜부를 지나 상위 늑골궁에 도달하고 거기서부터 측면을 지나서 후방으로 퍼진다. 그 후, 다시 한 번 처음부터 운동을 시행한다. "12의 긴장"을 3-4회 시행한 후, 호흡이 안정할 때 리듬을 획득하여 근육이 회복할 때까지 잠시 휴식한다. 휴식은 교정한 바로 누운 자세에서 시행한다. 이때, 등의 움푹 들어간 부분이 넓어지는 모양을 머릿속에서 상상하고 이 부분을 침상 면에 붙인다. 이러한 이미지에 의한 유도는 간과할 수 없고 놀라운 작용을 갖는다.

조언!

"12의 긴장"은 어떤 운동과도 조합시킬 수 있다.
이때, 근력에 따라서 12를 16~20까지 연장해도 좋다.
"12의 긴장"은 특히 과도하게 신장한 근육의 단축이나 양호한 자세의 회복에 적합하다. 다만, 성과를 올리려면 반드시 가능한 최선의(교정된) 시작자세에서 시행할 필요가 있다.

근육은 강하게 긴장시킴으로써 발달한다. 따라서 근육의 긴장은 rib hump를 축소하려고 하여 rib hump 쪽만으로 시행하지 않도록 주의한다. 그 이유는 오히려 rib hump가 시각적으로 명백할 정도로 확대할 우려가 있기 때문이다. 오히려 호기 단계에서 derotation을 한 후 양쪽 (오목면에서 근육은 길고, 볼록면에서 짧아진다)을 긴장시킨다.

5.4 4중만곡 측만증 : 이론적 고찰

측만증에는 다양한 유형이 있다. 예를 들면, 단일 만곡의 흉추 또는 요추 측만증이나 다양한 2중 만곡의 특발성 측만증 등이다. "3중 만곡"의 측만증도 흔히 관찰된다. 측만증의 형태적 변화는 이 수십 년에서 바뀌어온 것처럼 생각된다. 1970년대 이후, 요천추 만곡을 가진 측만증을 많이 볼 수 있게 되었다. 이 만곡은 추가적으로 발생하기 때문에 슈로스 치료법에서는 단적으로 **제4의 만곡**이라 부르고 있다.

요천추 만곡을 가진 환자는 하위 척추체의 구조적인 형성 장애를 가진다. 원인은 불명이지만, L5나 L4가 측방으로 기운다(자주 40°를 넘는다). 또한 L5의 한쪽 관절돌기(뼈의 접합부분)가 확대하는 일이 있다. 이것이 요천추 만곡의 시작이 된다. L5의 척추사이원반(추간판)이 쐐기형태가 되고, 요천추 만곡은 더욱 강화된다. 이 때문에 척추는 중력중심을 통해서 균형을 회복하려고 한다. 이것에 의해서 다른 만곡 즉, 요추만곡, 흉추만곡, 경추만곡이 형성된다. 자주 rib hump 쪽 골반은 크게 돌출함과 동시에 상방 후방으로 이동한다(> 그림 5.19, > 그림 5.20).

4중만곡 측만증의 치료를 위해 특별한 운동이 만들어져 있다.

운동의 방향은 흉부 오목면으로 향해서는 안 된다. 오히려 거의 수직으로 상승시킨다. 4중만곡 측만증의 치료가 복잡한 이유는 운동의 방향을 흉부 오목면으로 향하면 요천추 만곡이 더욱 부적절한 방향으로 견인되고, 또한 운동의 방향을 볼록면으로 향하면 요추 만곡이 확대하기 때문이다. 이 때문에 측방의 허리근을 활용하여 요천추 만곡을 똑바로 하는 것은 곤란하다. 환자는 상상하는 힘, 목표를 정한 호흡, 도수 조절(방향을 나타내는 접촉), 거울에 의한 등(back) 확인, 물리치료사에 의한 도수의 보조에 의존하지 않을 수 없다.

4중만곡 측만증은 3중 만곡 측만증과 크게 다르다(이하, 오른쪽 흉추측만증을 예로 언급한다) :

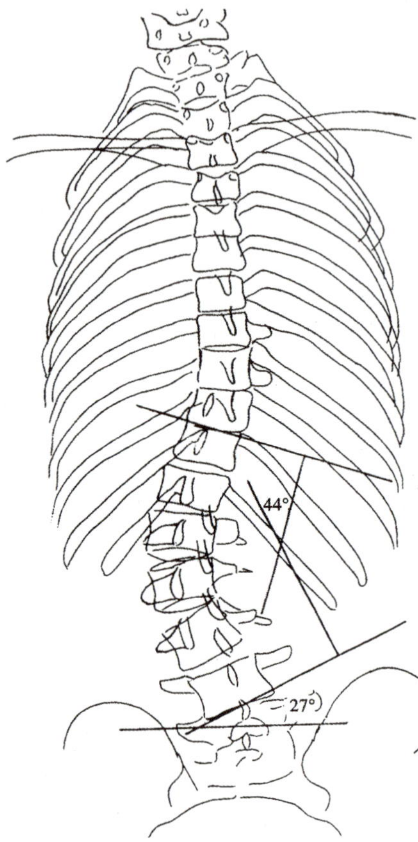

그림 5.19 척추의 전체상 (X선 영상의 투사도). 골반 이동 · 회전 · 비틀림이 관찰된다. 왼쪽 장골익보다도 오른쪽 장골익의 폭이 넓다. 이것은 오른쪽 장골익이 후방으로 회전하여 있다는 것을 나타낸다. [M616]

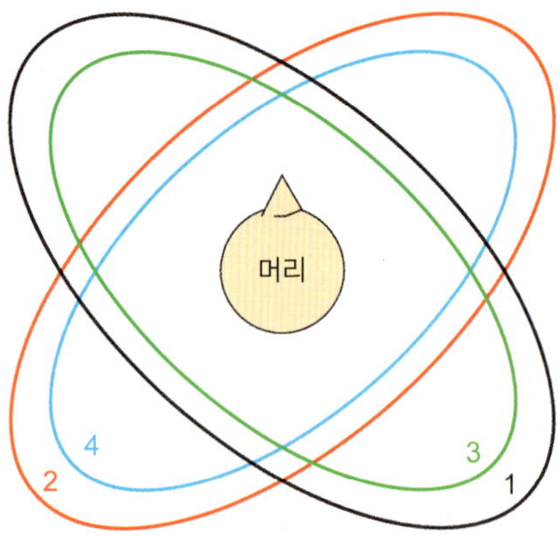

그림 5.20 위에서 본 그림 : 골반대 (1)와 흉곽 (3)은 같은 방향으로 회전한다. 마찬가지로 허리 (2)와 견갑대 (4)도 같은 방향으로 회전한다. 다만, 앞 2자와 뒤 2자는 반대방향으로 회전한다. [L143]

- 요천추 만곡을 갖지 않은 **전형적 3중만곡 측만증**에서는 상체가 오른쪽으로 돌출하고 전신의 부하가 오른쪽 다리에 걸린다. 골반 전체가 왼쪽 외측으로 이동한다. 이것에 의해서 rib hump의 측방돌출이 강화된다. 신체의 정역학은 보상되지 않는다.
- 요천추 만곡을 가진 **전형적 4중만곡 측만증**에서는 천골이나 미골까지 미치는 오른쪽 만곡을 갖는다(오른쪽 흉추측만증의 경우). 몸통은 요추-골반부분에서 다시 반전하여 측방으로 이동한다. 전신의 부하는 왼쪽다리에 걸린다. 상체 전체가 왼쪽으로 기운다. 이것에 의한 오른쪽 골반이 외측으로 움직인다. Lumbar prominence(왼쪽) -자주 흉요추에서 관찰된다-는 비정상적으로 큰 한편, 흉추 만곡의 각도는 작다.

3중만곡 측만증과 4중만곡 측만증의 임상소견에서도 측방으로 이동한 모든 몸통부(꼬리쪽도 포함)은 동시에 후방으로 회전한다(> 그림 5.21 a-c).

운동치료에서는 이러한 것을 고려해야 한다. 아래에 언급하는 **운동의 예**에서는 미미하지만 효과적으로 작용하는 힘(슈로스 치료법의 치료를 통해서 활성화된다)이 환자에게 좋은 변화를 창출한다는 것을 보여준다. 이러한 운동은 어느 시작자세에서 시행해도 좋다. 다만, 반드시 몸통부분(측방이나 시상 방향으로 변위하여 상하로 겹치지 않는다)의 회전을 해소하고 중력중심을 통해 원래로 되돌리는 것 즉, 정역학적인 보상을 해소하는 것을 목적으로 하여 시행한다.

원칙으로서 체중은 선 자세에서는 양다리에 걸고 앉은 자세에서 양쪽 둔근에 건다. 그 이유는 3중만곡 측

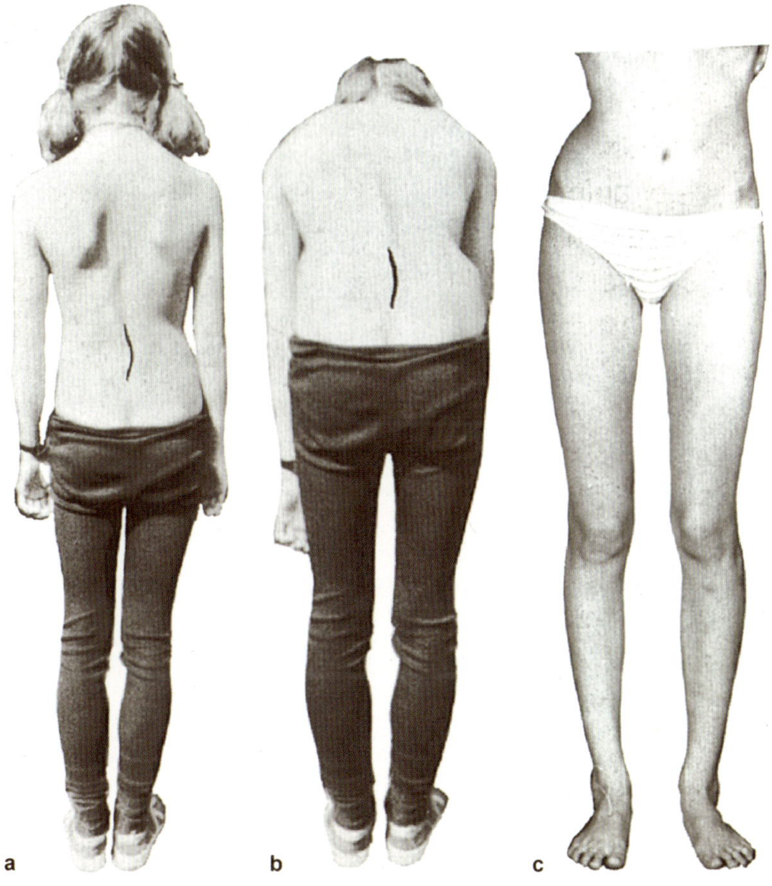

그림 5.21 측방이동을 하는 몸통부분은 동시에 후방으로 회전한다. [M616]

a. 허리가 오른쪽으로 변위하면 척추의 꼬리쪽 부분도 오른쪽으로 견인된다.

b. 전방굴곡을 하면 천골의 반대만곡 (꼬리쪽의 극돌기의 배열)을 진단하기 쉽다.

c. 임상소견에서 현저한 prominence hip이 관찰된다.

만증인 경우처럼 오목면 다리에 부하를 주면 rib hump의 아래쪽 허리가 더욱 외측으로 돌출하기 때문이다. 운동에는 정해진 패턴은 없다. 어느 운동에서도 요추를 중앙으로 움직이고 외측으로 이동한 골반부위를 원래의 위치로 되돌리는 것이 중요하다. 당연하지만, 여기서도 제1 및 제2의 골반교정을 시행한다.

5.4.1 요천추 만곡 측만증 (>그림 5.23, >그림 5.24)

중증의 lumbar prominence를 가진 경우, 골반 앞 모서리(전상장골극)를 중간위치까지만 들어 올려야 한다.

조언!

X선 영상이 있는 경우 항상 곁에 두고 보면서, 몇 번이나 상세하게 조사하여 보다 좋은 운동의 방향을 검토해야 한다.

- **[4중 만곡] 측만증에서 볼 수 있는 다른 증상[1]**: 우리 병원에서 요천추 만곡을 가진 측만증 환자 115명을 조사하였더니 다음의 임상징후가 관찰되었다 :
  - 외반족(흉부 오목면에서 강화된다)
  - 외관상의 다리의 내측회전 위치(마찬가지로 흉부 오목면에서 강화된다)
  - 골반의 돌출(흉부 볼록면)
  - 흉부 오목면 다리에 부하 증대
  - 장골극 위치의 불균형(외견상의 골반 비틀림)
  - 보행패턴

조사한 환자 중 87.8%가 오른쪽 볼록한 흉추측만증이고, 12.2%가 왼쪽 볼록한 흉추측만증이었다.

- **요천추 만곡의 직접적인 징후:** 임상소견의 현저한 특징으로 흉부 볼록면 골반돌출이 관찰된다. 조사한 오른쪽 볼록한 흉추측만증의 환자 101명 중, 96명에서 골반이 흉부 볼록면으로 이동하여 있었다.

1 이하의 연구는 오랜 세월의 동료 요아힘 카르흐(Joachim Karch)(PT)에 의한 것이다. 그에게는 매우 감사하고 있다 (크리스타 레네르트 슈로스).

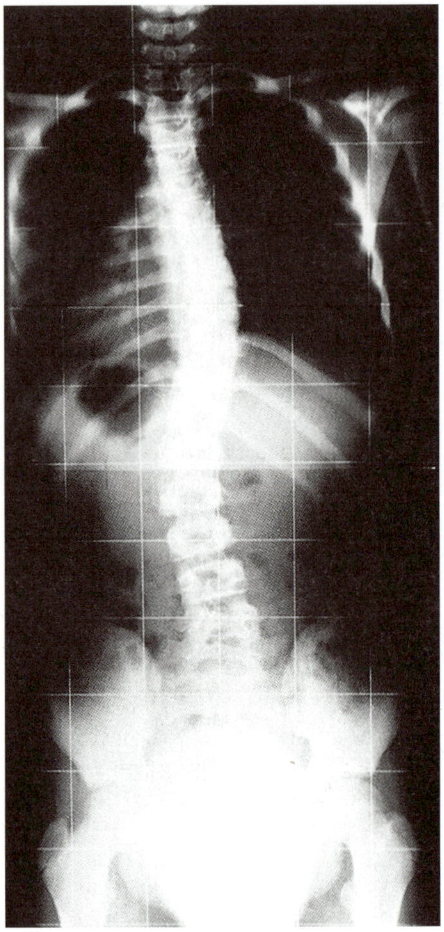

그림 5.22 상체의 흉부 오목면으로의 이동 [M616]

5명에서는 측방 변위는 없었다. 왼쪽 볼록면 측만증 환자 14명 중, 13명에서 골반이 왼쪽으로 이동하고 1명에서는 변위는 없었다. 기타의 골반 위치 이상은 약간이었다.

- **요천추 만곡의 간접적인 징후** : 흉부 오목면 **외반족**(pes valgus)이 많고(70.3%) 그중 20.8%는 양쪽 외반족이었다. >그림 5.22에서는 명백히 상체가 흉부 오목면으로 이동하여 있다. 늑골의 외측에서부터 내린 수직선을 보면, 흉부 오목면에서는 수직선은 허리의 곁을 지나고 흉부 볼록면에서는 허리를 "절단하여" 지난다.

>그림 5.23a–c는 sohernbeim에서 6주간의 치료를 받은 후의 여성 환자의 것이다. 또한 >그림 5.24a와 >그림 5.24b에 따르면 운동에 의해서 이 여성 환자의 요천추 만곡은 45°에서 18°로 저하하였다.

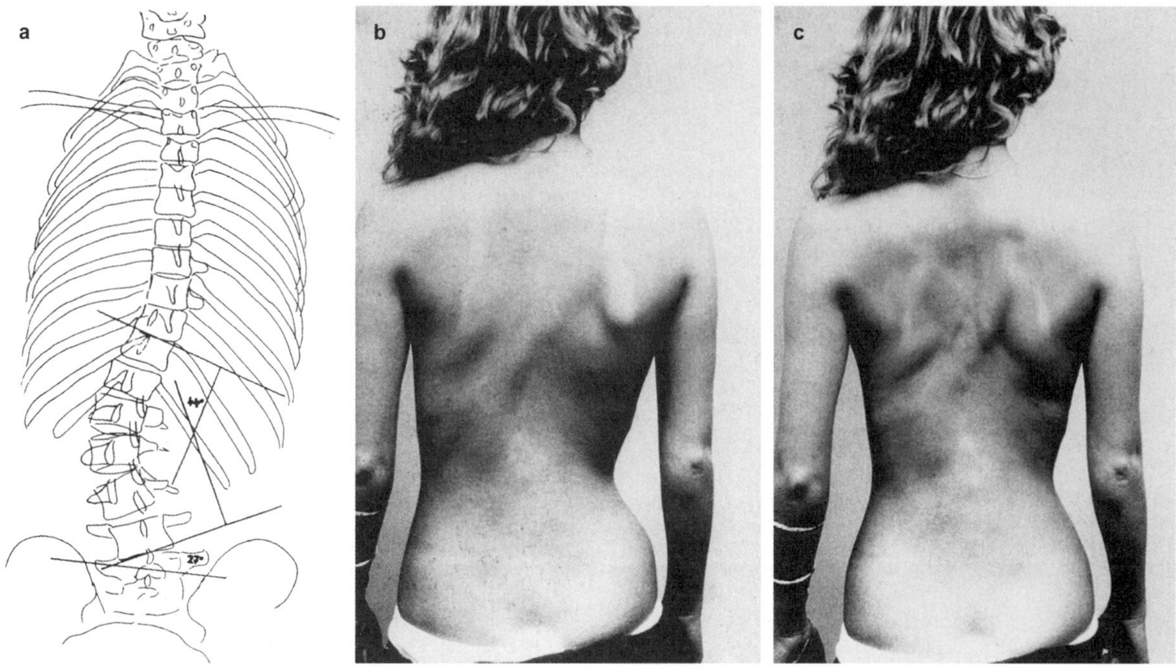

그림 5.23 요천추 만곡의 교정 (사진 제공 : Niedhardt 교수) [M616]
a. X선 영상의 투사도
b. 일반적인 선 자세
c. 교정자세

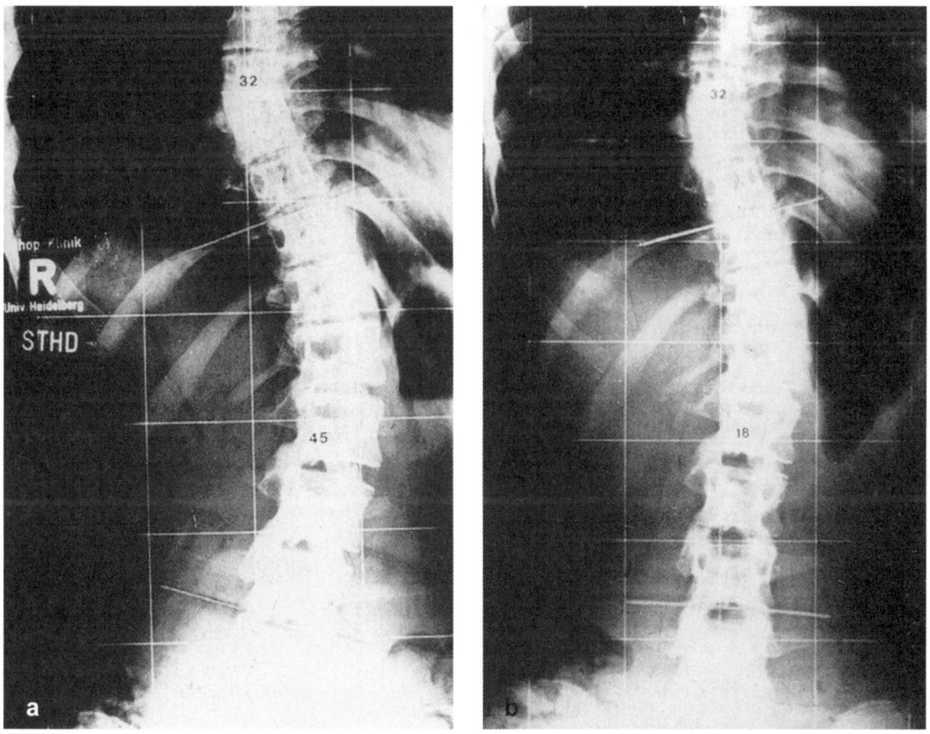

그림 5.24 요천추 만곡의 교정 (사진제공 : Niedhardt 교수) [M616]
a. 일반적인 선 자세
b. 교정자세

교정운동은 환자의 골반의 가동범위에서 가능하다. 이때, 골반이나 인대를 느슨하게 하지 않는다. 교정운동 종료 시에는 등척성 수축에 의해서 필요한 근육 전체를 고정한다[= 근육 긴장].

5.4.2 4중만곡 측만증의 교정 원리

- 우리 병원의 환자 중, 79.1%에서 흉부 오목면 다리의 **외견상 내측회전**이 관찰되고 5.2%에서 흉부 볼록면 다리의 강한 내측회전이 관찰되었다. 환자 1명에서 양 다리의 강한 내측회전이 관찰되었다.

  13.9%에서 다리의 내측회전에 관련되는 변위는 관찰되지 않았다. 슈로스 치료법의 견해에 따르면, 흉부 오목면 다리의 내측회전 위치는 골반의 위치의 변화에 의해서 일어난다. 흉부 오목면에서 골반이 전방으로 회전하고 흉부 오목면의 관골구와 함께 고관절 전체도 전방으로 회전한다. 이 외견상의 다리의 내측회전 위치는 장골익이 관상면 수평축 주위를 반대방향으로 회전함으로써 더욱 강화된다.
- **외견상의 골반의 비틀림**(장골극의 위치의 불균형 – 이것은 Lewit (1987)가 언급하고 있는 외견상 골반 비틀림과 유사하다)은 우리 병원의 요천추 만곡을 가진 환자의 80% 이상에서 관찰되었다. 환자의 77.2%에서 반대쪽에 비해 흉부 오목면에서 전상장골극이 꼬리쪽으로 이동하고, 후상장골극이 머리쪽으로 이동하여 있었다. 19.8%에서는 이러한 골반의 위치이상은 관찰되지 않았다. 2.9%에서 "정반대의 비틀림"이 관찰되었다. 오른쪽이 볼록한 측만증의 이러한 소견과 유사한 전형적인 골반의 위치이상이 왼쪽이 볼록한 측만증의 환자 14명 중 10명에서 관찰되었다. 4명에서는 이것에 상당하는 소견은 관찰되지 않았다.
- 흉부 오목면 **다리의 부하증대**는 거의 모든 환자에서 습관적 자세로서 관찰되었다. 우리들의 조사에서는 시진만으로 이것을 평가하였다.

이상에 열거한 증상은 어느 것이든 왼쪽이 볼록한 흉추측만증보다도 오른쪽이 볼록한 흉추측만증에서 많이 관찰된다. 양쪽 외반족 비율(%)은 오른쪽 측만증보다 왼쪽 측만증에서 2배가 많았으나, 발의 임상에서 이상을 갖지 않은 비율은 왼쪽 흉추측만증에서 4배가 많았다.

슈로스 치료법의 식견으로는 요천추 만곡의 간접적인 징후 특히, 외견상의 골반의 비틀림은 환자가 가지는 전형적인 골반의 위치이상의 결과로서 일어난다. 예를 들면, 흉부 오목면에서 골반이 복측 (Anterior) 미측 (caudal)으로 회전하는 것에 맞춰서 관골구와 고관절 전체가 내측으로 회전하고, 이것에 의해서 흉부 오목면의 다리가 외견상의 내회전 위치가 된다.

앞에서 언급한 것처럼 반대쪽과 비교하여 흉부 오목면의 허리는 전방(Forward)으로 이동한다. 이것에 의해서 반대쪽과 비교하여 흉부 오목면의 대퇴 앞쪽의 근육의 긴장은 강화된다. 이것에 의해서(특히, 넙다리곧은근 [대퇴직근]의 긴장에 의해서) 흉부 오목면의 장골익은 더 크게 꼬리쪽으로 잡아당겨진다. 이것은 외견상의 골반의 비틀림의 설명 모델로서 도움이 된다. 슈로스 치료법의 골반교정을 몇 번인가 시행함으로써 해소되는 골반의 위치이상은 Lewit가 언급하고 있는 골반의 비틀림이라 해석할 수 있다.

다만, 여기서 강조해 두어야 할 것은 요천추 만곡의 직접적 및 간접적인 징후라는 표현은 측만증 환자의 요천추 만곡이라는 현상을 인식하기 쉽게 하기 위한 목적일 뿐이다. 이것에 의해 치료에 임하는 물리치료사는 교정의 원리를 알고 어떠한 측만증 환자에 대해서도 필요한 교정을 용이하게 선택할 수 있다.

Chapter

6 장 운동의 확인 : 검사영상의 비판적 고찰

카타리나 슈로스는 환자가 본인의 사진을 바르게 관찰하는 것을 중시하고, 환자는 보는 것을 학습해야 한다고 하고 있다.

이전에는 내원하는 환자의 대부분은 가장 중증 측만증 환자나 이른바 "허리 그룹" 환자 즉, 허리가 weak side 즉, 흉부의 오목면 쪽으로 외측 돌출된 환자였다.
이 유형의 측만증은 스웨덴 체조의 "만곡을 고치는 체조"(Umkrümmungsubungen)를 수년 시행함으로써 형성된 것이 분명했다.

측만증 치료의 "효과", 특히 신뢰성을 얻기 위해 카타리나 슈로스는 모든 환자에 대해서 상체에 아무 것도 몸에 걸치지 않은 상태에서(초기에는 알몸의 경우도 있었다) 사진을 촬영하고 또한 몸에 걸치는 옷을 아주 적게 하여 운동을 시행시켰다.

이것은 치료사에게도 환자에게도 지속적으로 치료에 집중하게 하는 동기부여가 되었다.

극히 단순하게 말하자면, 3 type 측만증에서는 체간을 중앙선을 중심으로 좌우 각각에서 반대방향의 만곡이 생긴다. rib hump는 단독으로는 존재하지 않는다. 그 상하의 몸통부분이 rib hump와 반대방향(즉, 전방)으로 움직임으로써 비로소 rib hump가 나타난다. 마찬가지로, 오목면도 단독으로 존재하지 않는다. 그 상하의 몸통부분이 오목면와 반대방향(즉, 후방)으로 움직임으로써 비로소 오목면가 나타난다
(> 그림 6.2).

6.1 검사영상에서 알 수 있는 것

> 그림 6.1 a-c[1]은 슈로스 치료법을 시작함에 있어서 현재 상황에 대한 정보를 준다. 환자는 **현재 모습**(Ist-Zustand)을 인식함과 동시에 **이상적인 자세**(Sollen-Zustand)를 영상 안에서 잘 보고 이해한다.

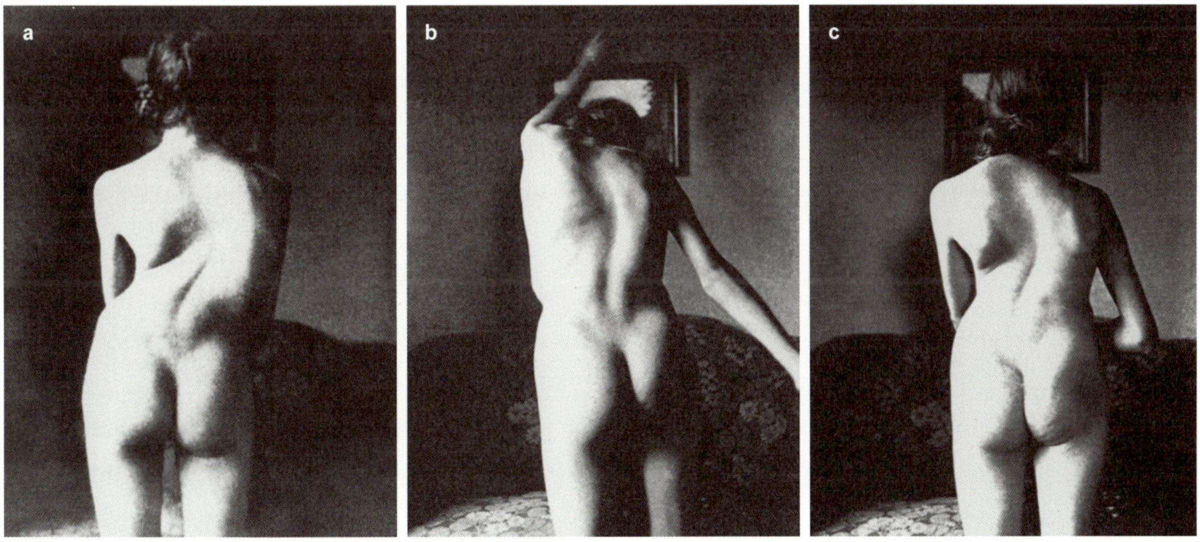

그림 6.1 a-c 운동의 예 : 중증의 오른쪽 흉추측만증 [M616]

1 이러한 사진들은 1920년대에 마이센에서 활동하고 있었던 초기에 촬영한 것이다.

6.1.1 현재 모습

현재 모습 : > 그림 6.1a에서 환자는 양 다리에 같은 양의 부하를 걸지 않고 오른쪽 다리에 더 많은 부하를 걸고 서 있다. 이것에 의해서 상체의 오른쪽이 무거워지고 오른쪽이 내려가지 않게 하기 위해 반대쪽의 허리로 상체를 지지한다. 이와 같이 하여 이른바 "측만적 균형"이 발생한다. 머리를 중력중심을 통해서 중앙으로 되돌리려고 하면 오른쪽 rib hump가 출현한다. 또한 오른쪽 어깨 끝이 전방으로 이동한다. 이것에 의해서 (오른쪽에서 보면) rib hump는 한층 더 크게 보인다. 오른쪽 어깨에서부터 내린 수직선은 오른쪽 허리의 바로 옆을 지난다.

왼쪽 어깨(또는 왼쪽 견갑대 전체)는 후방으로 움직이고 이것에 의해서 왼쪽 폐 호흡이 방해를 받는다. 왼쪽 견갑대는 차츰 후방으로 움직이고 왼쪽(오목면)의 늑골을 통과하여 골반대를 향해서 하강한다. 이것에 의해서 왼쪽 늑골은 전방으로 밀려난다. 허리는 왼쪽 외측으로 움직임과 동시에 상방으로 움직인다. 이 때문에 허리의 골반대도 비스듬히 돌출한다.

카타리나 슈로스의 기본적인 개념은 뇌 안에서 새로운 운동이나 자세패턴을 발생시키기 위해 "현재의 신체모습과 반대인 모습을 창출하는 것"이었다. 따라서 운동을 시행한 후에는 측만을 가지는 신체가 똑바른 상태에 접근한다는 희망을 가져야 한다.

6.1.2 이상적인 자세

이상적인 자세 : 몸통 이동이나 회전은 원래로 되돌려야 한다. 이 원칙을 실현하는 시도(> 그림 6.1b)로서 아래 순서로 운동을 시행한다.

- 체중을 오른쪽다리에서 왼쪽다리로 이동시킨다.
- 외측으로 이동한 왼쪽 골반을 내측으로 거둬들인다.
- 오른쪽으로 돌출한 상체를 왼쪽허리보다도 더 왼쪽으로 기울인다. 오른쪽 어깨에서부터 내린 수직선(가상의 선)이 오른쪽 허리와 만나야 한다 (오른쪽허리의 오른쪽에 떨어지면 안 된다).
- 오른쪽 위쪽으로 예리하게 돌출하여 있었던 요추는 운동에 의해서 더 수직으로 된다.
- 압박되어 있었던 왼쪽이 "열려" 공기가 들어간다.

이것의 운동의 5가지의 순서이다.

동시에 여기에는 다음의 9개의 **흔히 하는 실수**가 포함되어 있다 :

1. 왼쪽 허리를 내측으로 당기는 것은 옳다. 이것에 의해서 왼쪽허리는 내려간다. 다만; 이것에 의해서 오른쪽 허리를 위쪽으로 움직여서는 안 된다!
2. 또한, 오른쪽 허리를 전방으로 움직여서는 안 된다. 그 이유는 둔열(anal cleft)이 비스듬히 되기 때문이다.
3. 오른쪽 허리를 위쪽으로 움직이면, 오른쪽 rib hump의 아래쪽 weak point가 좁아진다.
4. 오른쪽 허리를 전방으로 회전하면 오른쪽 허리의 척추기립근(허리에 존재하는 근육)의 작용이 방해를 받고, 또한 골반대와 rib hump 사이의 정렬이 방해된다. 그 이유는 rib hump 쪽에서는 골반이 rib hump에 의해서 전방으로 이동하여 있기 때문이다. 이 때문에 골반을 반대방향(후방)으로 회전해야 한다. 카타리나 슈로스는 항상 환자에게 rib hump는 단독으로 존재하는 것이 아님을 주지시켰다. rib hump 상하 신체영역이 전방으로 움직임으로써 비로소 rib hump가 나타나는 것이다. 마찬가지로 "weak side"(오목면)도 단독으로 존재하는 것은 아니다. 그 상하 영역이 후방으로 움직임으로써 비로소 weak side가 나타나는 것이다"라 설명하고 있었다. 이 때문에, 그녀는 **반대운동**(count movement) 즉, 같은 쪽의 같은 면에서 시행하는 반대의 운동을 고안하였다.
5. 왼쪽을 넓히는 것은 바람직하다. **다만:** 왼쪽은 넓어져야 하나, 들어 올려진 왼쪽 팔을 끌어 당겨서는 안 된다.
6. 마찬가지로 왼팔을 오른쪽 위쪽으로 견인하지 않는다. 그 이유는 이것에 의해서 왼쪽에서 이미 내재하는 shoulder hump(Schulterbuckel)가 형성되기 때문이다. 오른쪽 어깨보다도 왼쪽 어깨는 광범위하게 작용한다.

6

7. 환자는 오른팔을 자연스러운 위치에 놓고 오른팔을 아래쪽(꼬리쪽)으로 밀어내리고 rib hump의 측방 부분의 압박을 시도한다. 이때, 오른팔을 내측으로 돌린다(내회전). 오른쪽 어깨 끝을 크게 전방으로 회전한다.
8. 이 운동에 의해서 견갑대는 횡단면을 벗어난다. 이것에 의해 입고 있는 옷이 아래로 늘어진다. 카타리나 슈로스가 말하기를 "견갑대는 옷걸이(hanger)와 같은 것이다. 옷걸이에 건 옷이 비스듬히 되는 일은 없다"

   정확하게는 오른쪽 어깨를 후방으로 움직이기 위해 오른팔을 외측으로 돌린다(외회전). 이것에 의해서 오른쪽 견갑골은 수직이 된다. rib hump는 견갑골 하각에 의해서 전방으로 들려올라간다.
9. 또한, 운동에서 머리를 오른쪽으로 견인하면 왼쪽에서 어깨융기가 커지고 이미 왼쪽으로 만곡하여 있는 경추 만곡도 증가된다.

   정확하게는 머리를 왼쪽으로 움직인다. 이때, 흉추 만곡을 연장하여 머리를 지지한다. 이것에 의해서 활동을 하지 않게 되어있었던 오른쪽의 목 근육이 작용하여 동시에 흉추 만곡의 역회전(derotation)을 한다.

중요!

카타리나 슈로스는 영상을 비교함으로써 이같은 실수를 발견하였다. 물론 있어서는 **안 되는** 일이지만 실제로 운동 중에도 중대한 오류가 발생할 수 있다는 것 (실제로 자주 일어나고 있다)을 알 수 있다.

6.2 운동의 고안

몸통(체간)의 좌우(rib hump 쪽 vs. weak side 쪽)(> 그림 6.2)에는 반대방향의 만곡이 있다는 것은 슈로스 치료법의 기본적인 사고방법이다.

카타리나 슈로스는 앞에서 언급한 실수를 어떻게 하면 바로잡을 수 있는가를 검증하고 있다. 그 이유는 하나의 실수에 의해서도 최적의 치료성과가 감소되거나 또는 효과를 얻을 수 없기 때문이다. 9개의 실수는 5개

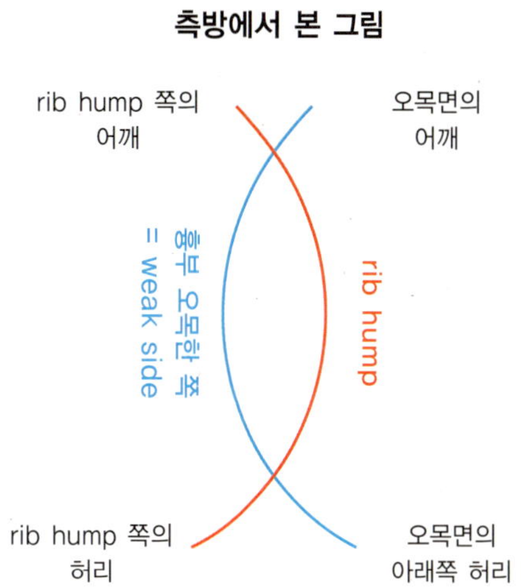

그림 6.2 반대방향의 만곡을 가진 체간의 반신(측방에서 본)의 모식도 [L143]

의 바른 운동의 긍정적인 성과를 방해한다. 즉, 이것 때문에 운동은 부적절한 것으로 된다. 이 때문에 카타리나 슈로스는 실수를 배제 또는 방지하려고 한 것이다.

카타리나 슈로스는 **"비틀린 앉은 자세"**(turned sitting position)를 고안하였다. 이것에 의해서 오른쪽 허리는 후방 아래쪽으로 움직이고, rib hump의 아래쪽 weak point나 왼쪽 weak side가 넓어져 호흡에 의해 공기가 들어간다.

또한 왼팔에 의한 견인을 멈추고 이것에 대신해서 오른팔에 의한 비스듬히 외측 상방의(lateral, upward) **"shoulder countertraction"**을 고안하였다. 이것에 의해서 견갑대의 위치가 수평으로 되돌아온다. 그리고 머리위치를 조정한다. 슈로스의 말로 표현하면 "머리를 weak side로 기울이고 턱을 rib hump side로 돌린다." 그녀는 "hump"라 말하지 않고 환자는 작은 짐(package)을 짊어지고 있다는 뜻으로 독어로 "Paket(파케트)"라는 완곡한 표현을 사용하였다. 또한 중간위치의 만곡 이른바 "주된 만곡"(흉추)을 펴서 머리를 지지하고 이것에 의해서 "후두골 밀기"를 가한다. 이 머리위치는 동시에 후방으로 돌출한 상부늑골(rib hump)을 평탄하게 하는 작용도 갖는다. 카타리나 슈로스는 조금씩 치료를 정밀하게 하고 운동 수정(revision)을 계속하였다. 또한 환자를 그룹으로 하여 잘못된 운동을 실제로 시행시켜 보여주고 그 자리에서 어

떻게 하여 변경하는가를 설명하였다. 이와 같이 하여 환자는 동료와 함께 운동을 학습하고 확실하게 운동의 순서를 습득하였다.

마지막으로 실제로 카타리나 슈로스가 어떤 여성 환자(당시 동독에 살아 서독으로 올 수 없었다)를 위해 기재한 운동의 입문서[2]의 한 단락을 인용해 둔다. 여기에는 그녀의 환자에 대한 애정뿐만 아니라, 세부적인 정확성에 대한 애착이 표현되어 있다. 이것은 모든 슈로스 치료법의 운동을 통하여 시종일관 강조되어 있다. 카타리나 슈로스는 반복해서 다음의 것을 강조하였다.

"측만증은 많은 잘못된 운동의 총괄로서 일어나고 굳어진 모습이 된다. 따라서 측만증을 이해하고 운동을 통해서 측만증의 전체를 반전시키려면(처음에는 상상하는 것만으로도 좋다) 이것을 상세하게 보아야 한다. 치료에서는 모자이크 조각을 맞대어 붙이고 최종적으로 직립자세가 발생한다. 이것에 의해서만 측만증의 고통을 개선할 수 있다. 따라서 치료사는 치료에서 최대한으로 환자에 관여하여 애정과 헌신을 쏟고 스스로의 동기부여를 환자에게 전달한다. 또한 어떤 운동이든지 치료의 성과를 좌우하는 유일무이한 것처럼 시행해야 한다."

카타리나 슈로스는 젊었을 때부터 이 신념대로 자기를 치료한 것과 마찬가지로 치료활동을 시행하여 왔다. 그녀는 평생을 통해서 이 신념을 충실히 지켰다. 카타리나 슈로스병원에서 일하는 우리도 그녀의 정신을 이어받아 치료하는 것에 노력하고 있다.

2 이것은 1977년에 잡지 "치료체조" (Krankengymnastik)에 발표되었다.

Chapter

7장 부적절한 운동과 일상의 자세

7.1 부적절한 운동

중요!

측만증은 **다양한 불량 자세의 총괄**로서 발생한다. 이러한 불량 자세에 의해서 **결함형태가** 발생한다. 따라서 **하나의** 불량 자세를 교정하는 것만으로는 불충분하다. 그 이유는 다른 불량 자세가 남아있으면 전체의 문제는 해결되지 않기 때문이다.

7.1.1 흉추의 굴곡

흉추 굴곡(전방, 측방, 후방)은 피해야 한다. 그 이유는 기존의 척추의 만곡이 증가되기 때문이다: > 그림 7.1은 Th10-L1의 쐐기모양 척추의 형성에 의해서 하부 흉추의 주된 만곡을 가진 4세 여아의 X선 영상의 투사도이다. 요추가 수직선에서부터 19° 변위하여 있다. > 그림 7.2는 1.5년 후의 검사의 그림이며 요추가 수직선에서부터 30° 변위하여 있다. 앞 그림과 비교하면 변위는 11° 증가되어 악화되었음을 알 수 있다. 모두 정지자세에서 촬영한 X선 영상의 투사도 이다.

> 그림 7.3a는 > 그림 7.1과 같은 날에 운동을 시행하면서 촬영한 X선 영상의 투사도이며 주된 만곡이 뚜렷이 바르게 되어있다. 화면상에 골반이 찍혀있지 않으면 이 운동에 의해서 척추가 똑바르게 되었다고 생각할 것이다.

하지만, 골반이 수평이 되도록 이 영상을 조절하면 (> 그림 7.3b) 운동에 의해서 신체의 균형이 크게 상실되어 오른쪽의 부유늑골이 장골릉에 접근하는 것 (> 그림 7.1과 거의 같다)을 알 수 있다. 흉추와 요추 사이의 주된 만곡(오른쪽 만곡)을 위쪽으로 펴려고 하면 상체가 요추 만곡과 같은 방향으로 움직인다. 흉추 만곡 꼬리쪽 부분은 요추 만곡의 머리쪽 부분과 같은 방향으로 움직인다. 이것에 의해서 2개의 만곡은 서로

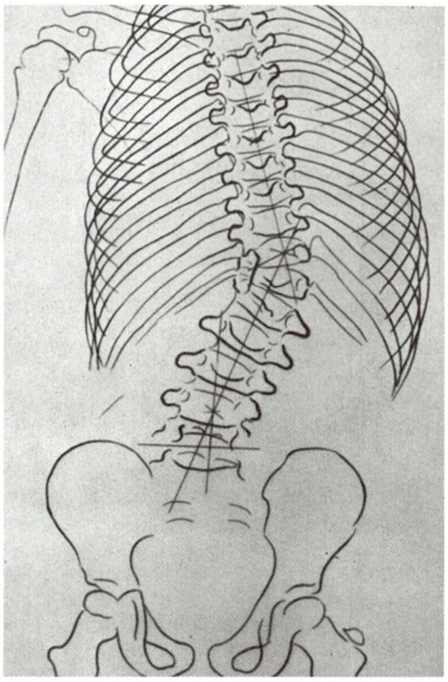

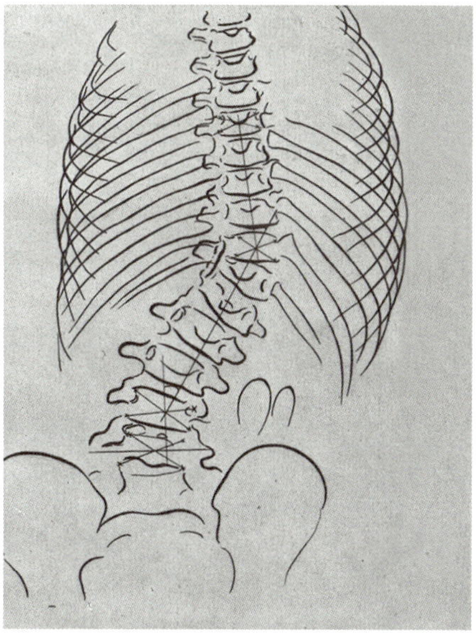

그림 7.1 (좌) Th10-L1의 쐐기모양 척추에 의해서 하부흉추 부위의 주된 만곡을 가진 4세 여아의 X선 영상의 투사도. 요추가 수직선에서 19° 변위하여 있다. [M616]

그림 7.2 (우) 같은 여아의 1.5년 후의 X선 검사의 투사도. 요추가 수직선에서 30° 변위하여 있다. [M616]

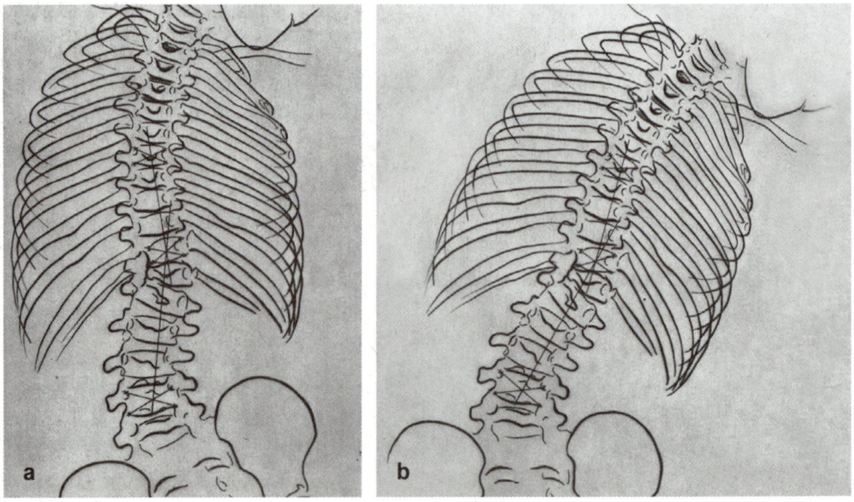

그림 7.3 a,b 같은 여아의 부적절한 운동을 시행하였을 때 X선 영상의 투사도 [M616]
a. 주된 만곡이 똑바로 되어있다.
b. 골반이 수평이 되도록 a의 영상의 수평을 조절한 것. 신체의 균형이 크게 상실되어 있다.

접근하여 비스듬히 오른쪽 방향의 1개의 선이 형성된다(> 그림 7.4).

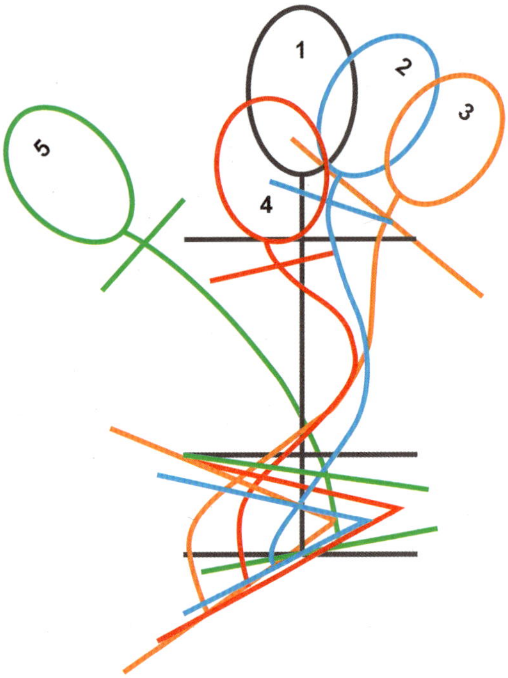

그림 7.4 "만곡을 고치는 체조"의 모식도 [L143]
1. 똑바른 체간. 정역학적으로 보상된다.
2. 측만증의 불량 자세. "측만적 균형"이 일어난다 = 정역학적으로 보상되지 않는다.
3. 스웨덴체조인 "만곡을 고치는 체조"에 의한 "측만적 균형"의 강화
4. 3번에 의한 측만증의 불량 자세 강화
5. 슈로스 치료법의 운동의 방향 = over correction에 의한 "측만적 균형"의 해소

7.1.2 만곡을 고치는 체조

"만곡을 고치는 체조"는 주된 만곡(흉추)을 표적으로 하고, 주된 만곡의 접합부분을 부적절한 방향으로 향한 채로 시행되고, 오른쪽으로의 부하가 더욱 증가된다. 흉추 만곡이 직선으로 보이기 때문에 이 운동은 자주 유익한 것으로 착각한다. 그러나 그렇지는 않다. 체간을 오른쪽으로 굽히면 신체의 중력중심은 오른쪽으로 이동한다(그렇지 않아도 등쪽 오른쪽 측만증에서는 중력중심이 오른쪽으로 이동한다). 만곡을 고치는 체조를 시행한 경우, 동시에 골반을 왼쪽으로 이동하지 않으면 신체가 오른쪽으로 내려갈 것이다. 그 결과, 하부(요추) 만곡이 악화될 것이다. 오른쪽으로 측방굴곡을 한 상체와 왼쪽으로 변위한 골반은 중력중심을 통해서 균형을 잡는다. 이 때문에 오른쪽 흉추 측만증에서는 체중은 선 자세에서 오른쪽 다리에 걸리고 앉은 자세에서 오른쪽 둔부에 걸린다. 이것은 측만증에 있어서 불리하게 된다.

조언!

다음의 것을 추가로 확인하면 좋다.

- 앉은 자세에서 왼쪽 둔부에 부하를 걸면 오른쪽 둔부가 하중이 제거되어 체간은 균형을 잃어 상체가 왼쪽으로 굽고 왼쪽 늑골이 측방으로 돌출한다(> 그림 7.5)
- 중간위치(> 그림 7.6)
- 오른쪽 둔부에 부하를 걸면 (> 그림 7.7) 왼쪽 둔부에 부하를 건 경우와 반대의 자세로 변화한다.

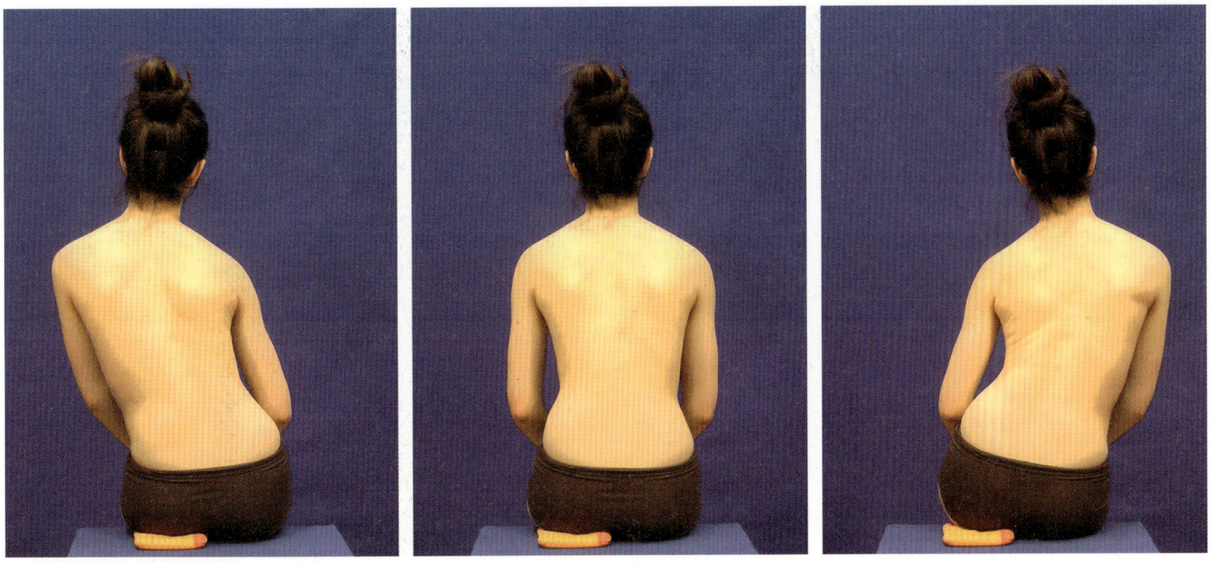

그림 7.5 –그림 7.7 골반의 부하 변화에 따른 척추 만곡의 변화
그림 7.5 (좌) 체중을 왼쪽 둔부에 건다. 요추가 왼쪽으로 돌출한다 [W858]
그림 7.6 (중앙) 체중을 둔부 중앙에 건다. 오른쪽 흉추측만증이 감소하고 왼쪽허리가 반대쪽으로 움직인다 [W858]
그림 7.7 (우) 체중을 오른쪽 둔부에 건다. 흉추가 부하 쪽(오른쪽)으로 변위한다 [W858]

이러한 관찰로부터 머리쪽의 만곡을 해소하려고 하면, 꼬리쪽의 만곡이 증가하여 운동의 효과가 상충되거나, 불리해진다는 것을 알 수 있다.

7.1.3 체간의 운동

주의!

체간의 측방 운동은 체간을 측방굴곡을 하는 것이 아니라 허리를 기준으로 하여 기울인다. 또한 표적을 정한 "직각"의 호흡 운동을 조합시키면 좋다 (> 그림 7.8a,b의 기능 촬영 영상을 참조).

상체의 볼록면으로의 측방굴곡에 의해서 체간의 허리부분이 쐐기형태가 된다. 흉추는 부하 쪽으로 변위한다. 체중은 볼록면의 다리에 걸린다.

- **부적절한 운동** : > 그림 7.9a–f
- **적절한 운동** : 상체를 오목면으로 기울인다(막대를 사용하는 경우와 사용하지 않는 경우가 있다). 이것에 의해서 체간의 허리부분이 "직사각형"이 된다. 카타리나 슈로스는 1929년의 팸플릿에서 이미 이러한 것을 시사하고 있다(> 그림 7.10).

체간의 신전

체간의 신전(> 그림 7.11, > 그림 7.12 a,b, > 그림 7.13a–c)은 모든 시작자세에서 엄격하게 금지한다. 그 이유는 체간의 신전은 반드시 요추 전만을 강화하고 거의 항상 흉추 전만을 강화하는 한편, rib hump에 대한 효과가 없기 때문이다. 마찬가지로 정좌에서 체간의 신전(> 그림 7.11), 상체를 테이블에서 앞으로 내밀어 뒤로 젖히는 것, 머리를 들어 올려서 상체를 뒤로 젖히는 것(> 그림 7.13a), 골반을 바닥면에 붙이고 엎드려 누운 자세에서 책을 읽는 것, 브리지(bridge)(> 그림 7.13b,c)도 엄격히 금지한다. 이것들은 요추 전만을 확대하고, 또한 쐐기형태가 된 체간의 허리부분의 앞면을 확대하지만, rib hump를 축소하는 효과를 갖지 않는다.

또한, "등으로 지지하는 물구나무서기"(> 그림 7.14a)나 다리를 머리 위로 넘기는 것(> 그림 7.14b)도 부적절한 운동이다. 이것들은 rib hump 쪽 다리와 골반에 부하를 걸어 rib hump를 증가시킨다.

정말로 척추를 교정하고 싶다면 우선 최하위(꼬리쪽)의 만곡의 교정부터 시작해야 한다.

7

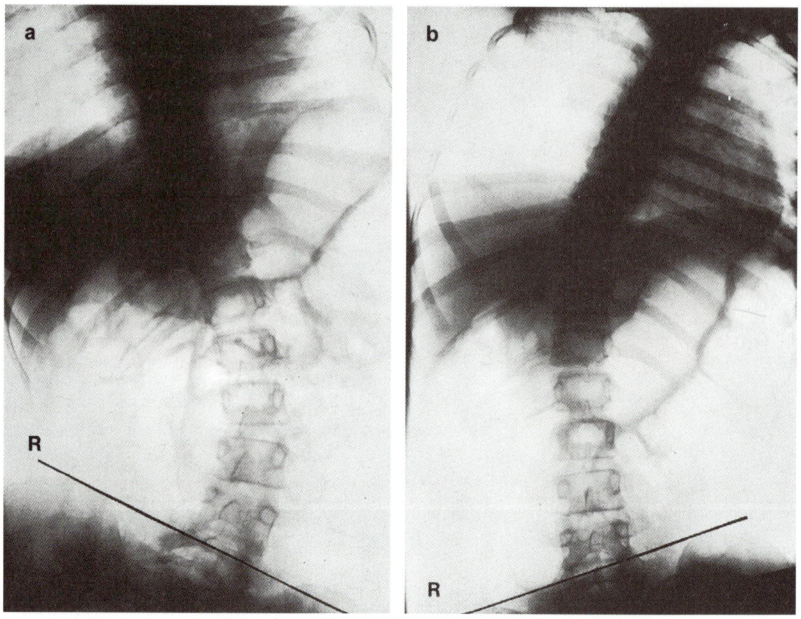

그림 7.8 체간의 측방굴곡 [W858]
a. 오른쪽 측방굴곡 : 요추의 극돌기가 오른쪽으로 향한다.
b. 왼쪽 측방굴곡 : 요추의 극돌기가 교정된다.

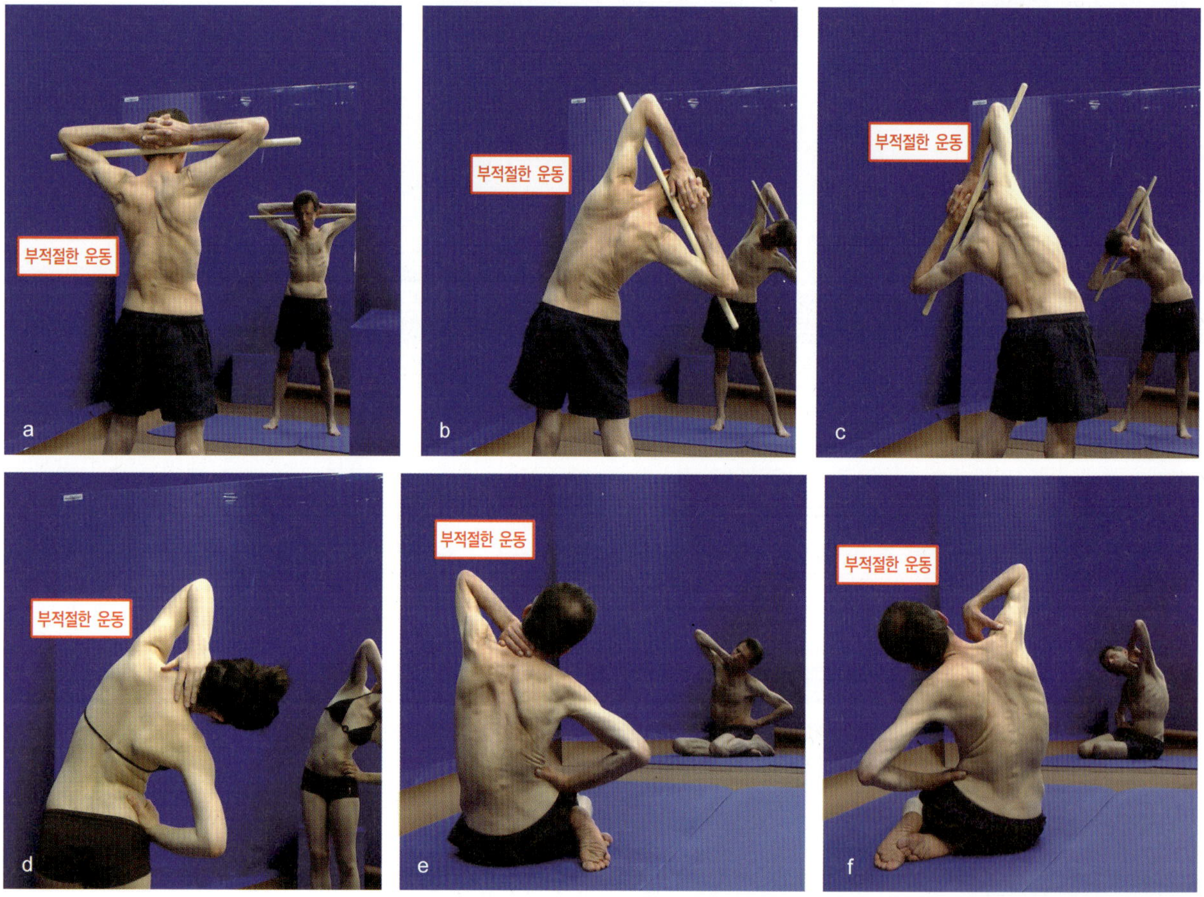

그림 7.9 부적절한 운동 [W858]
a. 시작자세
b. 오른쪽 측방굴곡
c. 왼쪽 측방굴곡
d. 오른쪽 측방굴곡
e. 다리를 모아 옆으로 하고 편히 앉은 자세의 오른쪽 측방굴곡
f. 다리를 모아 옆으로 하고 편히 앉은 자세의 왼쪽 측방굴곡

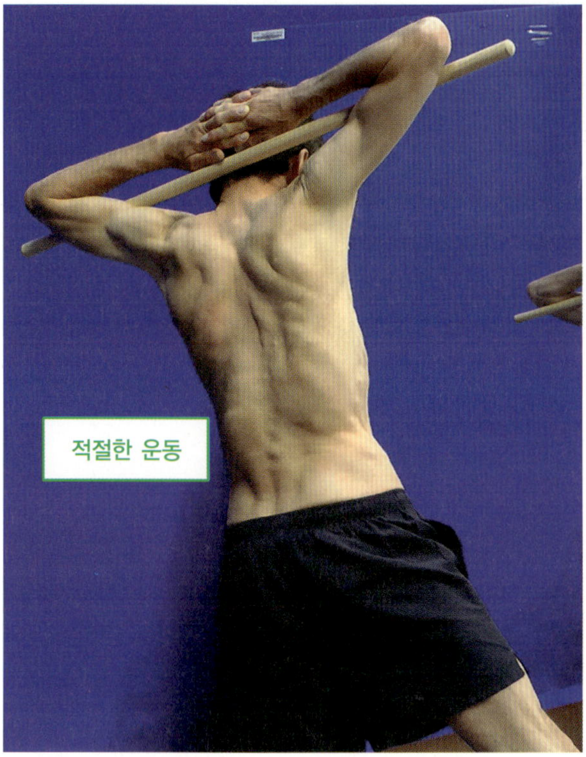

그림 7.10 적절한 운동 : 상체 장축을 오목면 쪽으로 기울인다 [W858]

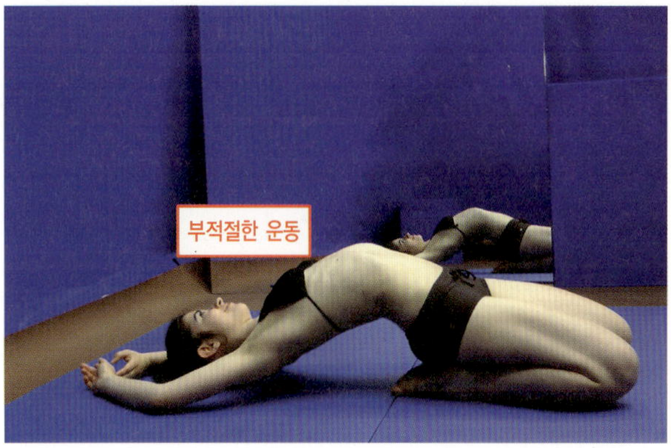

그림 7.11 부적절한 운동 : 정좌의 브리지 자세 [W858]

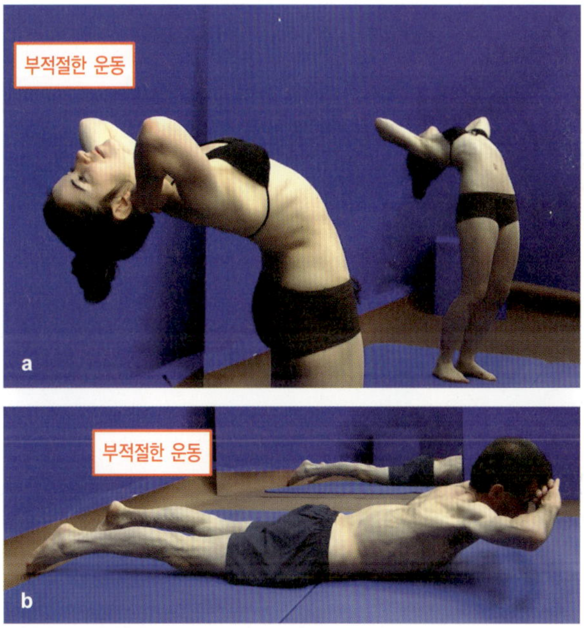

그림 7.12 부적절한 운동 : [W858]
a. 선 자세의 최대 신전
b. 엎드려 누운 자세의 신전(폄)

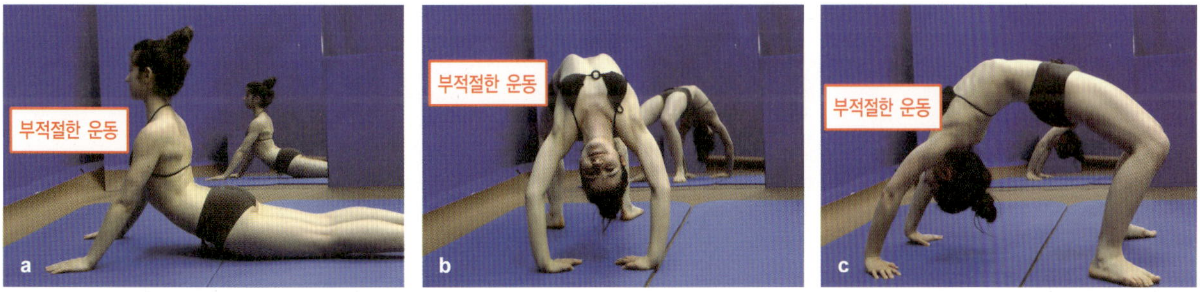

그림 7.13 부적절한 운동 : [W858]
a. 코브라 자세
b. 머리쪽에서 본 브리지 자세
c. 측방에서 본 브리지 자세

체간의 회전

마찬가지로 골반대와 반대방향으로 견갑대-흉곽을 회전하는 모든 동작은 부적절하며 기본적으로 피해야 한다(> 그림 7.15a-c). 이것에 의한 체간의 중앙부분의 주요 rib hump가 확대하기 때문이다. 이때, rib hump는 강제적으로 후방(즉, 그것이 존재하는 만곡 안)으로 회전한다(오른쪽 후방 회전에서도 왼쪽 후방의 회전에서도 같다).

또한, 부적절한 안정 시 자세(엎드려 누운 자세에서 책 읽는 자세 등)에도 주의해야 한다(> 그림 7.16a,b).

이미 언급한 것처럼 측만증에서는 체간부분의 3중 회전이 존재한다. 즉, 1. 견갑대의 회전, 2. 흉곽 회전(견갑대와 반대방향), 3. 골반대 회전(흉곽과 반대방향)이다.

이제까지의 측만증 치료에서는 3중 회전은 고려되어 있지 않았다. 그러나 3중 회전은 매우 중요하다. 그 이유는 흉곽이 골반과 반대방향으로 회전하는 것만으로도 견갑대가 연동해서 같은 방향으로 회전하기 때문이다. 이것에 의해서 흉곽의 후만 변형이 강화된다. 이 후만이 된 흉곽(견갑대를 포함)은 후방으로 회전해도 교정되지 않는다. 그렇지 않아도 후만이 된 흉곽은 후방으로 이동하는 경향에 있고, 같은 쪽의 골반은 자동적으로 전방으로 회전하여 기존의 회전은 증가될 뿐이다.

중요!

따라서 흉곽은 반드시 골반대와 견갑대와 반대방향으로 움직이는 것이 기본적으로 중요하다.

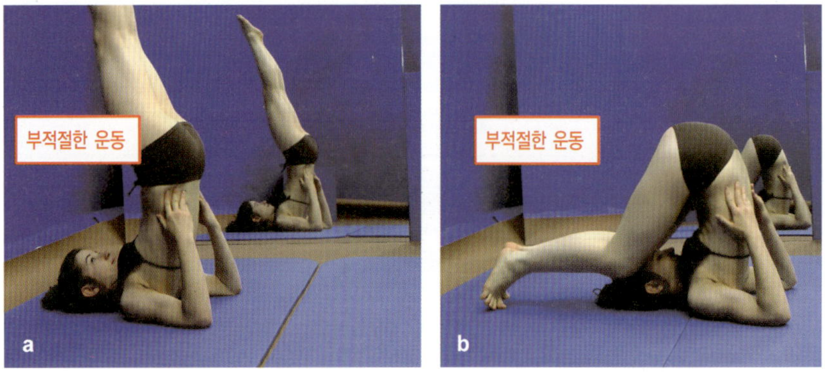

그림 7.14 부적절한 운동: [W858]
a. 등으로 지지하는 물구나무서기
b. 어깨로 지지하여 서기

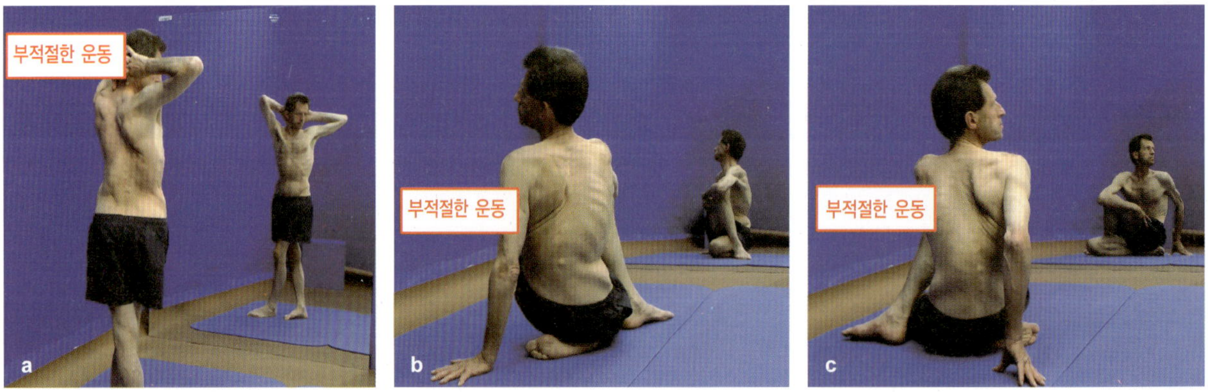

그림 7.15 부적절한 운동 : [W858]
a. 회전
b. 앉은 자세의 체간 비틀기(왼쪽)
c. 앉은 자세의 체간 비틀기(오른쪽)

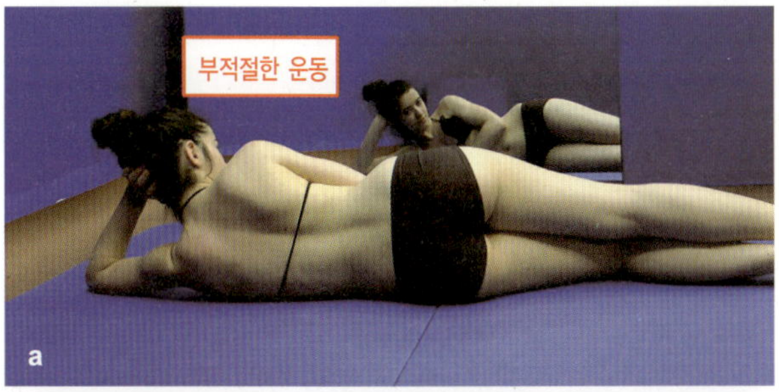

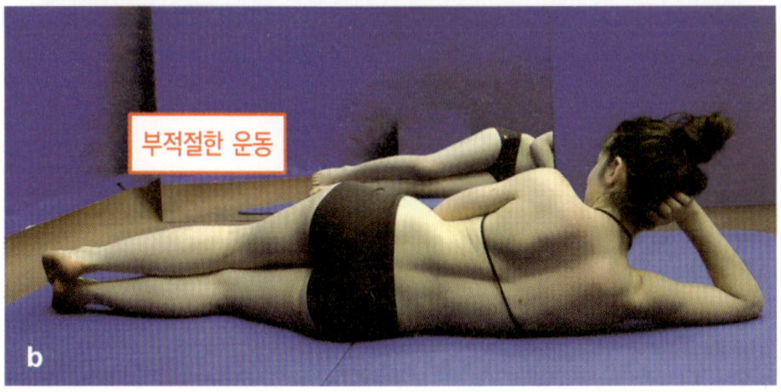

그림 7.16 부적절한 자세 : [W858]
a. 왼쪽을 아래로 한 독서 자세
b. 오른쪽을 아래로 한 독서 자세

7.2 권장되는 교정

3개의 체간부분의 회전은 다음과 같이 역회전(derotation)한다.

- **Rib hump 쪽 :** 허리를 후방 [Backward], 흉곽을 전방 [Forward], 견갑대*를 전방으로 회전한다.
- **오목면 쪽 :** 허리를 전방 [Forward], 흉곽을 후방 [Backward], 견갑대를 전방 [Forward]으로 회전한다.

중요!

특발성 측만증은 항상 **3차원**(3방향 = 시상면, 관상면, 횡단면)으로 형성되기 때문에 3차원으로 치료를 해야 한다.

어떤 운동에서든지 **스트레칭**은 가장 중요하다. 집중적인 신장에 의한 척추는 어느 정도 역회전(derotation)이 된다.

모든 척추 운동은 골반과는 반대로 **꼬리쪽에서 머리쪽으로** 향해서 시행한다. 이것에는 **역회전**(derotation)의 모멘트가 포함되어 있다. 일반적으로 3개의 운동방향(횡단면, 시상면, 전두면)은 유동적으로 서로 들어가 있다. 그 이유는 측만증의 derotation을 하려면 3방향을 개별적으로 습득하고 이것을 정확히 병렬시켜서 운동을 시행해야 한다.

* 역주: 견갑대를 후방회전하는 것. 견갑대를 외회전 시키면서 견갑대 하각 (scapular inferior angle)을 전방으로 밀어내는 동작이 결합된 "Back Down"을 의미한다.

조언!

측만증 치료에서는 치료사만이 지식(해부학적 · 생리학적인 전제, 운동의 작용기전)을 갖는 것이 아니라, 운동을 시행하는 환자도 본인의 측만증에 대해 해부학적 기전을 이해하고 있어야 한다. 나이어린 유아는 어머니에게 교육을 통해서 자택에서 소아와 함께 바른 방법으로 운동을 시행하게 한다. 연상의 소아는 알기 쉽고 상세한 운동의 훈련을 시행하여 감독 없이 정확히 규칙적으로 시행할 수 있도록 한다.

카타리나 슈로스가 말하기를 "좁아진 모든 부위를 펴고 거기에 존재하는 근육(단단히 수축되어 약해져 있다)의 혈류나 체액(림프)의 흐름을 개선하며 그것에 의해서 근육을 활성화시키는 것이 중요하다. 이것이 약해진 근육과 과도하게 발달한 근육 간의 조화적 균형을 회복하는 유일한 방법이다" (원칙 : 같은 세기의 힘은 서로 상쇄된다). 이 처치에 의해서 근육은 적절한근육길이가 되고, 밀어젖혀져 아래로 내려간 늑골을 들어 올려 바른 위치까지 회전시킬 수 있는 공간을 확보한다. 그 결과, X선 영상에서도 척추뼈의 역회전(derotation)이 확인된다.

다만, 신체 각부의 정상적인 부하와 측만증으로 손상된 부하의 차이를 지각할 수 없는 경우, 움직이지 않게 된 늑골을 끌어내려고 해도 헛수고로 끝난다. 오른쪽 흉추측만증에서는 앉은 자세에서 오른쪽 둔부에 부하를 걸면 균형을 잡으려고 하여 왼쪽 허리는 왼쪽 외측 후방으로 움직인다. 이것은 거울에 의해서 자기가 관찰할 수 있다. 이 경우에는 왼쪽 오목한 부분의 늑골은 고정되어 움직이지 않고 이것을 조정하기 위한 정형 호흡 운동은 시행할 수 없다.

중요!

다만, 환자가 허리부분에서 측만증을 가지는 신체가 이루는 움직임과는 반대의 움직임을 시행할 수 있게 되면, 자유로이 움직일 수 있는 놀이공간과 폭이 생기기 때문에 우리가 지향하는 목표 달성이 용이해진다. 이것은 결정적으로 중요하다.

7

예를 들면, 발꿈치가 외측으로 굽으면, 이것을 조정하기 위해 안쪽복사(내과)가 내측으로 변위한다. 이것은 측만증의 경우에만 해당되는 움직임은 아니다. 제일 아래쪽의 발꿈치에서 일어난 이 불량에 의해서 최초의 만곡 즉, 발에서부터 무릎(X형 다리), 고관절, 그리고 머리에 이르는 만곡이 생긴다. 훈련에 의해서 이 만곡을 보고 지각할 수 있게 되면 통상 주된 만곡이라 불리는 체간 중앙의 만곡은 결코 주된 만곡이 아닌 것을 알 수 있다. 이것은 발꿈치에서부터 시작하는 만곡을 조정하기 위해 생기는 몇 개의 만곡 중의 하나에 불과하다. 흥미 있는 것은, 이 예에서는 허리의 만곡은 왼쪽 대퇴의 중앙부분에서부터 시작된다. 이 교정은 더 아래쪽 양발(원래의 시작부분)에서부터 교정하는 것에 의해서만 가능하다.

중요!

이러한 사정을 고려하여야 바르고 자연스런 균형을 획득하고 측만증을 악화시키는 병적인 추진력을 제거하는 것이 용이해진다.

이것을 확실히 이해하고 나면, 균형 상태를 넘어서 내측으로 들어간 반대쪽의 허리를 외측으로 움직이는 능동운동을 시행할 수 있게 된다. 우선, 이 능동운동은 반대쪽의 허리에서 약한 근육이 실제로 작용하고 있다는 것(작용하고 있었다는 것)을 보여주는 증거이다. 그리고 신체가 자연스럽게 다시 똑바르게 된다. 이것은 운동에 의해서 똑바르게 되는 경우보다도 빨리 일어난다. 그 이유는 단축되어 발달이 저하된 근육의 일부만이 작용하여 신체가 똑바르게 되기 때문이다. 어떤 종류의 부조화가 방해되면서도 존속하고 있다.

이것은 특히 중간위치의 만곡(주된 만곡)과 연관시켜서 생각해야 한다. 이 만곡에서 체간의 측방돌출을 조정하여 이것을 비스듬히 후방으로 내밀게 하려면 체간의 측방돌출이 시작되는 시작점에서 시행하면 좋다. 다른 기법으로는 만곡이 해소되지 않는다. 이러한 것에 주의하면 조정은 용이해진다. 그렇지 않으면 조정의 가망성은 없다. 우리의 도착점은 사실은 출발점이다. 다만, 이 출발점은 **신체감각의 훈련**을 통해서 비로소 가능하다.

조언!

획득한 인식, 감각, 능력을 일상생활에 적용하고 생활습관을 통해서 측만증을 개선한다. 게다가 호흡은 비틀린 체간에 영향을 주는 최대의 힘을 가진다. 다만, 이것은 이제까지에 언급한 다양한 조건을 충족하는 경우에만 가능하다.

측만증의 결함형태에는 다양한 변형(동일한 원리로 일어난다)이 있다. 우리들은 학술적으로 통일되고 공감을 얻는 기본원리를 적립해야 한다. 운동 프로그램은 경직적인 것이 아니고 또한 그래서는 안 된다.
그 이유는 신체는 각각 상이하기 때문이다. 다만 바른 기본원리는 존재하며 유용한 것으로서 도움이 된다.

복근은 교정 자세에서 중요한 역할을 수행하기 때문에 특별히 훈련한다. **복근 강화운동**에서는 우선 체간의 측방으로 변위한 부분(rib hump의 측방, lumbar prominence, 외측으로 돌출한 골반)을 체간으로 "끌어들인다"는 시도가 중요하다. 그 결과 복근 긴장이 정상이 되고 생리적 활동을 시행하게 된다(> 그림 7.17, > 그림 7.18).

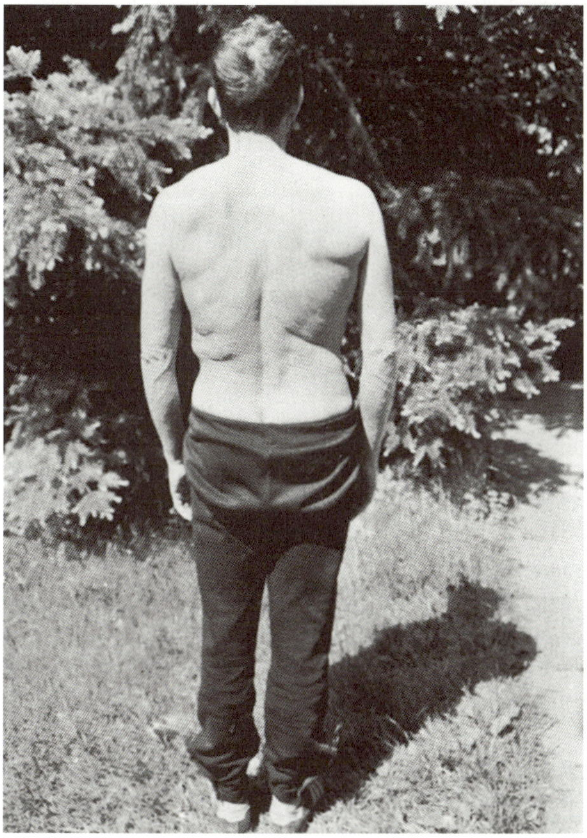

그림 7.17 52세 남성. L2/3의 척추뼈의 회전 미끄러짐(rotational slippage, 중증의 통증을 야기한다)을 가진다. 이 때문에 L2/3을 고정하는 수술을 받았다(> 그림 10.2.1장). 현재는 L4에서도 측방 미끄러짐이 있고, 2회째의 수술이 필요하다고 생각된다. 사진은 1회째의 수술 후의 상태이다. [M616]

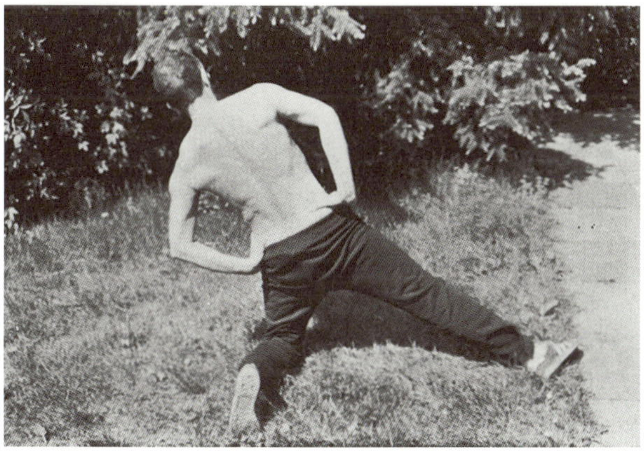

그림 7.18 "muscle cylinder". 척추뼈의 회전 미끄러짐(rotational slippage)을 가지는 경우, 무릎서기 자세가 아니라 옆으로 누운 자세에서 시행하는 것이 바람직하다. 오른쪽 rib hump의 아래쪽 근육을 훈련할 수 있기 때문에 이 환자로서는 효과적이다. 운동할 때에 요추가 중앙으로 움직이는 것이 느껴진다. [M616]

7.3 실습적인 조언

- 다리를 편 상태에서 들어 올릴 수 없는 경우(바로 누운 자세, wall bar에 매달리는 경우 등). 이 자세에서 요추전만이 발생하여 증가될 우려가 있다. 넙다리네갈래근(대퇴사두근)의 갈래나 넙다리곧은근(대퇴직근)은 전상장골극(ASIS)까지 뻗는다. 다리를 펴서 들어 올리면 전상장골극도 꼬리쪽으로 잡아 당겨지고 이것에 의해서 전만이 형성된다.
- 치료에서 강조한 일상 운동(누운 자세, 앉은 자세, 선 자세, 보행)을 반드시 적용한다. 이것에 의해서 자세의 개선을 유지하고 더욱 개선할 수 있다.
- 운동을 위한 시간을 일과에 편성한다. 시간은 30분 이라도 좋다. 이것은 분할해서 해도 된다.
- 코르셋은 의사 지시에 따라 자택에서도 착용한다.
- 수업 중에 교사는 측만증이 있는 소아가 수업 중에 시선을 똑바르게 앞으로 향해서 앉을 수 있는 좌석에 앉힌다. 신체를 회전시켜서 앉으면 측만증은 급속히 악화할 우려가 있다.
- 항상 주변의 거울영상(mirror image), 진열창(show window), 그림자의 윤곽 등을 활용한다. 가능하다면 2개의 거울 사이에서 운동을 시행하고 체간을 회전하지 않도록 한다.
- 똑바른 감각이 잘못되어 있는 경우도 있다. 운동을 할 때만 똑바로 보이는 것만으로는 충분하지 않다. 장기간에 걸친 불량 자세는 항상 불량 자세로 되돌아가는 경향을 가진다. 이 자세모습을 바꾸려면 overcorrection을 하는 수밖에 없다.
- 선 자세에서 무릎을 꿇는 자세의 경우(무언가를 줍거나, 운동을 시행할 때). 어느 쪽 무릎을 먼저 바닥에 붙이는가, 또한 어느 쪽 무릎을 먼저 바닥에서 떼어서 서는가는 중요하다. 후방에 있는 거울에 비춰서 관찰하면 "lumbar prominence 쪽 다리"를 먼저 움직여서는 안 된다는 것을 알 수 있다. 그 이유는 lumbar prominence 쪽 골반이 아래쪽으로 잡아당겨져 허리 만곡이 커지기 때문이다(> 그림 13.1). 이것에 의해서 골반의 위치이상이 나타난다. 골반의 위치이상은 척추 전체를 통해서 더 위쪽 견갑대나

머리를 만곡시켜 어깨–목–만곡을 발생시킨다. 또한 3 type 측만증에서는 볼록면의 무릎을 먼저 바닥에 붙인다. 이것에 의해서 같은 쪽의 weak point (허리)가 넓어진다. 요추는 중앙으로 잡아당겨진다.

4중만곡 측만증에서는 양 무릎을 가지런히 하여 바닥에 붙이고 또한 양 무릎을 가지런히 하여 바닥에서부터 뗀다. 이렇게 하면, 부적절한 운동은 일어나지 않는다.

조언!

우선 이것들을 습관적으로 시행할 수 있도록 한다. 능동적으로 바르게 시행할 수 있게 되면 항상 주의를 돌릴 필요는 없다. 최종적으로 성과를 얻으려면 긍정적인 태도가 가장 중요하다.

Chapter

8장 시작자세와 누운 자세

8.1 누운 자세에서 사용하는 도구와 보조구

슈로스 치료법에서는 운동을 최적으로 시행하기 위해 체간을 사전에 교정한다. 이때, 누운 자세에서 다양한 도구를 사용한다.

기본적인 도구로서 다음의 것이 필요하다:

- 4개의 교정쿠션(안에 곡물, 콩, 쌀, 모래 등을 채운다. 가능하면 쐐기모양으로 되는 것이 좋다. 무게는 대략 200그램). 크기는 우편엽서의 크기이다. 신체의 형태에 맞춰서 사용하기 위해 딱딱함과 함께 부드러움이 필요하다. rib hump나 lumbar prominence의 수동적 derotation의 보조구로서 사용한다(> 그림 8.1, > 그림 8.2).
- 롤(roll) (배수관을 절단한 것 같은 형태의 것). 다양한 내경의 것이 있다. 앞으로 돌출한 늑골궁을 원래로 되돌리기 위해 엎드려 누운 자세에서 사용한다. 엎드려 누운 자세의 "shoulder countertrection"에서 견갑대를 지지하기 위해 사용한다. 운동능력이 저하된 고령 환자에서는 앞으로 돌출한 늑골궁을 되돌리기 위한 쿠션으로 신문지를 말아서 접착테이프로 고정하고 세탁할 수 있는 커버를 붙여 부드러운 롤을 만든다(> 그림 8.3).
- **밴드와 막대**. 밴드는 wall bar에서부터 일정한 거리를 떼어서 골반을 고정하기 위해 사용한다. 또한 막대(2m 이상)는 상체를 골반에서부터 빼내도록 하여 들어 올릴 때의 보조구이다. 교정 운동이 종료할 때에는 정형외과적인 등척성 수축에 의한 근육 긴장

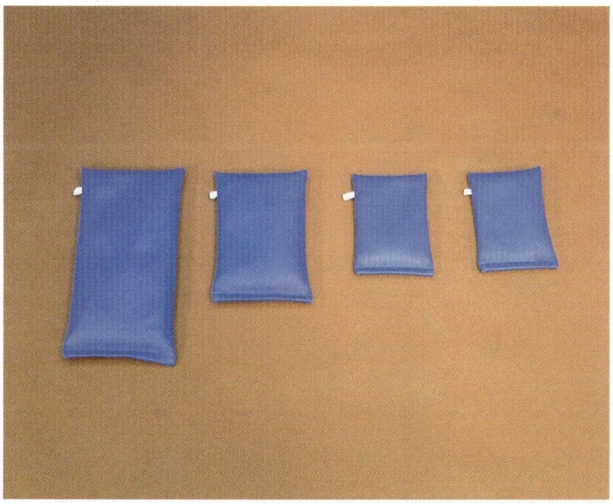

그림 8.1 교정쿠션 1 [W858]

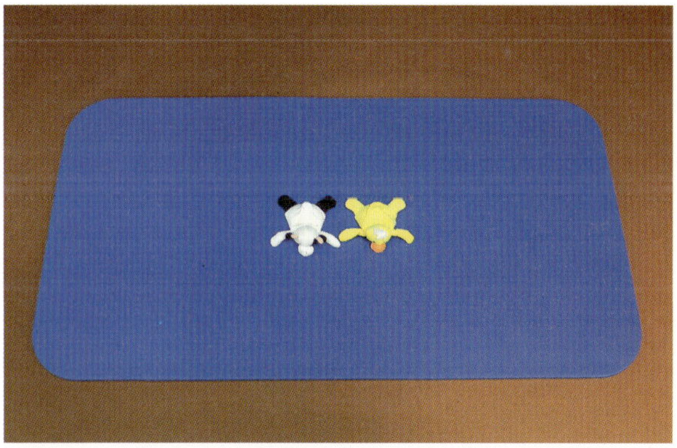

그림 8.2 교정쿠션 2 [W858]

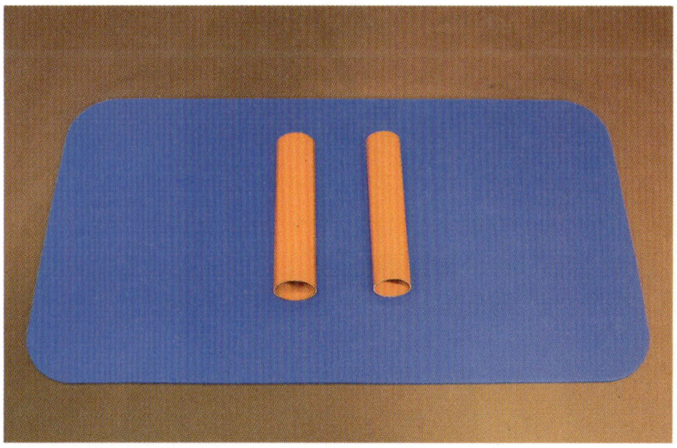

그림 8.3 롤 [W858]

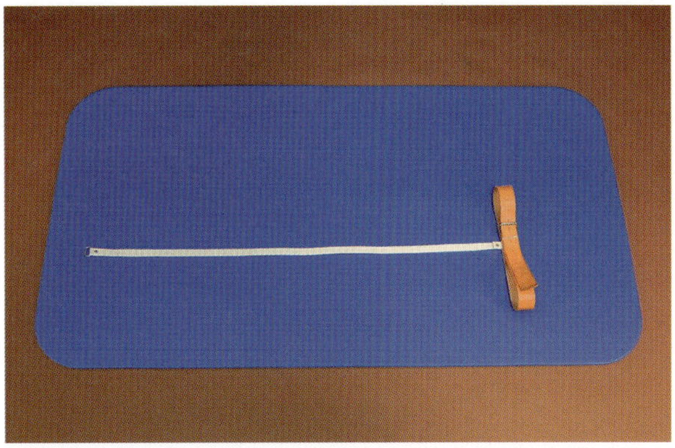

그림 8.4 밴드와 막대 [W858]

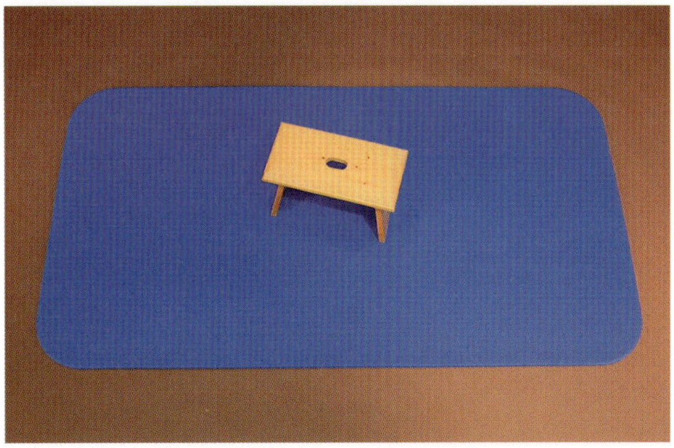

그림 8.5 등받이가 없는 의자 [W858]

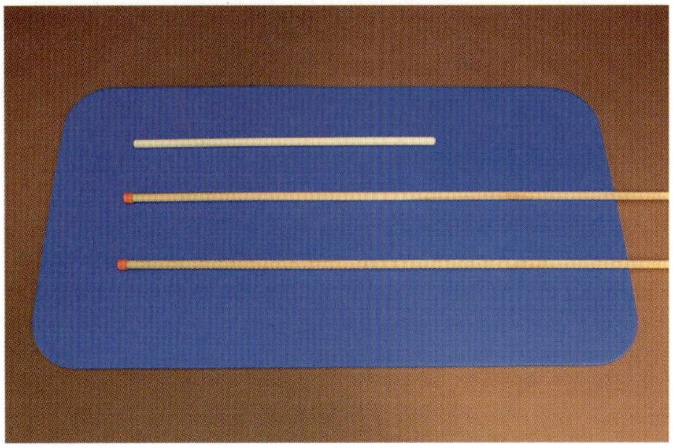

그림 8.6 긴 막대 [W858]

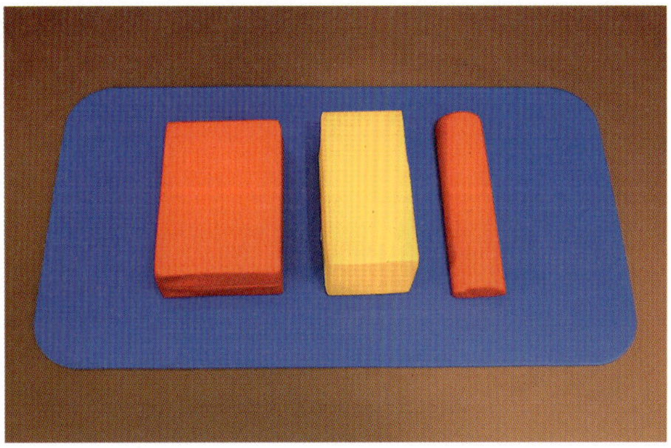

그림 8.7 블록. 옆으로 누운 자세에서 다리를 놓는다. [W858]

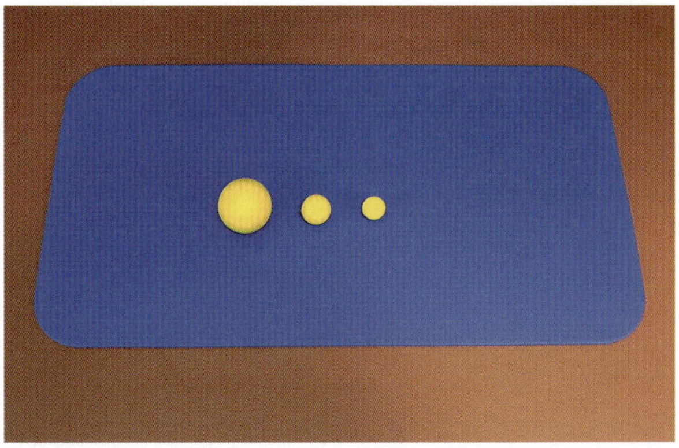

그림 8.8 공 [W858]

을 발생시킨다(> 그림 8.4)

- **등받이가 없는 의자**(발판)는 제1, 제2의 골반교정 보조도구로서 사용한다. 또한 팔과 다리 근육의 등척성 수축의 저항으로서도 사용한다(> 그림 8.5)
- **문틀**은 "운동기구"가 된다. 예를 들면, 가슴근(흉근)의 신장을 끝낼 때에 문틀의 세로부분을 사용해서 팔 근육의 등척성 수축을 발생시킨다.
- 골반저항대: wall bar에 부착한 목제기구, 허리 높이의 위치에 설치한다. 4중만곡 측만증에서 골반의 측방 변위를 가진 경우, 골반근육의 등척성 수축의 저항으로서 사용한다. 이 나무 조각모양의 기구는 고정을 위해 사용하지만 머리를 wall bar에 밀어붙이는 운동에서도 사용한다(> 그림 9.45 참고).
- 기타 **보조도구** : 긴막대(> 그림 8.6), 블록(> 그림 8.7), 공(ball)(> 그림 8.8).

8.2 환자의 누운 자세

8.2.1 머리 쿠션이 없이 바로 누운 자세

- 바로 누운 자세에서는 주로 무릎을 굽히거나 다리의 위치를 높게 한다. 이때, 교정쿠션을 오목면의 허리 밑에서 세로방향으로, 같은 쪽의 견갑골 밑에서 세로방향으로, 후방 rib hump의 밑에서 가로방향으로 하나씩 놓는다.
- rib hump의 변위(미측 [caudal] · 후방 · 측방)의 시작점을 압박하도록 교정쿠션을 놓는다. 쿠션이 척추

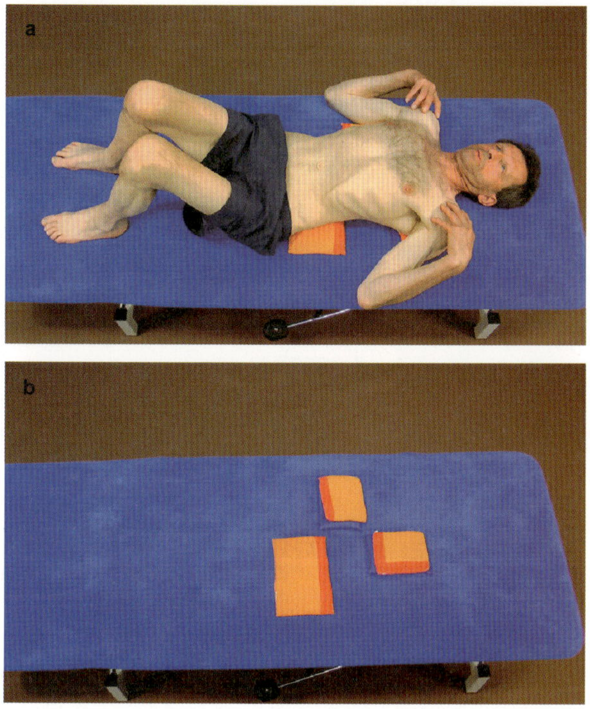

그림 8.9 바로 누운 자세: 오른쪽 흉추측만증 [W858]
a. 교정쿠션을 베고 누운 자세의 환자
b. 도구의 배치

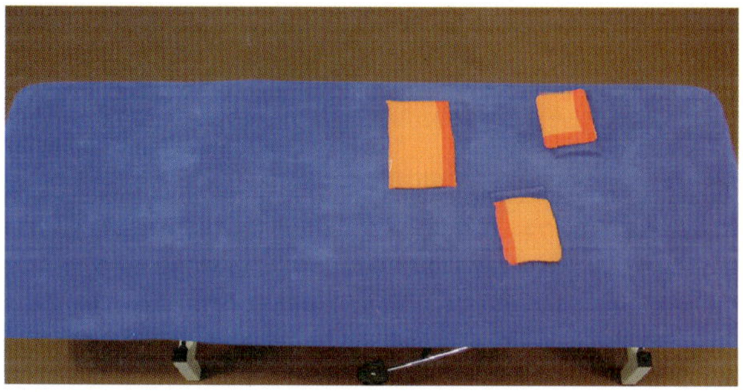

그림 8.10 왼쪽 흉추측만증의 도구 배치.
그림 8.9의 도구 배치의 좌우를 거꾸로 한다. [W858]

를 넘어서 오목면을 누르는 일이 없도록 한다. 흉추 오목면의 아래쪽에 큰 lumbar prominence가 있는 경우, 약간 넓은 쿠션을 lumbar prominence 밑에 놓는다. 상체는 오목면으로 측방으로 기울인다. 특히 4중만곡 측만증에서는 lumbar prominence에 가로 방향으로 쿠션을 놓고 오목면을 전방으로 압박하지 않도록 한다.

- 적절한 취침을 위한 누운 자세 : 바로 누운 자세로 취침하는 경우, 각각의 만곡형태에 따라서 위에서 언급한 바로 누운 자세로 취침한다. 이 밖에, 잠옷에

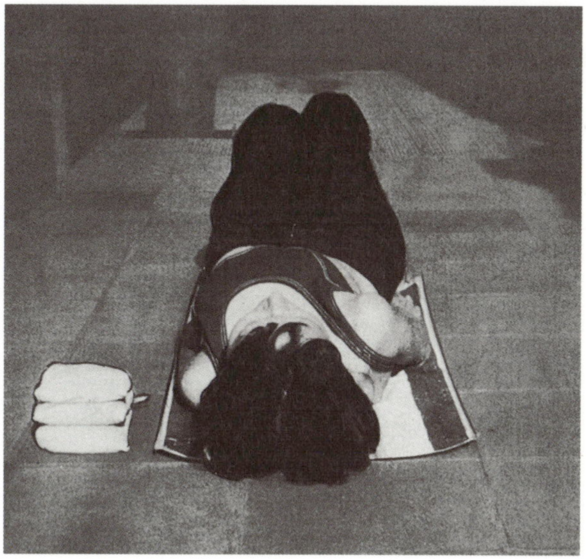

그림 8.11 후측만증의 교정쿠션 없이 누운 자세 : 견갑대가 회전하고 이것에 의해서 rib hump도 외측으로 회전한다. 그 결과 외측이 바닥면에 의해서 압박되어 회전이나 측방 변위가 일어난다. [M616]

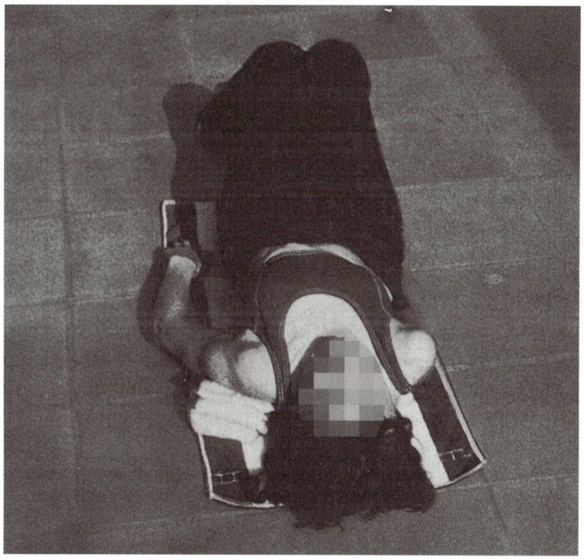

그림 8.12 후측만증의 교정쿠션이 있는 누운 자세 : 교정쿠션을 놓고 양 어깨의 위치를 같게 한다. 이것에 의해서 rib hump는 바닥면에 의해서 똑바로 전방으로 밀린다. [M616]

발포고무의 쿠션을 부착하는 경우도 있다.

- Rib hump나 lumbar prominence의 측방 변위를 방지하기 위해 필요에 따라서 쐐기형태의 교정쿠션을 사용한다(> 그림 8.9a, b, > 그림 8.10).
- > 그림 8.11, > 그림 8.12에 나타낸 것처럼 바로 누운 자세에서 교정쿠션을 놓는 것은 중요하다.

8

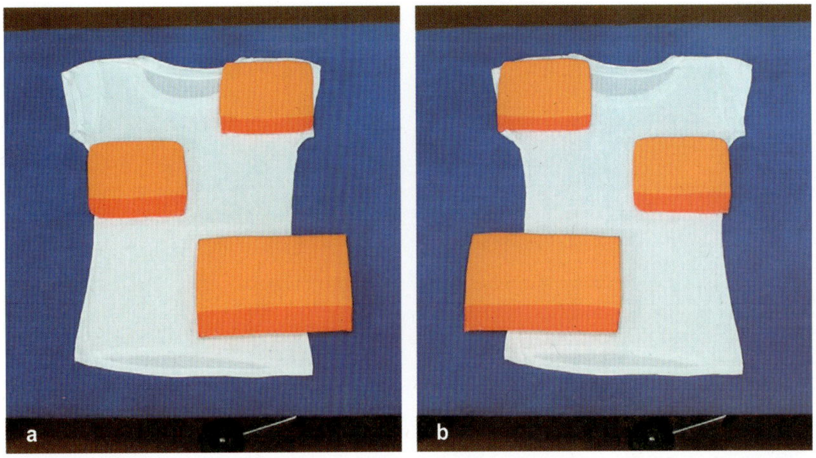

그림 8.13 누운 자세용 보디슈트 [W858]
a. 왼쪽 흉추측만증
b. 오른쪽 흉추측만증

- Rib hump 쪽 : 허리를 후방으로, 흉곽을 전방으로, 견갑대를 후방으로.
- **오목면** : 허리를 전방 [Forward]으로, 흉곽을 후방으로, 견갑대를 전방으로.
- 야간에 코르셋을 착용하지 않는 경우, **취침용 바디슈트** [Bodysuit]를 착용하면 좋다. 이것은 슈로스 치료법의 누운 자세 원리에 기초하여 쌀을 채운 작은 주머니를 약간 작은 T셔츠에 부착한 것이며 취침 시 척추의 미끄러짐이나 마찰을 방지한다(> 그림 8.13 a,b).

4중만곡 측만증(4B)의 바로 누운 자세

- 흉부 볼록면의 다리를 편다. 흉부 오목면의 다리를 벌림(외전) 및 외회전을 한다. 골반의 위치를 수평으로 하고 골반을 "내측으로 모으도록"(Hereinraffen) 강조한다.
- 흉요추의 역회전(derotation)과 반대측굽힘(deflexion)을 위해 lumbar prominence에 (쐐기형태) 쿠션을 놓는다. 척추 상부의 작은 만곡만을 가진 경우, 척추는 회전하여 있지 않다. 이 경우, 좌우의 견갑골 하각에 쿠션을 놓는다. 측만증의 경우도 마찬가지로 놓는다. 편평한 등(flat back)에서는 놓지 않는다.
- 등쪽 오목한 면에 (쐐기형태) 쿠션을 놓는다. Flat back에는 놓지 않는다.
- 흉부 오목면 견갑골 하(후방)에 쿠션을 놓는다.

8.2.2 엎드려 누운 자세

- 원칙적으로 약간 큰 쿠션, 롤, 작은 발판 등을 사용해서 골반 위치를 높게 한다.

주의!

쿠션을 광범위하게(대퇴부까지) 놓지 않도록 주의할 것. 과다 전만이 일어날 위험성이 있다!

- 추가로 쿠션을 rib hump 쪽 골반 밑에 놓는다. 약간 두툼한 쿠션을 rib hump 쪽 어깨 끝이나 팔꿈치에 놓는다. 1–3개 쿠션을 포개서 "Ventral prominence" 밑에 놓는다. 쿠션 두께는 롤이나 발판 높이에 맞춰 조정한다. 양손을 포갠 위에 이마를 놓고 턱은 rib hump 쪽으로 돌린다(> 그림 8.14 a,b).
- **골반이 똑바른 측만증**(허리가 측방으로 변위하여 있지 않다)에서는 엎드려 누운 자세에서 양 다리를 똑바르게 편다(> 그림 8.15 a,b, > 그림 8.16 a,b).
- 흉부 오목면의 prominence hip을 가진 경우, 양 다리를 가지런히 하여 흉부 오목면과 같은 쪽으로 약 10° 움직인다. 이것에 의해서 rib hump의 아래쪽 weak point는 신장자극을 받아 같은 쪽의 허리는 외측으로 이동한다. 이때, 오목면을 넓어진 상태 그대로 할 것! 즉, **측방굴곡(lateral flexion)**하지 않을 것! 다만, rib hump 아래쪽 허리를 크게 외측으로 움직이면 요천추 만곡이 발생하기 때문에 양 다리를 펼 때에 주의할 것.

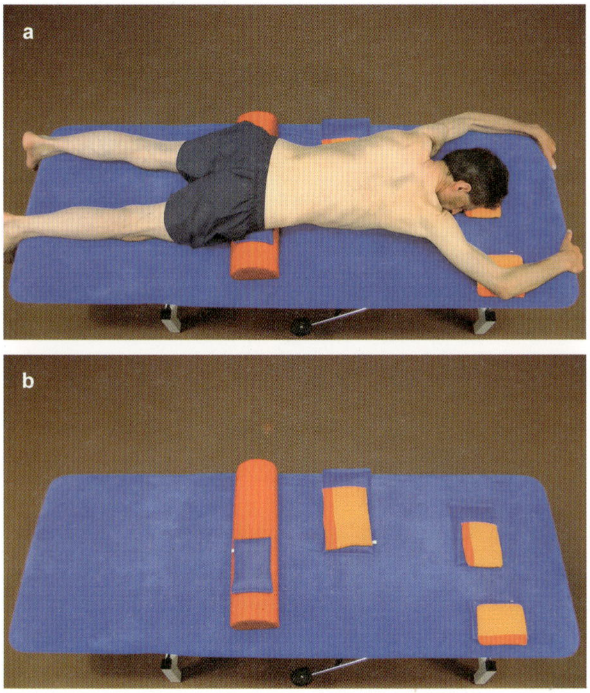

그림 8.14 엎드려 누운 자세 : 오른쪽 흉추측만증 [W858]
a. 누운 자세의 환자
b. 도구의 배치

- **요천추 만곡**을 가진 경우, "lumbar prominence 쪽 다리"를 벌린다(외전).

4중만곡 측만증(4B)의 엎드려 누운 자세

- 발판을 골반 밑에 놓는다(대퇴부 밑이 아니다!) = 시상면에서의 제1의 골반교정.
- 흉부 오목면의 다리를 벌림 · 외측회전 위치로 한다 = 제2의 골반교정. 볼록면의 허리를 내측으로 모은다(raffen) = 제3의 골반교정.
- 흉부 볼록면(복측)의 골반 전방에 쿠션을 놓고 관상면에서 골반을 의도한 위치에 놓는다 = 제4의 골반교정.
- 흉부 오목면에서 rib hump의 전방에 쿠션을 놓는다. 중증의 lumbar prominence(환부가 여러 개의 흉추에도 미친다)를 가진 경우(흉요추측만증), 이 쿠션을 놓지 않는다.
- 흉부 볼록면의 견갑대 또는 팔꿈치에 쿠션을 놓는다. 이것은 견갑대와 척추의 상위부분의 역회전(derotation)을 위해서 시행한다.

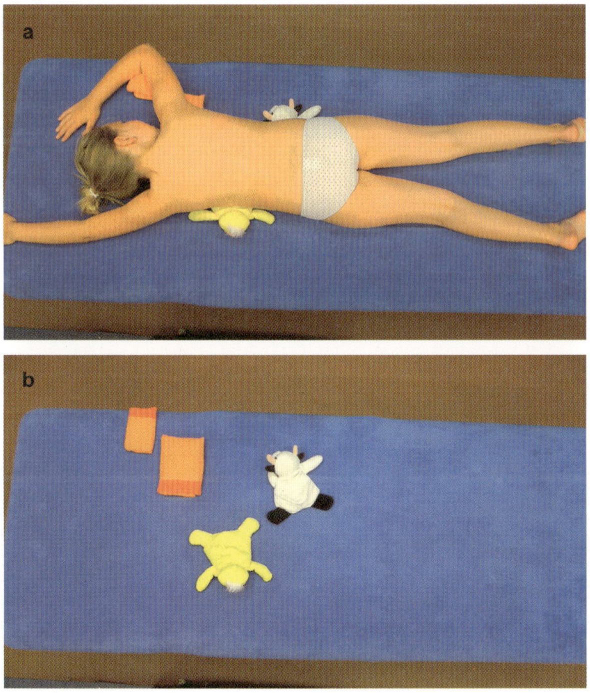

그림 8.15 소아의 엎드려 누운 자세 : 오른쪽 흉추측만증 [W858]
a. 누운 자세의 환자
b. 도구의 배치

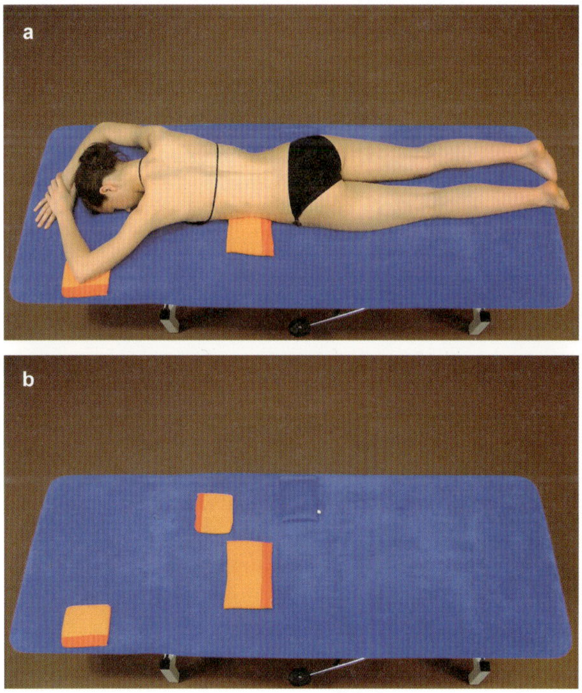

그림 8.16 엎드려 누운 자세 : 왼쪽 흉추측만증 [W858]
a. overcorrection의 누운 자세의 환자
b. 도구의 배치

8.2.3 옆으로 누운 자세

중요!

옆으로 누운 자세에서는 rib hump 쪽을 아래쪽으로 하지 않는다 (취침 시에도). 측방이 압박되어 척추의 회전이나 융기의 형성이 조장되기 때문이다!

옆으로 누운 자세에서 rib hump 쪽 몸쪽 밑에 책이나 쿠션을 놓으면, 늑골 측방부분(그렇지 않아도 좁아져 있다)은 책이나 쿠션에 의해서 더 압박된다. 또한 옆으로 누운 자세의 위쪽(오목면) 중량(하중)을 받는다. 이 때문에 최종적으로 늑골이 더욱 굽고 rib hump가 뾰족해진다.

- 옆으로 누운 자세에서 운동을 시행하는 경우 **반드시 흉부 오목면**을 아래쪽으로 한다. 같은 쪽의 팔을 펴거나 전방으로 이동시킨다. 머리는 위팔 또는 쿠션 위에 올려놓는다. 같은 쪽 허리가 외측으로 이동하고 있는 경우, 같은 부분의 밑에 쿠션을 놓는다.
- 허리가 똑바르면 약간 높이가 있는 쿠션을 요추 볼록면 만곡의 밑에 놓는다(오목면 늑골 밑에 놓아서는 안 된다!). 오목면 늑골은 자유로이 움직일 수 있는 상태로 하고 교정호흡을 통해서 회전할 수 있도록 해둔다.
- Rib hump의 중량은 개선작용을 갖는다. 측방의 rib hump는 부하를 갖지 않기 때문에 교정을 위한 "RAB (rotation-angular-breathing)"이 가능해진다(> 그림 8.17 a,b > 그림 8.18 a,b).
- 오목면을 아래쪽으로 한 옆으로 누운 자세에 의해서 척추 만곡이 펴진다.
- Prominence hip을 동반하는 3중만곡 측만증에서만 허리 밑에 쿠션을 놓는다. 그렇지 않아도 옆으로 누운 자세에 의해 돌출한 골반은 바닥면에 의해서 내측으로 압박된다. 쿠션을 놓는 것은 overcorrection을 위해서이다.
- 견갑대가 크게 측방으로 이동하여 있는 경우 견갑대의 밑에 쿠션을 놓는다.
- 중증의 lumbar prominence나 척추뼈의 회전 미끄러짐(rotational slippage)이 있는 경우, 도수로 lumbar prominence를 전방으로 회전하고 쿠션을 놓는다. 요추가 중앙에 있게 될 때까지 여러 개의 쿠션을 포개서 놓는다. 다만, 큰 만곡이 있는 측만증에서는 이것을 시행할 수 없다.

주의!

야간 취침 시 주의사항

요천추 만곡이 있는 환자는 높은 위치에 lumbar prominence를 갖는 일이 많다. 이 경우, 옆으로 누운 자세(취침 시를 포함)에서 lumbar prominence 밑에 길이 20 ㎝ 가느다란 **모래주머니** (sandbag)를 쿠션으로서 놓는다. 그렇게 하지 않으면 lumbar prominence가 느슨해져 아래로 처진다. 이렇게 되면 옆으로 누운 자세는 부적절 할 뿐만 아니라 위험하다. 요추 만곡이 외측으로 돌출하고 거듭되는 회전이 일어난다.

모래주머니는 미끄러져 빠지지 않도록 한다. 또한 신체를 회전시켜 옆으로 누운 자세에서부터 바로 누운 자세가 될 때에도 모래주머니를 놓는다. 슈로스 치료법의 사고방법을 이해하고 있는 환자는 일종의 "교정 의식"을 갖추고 있어 취침 시에 "부적절한 쪽"을 아래쪽으로 한 옆으로 누운 자세가 되면 이 의식이 작동한다. 이와 같이 하여 취침 시에도 교정의 운동이 가능해진다.

4중만곡 측만증(4B)의 옆으로 누운 자세

- 옆으로 누운 자세에서는 흉부 오목면을 아래쪽으로 한다. 아래쪽 다리는 엉덩관절(고관절)과 무릎관절을 90° 로 굽히고 위쪽 다리는 허리 높이 그대로 편다(등받이 없는 의자, 롤, 블록을 사용한다).
- Lumbar prominence의 측방에 2–3개 쿠션을 놓는다. 반드시 사전에 도수에 의한 lumbar prominence의 derotation = 전방-견인(ventral traction)을 시행할 것! 요추가 중앙에 올 때까지 여러 개의 쿠션을 포개서 놓는다(견갑대의 측방에도 쿠션을 놓는다.)
- 운동(앉은 자세, 네발 자세, 미끄럼 방지 등)에서도 lumbar prominence 쪽 다리를 벌림 · 외회전 위치로 한다.
- 무릎이나 발목관절에 대한 강한 부하를 방지하기 위해 일반적인 치료체조에 의해서 허리, 다리, 발의 근육 전체를 신장하여 강화하는 운동을 사전에 시행한다.
- 골반의 위치이상(비틀림)에 의해서 천장관절의 가

8

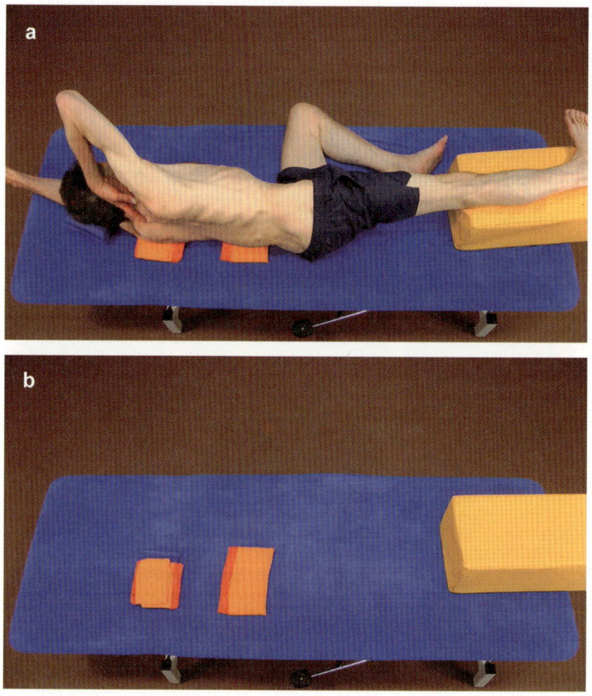

그림 8.17 옆으로 누운 자세 : 오른쪽 흉추측만증 [W858]
a. 누운 자세의 환자
b. 도구의 배치

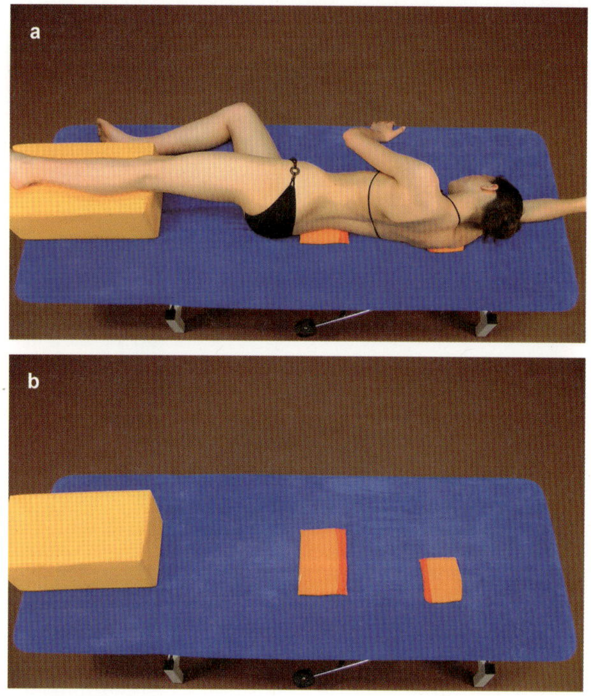

그림 8.18 옆으로 누운 자세 : 왼쪽 흉추측만증 [W858]
a. 누운 자세의 환자
b. 도구의 배치

동성이 방해된다. 이것을 해소하기 위해 필요에 따라서 앞에서 언급한 슈로스 치료법의 허리 교정이나 다리나 허리의 운동을 시행한다.

중요!

다리를 벌림 · 외회전 위치로 할 때, 반드시 동시에 골반도 함께 움직인다. 그렇게 하지 않으면 요천추만곡의 천추만곡이 강화되어 이와 더불어 미골이 견인된다. 반드시 3차원의 골반교정을 시행하는 것이 중요하다.

8.3 기타의 시작자세

8.3.1 앉은 자세

중요!

좌골 앉기에는 의자에 앉는 경우(등받이에 기대지 않는다)와 마루 위에서 책상다리가 되는 경우가 있다. 책상다리에서 등쪽 오목면 종아리를, 볼록면의 종아리 위에 포갠다(> 그림 8.19 a,b), > 그림 8.20 a,b), > 그림 8.21 a,b).

- 운동에 의한 요추만곡이 악화하는 일이 있기 때문에 요부 볼록면 쪽의 허리 밑에 쿠션을 놓는다(> 그림 5.7a, b, > 그림 7.6). 이때, 체중을 허리에 건다. rib hump의 아래쪽 허리를 바닥에 접촉시키고 다시 골반을 역회전(derotation)하기 위해 허리부분을 후방으로 움직인다.

주의!

운동을 시행하는 사람 중에는 균형을 양호하게 하기 위해 허리의 볼록면 허리 밑에 쿠션을 놓아야 한다고 생각하는 사람이 있을지도 모른다. 그러나 이것에 의해서 rib hump 아래쪽의 "쐐기의 꼭짓점"이 더 한층 좁아져 가장 하위에 있는"쐐기"는 커진다. 이에 더하여 쿠션의 압박이 골반의 위치이상과 같은 방향으로 작용하면, rib hump의 전방으로 들려 올라감(Vorwarts-hebelung)에 대한 저항이 없어진다.

- 3중만곡 측만증에서는 제5의 골반교정이며, 쿠션을 놓으면 좋다. 다만, 이것은 rib hump 아래쪽 허리를 하강시키지 않으면 안 되는 경우나 lumbar promi-

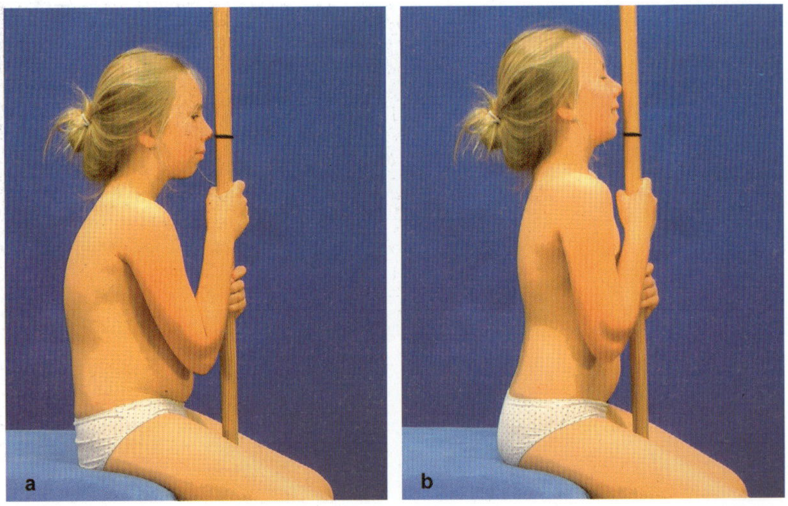

그림 8.19 측방에서 본 막대를 든 앉은 자세 [W858]
a. 시작자세
b. 종료자세

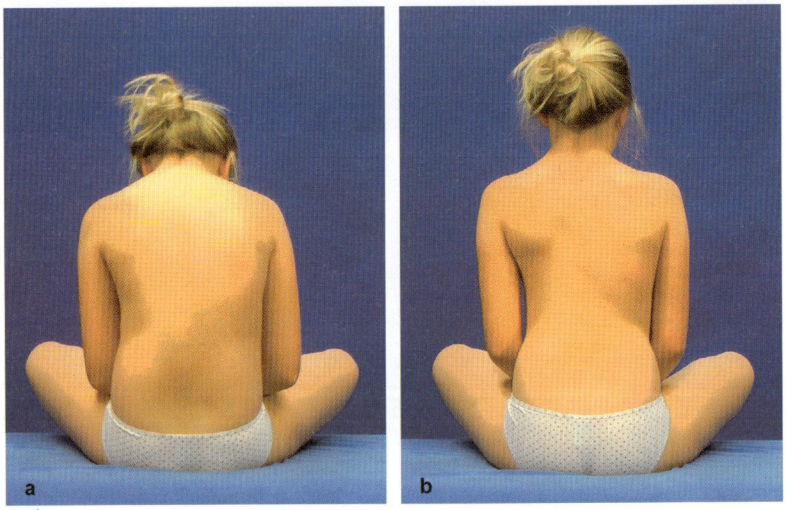

그림 8.20 등쪽에서 본 책상다리 [W858]
a. 시작자세
b. 종료자세

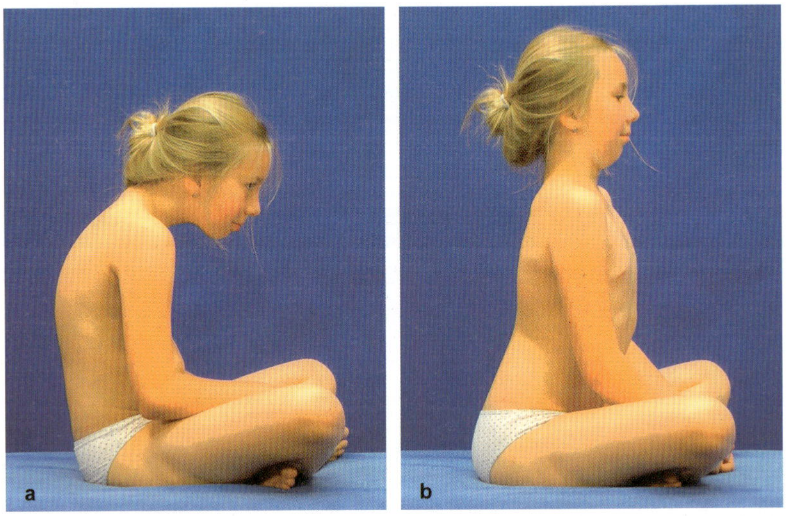

그림 8.21 측방에서 본 책상다리 [W858]
a. 시작자세
b. 종료자세

nence가 경직하여 영향을 받을 우려가 없는 경우에 한정된다. 쿠션을 놓음으로써 정역학을 오른쪽으로 변화시켜서는 안 된다! 4중만곡 측만증에서는 요천추 만곡이 강화될 우려가 있기 때문에
쿠션을 놓지 않는다.

- Rib hump 쪽의 골반 밑에 쿠션을 놓으면 허리가 들려 올라가 요추 만곡이 커진다. rib hump 쪽 골반에 쿠션을 놓는 것은 한쪽 둔근의 위축이 있는 경우에 한정된다. 예를 들면, 소아마비에 의한 둔근의 이상을 조정하기 위해 골반의 위치가 수평으로 되도록 쿠션을 놓는다. 4중만곡 측만증 운동에서는 장골릉의 위치를 수평으로 하기 위해 "rib hump 쪽 다리"를 벌림(외전)을 할 때 자주 rib hump 쪽 골반 밑에 쿠션을 놓는다. > 그림 8.22와 > 그림 8.23은 후방에서 본 측만증 환자의 미골 앉기와 좌골 앉기이다.

조언!

일상생활에서는 식탁 높이를 키에 맞추는 것이 중요하다. 이것에 의해서 식사 중에도 자세를 똑바르게 할 수 있다. 병원이나 재활센터에서도 환자가 키에 맞는 테이블을 사용하도록 다양한 높이의 테이블을 준비하는 것이 바람직하다.

정좌

보통, 정좌에서는 허리의 볼록면 발꿈치 위에 쿠션을 놓는다. 4중만곡 측만증에는 쿠션을 놓지 않는다.

TV를 볼 때 앉은 자세 - 승마 자세

TV를 볼 때는 의자에 말 타는 자세로 앉는다. 등받이가 신체의 전방으로 오도록 하고 종아리를 수직으로 세워 양쪽의 아래팔을 등받이에 놓고 골반을 크게 후퇴시켜 앉는다. 필요에 따라서 요부 볼록면 밑에 쿠션을 놓는다. 이 앉은 자세에 의해서 다른 방향으로 고개를 돌릴 때 상체 위치가 무너지는 것을 방지한다.
이 앉은 자세는 학습에도 적합하다.

오목면의 저하를 교정하는 앉은 자세

오목면을 의자 등받이에 붙여서 앉는다. 오목면 쪽 허리를 좌석 면에서부터 외측으로 내밀고 후방 아래쪽으로 견인한다. 오목면을 광범위하게 지지하기 위해서 오목면 팔을 등받이에 놓는다. 체중을 오목면 허리에 건다(> 그림 13.2, > 그림 13.4).

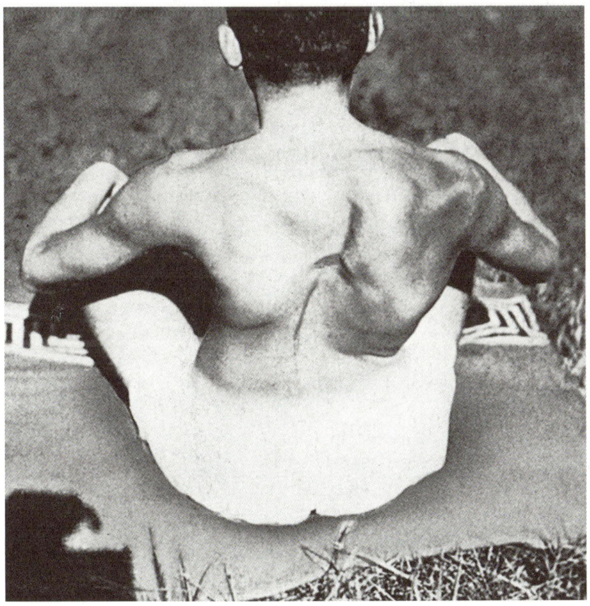

그림 8.22 부적절한 미골 앉기의 예. 후방으로 돌출한 rib hump가 있는 경우, 척추 측방 만곡이나 회전이 악화한다. [M616]

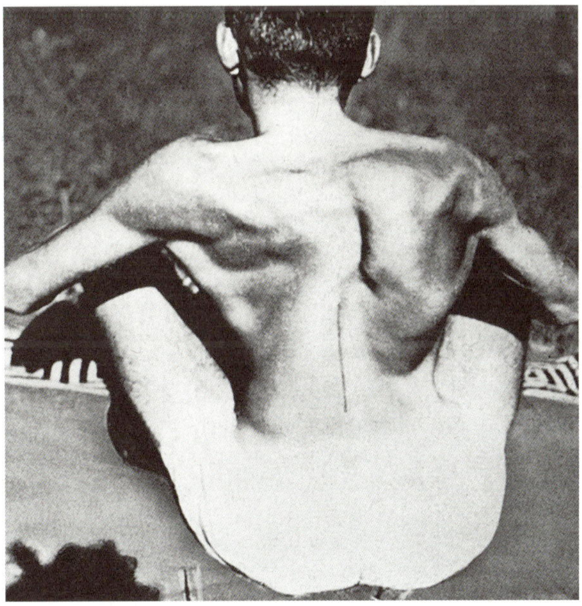

그림 8.23 바람직한 좌골 앉기의 예. 만곡이 펴지고 척추가 수직으로 접근한다. [M616]

8.3.2 네발 자세

네발 자세가 되어 양 무릎을 허리의 폭으로 벌리고 대퇴부를 수직으로 세운다. 마찬가지로, 뻗은 팔을 수직으로 세워 어깨가 팔의 위에 오도록 한다. 어깨와 골반의 수동적 derotation을 위해 rib hump 쪽의 무릎 밑에 쿠션을 놓고 같은 쪽의 손 밑에도 쿠션을 놓는다 (> 그림 8.24).

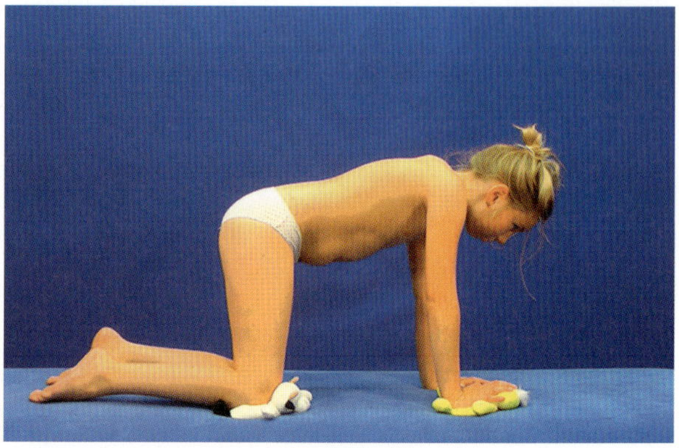

그림 8.24 네발 자세 [W858]

8.3.3 낮은 체위의 미끄러짐 방지 (Tiefe Rutsch-halte)

위에서 언급한 네발 자세에서 팔만을 전방으로 뻗고 흉골을 바닥면에 접근시킨다. rib hump 쪽 손목관절과 무릎 밑에 쿠션을 놓는다(> 그림 8.25 a,b).

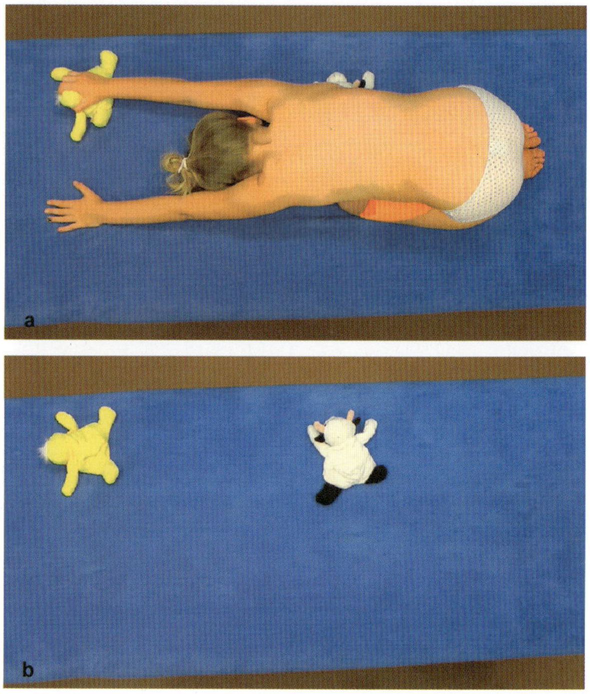

그림 8.25 낮은 체위의 미끄러짐 방지 [W858]
a. 누운 자세의 환자
b. 도구의 배치

8.3.4 무릎서기 자세

일반적인 무릎서기 자세에서는 허리의 볼록면 무릎 밑에 쿠션을 놓는다(책상다리의 항을 참조).

8.3.5 선 자세

중요!

한쪽 다리가 단축된 경우에는 첨족(pes equinus)이 일어날 위험성이 있기 때문에 단축된 쪽 신발의 뒤꿈치 만을 높이는 것이 아니라, 발판으로 발바닥 전체를 높게 한다.

선 자세에서는 다음의 차이에 주의해야 한다.

- **상체를 수직으로 하면**, 발 밑에 놓은 쿠션에 의해서 허리가 머리쪽으로 밀리고 이것에 의해서 골반이 수평을 벗어난다.
- **상체를 전방굴곡을 하면** 발 밑에 놓은 쿠션에 의해서 허리가 후방으로 밀리고 이것에 의해서 골반이 회전한다.

항상 **무엇을 위해 쿠션을 놓는지**를 잘 생각할 것.

3중만곡 측만증은 상체를 전방 굽힘 운동에서 rib hump 쪽 발 밑에 쿠션을 놓는다. 이것은 같은 쪽 허리를 후방으로 회전하기 위해서이다. 또한, 같은 쪽 손으로 wall bar의 높은 위치의 bar를 쥔다. 이것은 같은 쪽 견갑대를 후방으로 회전하기 위해서이다.

중요!

의심이 들면 쿠션을 놓지 말 것!

Chapter

9장 기능별 운동의 전략 및 제안

9.1 슈로스 치료법의 운동 전략

중요!

정형호흡은 호흡을 통해 적절하게 형상을 조정하는 것이다!

아래에 정형호흡에서 최초로 시행해야 할 간단한 초기 운동의 예를 언급한다.

초기 운동 1 :

1. 바로 누운 자세가 된다. 양팔을 몸쪽 가까이에 놓는다. 손가락 끝과 팔꿈치를 발 방향으로 민다(push). 조금씩 밀기(push)를 강화한다.
2. 목을 펴고 1과 마찬가지로 뒤통수를 위쪽으로 민다 [그 결과 "Countermovement"이 일어난다]. 이 "후두골 밀기" 운동도 조금씩 강화한다.
3. 이러한 운동에 흡기(Inhalation)를 조합한다. 이 경우도 단계적으로 시행할 것.
4. 마지막으로 팔, 등, 목, 머리를 위쪽과 아래쪽으로 향해서 크게 펴고 긴장시킨다 (턱은 긴장시키지 않고 수직으로 둔다. 이것에 의해서 목의 후면부가 신장될 것이다). (머리가 침상 면에 의해서 "지지" 되어 있다는 것을 자세하게 느껴야 한다).
5. 이들 모두를 양호하게 지각하고 습득하여 시행할 수 있게 되면, 호기(exhalation)에 의해서 등 전체가 크게 튀어 올라 긴장한다. 이때, 팔과 머리를 움직이지 않고 후방에 머물게 한다. 양 어깨 끝도 마찬가지이다. 등만이 약간 움푹 들어간다. 머릿속에서 이와 같은 상황을 유도할 필요가 있다.
6. 호기의 긴장 후 단계(phase)에 특히 주의를 기울인다. 아무것도 하지 않고 단지 관찰하는게 중요하다!

   호흡이 저절로 깊어진다. 의식하여 깊이 호흡하지 않아도 흉부가 에너지에 의해서 넓어진다. 다음 2회째 호흡에서 다시 흡기 때의 흉부 폭은 저절로 반으로 준다. 그 후, 완전히 안정되면 다시 처음부터 이 운동을 시행한다.

조언!

이 운동은 반복해서 세밀하게 집중해서 훈련하는 것이 바람직하다. 이것에 의해서 운동이 완전하게 되고 그것이 바르게 뇌에 각인되어 신체와 자세를 개선하는 중요한 수단이 된다. **감각의 학습은 중요하다!** 예를 들면, 팔꿈치는 편 팔과 함께 움직이고 등이 긴장하여 흉부가 부풀어 오름에 따라 차츰 침상면으로 밀어 붙인다.

초기 운동 2 :

1. 모든 몸의 변화를 느끼면서 손-팔꿈치-압박을 시행한다(어깨 끝의 압박을 포함). 이것은 오른쪽에서만 시행한다. 아울러서 즉각 위쪽으로 "뒤통수의 밀기"를 시행한다. 이때, 숨을 들이마신다. 흉부의 오른쪽 면이 부풀고 등의 오른쪽이 "저절로" 긴장되는 것을 느낄 수 있을 것이다.
2. 이것을 정밀하게 시행하여 분석하기 위해서 호기 단계에서 "모두 시행하고" 등의 한쪽 긴장(동시에 한쪽 흉부가 넓어진다)을 강화한다(조금씩 강화되는 것을 알 수 있다). 이 등의 긴장은 단일의 큰 원활한 긴장이 아니라, 그 자체로 튀어 오르는 것 같은 긴장이며 "용수철 긴장"(Federspannung)이라 부른다.

3. 이때, 팔이 생기 있고 따뜻해지는 것을 느낄 수 있다(이것에 대해서 한때 어떤 의사는 "참되고 거짓 없는 긴장이 일어나고 있다는 것을 인정하지 않을 수 없었다"라고 말하였다).

조언!

크고 중요한 가슴근육이나 등근육의 대부분은 상완골의 몸쪽부분에서 당고 (부착하고) 있다는 것을 고려한다. 이 형상에 맞춰서 팔의 구조들을 훈련하는 것이 바람직하다.

4. 측만증에서는 이 운동을 한쪽에서만 시행한다(정상적인 신체에서는 왼쪽에서도 시행한다). 그 목적은 한쪽 평탄한 흉부를 부풀게 하여 융기한 등을 평탄하게 하는 것이다. 이때, 중요한 것은 목의 후방을 펴서 머리를 압박하는 것(목의 앞부분을 조이지 않도록 한다)이다. 이것은 이미 **정형호흡**에서 언급했던 부분이다. 즉, 분류를 선정했다면 호흡에 의해서 특히 형상을 조정한다.

초기 운동 3 :

1. 운동 1의 팔의 압박을 상세하게 지각하기 위해 우선, 압박할 때 의식을 양 어깨 끝에 완전히 집중시킨다. 이것을 3회 정도 시행한다. 처음에 호기에서 긴장을 완전히 이완시킨다. 그 후의 호흡에서 흉부(의 위쪽부분)나 등(의 후방 위쪽부분)을 강화하여 에너지에 의해서 교정됨을 위해 호기에서 "용수철의 긴장"을 일으킨다.
2. 다음으로 편 팔로 자리에 누운 면을 밀면서 팔꿈치로 긴장을 일으키고 조정하는 것에 주의를 집중시킨다. 이것에 의해서 중앙 가까이에 있는 다른 부위도 등의 긴장과 흉부의 넓어짐에 변화가 일어난다. 이와 같은 훈련을 반복하고 호기에서 등의 각 부위에 집중하는 것을 학습하면, 등이나 흉부의 형상을 완전히 조절할 수 있는 상태가 된다. 또한 인식 가능한 범위에서 한쪽에 존재하는 융기를 경감하여 평탄하게 할 수 있다. 예를 들면, 중앙보다 오른쪽에 rib hump가 있는 측만증 환자는 왼쪽 상부에도 rib hump가 있으나, 아마도 본인도 치료사도 이것을 인지하지 못하고 있다. 그러나 옷을 입은 상태에서의 모습을 개선하려면, 이 rib hump를 평탄하게 할 필요가 있다. 이 경우, 왼팔 팔꿈치의 압박을 시행하면서 등의 후방 상부(왼쪽어깨 끝의 높이)에서 호기로 긴장을 일으켜야 한다. 그 결과 오른쪽 어깨끝도 조정되어 침상 면으로 향해서 회전한다. 또한 이 교정의 단계에서는 흡기를 이용한 의식적인 수정도 중요하다. 이때, 호흡에 의해서 오른쪽어깨 끝의 위치를 내리는 것에 반해서 오른쪽 흉부 최상부(오른쪽 어깨끝의 아래쪽으로 움푹 들어간 부분)의 위치를 올린다. 여기서는 "감각이 나의 전부이다"는 괴테의 말처럼 운동을 주의 깊고 신중하게 시행하면, 그 대가로서 운동의 종료 시에 등이 놀라울 정도로 따뜻해지고 흉부가 부드러워져 넓어지고 폐에 공기가 널리 퍼지는 것을 느낄 수 있다. "바짝 말라버려" 스위치가 끊겨 있었던 모세혈관이 열린다. 완전히 펴져 휴면하고 활동을 하지 않게 되어있던 조직은 다시 작동하기 시작한다. 피부는 새로이 혈액이 흘러서 맥이 뛰고 젊음을 되찾는다. 운동의 대가는 예상 외로 크고 전신의 건강에 있어서 유익하다.
3. 팔의 압박에서는 특히 손의 압박에 집중한다. 이때, 팔꿈치나 어깨와 침상 면의 접촉에 주의한다. 마찬가지로 일어나는 모든 일에 귀를 기울여 듣는다. 이것은 항상 운동을 하는 사람에 있어서의 과제이며 습관화함으로써 쾌적성을 가져와 건강을 촉진한다.
4. 마찬가지로 벌린 손가락으로 침상 면을 압박하는 것에 집중한다. 근육의 위치에 따라서 더 높은 위치에 있는 부위에 운동이 파급되는 것이 느껴진다. 놀랍게도 차가웠던 손은 급속히 따뜻해진다. 등(back)에서는 혈액(맥동 · 치유 · 정화를 가져온다)이 골고루 퍼져 뜨거울 정도가 된다.

조언!

침상안정하는 환자일지라도, 이러한 방법으로 운동을 시행하면 병상의 지루함을 쫓아버려 유익한 일이 될 수 있다. 그때마다 본인의 힘에 따라 근소하게 시행하면 된다. 티끌 모아 태산이다. 이것에 의해서 내면의 민감성 획득(그 후도 존속한다)에 더하여 대사가 자극되고 나아가서는 신체 형상의 아름다움을 재획득하고 병상에서 떠날 수 있다.

초기 운동 4 :

마찬가지로 오른쪽 다리, 왼쪽 다리, 양 다리의 중간 위치, 내회전, 외회전을 지각한다. 이와 아울러서 허리 위치의 확인과 조정, 그리고 몸통의 반대 상태로 조정을 시행한다.

1. 최초로, 다리를 펴고 발꿈치를 아래쪽으로 향해서 민다. 이때, 발끝을 편다. 동시에 목(후면부를 편다)과 함께 머리를 다시 위쪽으로 견인한다. 폐에 공기가 차고 부드러워진다. 이때, 중요한 큰 혈관이 등의 위쪽부분에서부터 어깨, 목, 그리고 두개골의 중앙까지 뻗는 모양을 상상하면 좋다. 이들 모든 혈관이 펴져 팽팽해지고 혈액이 충분히 골고루 미친다.
   동시에 다리 후면부의 신장이 지각된다. 주로 굽힘근의 단축된 부분이 신장된다. 이것에 의해서 정상적인 근육길이가 회복됨과 동시에 혈류가 멈춰 있었던 혈관(이나 림프관)의 각 부분에 따뜻한 혈액이 골고루 순환되어 맥동이 일어난다.
2. 밀기를 가하는 동안, 허리(신체의 중앙)에 생각을 집중시킨다. 허리도 신장되어 길어지고 가늘어진다. 이것에 호응하여 전방, 측방, 후방에 존재하는 하부늑골이 움직인다. 이와 동시에 반드시 호흡을 시행한다. 이것은 특히 폐 바닥부분의 위치 정상화에 도움이 된다. 그리고 동시에, 의식적으로 횡격막을 하강시킨다. 이 횡격막의 하강은 운동으로부터 끌어낸다. 밀기를 가하는 동안 (이것에 의해서 비로소 충분한 몸의 길이가 된다) 튀어 오르는 것 같은 긴장이 일어나고 이것에 의한 압박이 강화된다. 이것들을 시행하면서 둔부근, 허벅지, 무릎, 종아리를 지각한다. 이때, 주의나 집중력을 조절하면서 이러한 부위들의 전방, 측방, 외측, 내측, 상방을 지각한다. 이것은 측만증 환자에 있어서는 허리의 교정과 위치조정으로도 된다. 이때, 적절한 운동을 하나하나 시행한다. 차가웠던 발이나 다리는 혈류가 되돌아와 맥동을 하고 따뜻해진다.
3. 오른쪽 rib hump를 가진 측만증에서는 특히 왼쪽 둔근을 늦게 긴장시킨다. 마찬가지로 골반의 오른쪽을 상부에서부터 긴장시킨다. 이것에 의해서 필요한 골반의 회전운동이 일어난다.
4. 게다가, 오른쪽에서 어깨-팔-압박을 시행한다. 이와 아울러서 흡기에서 오른쪽 흉부를 부풀리고 호기에서 오른쪽 등(back) 부분을 모은다.
   이 세 가지들은 따로따로 시행한다.

초기 운동 5 :

1. 양다리의 압박은 **밀기 압박**(Schiebedruck)이라 불린다(발꿈치를 아래쪽으로 향해서 밀고 머리를 위쪽으로 향해서 밀어 어깨에서부터 뗀다). 이것은 건강한 사람에서도 침상안정을 하는 사람에서도 마찬가지의 방법으로 시행할 수 있다. 이 압박에 의해서 골반을 떼어 놓고 이것에 의해서 근육 전체(다리에 더해서 둔부, 등의 중앙이나 하부의 근육)의 긴장을 높일 수도 있다.
2. 또한, 근육 전체가 긴장하고 있는 동안에 허벅지의 앞부분을 모으는 것에 중점을 둔다. 이것에 의해서 변형된 다리가 조정될 뿐만 아니라, 골반 앞이 들려올라간다(골반 내부의 근육에 팽팽하게 땅김이 일어나기 때문이다). 많은 경우, 골반 내부의 근육은 오랫동안 써서 낡아지고 다 헐거워져 있어 이것에 의해서 몸통(및 전신)의 구조적인 무너짐이 일어난다. 몸통을 죄어서 조정하지 않는 한 전신이 아름답게 편안하고 단단하게 똑바로 되는 일은 없다.
3. 그리고 다음의 것을 조합하여 시행한다. 즉, 둔부근육의 튀어 오르는 것 같은 긴장을 강화하고(이것에 의해서 골반을 떼어 놓는다) 이와 아울러서 허벅지 앞부분의 근육을 긴장시켜 머릿속에서 골반 앞모서리(전상장골극)가 들려 올라감을 유도한다. 갑자기, 그 존재를 느끼지 못하였던 내부의 근육을 지각하게 된다. 운동을 마치면 해방에 의한 깊은 한숨(크고 완전한 자연스런 호흡)이 일어난다. 이 호흡은 차츰 멈추도록 내버려 둔다(그렇게 하면 피로하는 일은 없다). 폐에서는 휴식(휴면상태) 있었던 많은 부위가 강화되고 활기차게 되어 영양 상태가 개선된다. 이와 같이 하여 비틀림이 없어진다.
4. 더욱이, 운동을 조금 앞으로 나아가게 하기 위해 다음의 것을 시행한다. 골반 앞모서리(전상장골

극)의 들어 올려 지는 것을 천추부분의 내부에서도 지각한다[천골부분은 골반바닥에 밀착하여 있다. 척추전만(허리부분)에서는 그렇게 되지 않는다]. 천추부분의 내부에서도 내장에 복막주름이 부착하여 있다. 이 인대(복막주름)는 팽팽해져 있으며 이 인대에 의해서 내장의 미끄러짐이 일어난다. 또한 복부의 내장으로부터 하중이 제거된다. 호기로 복부 긴장을 이완하거나 딱딱하게 하여 조절하면서 신중하게 강화한다. 이 복부 긴장을 골반 앞모서리의 들어 **올림 긴장**으로 말할 수 있다. 아래쪽에서 일어난 이 긴장을 머릿속에서 지면이나 머리 방향으로 유도한다. 이것에 의해서 완전히 펴진 복벽은 민감성, 건강함, 부드러움과 동시에 활력에 찬 팽팽함을 회복한다. 또한 복부가 모아져 단축한다(온갖 내장에서 혈류가 되돌아오고 혈액이 침투하여 따뜻해지기 때문이다). 또한 복부에는 복강신경얼기(큰 자율신경중추)가 있다는 것에 유의해야 한다! 여기서부터 건강촉진의 임펄스가 사방으로 흘러나와 척수나 뇌까지 도달한다 해도 이상한 일은 아니다. 이 때문에 우리의 sohernbeim 병원에서는 척추의 만곡이나 변형을 가진 환자들이 햇빛과 전나무(fir tree) 그늘이 있는 큰 테라스에서 매일 많은 시간을 보내게 하고 신선한 공기 속에서 호흡이나 운동을 시행하고 있다.

운동의 마지막 단계에 확인을 위해 양손을 허벅지(최상부분, 측방 상부)에 놓으면 허벅지가 전체로서 둥글게 성형되어 있는 것을 지각할 수 있다. 이것에 의해서 다리 형상이 아름다워짐과 동시에 형상에 맞춘 건강한 고유의 긴장 즉, **tonus** (다리가 원래 가져야 할, 그러나 상실되어 있었던 긴장)가 일어난다. 정상이라면 당연히 있어야 할 tonus가 회복하면 형상의 결함은 수정된다. 이것을 충분히 경험하게 되면 실로 훌륭한 방법으로 강한 열이 골반대 전체, 골반 내부, 복부를 채운다는 생각이 가능해지고 또한 믿을 수 있게 된다. 병이 있는 사람은 신체의 아래쪽부터 차가워진다. 즉, 발, 다리, 골반을 통해서 복부나 등이 차가워진다. 이 경우 에너지의 도움에 의해서 온갖 유익한 결과가 일어난다. 이와 동시에 혈액의 순환이 강화된다.

9

중요!

이상 언급한 것은 멀리 돌아가는 길처럼 생각될지도 모른다. 하지만 운동을 바르게 시행한다는 것은 운동을 학습하고 시행하는 사람이 이것을 완전히 활용하기 위한 최단의 길이다. 성과가 나오면 자극이 된다!

9.2 기본 운동

9.2.1 머슬 실린더(Muscle cylinder)

불균형의 전환은 우선 몸통 아래쪽 부분에서 시작한다. 이때, 오른쪽 몸통근육(가슴가장긴근 [흉최장근], 엉덩갈비근 [장늑근] = 등의 폄근 [신전근])의 허리부분을 강화하고 정적 기능을 촉진하여 불균형을 균형으로 전환한다. 운동에서는 오른쪽 몸통근육의 허리부를 반대쪽 같은 부분보다도 크게 움직인다. 즉, 중간위치를 넘어서 교정한다. 이것에 의해서 두께가 있는 견고한 근육에 의한 쿠션, 이른바 **머슬 실린더**(muscle cylinder)가 생긴다. 이 때문에 이 운동을 'muscle cylinder'라 부른다.

운동치료는 모든 부위의 근육 균형을 회복시킨다. 우선 허리에서 시작하고 이어서 몸통 위쪽부분이 자동적으로 교정된다(> 그림 9.1 a,b, > 그림 9.2 a,b).

이것을 기본원리로 하여 운동 대부분의 변형을 끌어낼 수 있다.

아래의 운동을 시작하기 전에 환자는 운동 시 요추를 관찰할 필요가 있다. 환자는 **선 자세에서 무릎서기 자세가 되는 운동과 무릎서기 자세에서 선 자세가 되는 운동**을 면밀하게 훈련하여야 한다. 그 이유는 어느 쪽 무릎을 먼저 바닥면에 붙이는가, 어느 쪽 다리를 지지하여 몸을 들어 올리는가는 중요한 문제이기 때문이다. 이것에 의해서 자주 운동의 성과가 처음 상태로 되돌아온다. 아무 문제가 없다면 양 무릎을 동시에 굽히고 동시에 바닥면에 붙일 수 있고, 또한 반대의 순서로 선 자세가 될 수 있다.

하지만, 많은 경우, 환자는 "편안한 쪽"의 무릎 즉, 등쪽 오목면 무릎을 먼저 굽혀서 바닥면에 붙인다. 이것에 의해서 요추 만곡은 커진다. 또한 rib hump 쪽의

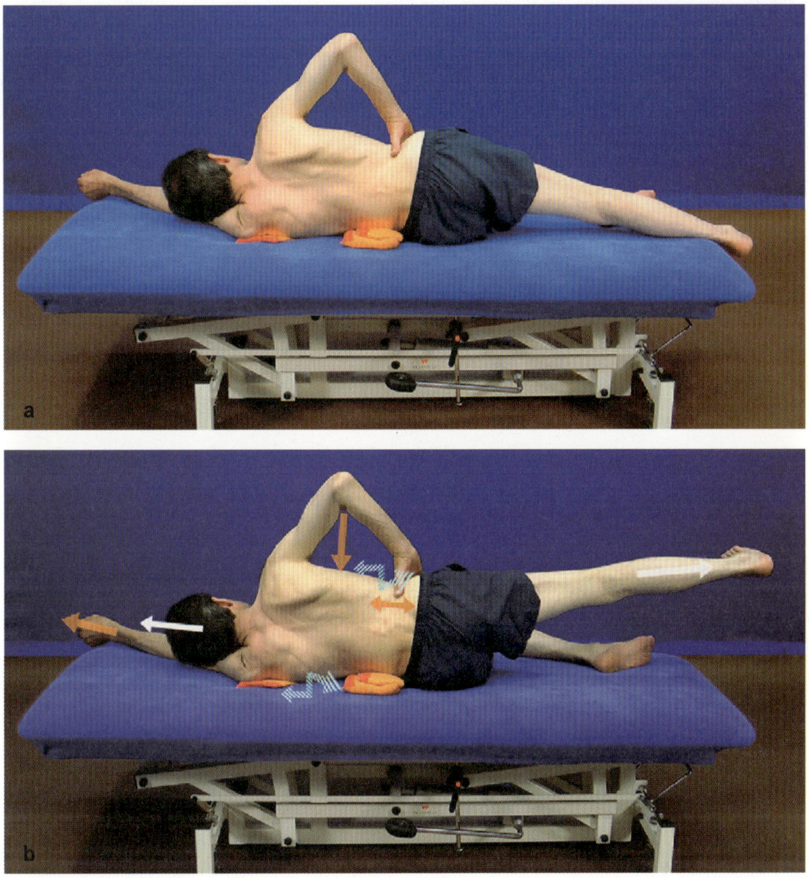

그림 9.1 옆으로 누운 자세의 muscle cylinder : 오른쪽 흉추측만증 [W858]
a. 시작자세
b. 종료자세 (화살표의 의미는 사용자 주의사항을 참조)

다리를 먼저 세워서 신체를 들어 올리면, 요추 만곡은 커진다. 운동 시에 펴고 있었던 다리는 운동이 종료한 후에 바로 굽힌다. 이때, rib hump의 아래쪽에서 새로운 구부러짐이 일어나는 것을 피하기 위해 상체를 다시 수직으로 한다.

> 그림 9.3, > 그림 9.4, > 그림 9.5가 보여주는 것처럼 간단한 방법으로 요추 및 요천추 만곡을 효과적으로 교정할 수 있다. **무릎서기 자세의** muscle cylinder는 혼자서 시행하는 데에 적합한 운동이다. 막대를 사용해서 발을 고정해도 좋다. 교정쿠션 위에 눕기 전에 "lumbar hump"을 전방으로 역회전(derotation)을 하는 것은 중요하다. 그 다음에 lumbar hump을 침상 면에 붙여서 눕는다. 또한 조용히 호흡을 계속하는 것이 중요하다. 즉, 허리 오른쪽 부분에서 "RAB(rotation-angular-breathing)"을 시행하고 같은 부분이 부유한 상태가 되는 시간을 서서히 길게 한다.

상체는 오른쪽 약한 허리근육이 지지하고 있다. 환자는 운동을 종료할 때에 신체를 수직으로 하고 운동 성과를 안정화한다. 치료사는 환자 허리가 떠 있는 동안에 머리나 팔에 접촉자극이나 견인을 가하고 바른 위치를 유지하는 것을 돕는다(> 그림 9.6).

환자는 운동을 종료할 때에 다시 한 번 적절한 교정을 시행하여 신체를 수직으로 한다. 또한, 팔로 침상 면을 강하게 압박하여 교정의 성과를 견고하게 한다.

조언!

X선 영상에서 요천추 만곡이 관찰되지만 임상소견에서 흉부 오목면의 허리가 외측으로 돌출하여 있는 경우, 3중만곡 측만증과 같은 치료를 시행한다.

9

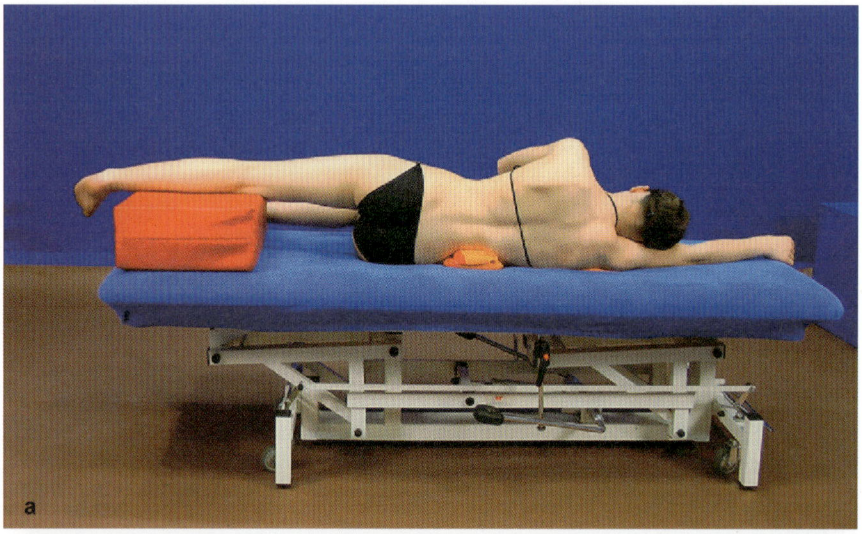

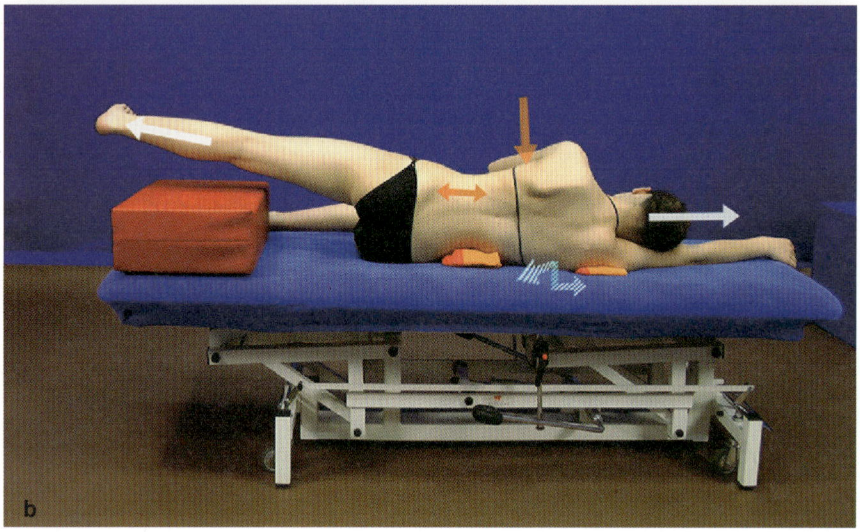

그림 9.2 옆으로 누운 자세의 muscle cylinder : 왼쪽 흉추측만증 [W858]
a. 시작자세
b. 종료자세 (화살표의 의미는 사용자 주의사항을 참조)

Lumbar hump을 전방 [Forward] · 상방 [Upward] · 내측 [Inward]으로 회전하면(호흡도 시행한다) 허리 양쪽의 허리삼각이 같아진다. 이 상태에서 골반, 복부, 허리근육 전체를 강하게 긴장시킨다(> 그림 9.7, > 그림 9.8, > 그림 9.9).

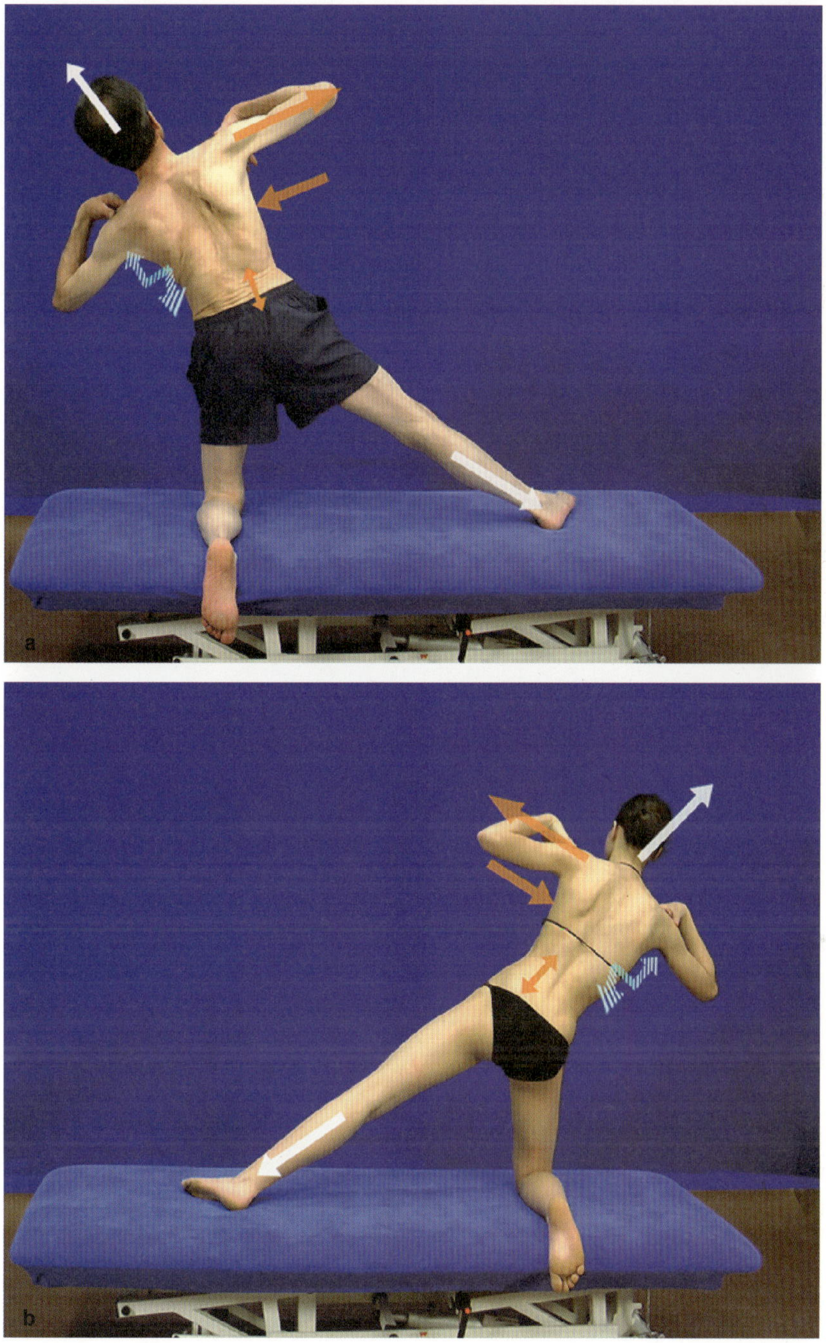

그림 9.3 무릎서기 자세의 muscle cylinder (화살표의 의미는 사용자 주의사항을 참조) [W858]

a. 오른쪽 흉추측만증

b. 왼쪽 흉추측만증

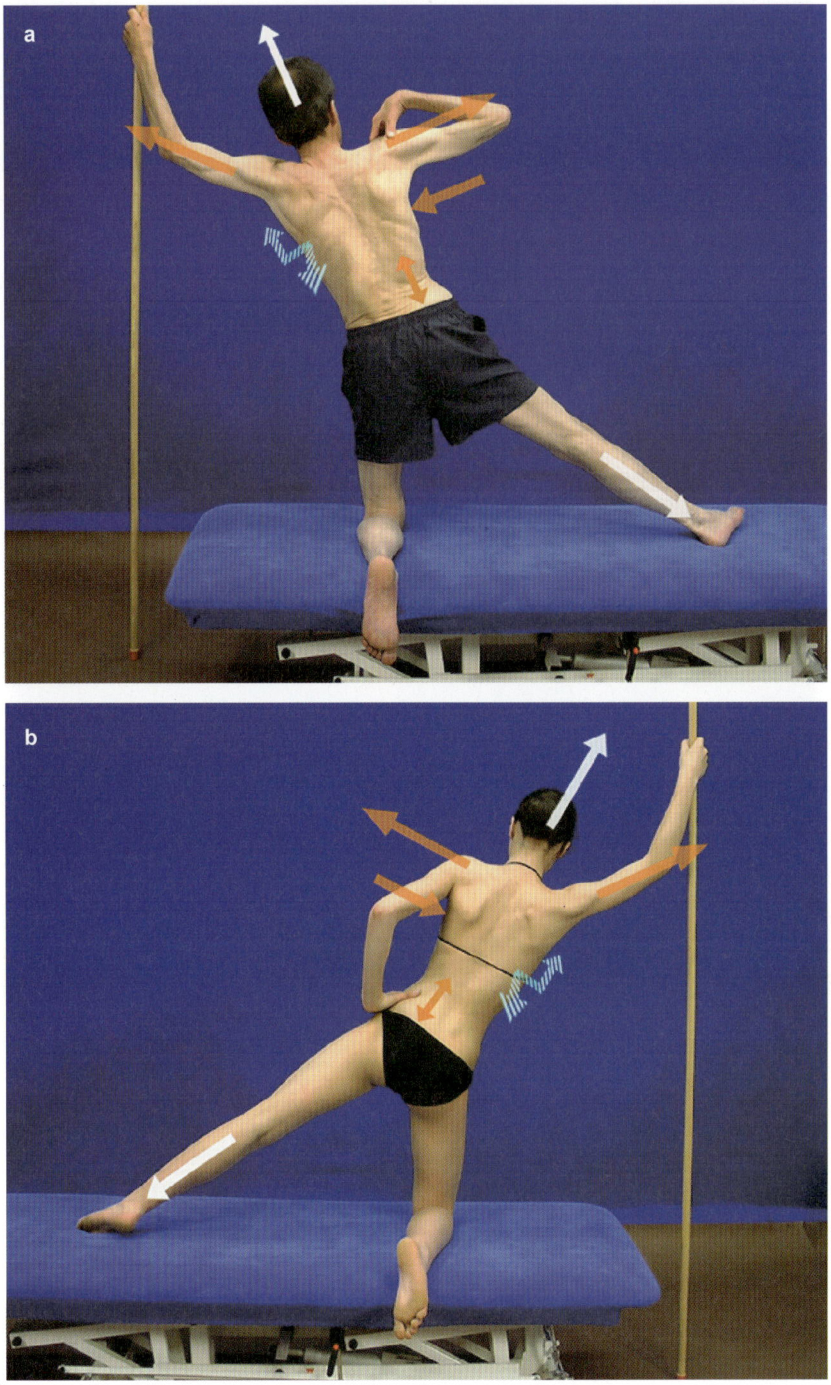

그림 9.4 막대를 든 무릎서기 자세의 muscle cylinder
(화살표의 의미는 사용자 주의사항을 참조) [W858]
a. 오른쪽 흉추측만증
b. 왼쪽 흉추측만증

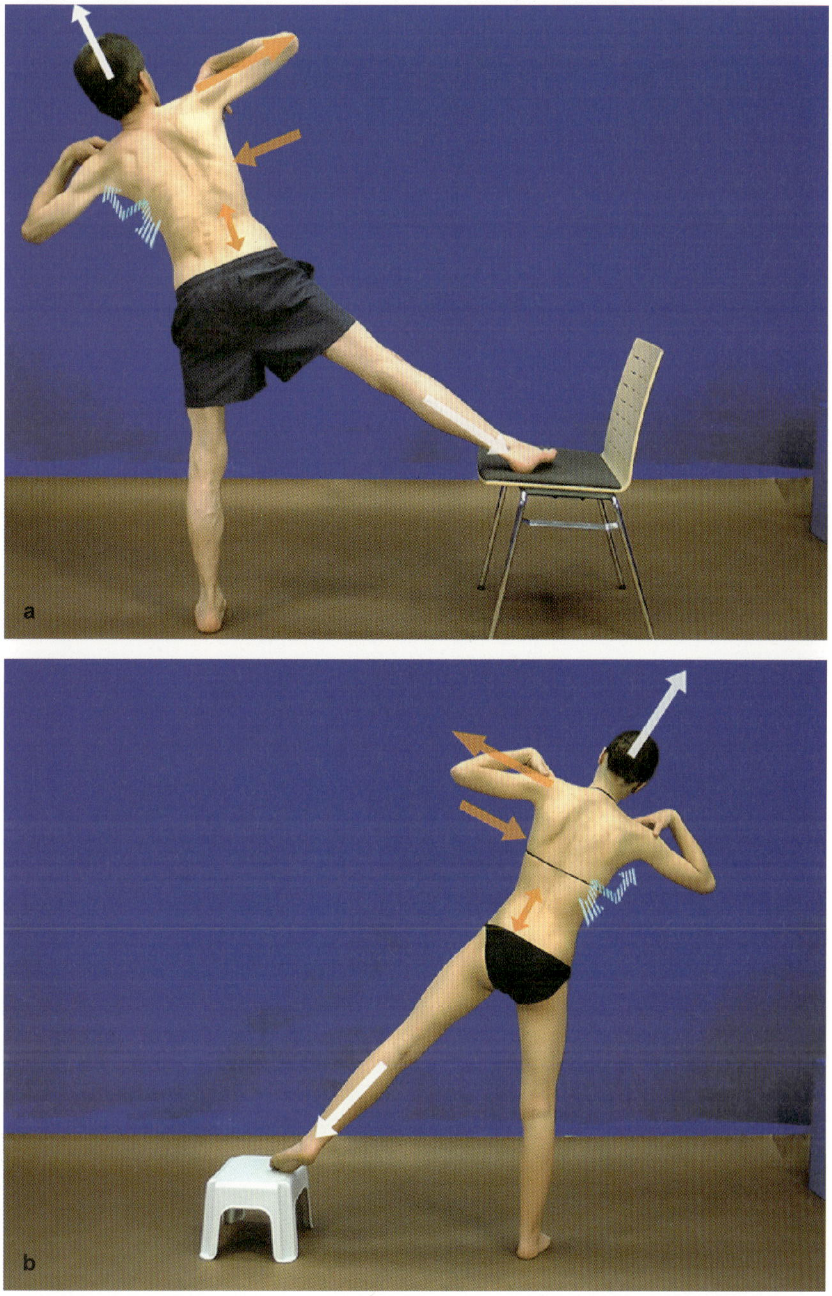

그림 9.5 선 자세의 muscle cylinder (화살표 의미는 사용자 주의사항을 참조) [W858]

a. 오른쪽 흉추측만증

b. 왼쪽 흉추측만증

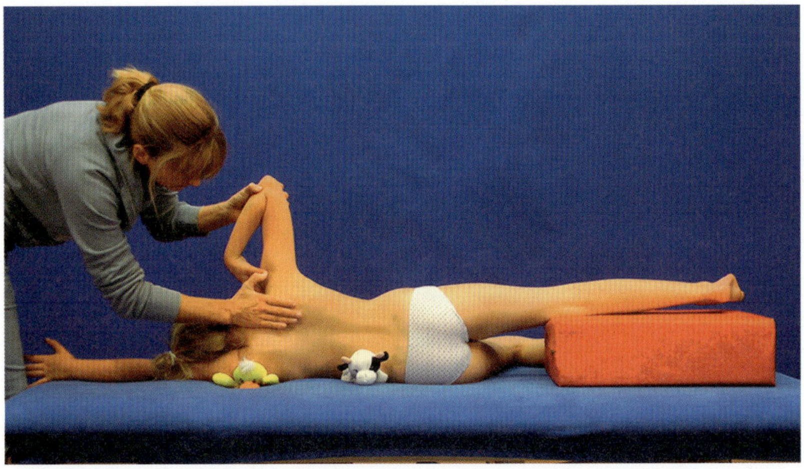

그림 9.6 손을 놓은 옆으로 누운 자세의 muscle cylinder [W858]

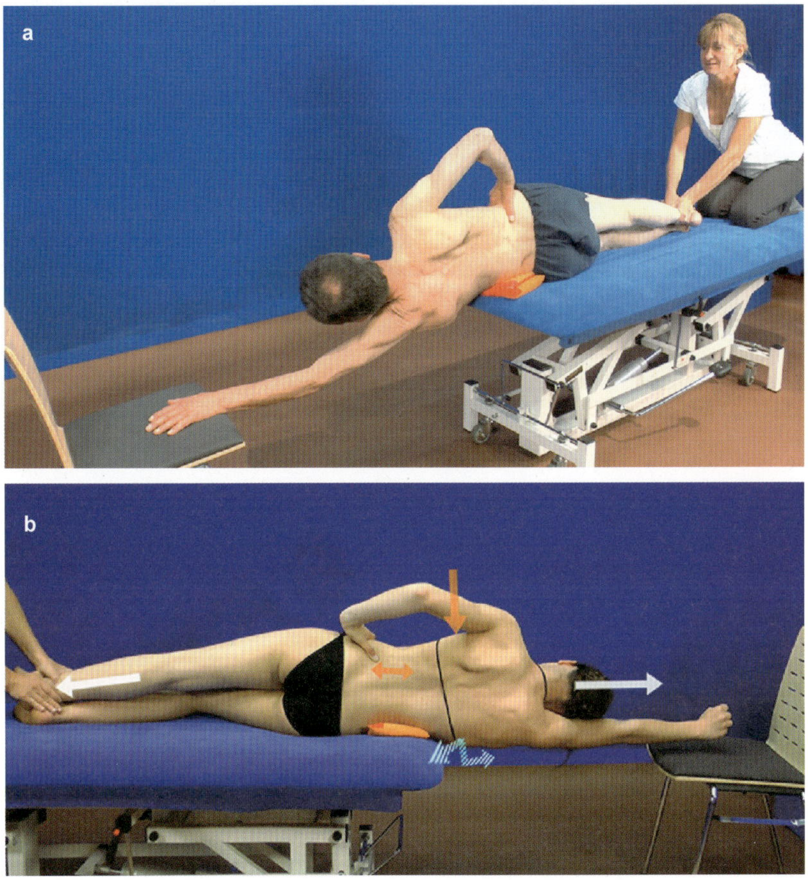

그림 9.7 테이블에서부터 상체를 내민 자세의 muscle cylinder [W858]
a. 오른쪽 흉추측만증
b. 왼쪽 흉추측만증(화살표의 의미는 사용자 주의사항을 참조)

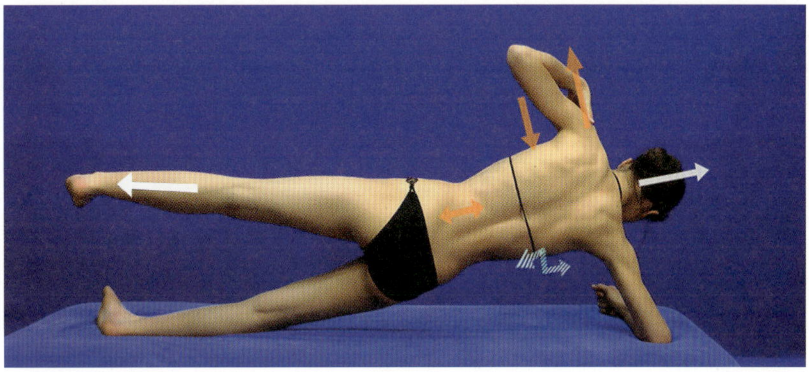

그림 9.8 측방 지지의 muscle cylinder : 왼쪽 흉추측만증
(화살표의 의미는 사용자 주의사항을 참조) [W858]

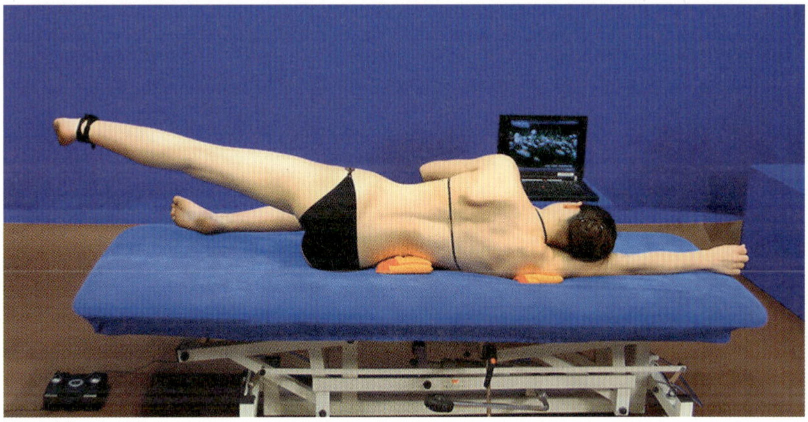

그림 9.9 컴퓨터 게임을 사용한 옆으로 누운 자세의 muscle cylinder: 왼쪽 흉추측만증.
편 다리의 먼쪽부분을 작게 움직여서 게임을 조작한다. [W858]

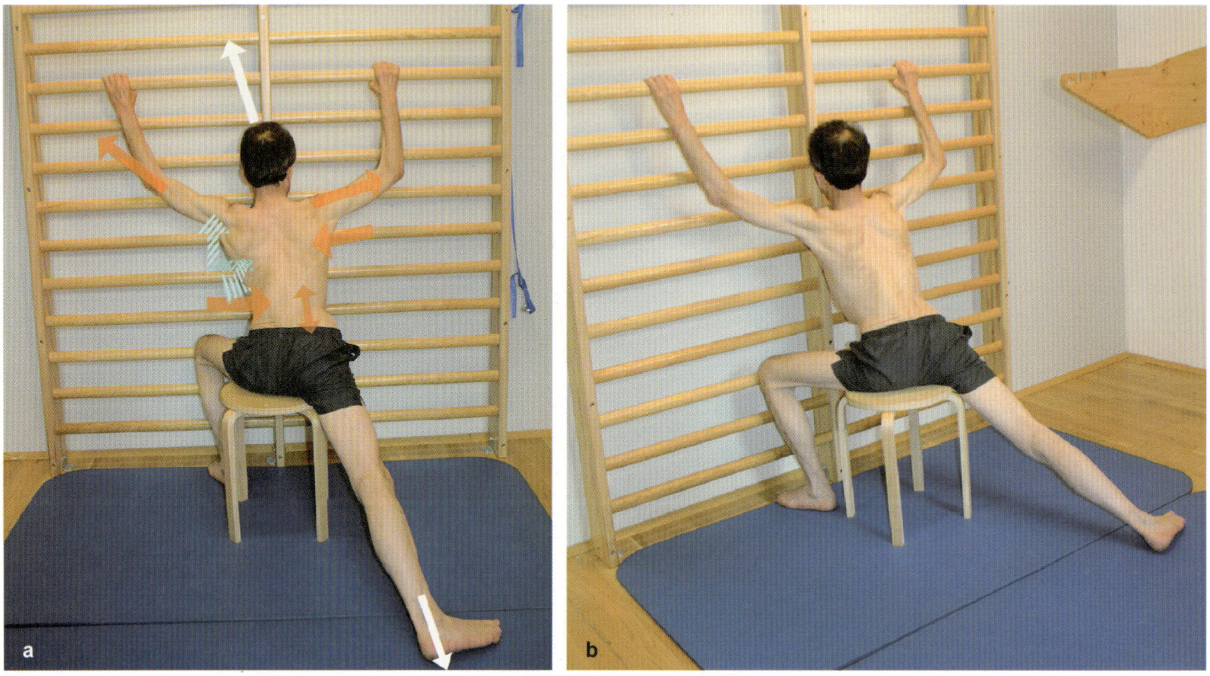

그림 9.10 뒤틀린 앉은 자세 : 오른쪽 흉추측만증 [W858]
a. 후방에서 본 그림(화살표의 의미는 사용자 주의사항을 참조); b. 비스듬히 후방에서 본 그림.

9.2.2 뒤틀린 앉은 자세

중요!

"뒤틀린 앉은 자세"는 모든 몸통부분에 대해서 교정 작용을 줄 수 있는 운동이다 (요천추 만곡을 가진 경우는 시행하지 말 것!) (> 그림 9.10 a, b).

- 의자에 앉아서 "rib hump" 아래쪽 다리를 후방으로 펴고 외측으로 돌린다. 발꿈치를 후방 아래쪽으로 민다.
- 전방의 다리를 직각으로 세운다. 후방 다리를 펴면서 상체를 전방으로 기울인다(굽히는 것이 아니다!). 체중을 오목면의 골반에 이동시킨다.
- rib hump 쪽의 허리의 전방에 교정용 쿠션을 놓고 자동적으로 허리가 후방으로 회전하도록 한다. (= 제5의 골반교정)
- 다시 상체를 비스듬히 오목면으로 움직인다. 이때, 오목면을 좁히지 않도록 한다(= rib hump 아래쪽 활동하지 않는 근육의 강화).
- 머리를 같은 방향으로 견인하고 (=경추 측만증 조정) 턱은 rib hump 쪽으로 돌린다(rib hump 위쪽의 약한 목근육(한쪽만) 활성화. 지지기능을 통해서 강화한다). 이것은 경추의 derotation 작용을 갖는다.
- 시각적으로 명백히 요추는 중앙에서 떨어져 있었으나 운동에 의한 긴장으로 요추는 중앙으로 접근하여 허리 척추기립근이 활동하기 시작한다.

> 그림 9.11은 경화한 중증 측만증 24세 여성이며 몸통 왼쪽 전방 · 측방 · 후방이 완전히 위축되어 있다. 중증의 rib hump가 오른쪽 허리근육과 부유늑골을 눌러 찌그러뜨리고 깊은 주름을 만들고 있다.

주의!

견갑대

운동에서는 반드시 몸통을 오목면으로 기울인다. 이때, 오목면을 넓힌 상태에서 기울인다. 하지만 오목면 어깨를 함께 견인할 우려가 있다. 이 견인은 불필요하며, 많은 경우, 부적절하다. 그 이유는 견갑대를 강제적으로 들어 올리면 자동적으로 경추 만곡이 발생하기 때문이다.

오목면을 넓히려면 흡기로 갈비뼈(늑골)를 넓히고 호기로 이 넓힌 폭을 유지한다. 이때, 등척성 수축에 의한 근육 작용을 이용한다 : 예를 들면, "뒤틀린 앉은 자세"에서 몸통부분의 교정이 완료한 후 오목면의 팔을 좌석 면에 밀어붙이거나 또는 아래팔을 테이블에 밀어붙인다. 이때, 특히 어깨를 들어 올리지 않도록 한다. 오히려 어깨를 전방으로 움직인다. 어깨를 들어 올려서 좋은 것은 어깨 밑의 갈비뼈(늑골)를 넓히고 호흡을 통해서 갈비뼈(늑골)를 후방으로 밀어 움직이는 경우에 한정된다. 이것에 의해서 갈비뼈(늑골)는 견갑대를 지지하는 후벽이 된다.

9

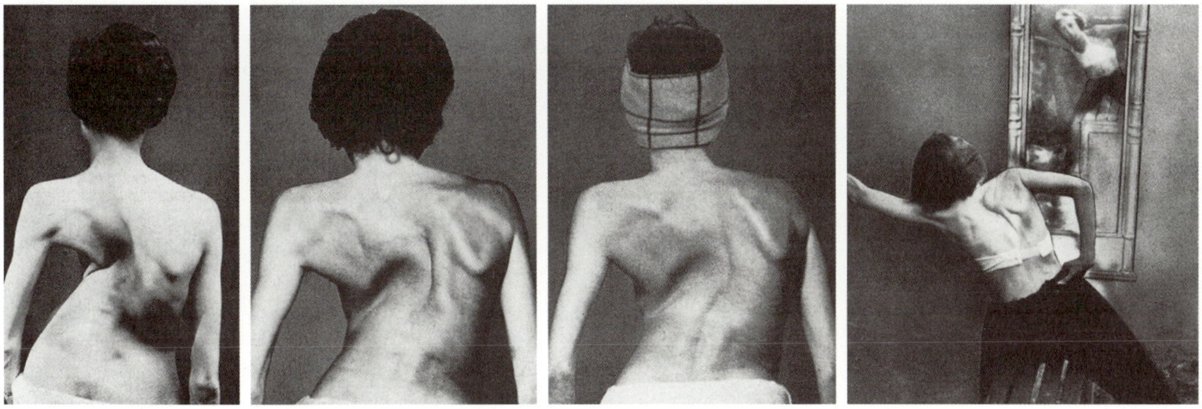

그림 9.11 – 9.13 최중증 측만증의 24세 여성 [M616]
그림 9.11 (좌) 치료를 시작 전
그림 9.12a (중앙 좌) 3개월 동안 3회 시행한 후
그림 9.12b (중앙 우) 치료 4회 시행한 후
그림 9.13 (우) 5회째의 치료. 거울로 확인하면서 뒤틀린 앉은 자세를 시행하는 환자.

> 그림 9.12a, b와 > 그림 9.13은 치료의 결과를 보여주고 있다.

운동치료에서는 우선 오목면의 근육을 신장하고 신장된 상태에서 근력을 강화한다. Rib hump 쪽에서는 **넓은등근**(광배근)(아래뒤톱니근 [하후거근]과 연결된다)을 수축시킨다. 이것은 몸통의 회전을 교정한 후에만 가능하다.

9.2.3 네발자세 (Vierfüßler ; Quadruped)

"네발자세"는 원래는 클라인-포겔바하(Klein-Vogelbach)의 "기능적 운동학"의 개념에서 유래하고 슈로스 치료법의 정형호흡에서도 흔히 시행되는 운동이다(> 그림 9.14 a,b).

9.2.4 위쪽 펴기 (Hochrekeln)

2개의 막대 사이의 "위쪽 펴기"

- 좌골 앉기로 앉는다(> 그림 9.15, > 그림 9.16). 필요에 따라서 교정쿠션을 놓는다.
- 상체를 전방 및 오목면으로 기울인다. 팔을 약간 측방으로 흔들면서 펴고 척추를 머리쪽으로 직립시킨다. 그 이유는 몸통 각 부분의 derotation은 등을 펴서 몸통을 직립시킨 경우에만 가능하기 때문이다.
- 어깨의 위치를 조정하고 이것을 유지하면서 양쪽 허리부위의 곁에 세운 2개의 막대를 바닥으로 향해서 민다(> 그림 9.15b). 이상이 위쪽 펴기이며 이것은 머릿속에서 오목한 부분에 주의를 기울이면서

9

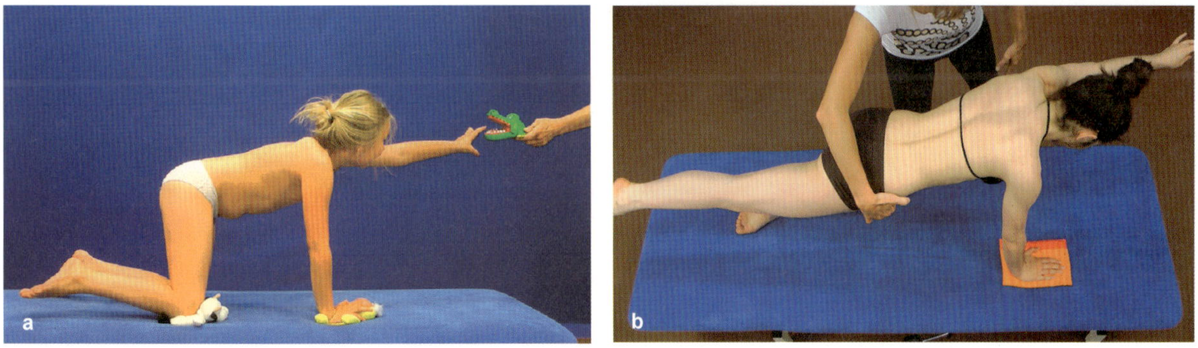

그림 9.14 네발 자세 [W858]
a. 소아의 네발 자세
b. 정밀하게 골반의 위치를 조정한다.

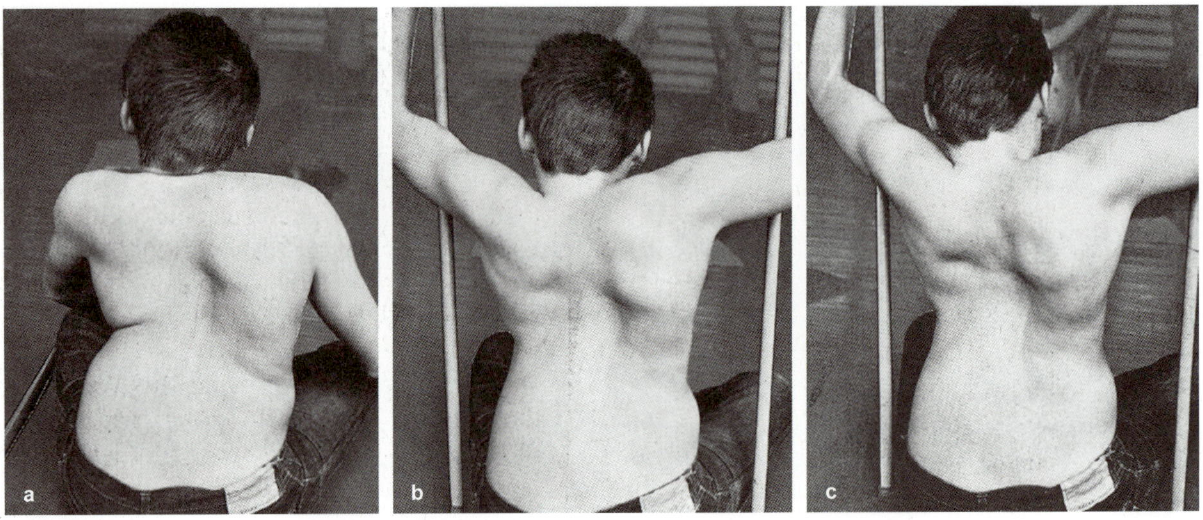

그림 9.15 a–c 2개 막대 사이로 위쪽 펴기. 환자는 다음의 원칙을 반드시 지킬 것 : 머리를 weak side로 기울이고 턱을 rib hump 쪽 돌림과 동시에 "후두골 밀기"를 가한다. 이것은 경추 만곡을 똑바르게 하기 위해서이다(c를 참조). (M616]

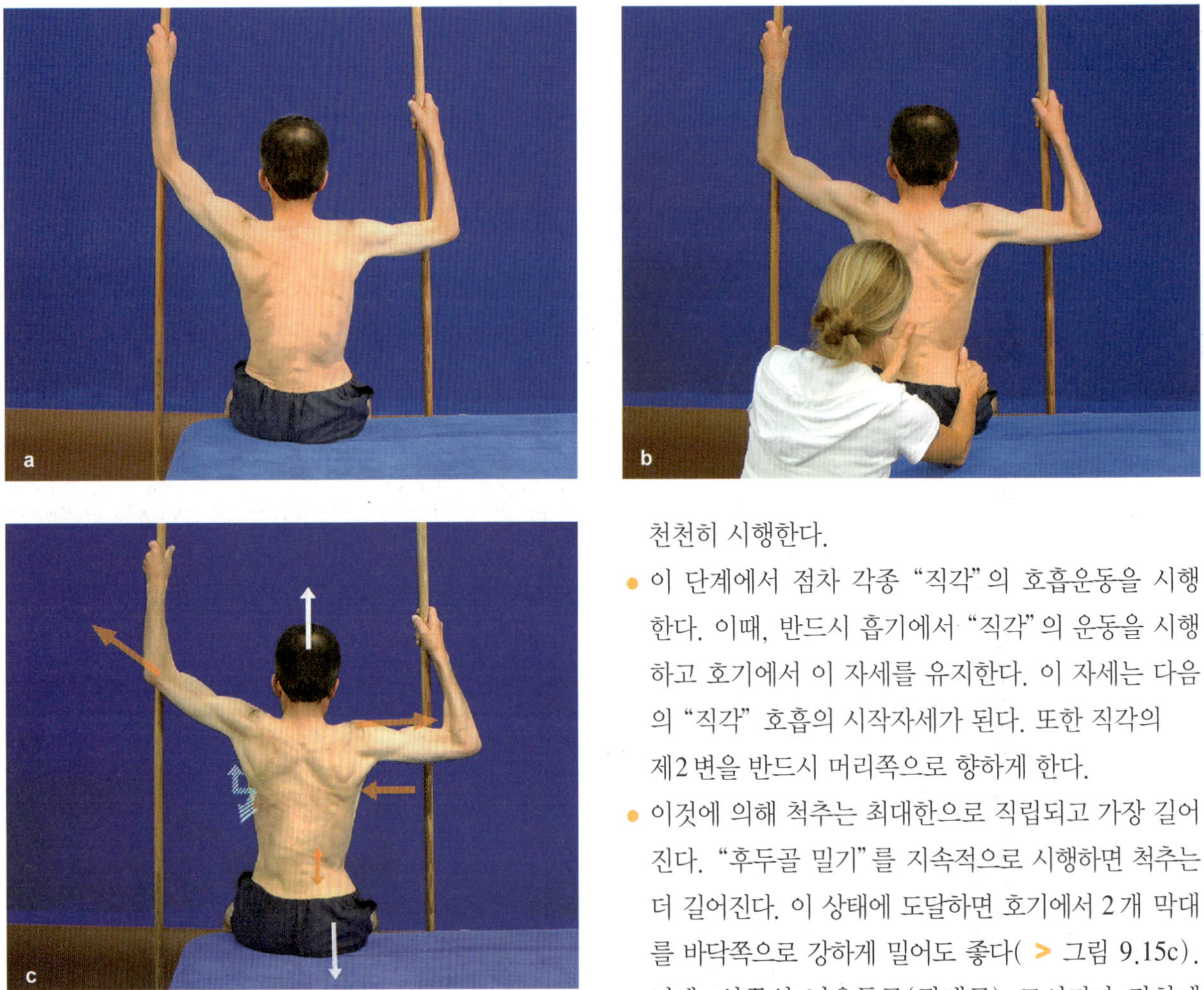

그림 9.16 "shoulder countertraction"을 조합한 위쪽 펴기 [W858]
a. 시작자세
b. 치료사가 손으로 보조한다.
c. 종료자세

천천히 시행한다.

- 이 단계에서 점차 각종 "직각"의 호흡운동을 시행한다. 이때, 반드시 흡기에서 "직각"의 운동을 시행하고 호기에서 이 자세를 유지한다. 이 자세는 다음의 "직각" 호흡의 시작자세가 된다. 또한 직각의 제2변을 반드시 머리쪽으로 향하게 한다.
- 이것에 의해 척추는 최대한으로 직립되고 가장 길어진다. "후두골 밀기"를 지속적으로 시행하면 척추는 더 길어진다. 이 상태에 도달하면 호기에서 2개 막대를 바닥쪽으로 강하게 밀어도 좋다(> 그림 9.15c). 이때, 양쪽의 넓은등근(광배근) 모서리가 강하게 활동하기 시작하면 오목면이 충분히 넓어져 rib hump의 측방 돌출부분이 긴장하고 있다는 것을

나타내는 징조이다.

이 운동치료에서는 **목갈비근**(사각근)의 훈련을 시행한다. 이것에 의해서 흉부의 위쪽부분이 다시 부풀고 폐첨(apex of lung)이 넓어진다. 이것들이 달성되면 등의 위쪽부분의 강한 융기가 평탄해진다.

"머리의 후방압박" 운동 (목덜미근육의 등척성 수축)

주의!

운동은 경추 후만증이나 Flat back에서는 시행하지 말 것!

- 교정쿠션을 놓고 바로 누운 자세가 된다.
- 척추전만 부분을 아래쪽부터 위쪽으로 차례로 침상면에 접착시켜간다. 이때, 척추를 머리쪽으로 조금씩 펼 것과 표적을 정한 "직각"의 호흡운동을 조합시켜서 시행한다. "후두골 밀기"에 의해서 경추를 양호하게 편다.
- 운동을 시행하는 사람은 흡기에서 신체를 더욱 길게 펴고 이어지는 호기에서 뒤통수(경우에 따라서 양팔꿈치)를 테이블 면에 강하게 밀어붙인다. 이것에 의해서 등의 위쪽부분이 강하게 수축하고 동시에 견갑대가 침상 면에서부터 떨어진다. 이때, 넓혀져 있던 후방(등쪽)의 갈비사이근(늑간근)을 약간 수축시켜서 "모은다". 이것을 호기가 끝날 때까지 지속한다.
- 그 후, 조금 휴식한 다음에 다시 운동을 시작한다.

"머리의 후방압박" 운동의 변형

- 위와 동일한 시작자세이지만 머리를 측방으로 회전하는 점이 다르다. 즉, 우로 한번, 좌로 한번, 회전한다. 이것에 의해서 좌우의 어느 쪽으로 회전하기 어려운지를 알 수 있다. 운동에서는 회전하기 어려운 쪽으로 머리를 많이 회전한다. 측만증에서는 반드시 주된 만곡을 연장하면서 머리를 기울이고 턱을 rib hump 쪽으로 돌린다. 다만 예외도 있다.

"머리의 후방압박"(Kopfspannbeuge; push backwards for head and neck elongation and strengthening)은 주요 운동의 하나이며 바로 누운 자세, 앉은 자세, 선 자세(벽의 저항 있음/없음)에서 시행한다. > 9.6장에서 언급하는 것처럼 이 밖에도 목 운동이 있으며, 이것들은 개별 근육을 대상으로 하고 있다. 그 어떤 운동에서도 이것은 참고사항으로 주의한다. 목 운동이 중요한 것은 머리위치에 의해서 신체 자세가 좋고 나쁨이 결정되기 때문이다. 머리위치에 따라서 rib hump는 커지거나 작아지거나 한다. 특히 흉추에서 경추, 뒤통수에 걸친 원활한 시행은 매우 중요하다.

가슴근육(흉근)이 충분히 길게 신장하게 되어서 비로소 등의 위쪽부분의 근육을 수축할 수 있다(신체의 앞면에서 방해가 없어지기 때문에).

9.2.5 낮은 체위의 미끄러짐 방지

(> 그림 9.17a, b)

- "낮은 체위의 미끄러짐 방지" 시작자세는 교정쿠션을 사용한다 : 허벅지를 수직으로 세우고 팔을 펴서 넓히며 몸통을 바닥으로 향해서 크게 전방으로 기울인다.
- 복장뼈(흉골)를, 바닥에 작은 소용돌이 모양의 원을 그리도록 하여 움직인다.
- 중증의 요추전만을 가진 경우, 골반을 미측[caudal]으로 견인한다.

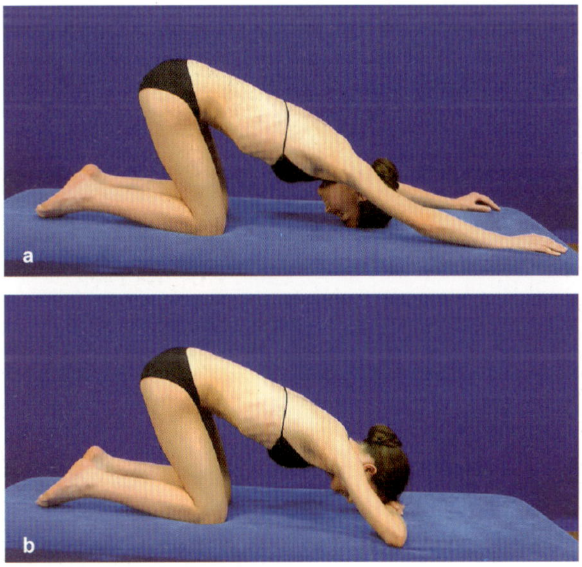

그림 9.17 낮은 체위의 미끄러짐 방지 : 왼쪽 흉추측만증 [W858]
a. 변형 1
b. 변형 2

- 가슴근육 전체의 근섬유를 펴기 위해 편 팔을 수 cm 씩 측방으로 움직인다(팔 위치가 비스듬히 될 때까지). 가슴근육의 신장자극이 최대가 되는 위치에서 팔을 유지한다. 팔은 이것을 연장하도록 하여 편다.
- 측만증을 가진 경우, 상체를 등쪽 오목면으로 기울인다. 게다가, rib hump 아래쪽의 허리를 미측(caudal)으로 견인한다. Ventral flat zone (겨드랑이의 늑골)을 원을 그리는 것처럼 하여 움직인다. Flat back 에서는 이 운동은 시행하지 않는다.

9.2.6 부유늑골

중요!

운동치료에서는 크게 하강한 늑골을 원래의 위치로 되돌려야 한다. 이것에 의한 늑골은 rib hump 아래쪽 허리부에 들어가 허리부를 지지하는 작용을 한다.

손가락을 수직으로 세워서 rib hump 아래쪽 주름에 놓고 측방 · 비스듬히 후방으로 민다(늑골이 지각될 때까지 민다). 이 위치에서 손가락으로 저항을 가한다. 이 저항에 대항하여 하부늑골을 전방 · 상방(upward)으로 "호흡"에 의해서 움직인다. 동시에 횡격막을 하강시킨다. 이것에 의해 2개의 만곡이 신장한다.

9.2.7 복근

운동 1 : c-d선 (> 그림 4.6)을 신장한다.

- 교정쿠션을 놓고 바로 누운 자세가 된다.
- 치료사는 운동을 시행하는 사람의 rib hump 쪽에 서서 rib hump 쪽 허리를 후방으로 고정한다(> 그림 9.18a). (또는 모래주머니를 rib hump 쪽 허리에 올려놓는다).
- 치료사는 다른 쪽 손으로 ventral prominence 를 외측 · 상방(측방 · 머리쪽)으로 움직이고 다시 후방 · 상방(등쪽 · 머리쪽)으로 움직인다. 이것은 회전-들어올리기-그립(grip)에 의해서 서서히 밀면서 움직인다(> 그림 9.18b).
- 운동을 시행하는 사람은 호흡에 의해서 늑골을 회전시키고 척추전만이 있는 쪽을 넓히도록 노력한다. 이것에 의해서 후퇴하여 있었던 늑골을 조정한다.

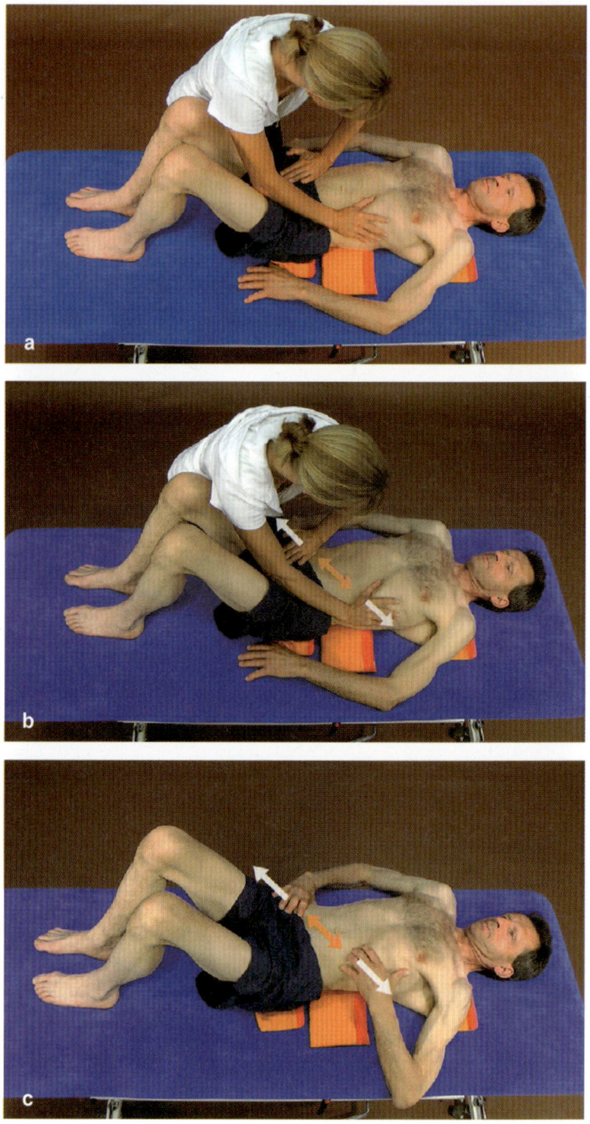

그림 9.18 복근의 훈련 (화살표의 의미는 사용자 주의사항을 참조) [W858]
a. 시작자세
b. 종료자세
c. 자택운동

(허리부위가 조정됨과 동시에) 요추가 바닥에 접착한다.

운동 2 : c-d선 (> 그림 4.6)을 신장한다

- 교정쿠션을 놓고 바로 누운 자세가 된다.
- 치료사는 운동을 시행하는 사람의 볼록면에 서서 오목면 허리를 전방으로 들어올려서 내측으로 견인한다.
- 다른 손으로 ventral prominence 를 외측 · 상방

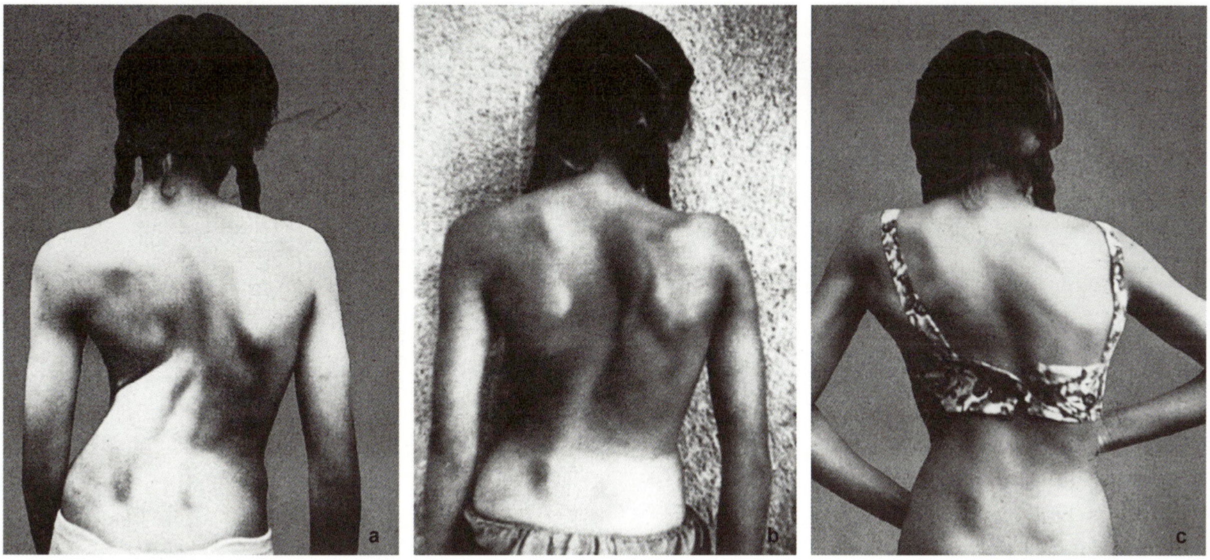

그림 9.19 선 자세의 자가교정 [M616]
a. 치료를 시작할 때 b. 8주일 후 c. 운동을 시행하는 환자

및 후방 · 상방(등쪽 · 머리쪽)으로 (=2개의 "직각") 서서히 탄력을 주어 민다.

- 운동을 시행하는 사람은 흡기에서 늑골을 회전하고 호기에서 회전한 상태를 가능한 오래 유지한다.
- 오목면의 허리 위쪽에 lumbar prominence를 가진 경우, 치료사는 이 lumbar prominence를 아울러서 전방 · 내측으로 견인한다.

운동 3 (자택운동) : c-d선(> 그림 4.6)을 신장한다

- 교정쿠션을 놓고 바로 누운 자세가 된다 (> 그림 9.18 c).
- 운동을 시행하는 사람은 한쪽의 손을 rib hump 아래쪽의 허리에 놓고 외측 · 후방 · 하방으로 움직인다.
- 다른 쪽 손으로 전방 rib hump를 외측 · 상방으로 들어 올리고 다시 이것을 후방으로 움직인다. 이때, 서서히 튀어 오르도록 움직인다. 동시에 운동을 시행하는 사람은 교정을 위한 흡기를 시행한다. 이때, 내면적 지각에 의해서 비스듬한 견인을 느낀다 (필요에 따라 치료사는 전방에서 손가락을 늑골궁 아래쪽으로 고정한다).
- 운동을 시행하는 사람은 호기에서 긴장을 완화시킨다. 그 다음에 새로이 교정을 위한 흡기를 시행하고 운동을 반복한다.
- 운동의 수준을 올리려면 흡기에서 교정한 상태를 호기에서 유지하면 좋다.

운동 4 : a-b선(> 그림 4.6)을 단축한다

- 교정쿠션을 놓고 바로 누운 자세가 된다.
- 처음에는 자기 손으로 보조하면서 운동을 시행한다. 한쪽 손을 rib hump 측방 돌출부의 위쪽 rib hump가 측방으로 돌출하기 시작하는 부분)에 놓는다.
- 다른 쪽 손을 측방으로 돌출한 허리부위(요추 볼록면 허리)에 놓고 이것을 배꼽으로 향해(즉, 전방 · 내측 · 상방) 들어올린다. 동시에 rib hump에 놓은 손으로 rib hump의 측방 후방의 돌출부분을 전방 · 내측 · 상방으로 회전한다.

이 자가교정은 선 자세에서도 시행할 수 있다 (> 그림 9.19).

중요!

손으로 보조하여 움직이는 것은 최초뿐이다. 그 이유는 손을 놓으면 Ventral flat zone이 압박되어 좁아지기 때문이다. 따라서 그 후는 운동 방향을 나타내기 위해서 양손을 흉곽 위에서 활주시키는 것만으로도 된다. 게다가, 시간이 경과하면 연장된 대각선을 단축시키는 움직임을 머릿속에서 생각하는 것만으로 충분하다.

운동 5 : a-b선(> 그림 4.6)을 역회전(derotation)을 한다

- 교정쿠션을 놓고 바로 누운 자세가 된다.
- 치료사는 운동을 시행하는 사람의 오목면에 서서 rib hump 아래쪽의 허리를 외측 · 후방으로 움직이고 다시 아래쪽으로 견인한다. 이때, 운동을 시행하는 사람도 함께 이 운동을 시행한다.
- 동시에 치료사는 다른 쪽 손으로 rib hump의 돌출부분을 전방 · 내측 · 상방으로 움직인다.
- 운동을 시행하는 사람은 회전이 해소될 때의 신체감각을 기억하여 자기운동에서 같은 신체감각을 재현하도록 노력한다.

9.2.8 허리네모근(요방형근)과 심부의 자세유지근

처음에는 2개 거울 사이에서 운동자세가 되는 순서나 운동을 종료하는 순서를 훈련한다.

1. 선 자세에서부터 무릎서기 자세가 된다 : 우선 rib hump 쪽 다리의 무릎을 세운다.
2. 다른 쪽 다리를 측방으로 뻗는다. 다리를 길게 뻗으면서 동시에 상체를 오목면으로 기울인다.
3. 운동을 종료한 후, 뻗은 다리를 되돌리고 동시에 상체를 직립으로 되돌린다.
4. 무릎서기 자세에서 선 자세가 된다 : 오목면 다리로부터 일어선다.

이 운동치료에서는 rib hump 아래쪽 단축한 근육 활동을 재개시킨다. 교정자세가 됨으로써 이러한 근육은 활동이 강요된다.

3중만곡 측만증의 허리네모근(요방형근)과 심부 자세유지근육을 긴장시키기 위한 운동 (= muscle cylinder)

- 무릎서기 자세 또는 선 자세가 된다.
- 양손을 양 허리부위에 놓고 골반 위치를 똑바르게 한다. 상체를 흉부 오목면으로 기울인다(굽히는 것이 아니다!).
- rib hump 아래쪽의 다리를 외측으로 넓혀서 편다. 다리에서부터 몸통에 걸친 선이 구부러짐이 없는 선이 되도록 한다.
- 오목면 허리를 내측으로 향해서 긴장시키고(=제3의 골반교정) 전방으로 회전한다(= 제4의 골반교정). 동시에 외측으로 넓힌 다리(rib hump의 아래쪽 다리)에 의해서 허리를 하방으로 민다(=제5의 골반교정).

이러한 골반교정에 의해서 허리네모근(요방형근)은 활동이 강요된다. 이것에 의해 다음의 일이 일어난다.

1. 허리근육 전방의 위축부분이 활동을 재개하고 강화된다.
2. 오목한 부분의 하중이 제거되고 요추가 정중으로 되돌아온다.
3. 요추의 횡돌기(허리네모근[요방형근]의 종지)가 회전되어 원래의 위치로 되돌아온다. 경증의 측만증이라면 약간 후방으로 회전된다.
4. 허리근육과 다른 모든 근육(측만증에 의한 회전으로 위축하여 있었던 근육)은 상체의 중량을 지지하도록 강요된다. 이러한 근육은 활동함으로써 **근육 길이 및 근력**이 증대한다.

또한, 상체(약간 비스듬히 기울어져 있다)의 작은 상하운동에 의해서 특히 활동을 하지 않는 허리부위 근육을 자극한다. 이때, 크게 움직이는 것이 아니라 (이것은 부적절하다) 극히 작게 움직인다.

게다가, 거울을 보고 "shoulder countertraction" (> 그림 9.3a)을 시행할 필요성을 판단한다. 이상에 언급한 순서는 시작자세에 지나지 않으며 다시 **RAB 운동**과 의식적인 횡격막의 **하강**(depression)을 조합하여 시행한다.

어떠한 근육강화 운동일지라도 종료할 때 휴식을 취하는 것이 필요하다.

중요!

4중만곡 측만증에서는 또 다른 방법으로 허리부분의 활동하지 않는 근육을 훈련한다 (요천추 만곡의 교정운동, > 9.8장). 이 경우, 허리부분의 활동하지 않는 근육 활동을 촉진하면서 골반의 위치이상을 교정한다.

이 "muscle cylinder"의 운동을 시행하면 신속하게 강화된 근육을 통해서 rib hump 아래쪽 위축된 근육 전체가 양호하게 조정된다.

운동에 의해 조정된 **바른 골반자세**는 직각의 호흡("쐐기의 꼭짓점"에 다양한 정형외과적인 작용을 가져온다)의 시작자세로도 된다. 이 호흡에 의해서 쐐기의 꼭짓점의 상하에 존재하는 몸통부분을 각각 반대 방향으로 유지하고 "shoulder countertraction"을 시행한다(> 그림 9.3b, > 그림 9.4a, > 그림 9.5a, b).

주의!

예외 (> 그림 9.20a,b) : 주된 만곡이 하위에 있어 요추에 미치는 경우, rib hump 아래쪽에 위축한 근육은 인지되지 않는다. 따라서 특별히 rib hump 아래쪽 근육의 활동을 강요할 필요는 없다. 이 경우, **허리부위** 오목면의 **손**으로 **막대**를 들고 막대를 지면으로 향해서 밀어 이들 근육의 활동을 감소시킨다. 이것에 의해서 오목면이 양호하게 펴져 늑골의 교정운동을 위한 여지가 창출된다.

슈로스 치료법의 정형외과적인 등척성 수축운동에서는 근력을 발휘할 수 있는 길이가 된 근육을 활용한다(예: muscle cylinder의 허리네모근 [요방형근]). 이것에 의해서 rib hump 아래쪽 허리부분의 과다전만도 해소된다고 생각된다. 다만, 유감스럽게도 이 가정은 교정 작용을 논리적으로 설명할 수 있는 것은 아니다. 최종적으로 경험을 통한 사실보다 우수한 교사는 없다.

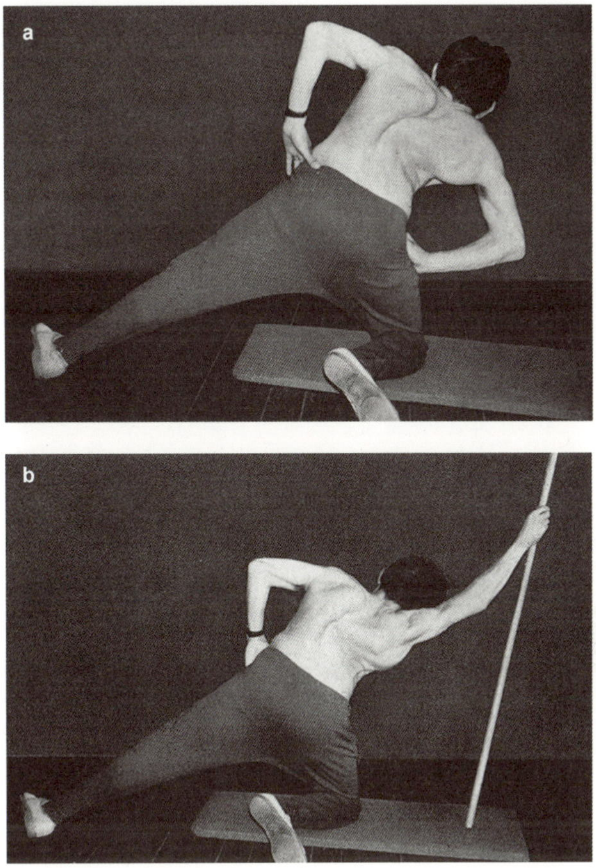

그림 9.20 무릎서기 자세의 muscle cylinder [M616]
a. 막대 없음
b. 막대 있음

9.3 Wall bar 운동

Wall bar을 이용한 운동은 특히 척추의 근골격계(관절낭-인대계)에 수동적으로 작용하고 생리적인 근육활동에 있어서 필요한 전제조건을 창출한다. 근골격계를 수동적으로 적절히 교정하여 비로소 생리적인 근육활동이 일어날 수 있다.

주의!

척추의 고정수술을 받은 환자는 임플란트 부분의 손상을 피하기 위해 wall bar에 매달리는 운동을 시행해서는 안 된다.

9.3.1 비스듬한 십자

후만증 양쪽에서 번갈아 시행한다.

측만증

- 오목면을 wall bar로 향하게 한다. 아래로부터 2번 또는 3번째 crossbar에 발을 올려놓고 선다. 같은 쪽(오목면)의 손으로 머리 높이의 crossbar를 쥔다.
- "외측"의 팔 또는 다리(외측으로 회전한다)를 넓힌다. 이것에 의해서 rib hump 아래쪽 허리를 후방·하방으로 움직인다. 그 결과 양팔과 양다리가 2개 빗금(사선)이 십자로 교차한 형태가 된다. RAB (Rotation-Angular-Breathing)을 시행하고, 잠시 이 자세를 고정한다.
- 오목면의 허리를 외측으로 움직이고 대퇴에서부터 허리를 전방·내측으로 향해서 긴장시킨다(=제3 및 제4의 골반교정). 요천추 만곡을 가진 경우는 시행하지 않는다(> 그림 9.21 a, b).

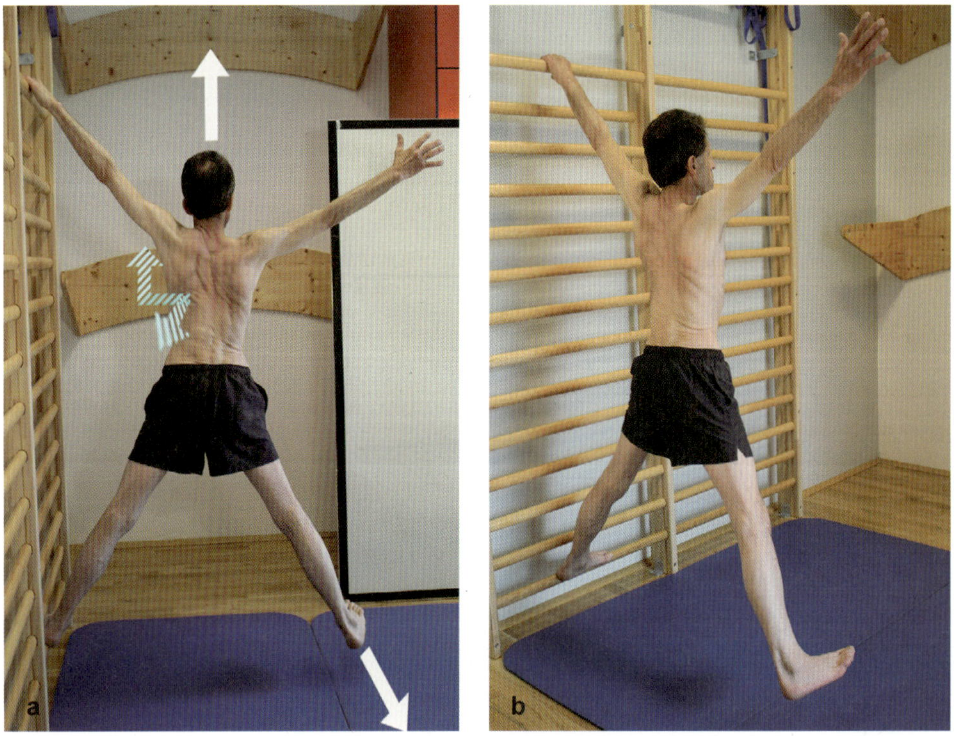

그림 9.21 비스듬한 십자 (손발을 넓혀서 wall bar에 매달린다) [W858]
a. 등쪽에서 본 그림 (화살표의 의미는 사용자 주의사항을 참조)
b. 비스듬히 후방에서 본 그림

9.3.2 시소(seesaw)의 운동

- 이 운동에서는 양손으로 쥐는 crossbar의 위치를 단계적으로 내리거나 올린다.
- 양발을 넓혀서 가장 아래쪽의 crossbar에 올려놓고 선다. 양팔을 벌리고 양손으로 어깨 높이의 crossbar를 쥔다.

후만증

- 양다리를 뻗은 상태에서 양팔을 뻗고 둔부를 하강시켜 바로 시작자세로 되돌아간다.
- 손으로 쥐는 crossbar를 단계적으로 내리면서(최종적으로 손으로 쥘 수 있는 가장 낮은 crossbar까지) 이 운동을 계속한다. 동시에 둔부도 바닥으로 접근하여 간다(보호용의 쿠션을 놓을 것!)
- 마찬가지로 손으로 쥐는 crossbar를 단계적으로 올리면서(최종적으로 시작할 때 원래 높이의 crossbar까지) 운동을 시행한다.
- **수준을 높임** : 양발을 밑에서 2번째 crossbar에 올려놓고 서서 마찬가지의 운동을 시행한다.

측만증

- Rib hump 아래쪽 허리를 외측 [Lateral] · 후방 [Backward] · 하방 [Downward]으로 움직인다. 제2 만곡을 연장하도록 하여 머리를 움직인다.
- 이 교정 자세에서 손으로 쥐는 crossbar를 단계적으로 올리면서 운동을 시행한다.

조언!

Lumbar prominence를 동반된 요천추 만곡 측만증에서는 낮은 위치에서 이 운동을 시행하지 않을 것! 골반의 위치를 똑바르게 하여 시행할 것.

9.3.3 "자전거 타기"

- 양발을 좁히고 아래쪽의 crossbar에 올려놓고 선다. 양손으로 어깨 높이의 crossbar를 쥔다.
- 양다리를 뻗고 골반을 후방으로 움직인다.

후만증 좌 · 우의 무릎을 번갈아 굽히면서 신체를 상하로 움직인다. 다른 쪽의 무릎은 편 상태로 한다. 이 운동에 의해서 골반 회전의 가동성이 촉진된다.

측만증 오목면의 무릎을 1회 펴는 것에 대해서 rib hump 쪽 무릎을 3–5회 펴고(rib hump 쪽의 다리를 같은 쪽의 허리에 넣도록 하여 편다) 신체를 상하로 움직인다(=제3, 제4, 제5의 골반교정). 요천추 만곡을 가진 경우는 시행하지 않는다.

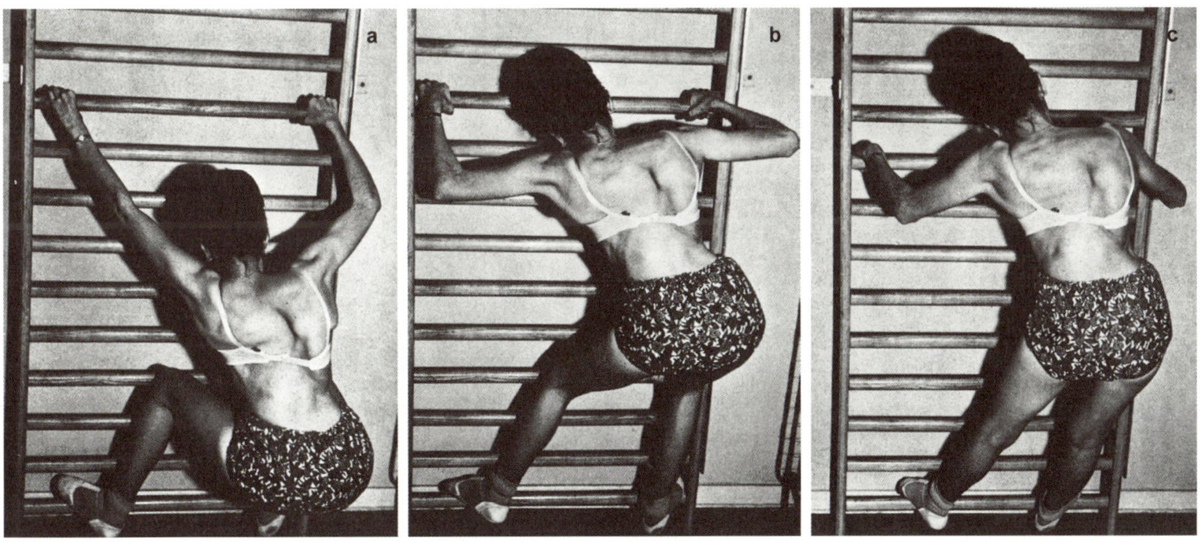

그림 9.22 a–c Wall bar 앞에서 몸통을 비스듬히 선회한다. [W858]

9.3.4 Wall bar 앞에서 몸통을 비스듬히 선회하는 운동

시작자세 : 양발을 넓히고 최하단의 crossbar에 올려놓는다. 양손을 넓히고 어깨높이의 crossbar를 쥔다 (> 그림 9.22 a–c).

후만증 선 자세에서부터 wall bar의 오른쪽 세로의 테(frame)까지 허리를 돌출한 자세, 웅크린 자세, wall bar의 왼쪽 세로 테까지 허리를 돌출한 자세, 마지막으로 시작자세로 되돌아간다. 그리고 이것을 반대방향으로 시행한다. 상체를 비틀지 않도록 한다.

측만증 선 자세에서 rib hump 아래쪽 허리를 wall bar의 세로 틀의 위치까지 견인한다. 여기서부터 하강하여 웅크린 자세가 된다. 허리를 오목면으로 측방으로 움직이고 오목면의 늑골을 넓힌다. 그리고 머리를 견인하면서 시작자세로 되돌아간다.

요천추 만곡을 가진 경우는 시행하지 않는다.
이 경우, 상체를 수직으로 하고 직진방향으로 선회한다. 허리의 조정에 주의한다.

9.3.5 기타 wall bar 운동

(> 그림 9.23a,b, > 그림 9.24 a,b)

- 머리 견인을 통해서 등을 강하게 펴고 몸통을 늑막에 접근시킨다. 이 움직임을 거꾸로 하여 시작자세로 되돌아간다. 호흡에 의한 압력을 가하지 않는다.
- 호흡 : 이완한 자세로 흡기를 시행하고 머리를 견인하면서 호기를 시행한다. 전방에서 교정을 시행하면서 흡기를 시행하고 골반을 견인하면서 호기를 시행한다.
- 또한, 저항 하의 운동으로서 지면의 방향으로 반원을 그리는 운동을 시행한다. Ventral flat zone 또는 rib hump 쪽 겨드랑이의 늑골을 반원을 그리는 것처럼 움직이고, 흉곽의 derotation을 한다.
- 이때, 머리를 회전한다 : 머리를 오목면으로 기울이고 턱을 rib hump 쪽으로 돌린다. 게다가, 머리를 후방으로 움직이고 반원운동의 저항운동(Gegenbewegung)을 시행한다(> 그림 9.25a, b).

후만증 양쪽에서 번갈아 시행한다.

측만증 오목면을 wall bar로 향하게 한다. 무릎서기 자세가 된다. 종아리를 wall bar와 평행으로 놓고 발가락 끝을 편다. 오목면의 팔을 직각으로 굽히고 그 높이에 있는 crossbar를 밑부터 손으로 쥔다 ;

- Wall bar에서 먼쪽 (rib hump 쪽) 허리를 외측 · 후방 · 하방으로 움직인다(오목면 둔부를 rib hump 쪽 발꿈치에 올려놓는다).
- 오목면 팔에 의해서 이 운동에 저항을 가한다. 팔로 신체를 끌어올릴(무릎서기 자세가 된다) 때, "외측"의 허리는 이것에 저항한다.
- 척추의 제2 만곡을 연장하면서 머리를 지지하고 턱을 반대방향으로 돌린다. 이때, 다음의 두 가지 호흡운동을 시행한다 ;
  - "RAB" (> 그림 4.1.3장) 하에서 신체를 상방 또는 아래쪽으로 움직여서 교정을 시행한다. 척추전만(허리부위)이 일어나지 않도록 할 것! 무릎서기 자세 또는 정좌에서 호기를 시행한다.
  - 시작자세(무릎서기 자세 또는 정좌)에서 "RAB"을 통해 교정을 시행한다. 저항을 가하면서(강화를 위하여!) 호기로 운동을 시행하고 형상을 유지하여 강화한다(> 그림 9.26, > 그림 9.27a, b, > 그림 9.28a, b).

9

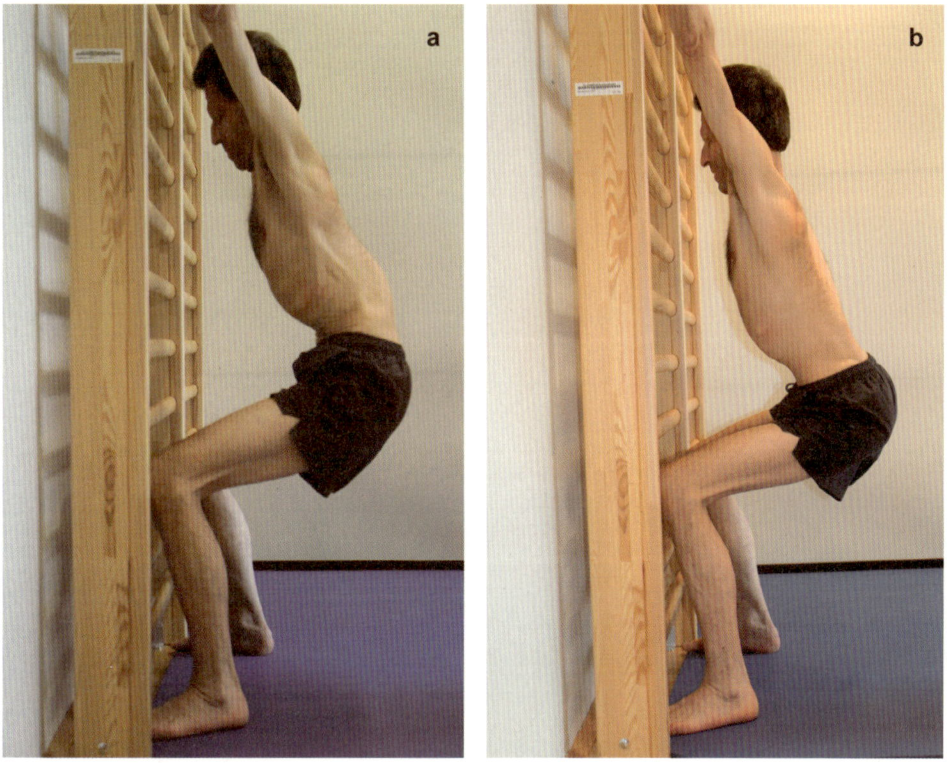

그림 9.23 웅크리기 자세의 매달리기
a. 시작자세
b. 종료자세

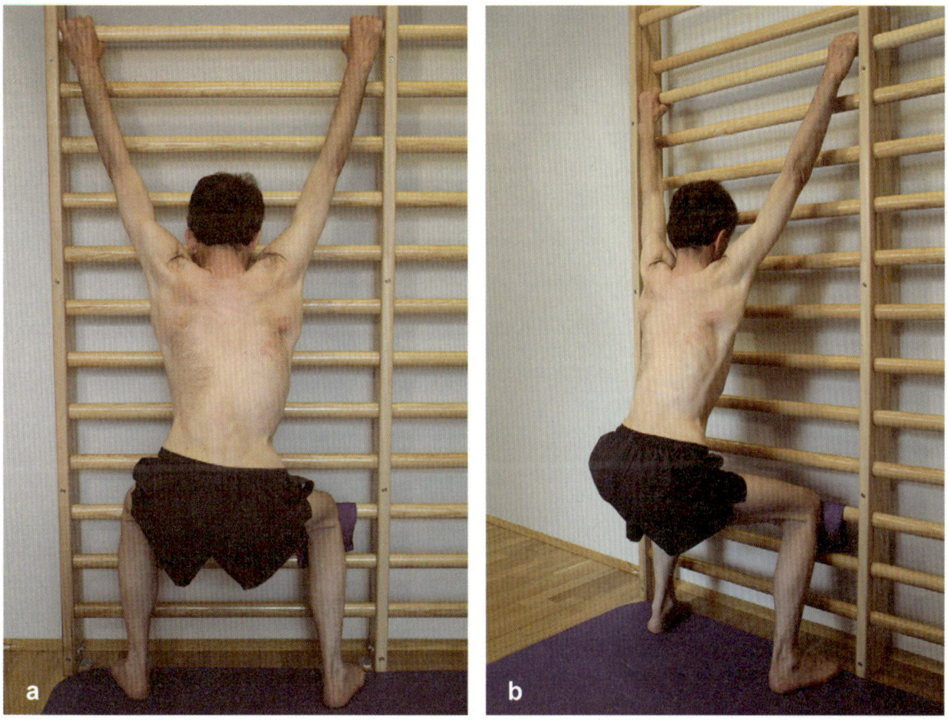

그림 9.24 웅크리기 자세의 매달리기에서 신체를 wall bar로 가까이 당긴다. [W858]
a. 등쪽에서 본 그림
b. 비스듬히 후방에서 본 그림

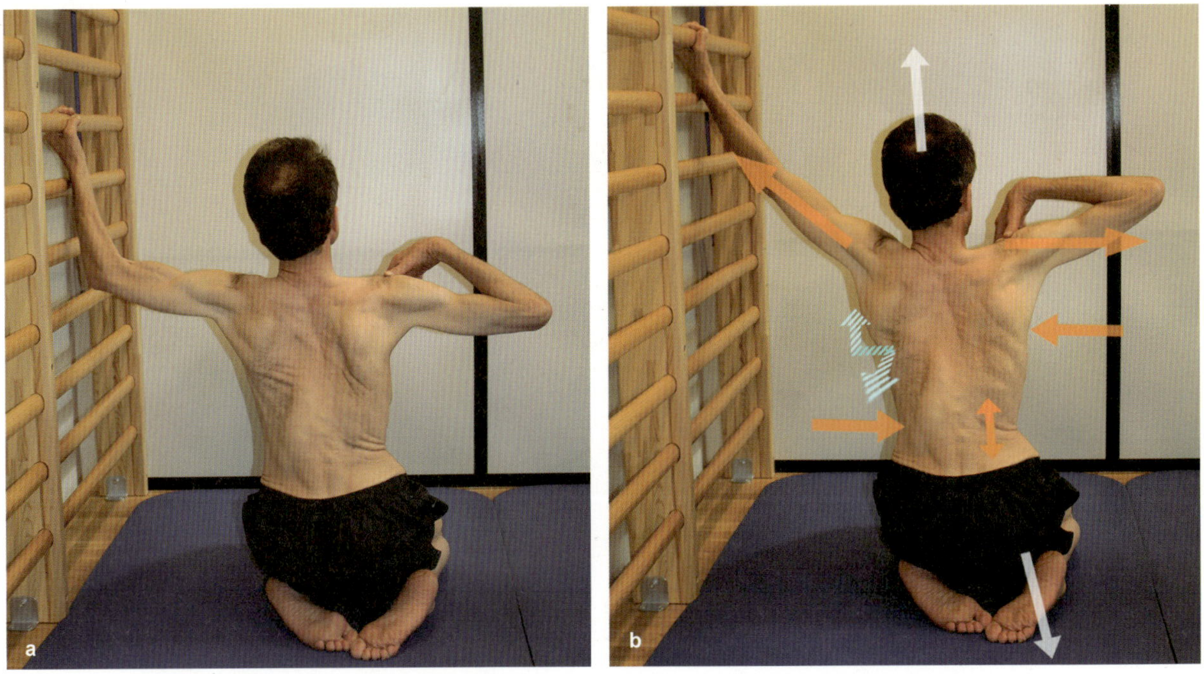

그림 9.25 문손잡이 (doorknob)의 운동 (비스듬한 견인) [W858]
a. 시작자세
b. 종료자세(화살표의 의미는 사용자 주의사항을 참조)

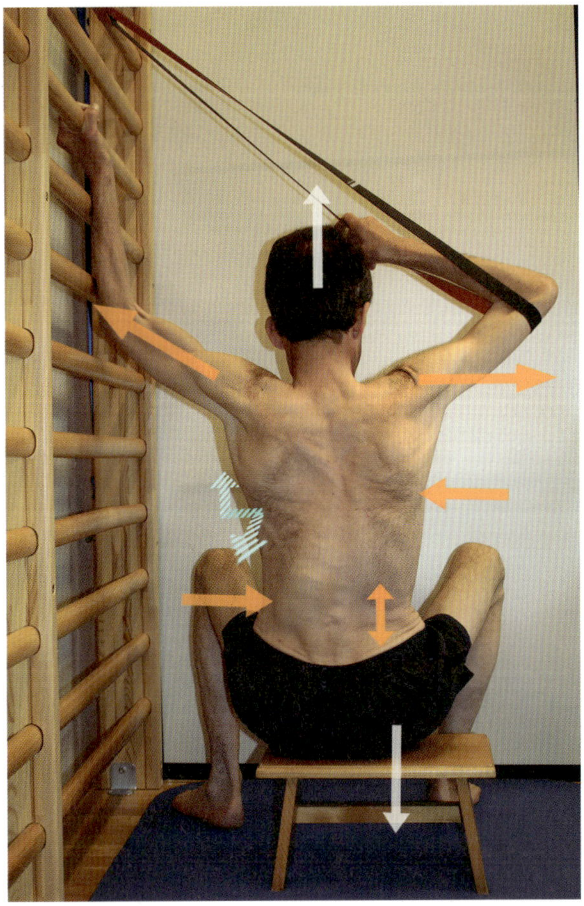

그림 9.26 Deuserband (운동 밴드)를 이용한 shoulder countertraction. 문손잡이의 운동과 유사하지만 정좌 대신에 낮은 등받이 없는 의자(stool)에 앉는다 (화살표의 의미는 사용자 주의사항을 참조). [W858]

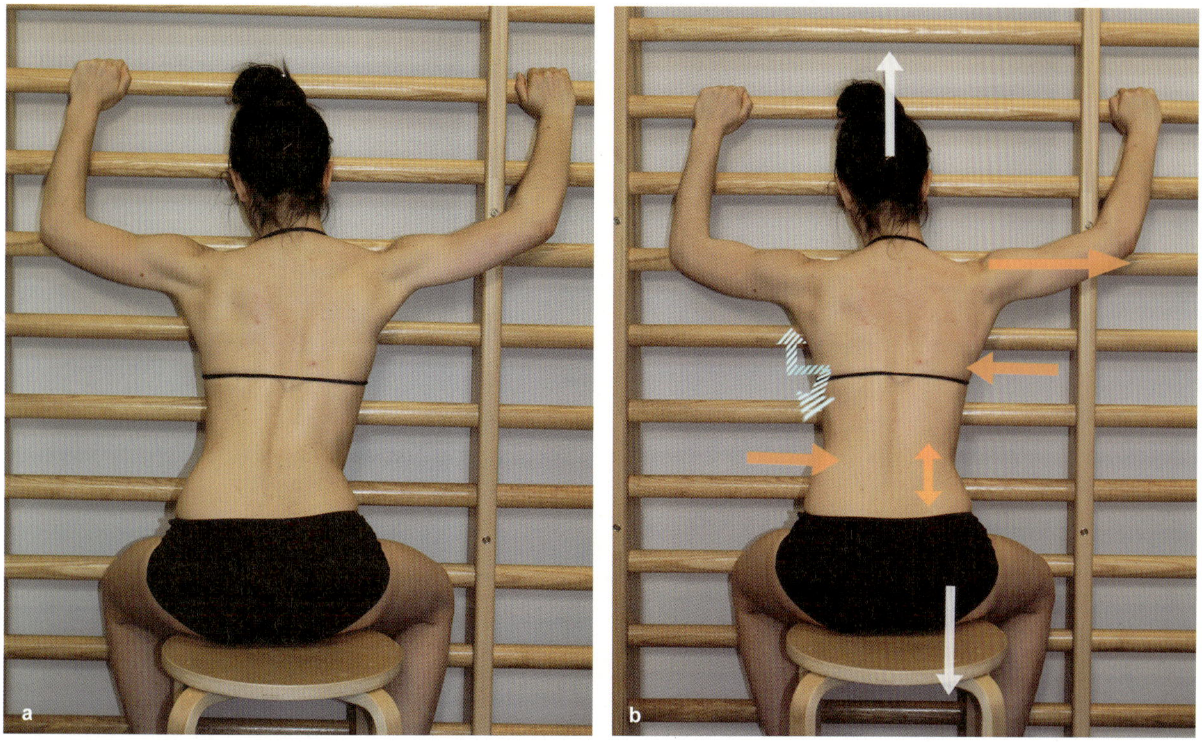

그림 9.27 50x–운동 [W858]
a. 시작자세; b. 종료자세 (화살표의 의미는 사용자 주의사항을 참조). rib hump의 밑동을 수직으로 세워서 시행하기 때문에 앞에서 언급한 직립화의 운동과 유사하다. 운동 재학습을 목적으로 한 운동이기 때문에 적어도 연속해서 50회 시행할 필요가 있다. 이 때문에 50x–운동이라 부른다.

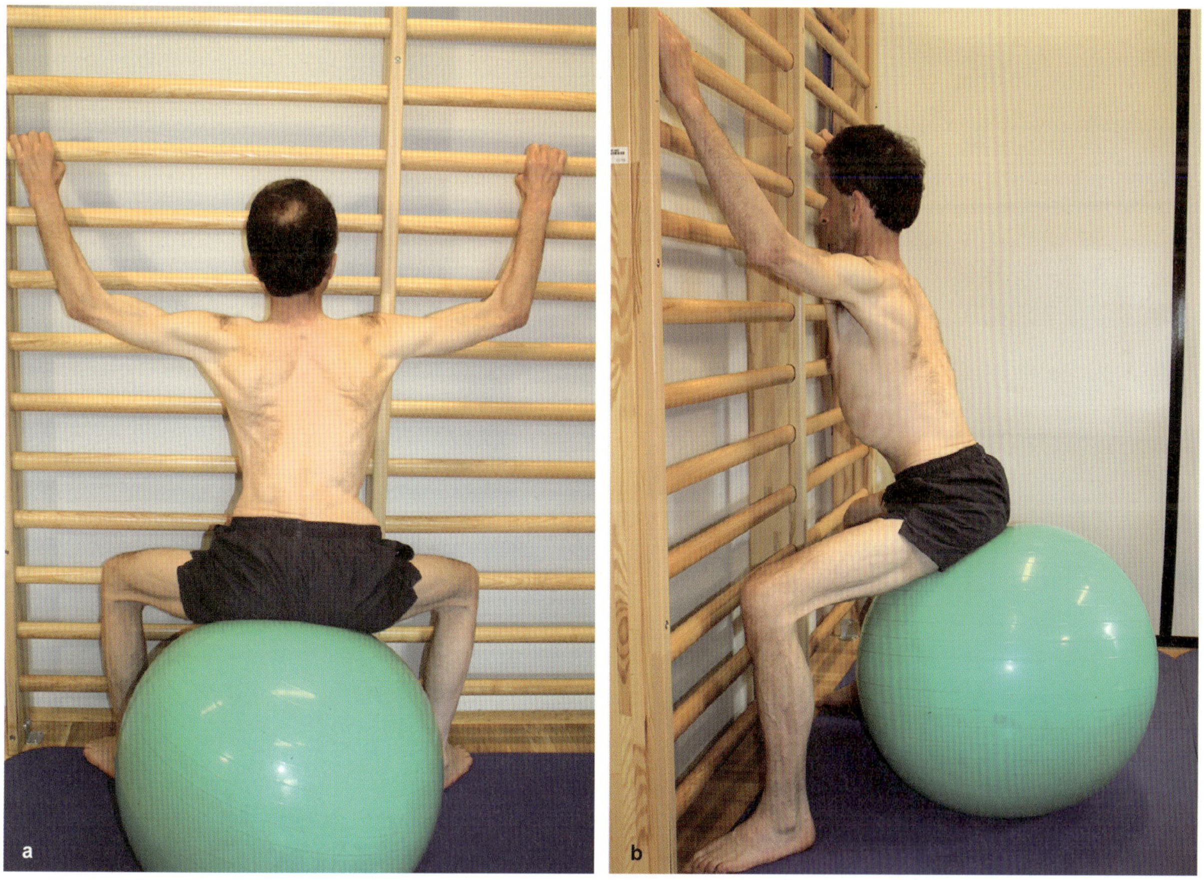

그림 9.28 스위스 볼을 사용한 50x–운동 [W858]
a. 뒤에서 본 그림; b. 옆에서 본 그림

9.4 수정 운동

9.4.1 "큰 활"

(> 그림 9.29)
- 양발을 가볍게 벌리고 다리(엉덩이에서 아래)를 wall bar에서부터 떼서 선다.
- 얼굴을 wall bar으로 향하게 한다. 양발을 평행으로 한다. 양손이 닿는 높이의 crossbar를 쥔다.

후만증
- 골반이 똑바르고 요추가 후만인 경우, 척추를 펴고 "RAB(angular breating)"에서 흡기를 시행하면서 신체를 후방으로 움직이면 요추 만곡은 더욱 강화된다.
- 이어지는 호기의 운동에서 "직각"(후방 · 상방)의 운동을 시행한다(복근을 강하게 수축시키면서 시행한다). 이 운동에는 하부 늑골궁도 포함된다.
- 머리를 직립하여 유지할 것! (앉은 자세 후만을 가진 경우는 시행하지 않는다!)

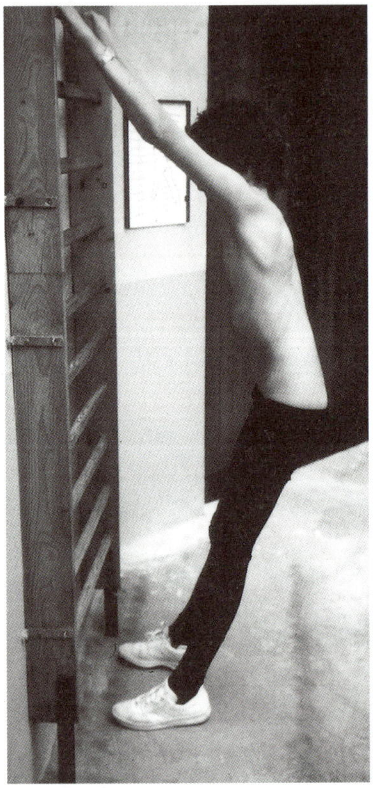

그림 9.29 큰 활 [M616]

측만증
- 최초에 골반교정을 시행한다.
- Ventral prominence는 흡기에서 외측 · 상방 · 후방으로 움직이고 호기에서 강하게 수축시킨다. 이때, 이것에 대항하여 머리를 강하게 긴장시켜 직립으로 유지한다.
- 반드시 양팔을 편 상태에서 유지할 것!

조언!

이 운동은 책상다리에서도 시행할 수 있다. 이때, rib hump 아래쪽의 허리부분을 크게 후방으로 밀어 움직인다.
중증의 lumbar prominence를 가진 경우에는 시행하지 않는다.

9.4.2 "비스듬한 견인(traction)"

(> 그림 9.25a, b)

이 운동은 **상부척추의 측만증**에서 시행한다. 요천추 만곡을 가진 경우는 시행하지 않는다.

후반증 양쪽에서 번갈아 시행한다.

측만증 오목면을 wall bar로 향하게 하고 무릎서기 자세가 된다. 종아리를 wall bar와 평행으로 놓고 발가락 끝을 편다. 오목면의 팔을 직각으로 굽히고 그 높이에 있는 crossbar를 밑에서부터 손으로 쥔다;

- Wall bar에서 먼쪽(rib hump 쪽) 허리부위를 외측 · 후방 · 하방으로 움직인다(오목면의 둔부를 rib hump 쪽의 발꿈치에 올려놓는다).
- 오목면 팔로 이 운동에 저항을 가한다. 팔로 신체를 당겨 올릴(이것에 의해서 무릎서기 자세가 된다) 때, "외측" 허리부위에서 이것에 저항한다.
- 척추의 제2 만곡을 연장하면서 머리를 지지하고 턱을 반대방향으로 돌린다.
- 다음의 두 가지 호흡운동을 시행한다;
  a. 신체를 상방이나 아래쪽으로 움직이면서 "RAB" 하에서 수정을 시행한다. 척추전만(허리부위)이 일어나지 않도록 할 것! 무릎서기 자세 또는 정좌에서 호기를 시행한다.
  b. 시작자세(무릎서기 자세 또는 정좌)에서 "RAB"를 통해서 교정을 시행한다. 저항을 가하면서 (강화를 위해!) 호기에서 운동을 시행하고 형상을 유지하여 강화한다.

중요!

오목면 어깨가 내려가 있지 않으면 교정을 위한 "shoulder countertraction (SCT)"을 시행한다.

시상면의 자세장애에서는 이 견인을 양쪽에서 시행한다. 이것은 측방 운동(척추 회전을 포함)을 통해 경화된 척추에 어떠한 긍정적인 작용을 주기 위해서이다.

9.4.3 몸통 끌어올리기

(> 그림 9.30 a–c)

- 발을 벌리고 crossbar의 위에 선다.
- 양손의 간격을 떼고 어깨높이의 crossbar를 위에서부터 쥔다.
- 등을 편 상태에서 골반을 후방으로 움직인다.

후만증

- 흡기에서 몸통을 길게 편다.
- 호기에서 양 팔꿈치를 외측으로 넓혀서 굽힌다. 이때 등을 편 채로 경추 전만이 되지 않도록 한다.
- 머리를 양손으로 쥐는 crossbar의 위치까지 들어 올린다. 그 후, 같은 경로를 거꾸로 하여 시작자세로 되돌아간다.

측만증 골반을 조정하고 상체와 머리를 오목면으로 기울여서 들어올린다. 동시에 rib hump 아래쪽 허리를 반대방향으로 견인한다. 이때 흉부의 평탄한 면 쪽을 전방 · 상방으로 회전하고, 오목면을 넓힌 상태로 하여 유지한다.

9.4.4 목덜미의 운동(책상다리)

- 등을 wall bar로 향하고 책상다리가 된다.
- 양 팔꿈치를 가볍게 굽히고 양손(간격을 뗀다)으로 약간 높은 위치의 crossbar를 쥔다.
- 요추 전만과 경추 전만을 편다. 머리를 crossbar에 붙인다.

후만증

- 흡기에서 양손을 하방으로, 머리를 상방으로 강하게 견인한다. 몸통의 양쪽을 편다.
- 호기에서 머리를 후방으로 민다. 이때, 등 위쪽부분을 wall bar에서 떼고 등의 간헐적 긴장에 의해서 흉곽을 전방으로 들어올린다.

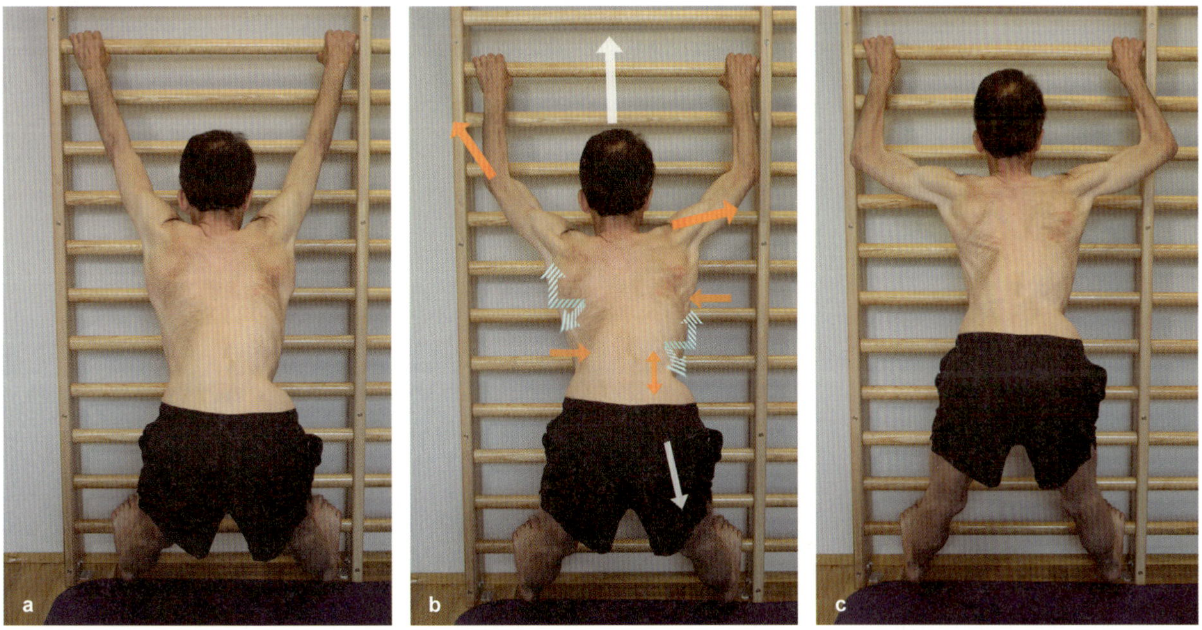

그림 9.30 몸통 끌어올리기
a. 시작자세
b. 운동(화살표는 운동의 방향을 나타낸다. 화살표의 의미는 사용자 주의사항을 참조)
c. 종료자세

9

측만증

- 골반의 중력중심을 rib hump 쪽으로 이동한다. 교정쿠션을 후방, 필요에 따라서 오목면의 허리부위 밑에 놓는다.
- 상체와 머리를 오목면으로 비스듬히 기울인다.
- **호흡** : rib hump 쪽을 전방 · 상방으로, 오목면을 측방 · 상방으로 움직여(RAB) 일어난 결과를 유지하고, 호기에서 회전-머리-압박(Dreh-Kopf-druck)을 통해 흉부(등근육의 간헐적 긴장이 있다)를 wall bar 부터 뗀다.

Flat back 이나 경추 후만증에서는 이 운동을 시행하지 않는다.

9.4.5 바로 누운 자세의 후방압박

머리를 wall bar 으로 향하게 하고 양다리를 가지런히 하여 바로 누운 자세가 된다. 양손(간격을 뗀다)으로 최 하단 또는 밑에서부터 2번째 crossbar(또는 의자 다리)를 쥔다.

후만증

- 흡기에서 골반을 발의 방향으로 민다 (요추를 바닥에 붙일 것!).
- 호기에서 머리와 견갑대가 바닥에서부터 떨어져 들려올라간다. 손으로 의자 다리를 "바닥으로 향해서 민다."

측만증

- 교정쿠션을 놓고 몸통을 오목면으로 비스듬히 움직인다. 사전에 "RAB"을 시행한다.
- 호기에서 근육을 긴장시키고 시행한 모든 교정을 유지한다.

조언!

이 운동의 수준을 **높이려면** 양 무릎을 흉부를 넘어서 견인한다. 이것에 의해서 요추 전만을 양호하게 조정한다.

앉은 자세 후만, 중증의 lumbar prominence, flat back 을 가진 경우는 시행하지 않는다.

9.4.6 뒤틀린 앉은 자세

요천추 만곡을 가진 경우는 시행하지 않는다.

후만증 양쪽에서 번갈아 시행한다.

측만증 의자에 앉고 rib hump 쪽의 다리를 후방으로 펴고 외측으로 회전한다. 이 후방 다리를 펴면서 상체를 비스듬히 전방으로 기울인다. 전방의 다리를 직각으로 굽히고 종아리를 세운다.

1. 의자의 등받이를 신체의 전방으로 하여 앉는다. 양 손을 엎침(회내)을 하여 등받이에 놓는다. 양 팔꿈치를 비스듬히 외측 · 상방으로 향하게 한다. 머리를 견갑대에서 끌어내는 것처럼 하여 견인한다.
2. 또는 rib hump 쪽을 의자의 등받이로 향해서 앉는다. 이때, rib hump 쪽 허리를 등받이로 고정하고 골반을 derotation 을 한 상태로 유지한다. 같은 쪽의 손을 등받이에 놓는다. 팔을 움직여서 "shoulder countertraction"을 시행한다.
3. 2개의 막대를 전방으로 세워서 앉는다. 막대를 바닥으로 향해서 밀고 상체를 골반에서 들어올린다(> 그림 9.31 a,b).

호흡

- 부유늑골(=제11늑골과 제12늑골)를 외측 · 상방으로 움직이다 + 횡격막의 내림
- 부유늑골을 후방 · 상방으로 움직이다 + 횡격막의 내림
- 오목면을 외측 · 상방으로 움직이다 + 횡격막의 내림
- 오목면을 후방 · 상방으로 움직이다 + 횡격막의 내림
- Ventral flat zone 을 전방 · 상방으로 움직이다 + 횡격막의 내림
- 겨드랑이의 늑골을 전방 · 상방으로 움직이다 + 횡격막의 내림
- 목덜미를 후방 · 상방으로 움직이다 + 횡격막 내림

신체의 각 부분의 위치 상승이 최대에 도달하면 호기에서 근육을 긴장시켜 위치 저하를 방지한다. 동시에 "머리의 후방압박"을 시행한다.

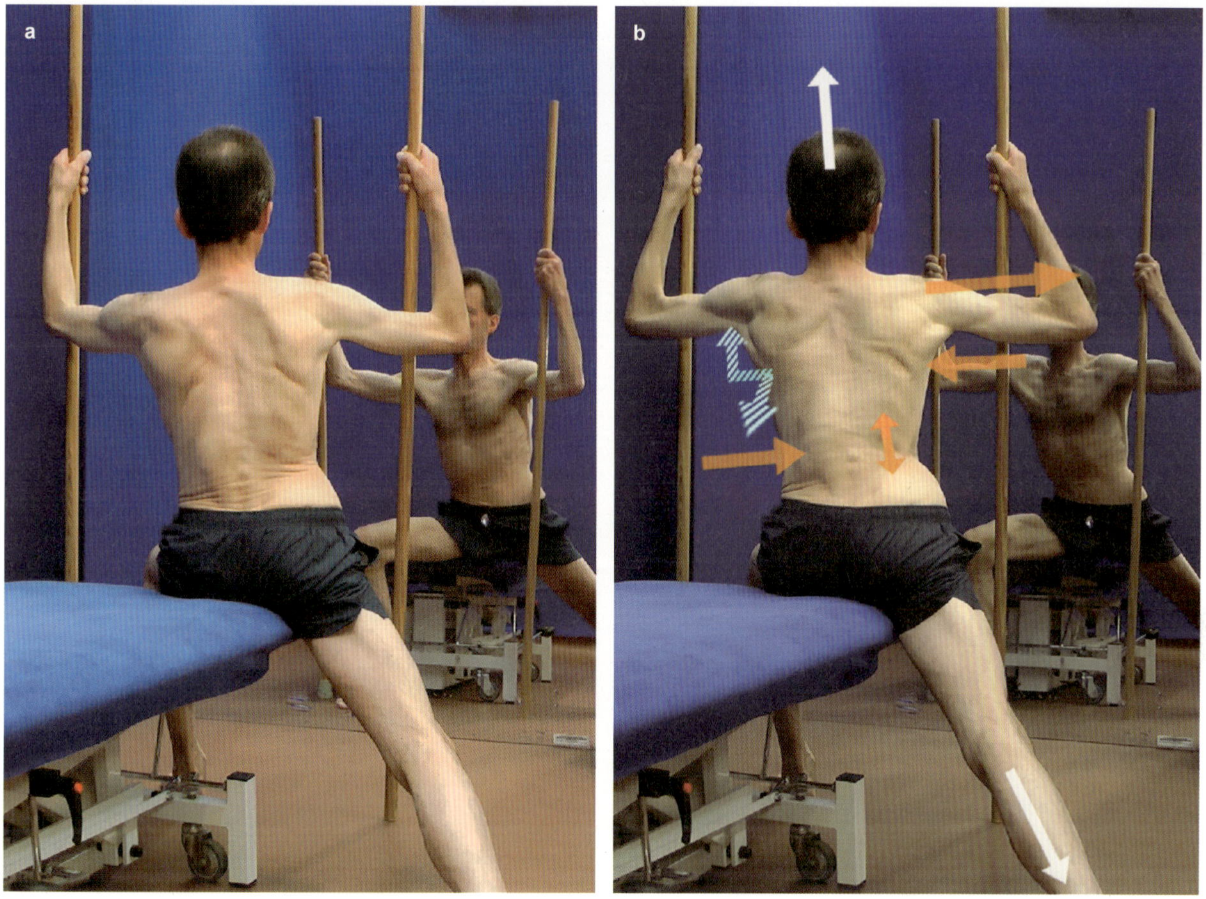

그림 9.31 뒤틀린 앉은 자세 : 거울에 의한 교정 [W858]
a. 시작자세
b. 종료자세(화살표의 의미는 사용자 주의사항을 참조)

9.4.7 테이블 위의 옆으로 누운 자세에서 상체를 "뜨게 하는" 운동(보조 있음)

- 골반과 다리(허리를 포함)를 테이블 위에 놓고 옆으로 누운 자세가 된다(> 그림 9.7a).
- 양발을 고정한다.

후만증

- 운동을 시행하는 사람은 양손을 깍지를 끼어 목덜미에 놓고 양 팔꿈치를 후방으로 향하게 한다. 상체를 똑바로 펴서 뜨게 한 상태에서 유지하도록 노력한다.
- 치료사는 양발을 잡고 견인한다. 이것에 의해서 운동을 시행하는 사람은 각 부위를 조정한다; 골반의 위치를 똑바르게 하고 흉부를 전방으로 부풀게 하여 목덜미와 머리를 후방으로 움직인다.
- 치료사는 호기에서 손을 떼고 이어지는 흡기에서 바로 양발을 고쳐 잡아 길이를 조정한다.
- 이것들과 마찬가지의 절차를 옆으로 누운 자세에서 아래로 하는 쪽을 변경하여 시행한다.

측만증 오목면을 아래로 하여 옆으로 누운 자세가 된다. rib hump 상방의 어깨를 후방으로 움직이도록 주의한다. 다만, 흉부의 면을 호흡에 의해서 전방으로 부풀리고 근육을 긴장시켜 이것을 유지한다.

조언!

변형 : 또 다른 치료사가 흡기에 의한 derotation 을 손으로 보조하고, 호기에서 흡기로 초래된 결과를 호기에서 유지시킨다.

9.4.8 "깃털"과 보조 쥐기

- 무릎서기 자세를 하고 허벅지를 수직으로 세운다.
- 팔을 뻗고 상체를 앞으로 기울여 낮은 체위의 미끄러짐 방지가 된다(> 9.2.5장). 양팔은 약간 크게 벌려놓는다. 쇄골을 바닥에 접근시킨다.

조언!

이 시작자세는 **2개의 운동 사이 휴식**을 하는 데에도 적합하다. 이 자세를 통해서 저절로 정형외과적 운동이 시행되고, rib hump의 무게로 상체가 전방으로 눌린다. 이것에 의해서 rib hump의 꼭짓점의 부분이 축소한다. 척추전만 (허리부위)이 생길 위험성이 있는 경우, 골반을 약간 후방으로 움직인다(허벅지와 바닥이 예각을 이루는 위치까지).

후만증

- 흉골(Ventral flat zone)을 나선모양으로 선회하고 바닥에 접근시킨다. 이것에 의해서 자가교정(Raffgefühl)이 강화된다.
- 치료사는 종아리로 운동을 시행하는 사람의 골반을 고정한다. 동시에, 골반부터 끌어내는 것처럼 하여 상체를 전방 · 상방으로 들어올린다. 이때, 등의 융기부분 아래쪽에 양손을 놓는다(> 그림 9.32).
- 치료사는 요추 횡돌기의 좌 · 우에 엄지손가락을 놓고 각 요추를 전방 · 상방으로 살짝 튕기는 것처럼 민다. Flat back 에서는 이것을 시행하지 않는다.
- 최선의 조정(의식적인 횡격막 내림과 후두골 밀기를 조합시켜 부드럽게 시행한다)을 시행한 후, 마지막으로 '12의 긴장' 에 의해 근육 긴장을 강화한다. 이때, 운동을 시행한 사람은 호기에서 양손으로 바닥을 강하게 밀고 똑바른 상태의 등을 연장하면서 머리와 목덜미를 움직인다. 이것에 의해서 운동의 양호한 결과를 형상으로 바뀌는 근육을 형성한다.
- 흡기에서 상체를 펴서 회전한다. 호기에서 양손으로 상체를 바닥에서부터 떼고 뻗은 팔에 의해서 상체를 수평으로 들어올린다. 양발은 치료사가 고정한다(경우에 따라서는 가구 등으로 고정한다).

측만증

- 교정쿠션을 놓고 상체를 오목면으로 비스듬히 움직인다. rib hump 아래쪽의 허리로 밀기(Schub, thrust)를 가한다. 머리를 회전한다.

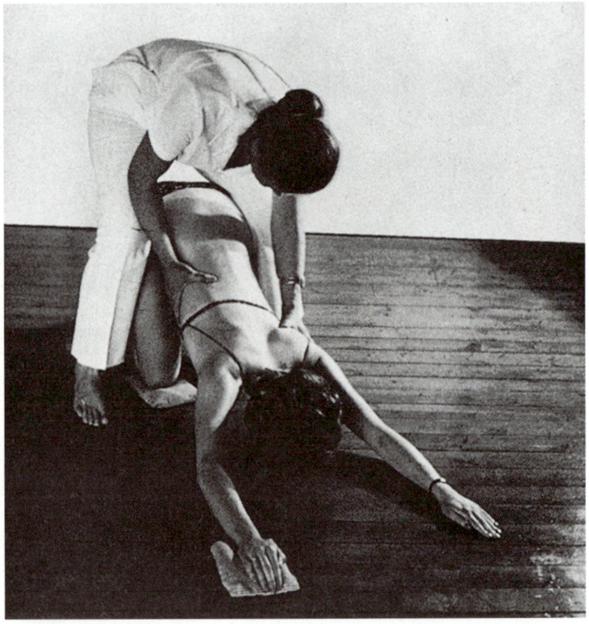

그림 9.32 측만증의 "깃털"의 운동. 치료사의 보조 쥐기 있음 [M616]

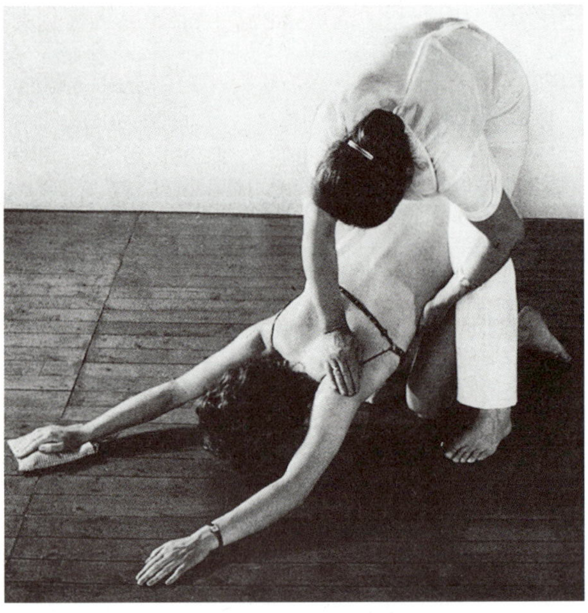

그림 9.33 측만증의 "깃털"의 운동. 치료사의 보조 쥐기로 반대회전을 시행한다. [M616]

- "Ventral flat zone" 을 한 방향으로 나선모양으로 선회한다.
- "Rib hump" 의 꼭짓점에서 자가교정이 지각된다. rib hump 가 후방으로 내려가는 것이 아니라, 평탄하게 되는 것이 느껴진다.

9

조언!

치료사에 의한 보조 쥐기의 종류

1. 엄지손가락을 척추의 좌우에 놓고 개개의 횡돌기를 아래쪽에서부터 위쪽으로 (지면 방향/머리 방향) 민다.
2. 반대회전 : rib hump를 전방 · 상방으로 회전하고, 오목 한 쪽을 측방 · 상방 · 후방으로 회전한다.
3. 반대회전 : 오목면을 측방 · 상방 · 후방으로 회전하고, 같은 쪽 (오목한 위쪽)의 어깨를 전방으로 회전한다 (> 그림 9.33).
4. 추가적인(option) 처치로 엄지손가락으로 늑골을 회전하여 압박한다. 즉, 전방으로 회전하고 싶은 늑골에 엄지손가락을 놓는다. 다른 손으로 이 엄지에 압력을 가해서 회전하고 싶은 방향으로 늑골을 움직인다.

9.4.9 2개의 막대 사이로 상방 뻗기 (책상다리)

- "상체를 직립시켜서 책상다리를 하고 앉는다. 가능하면 거울 앞에서 시행한다.
- 2개의 막대를 허리부위의 좌 · 우 바닥에 세운다.
- "머리 높이로 막대를 쥔다. 양 팔꿈치를 서로 떼도록 하여 넓힌다 (> 그림 9.15a,b, > 그림 9.34a b).

후만증

- 척추를 약간 측방으로 흔들면서 상방으로 편다. 아울러서 머리도 상방으로 "비틀어 넣는" 것처럼 하여 견인한다. 상체를 골반에서 끌어내는 것처럼 들어올린다.
- 상체가 가장 높은 위치에 도달하면 "직각" 호흡과 횡격막의 내림을 조합하여 좁아진 부위를 호흡에 의해서 넓힌다. 요추를 후방 · 머리쪽으로 움직이고, 상체의 양쪽(좌 · 우) 번갈아 외측 · 상방으로 움직인다.
- 호기에서 그 시점의 성과를 유지하고 이어지는 흡기에서 한층 더 개선을 촉진한다.
- 운동 종료 전에 2개의 막대를 바닥으로 향해서 강하게 밀어 근육을 긴장시킨다.

주의!

전신이 그 시점에서 최상의 자세를 획득하면 양 어깨를 넓혀서 내리고 머리와 목덜미를 후방으로 움직인다. 근육을 긴장시켜도 된다.

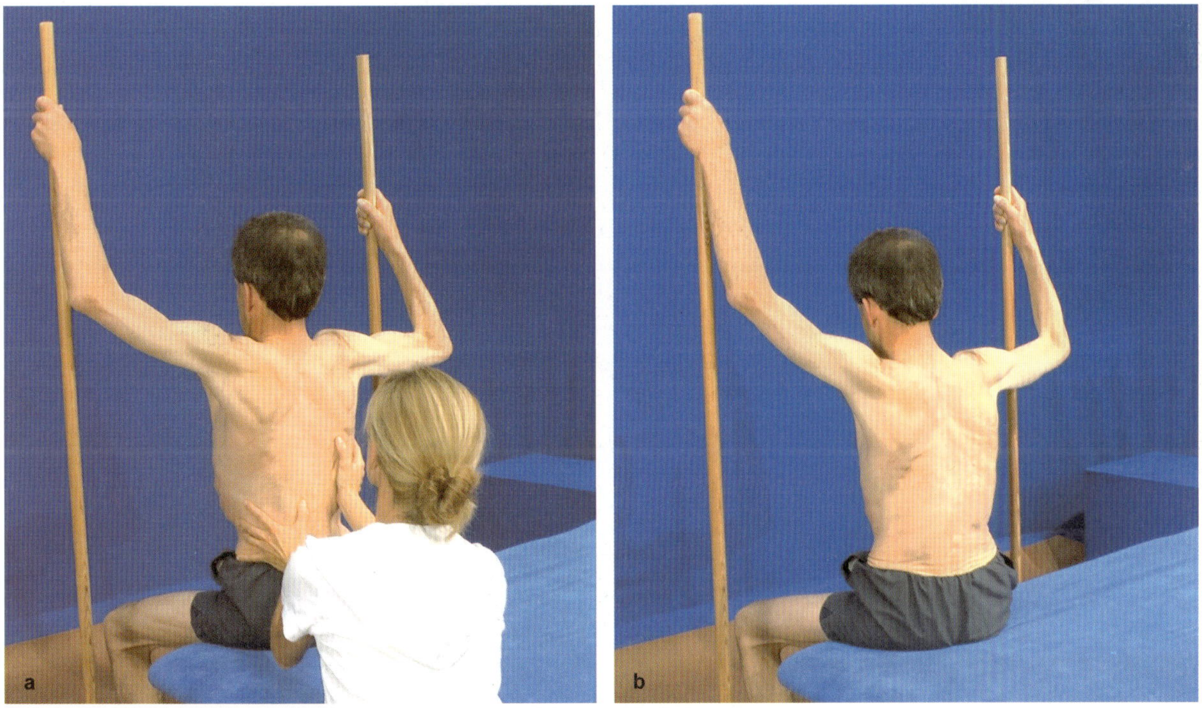

그림 9.34 2개의 막대를 사용한 위쪽 펴기 [W858]
a. 치료사가 손을 놓고 교정한다.
b. 자가교정

측만증

- 체중을 오목면 허리에 가하고 골반과 어깨의 역회전(derotation)을 한다.
- 반드시 머릿속에서 회전-호흡을 시행하면서 "상방 펴기"를 시행한다. 이때, rib hump 아래쪽의 약해진 근육이 활동하고 있다는 것에 주의한다. 머리위치에도 주의할 것!
- 오목면을 허리보다도 크게 부풀리고 후방으로 회전한 다음에 근육을 긴장시킨다.
- 흡기에서 근육을 긴장시키고 골반을 들어올린다(> 그림 9.34a, b).

9.5 근육신장에 의한 근력강화 운동

9.5.1 2개의 막대 사이로 미골 앉기 및 좌골 앉기(책상다리)의 훈련

시작자세는 앞에서 언급한 대로이다.

후만증

- 2개 막대를 강하게 밀고 골반을 들어올린다. 골반을 떠 있게 하고 있는 동안에 골반을 관상축으로 회전하고 다시 좌석 면에 내린다.
- 골반을 내릴 때 미골 앉기에서 내리면 "척추 후만(허리부위)"이 되고, 좌골 앉기로 내리면 "척추 전만(허리부위)"이 된다.
- 동시에 등에서 일어나는 지각(perception)의 변화에 주의한다. 또한 선 자세에서는 골반을 수평으로 하기 위해 골반 앞모서리를 들어 올리고 앉은 자세에서는 골반을 수평으로 하기 위해 골반을 내려야 한다는 것에 "생각이 미칠" 필요가 있다.

측만증

- 골반의 회전운동에서는 동시에 골반을 세로축으로 회전한다 = rib hump 아래쪽 허리부위를 후방으로 회전하고 거기서 유지한다. 다만, 체중을 오목면 둔부에 가할 것! 이때, rib hump 아래쪽 위축한 허리근육이 활동하고 있다는 것을 지각할 것!

9.5.2 옆으로 누운 자세에서 골반 들어올리기

요천추 만곡을 가진 경우는 시행하지 않을 것!

옆으로 누운 자세가 되고 침상 면에 아래팔을 옆을 향해서 놓고 위팔을 수직으로 세운다. 허리에 쿠션 롤(roll)을 놓는다. 양다리를 뻗는다(> 그림 9.8).

후만증

- 흡기에서 전신을 펴고 머리도 견인한다.
- 호기에서 골반을 침상 면에서부터 들어올린다. 몇 회, 탄력을 붙여서 상방으로 움직이고 그 후 천천히 내린다.
- 이것을 3회 시행한 후 옆으로 누운 자세에서 아래로 하는 쪽을 변경해서 이 운동을 시행한다.

측만증

- 오목면을 아래로 하여 옆으로 누운 자세가 된다. 우선, 흡기에서 오목면을 회전하여 넓히고 잠시 이것을 유지한다. 동시에 골반을 들어올린다.
- 이때, 상방의 허리부위를 후방으로 회전하고 흉부를 전방으로 향해서 긴장시킨다.

9

9.5.3 막대와 고정밴드를 사용한 등척성 수축에 의한 저항 하 운동

- Wall bar가 없는 경우는 밴드에 나뭇조각을 부착하여 밴드를 문 밑으로 통과시키고 나뭇조각을 후방에서 고정하기 위한 받침대로 한다. 2개의 막대로 문을 민다(> 그림 9.35 a, b).
- 양발을 벽에 붙인다. 허리 밑에 롤(roll)을 놓는다.
- 허리 주위에 벨트를 감는다. 벨트의 후방 중앙에 밴드를 붙이고(후방으로 견인하기 위해) 밴드를 wall bar crossbar(문손잡이 또는 훅)에 부착해 고정한다.
- 2개 막대를 좌우에 놓아 벽에 바짝 대고 이것에 의해서 상체를 골반부터 끌어내도록 견인한다.
- 막대를 벽에 수직으로 세우고 측방으로 미끄러지지 않도록 한다. 막대의 상단을 쥐면 지렛대 작용이 높아진다.

후만증

- 흡기에서 척추를 약간 측방으로 흔들면서 편다.
- 쇄골을 바닥에 붙인 상태를 유지한다. 발꿈치 밀기에 의해서 요추전만을 방지한다.
- 머리를 들어올린다.
- 호기에서 힘을 집중하여 막대로 벽을 민다.

측만증

- 교정쿠션을 놓는다. 밴드의 위치를 약간 rib hump 쪽으로 움직인다. 이것에 의해서 특히 rib hump 쪽의 허리가 아래쪽으로 견인된다(좁아진 허리부분의 근육을 신장한다).
- 상체를 비스듬히 움직인다. 양다리를 약간 오목면으로 움직인다.
- 흡기에서 회전-호흡을 시행한다.
- 호기에서 힘을 주어 2개의 막대로 벽을 민다. 이때, 어깨를 내린 상태에서 유지한다. rib hump가 평탄해질 때까지 시행한다("머리 후방압박").
- 골반이 똑바르다면(양쪽 허리가 어느 것도 외측으로 측방이동을 하여 있지 않다) 밴드가 정확히 항문틈새(둔열, anal cleft)의 위를 지나도록 한다. 요천추만곡 측만증(흉추 볼록면 허리가 외측으로 이동한다)에서도 마찬가지로 한다.

조언!

앉은 자세 후만이나 중증 lumbar prominence를 가진 경우, 밴드를 2개로 하여 골반 좌우를 견인한다. 이것에 의해서 요추가 후만으로 되는 것을 방지한다 (또는 조장하지 않도록 한다).
척추뼈 회전 미끄러짐을 가진 경우, 넨드를 부칙하지 않고 운동을 시행한다.

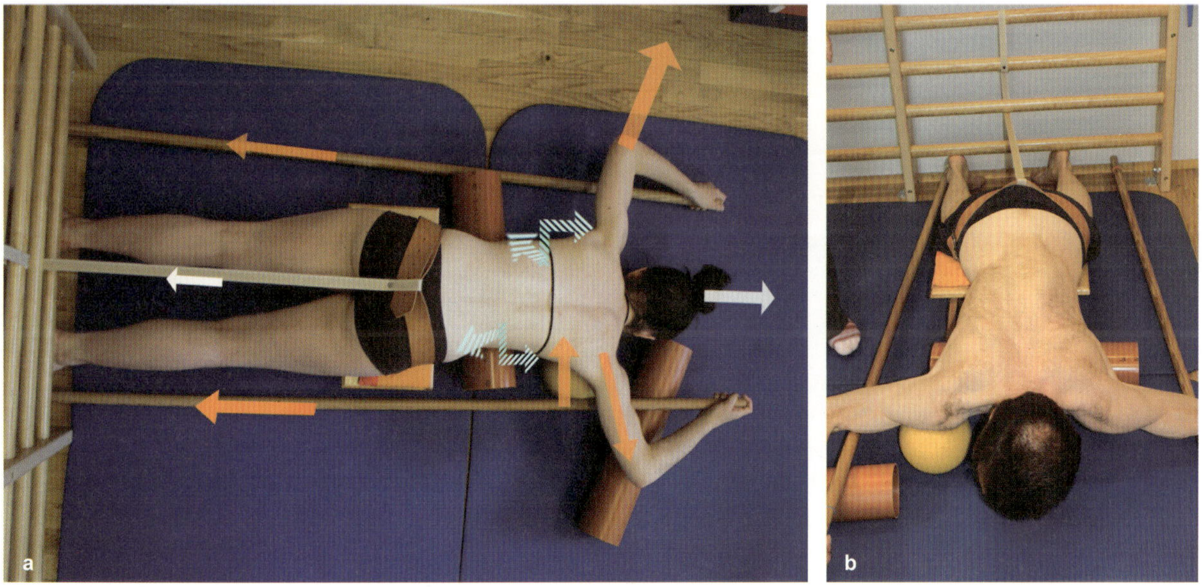

그림 9.35 밴드와 2개의 막대를 사용한 엎드려 누운 자세 [W858]
a. 등쪽에서 본 그림 (화살표의 의미는 사용자 주의사항을 참조)
b. 머리쪽에서 본 그림

9.5.4 바로 누운 자세의 고정밴드를 사용한 등척성 수축에 의한 저항 하 운동

- 밴드를 wall bar 하단의 crossbar에 고정한다.
- 좌우로 2개 막대를 벽에 수직으로 대고 상체를 골반에서 끌어내는 것처럼 견인한다. 양 어깨를 넓혀서 내린 상태에서 유지한다.
- 2개 막대 상단을 견고하게 쥔다. 팔을 굽히고 팔꿈치 위에 2개의 막대를 놓는다.
- 양 무릎을 굽힌다(> 그림 9.36a, b).

후만증

- 요추와 경추를 바닥 위에서 마찰시키면서 움직인다. 머리를 견갑대에서부터 떼어 놓는 것처럼 견인한다. 척추를 펴고 연장한다.
- 호기에서 2개의 막대로 벽을 밀고 머리를 바닥에 밀어붙인다. 등이 근육의 간헐적 긴장에 의해서 바닥에서부터 떨어진다.
- 골반을 아래쪽으로 향해서 고정한다. 이것에 의해서 허리부분이 신장된다.

측만증

- 교정쿠션을 놓는다.
- 골반의 derotation을 하기 위해 볼록면의 무릎을 굽히고 바닥에 접근시키도록 하여 움직인다(요천추 만곡에서는 시행하지 않는다).
- 흡기에서 모든 몸통의 오목한 부분(목덜미도 포함)을 바닥에 붙이고 아울러서 "RAB"을 시행한다. 밴드의 위치를 약간 rib hump 쪽으로 움직이고 rib hump 아래쪽의 허리부위를 발 방향으로 견인하고 같은 쪽(rib hump 쪽)의 좁아진 허리부분의 근육을 신장한다. 이것에 의해서 이 부분에 공기가 흘러 들어간다.
- 호기에서 특히 rib hump 쪽 팔꿈치로 바닥을 민다. 이것에 의해서 rib hump가 전방으로 들려올라간다. 이때, 오목면을 넓힌 상태에서 유지한다.

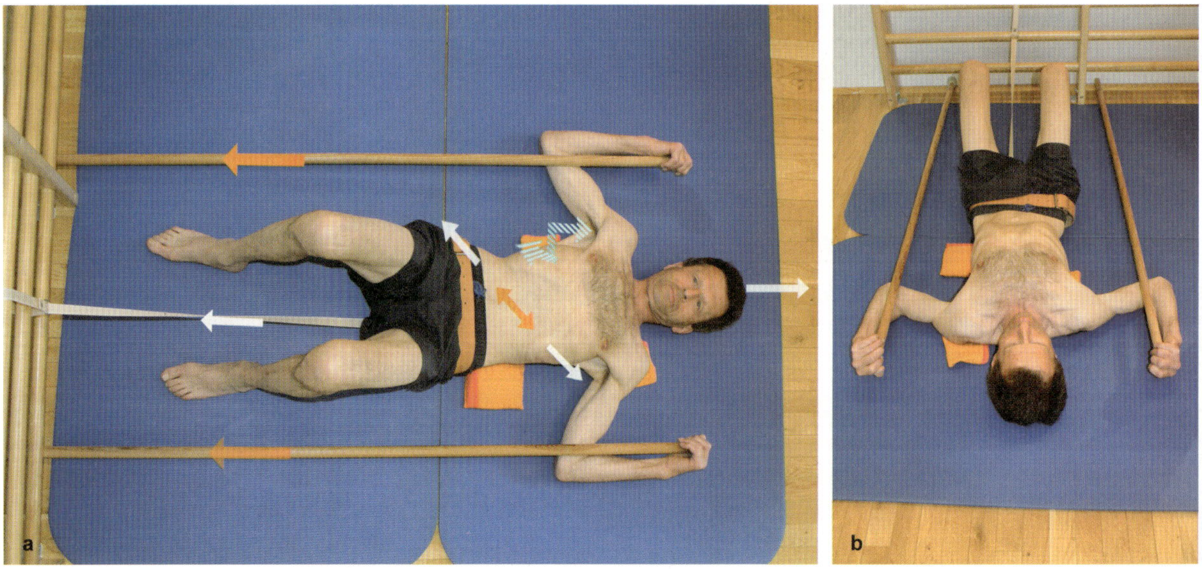

그림 9.36 밴드와 2개의 막대를 사용한 바로 누운 자세 [W858]
a. 배쪽에서 본 그림(화살표의 의미는 사용자 주의사항을 참조)
b. 머리쪽에서 본 그림

9.5.5 옆으로 누운 자세의 고정밴드를 사용한 등척성 수축에 의한 저항 하 운동

- 밴드를 wall bar 하단의 crossbar에 고정한다. 교정쿠션을 놓는다(> 그림 9.37 a–d).
- 옆으로 누운 자세의 아래쪽 다리를 굽힌다. 상방의 다리를 약간 외측으로 회전하여 편다.
- 아래쪽의 팔을 똑바로 펴서 바닥에 놓는다. 머리를 그 위에 올려놓는다. 상체를 약간 전방으로 움직인다.
- 위쪽 손으로 벽에 수직으로 세운 막대를 잡고 막대로 벽을 민다. 막대는 위쪽 허리의 전방을 지나도록 하여 세운다. 위쪽의 허리를 막대를 통해서 견인하고 후방으로 회전한다.

후만증 위에서 언급한 운동을 3회 시행한 후 반대쪽을 아래로 한 옆으로 누운 자세에서도 마찬가지 운동을 시행한다.

측만증 (> 그림 9.38a–c, > 그림 9.39)

- 교정쿠션을 놓는다. 오목면을 아래로 하여 옆으로 누운 자세가 된다. 팔에 의한 견인을 통해서 오목면를 연장하여 바닥에 접근시킨다.
- 척추를 약간 펴고 동시에 위쪽 손으로 막대를 벽으로 밀고 머리를 견인한다. 이때, 호흡에 의해서 오목면를 후방 상방으로 움직이고 좁아진 흉부를 전방 상방으로 움직인다. 막대에 의한 같은 쪽 어깨와 허리를 후방으로 견인하여 후방으로 조정한다.
- 호기에서 이 모든 교정을 등척성 수축에 의한 압박을 통해서 고정한다.
- 요천추 만곡을 가진 경우, 밴드를 중앙에 붙이고 위쪽 다리를 crossbar에 올려놓는다(> 그림 9.37c).

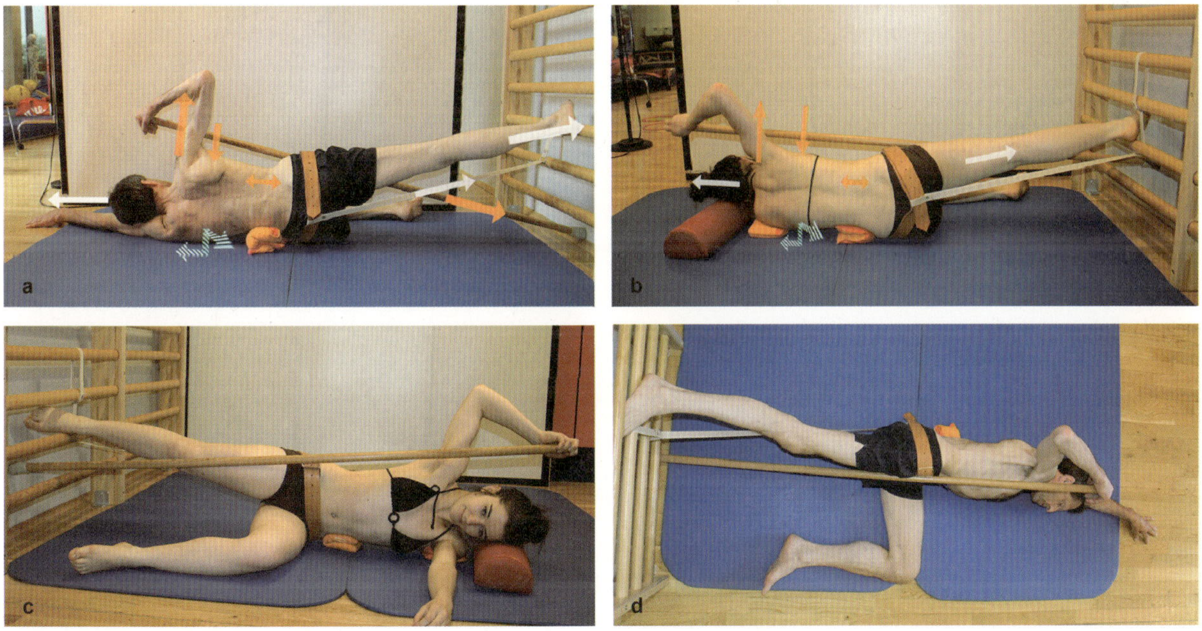

그림 9.37 밴드와 막대를 사용한 옆으로 누운 자세(화살표의 의미는 사용자 주의사항을 참조) [W858]
a. 등쪽에서 본 그림 : 변형 1
b. 등쪽에서 본 그림 : 변형 2
c. 배쪽에서 본 그림 : 변형 1
d. 측방에서 본 그림 : 변형 2

9

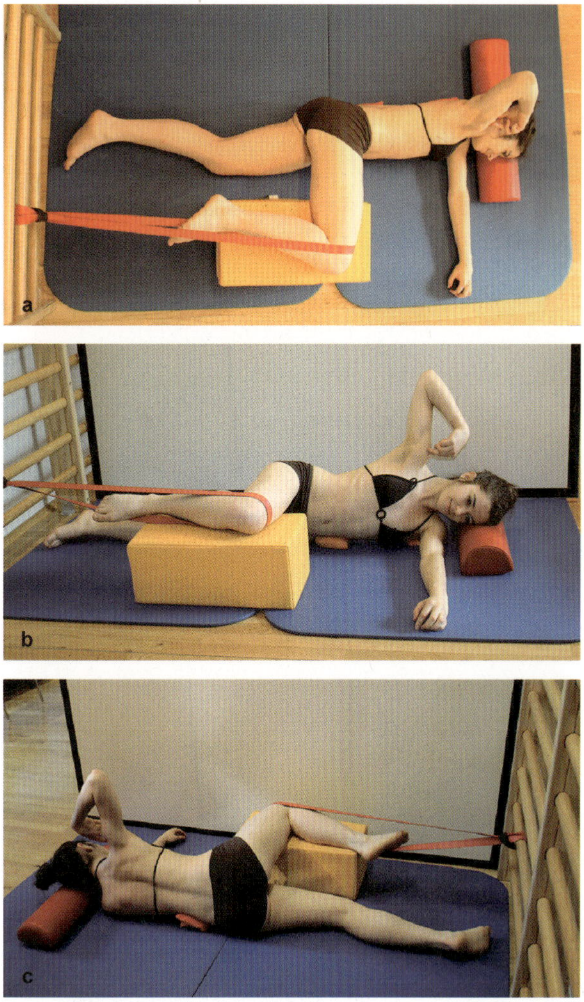

그림 9.38 옆으로 누운 자세에서 허리근육의 활동을 촉진하다. [W858]
a. 측방에서 본 그림
b. 배쪽에서 본 그림
c. 등쪽에서 본 그림

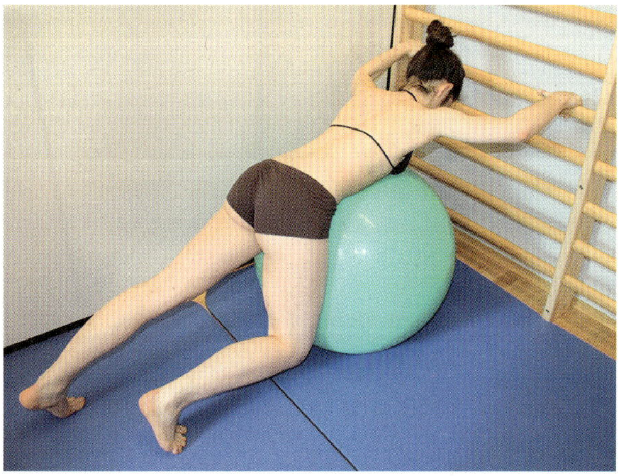

그림 9.39 변형 : 스위스 볼을 사용하여 허리근육의 활동을 촉진하다. [W858]

9.5.6 네발 자세의 미끄러짐 방지

네발 자세가 되고 양발을 wall bar로 향하게 한다. 허리의 주위에 약간 강한 벨트를 감는다. 양팔을 어깨 폭보다 크게 넓히고 전방에 놓는다. 머리를 지지하면서 상체를 기울여 바닥에 접근시킨다.

후만증

- 양손을 전방으로 뻗고 이것에 의해서 상체의 양쪽을 편다. 이때, 고정 밴드에 의해서 골반의 전방 미끄러짐을 방지한다.
- 허벅지를 수직으로 세운 상태에서 유지하고 상체를 작게 구부리는 것처럼 움직인다.
- **호흡** : 흡기에서 상체의 쪽을 편다. 호기에서 흉곽을 바닥에 접근시키고 이 상태를 가능한 한 오래 유지한다. Flat back에서는 상체를 똑바르게 전방으로 움직이는 운동만을 시행한다.

측만증

- 고정 밴드가 rib hump의 둔부 위를 지나도록 한다(쐐기의 꼭짓점을 넓히기 위해). 상체를 오목면으로 비스듬히 견인한다. rib hump 쪽의 무릎과 손목의 밑에 교정쿠션을 놓는다(골반대와 견갑대의 derotation을 위해). 요천추 만곡을 가진 경우, 밴드의 위치를 정중으로 한다.
- **호흡** : 오목면을 견인하기 위해, 호흡에 의해서 오목면을 외측 · 상방 · 후방으로 움직인다. 요천추 만곡을 가진 경우, lumbar hump보다 위쪽의 부분만을 마찬가지로 호흡에 의해서 움직인다. lumbar hump은 전방 · 상방으로 한데 모아 유지한다. 호기에서 이러한 결과를 유지한다. 이어지는 흡기에서 흉부의 좁은 면을 전방 · 상방으로 움직인다(rib hump의 돌출부분을 한데 모은다!). 이어지는 호기에서도 이 상태를 유지 또는 강화한다. 전신을 바른 자세로 놓고 심호흡을 몇 회 시행한다.

9.6 목 운동

- 측만증에서도 목을 좌 · 우로 기울이는 운동은 가능하다. 다만, 신체(어깨에서부터 아래쪽)를 교정하여 직립시켜서 시행할 필요가 있다.
- 시작자세는 가능하다면 거울 앞의 좌골 앉기(의자 앉은 자세 또는 마루 위의 책상다리 앉은 자세)가 좋다. 바른 머리위치에 의해서 목덜미인대(항인대)의 활동 시작을 촉진한다(> 그림 9.40).

주의!

경추 후만이나 경추가 수직으로 되어있는 경우는 주의가 필요하다! 이들을 가진 경우 머리를 위쪽으로 움직여서 중간위치로 한다.

9.6.1 머리위치가 바르고 잘못된 것의 자각

- 턱을 수평으로 크게 전방으로 움직이고 다시 가까이 끌어당긴다. 이때, 운동을 시행하는 사람은 목덜미와 흉부의 윤곽선에 주의한다. 턱을 신속하게 움직이면 경추에 느슨해짐이 발생하는 일이 있다.
- 호흡을 조합시킨다 : 흡기에서 턱을 가까이 끌어당기고 목덜미를 후방 · 상방으로 움직인다. 호기에서 턱을 전방으로 되돌린다(> 그림 9.41).

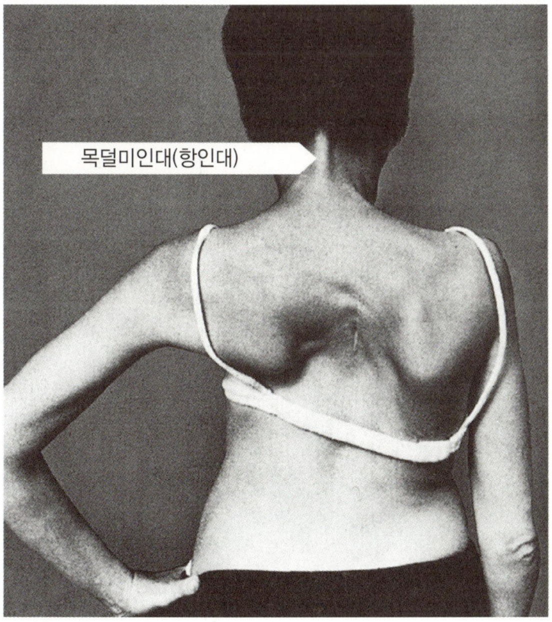

그림 9.40 목덜미인대(항인대) [M616]

9.6.2 머리를 측방으로 기울이기

(> 그림 9.42)

- 흡기에서 머리를 위쪽으로 움직이고 척추를 편다. 가능하다면 이 견인이 요추 만곡에까지 미친다는 것을 지각하고 이것을 유지한다.
- 호기에서 머리를 한쪽으로 기울여 어깨에 접근시킨다. 이때, 머리를 회전하지 않는다. 반대쪽 목의 측면의 신장을 지각한다.
- 이어지는 흡기에서 머리를 수직으로 되돌리고 위쪽으로 견인한다. 이어지는 호기에서 머리를 반대쪽으로 기울인다.

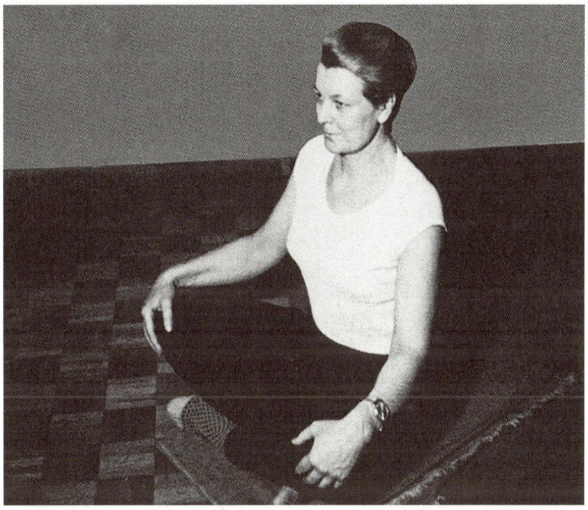

그림 9.41 목덜미의 운동 : 시작자세 [M616]

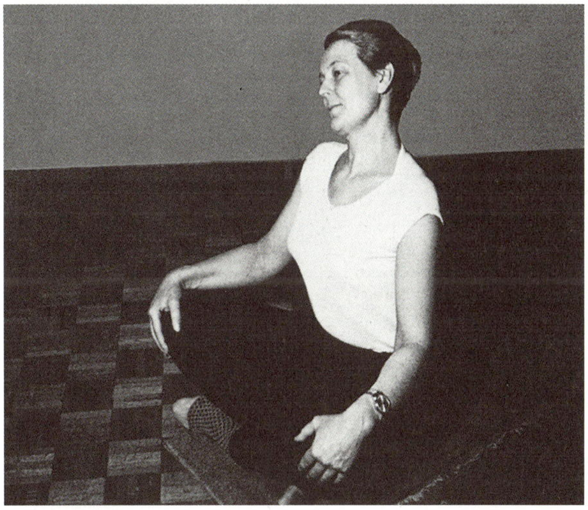

그림 9.42 좁아진 목갈비근(사각근)을 신장하기 위해 머리를 측방으로 기울인다(> 4.3.7장) : 종료자세[이 운동은 머리를 비스듬히 후방으로 기울여서 시행하는 것도 가능하다(> 9.6.3장)]. [M616]

9

- 한쪽으로 기울이기 어려운 경우, 이쪽을 우선하여 운동을 시행한다(예 : 왼쪽으로 5회, 오른쪽으로 3회). 기운목(사경, torticollis)을 가진 경우, 한쪽만으로 운동을 시행한다.
- 어깨의 위치를 수평으로 유지하도록 주의할 것! 신체의 측면을 구부리지 말 것.

9.6.3 머리를 비스듬히 기울이기

- 먼저, 흡기에서 '후두골 밀기'를 통해 척추를 최대한으로 편다.
- 호기에서 목덜미를 편 상태에서 머리를 비스듬히 후방으로 움직인다.
- 양 어깨를 함께 회전해서는 안 된다. 이를 위해 양손으로 양 어깨를 고정하면 좋다. 마찬가지로 상체도 똑바른 상태로 유지한다.
- 머리를 비스듬히 후방으로 기울일 때, 흉부의 평탄한 쪽을 전방 · 상방으로 움직이는 호흡을 조합시켜서 시행한다.

Flat back에서는 머리를 중간위치까지 밖에 기울여서는 안 된다.

머리 방향을 바꾸기

- 흡기에서 "후두골 밀기"를 가한다. 호기에서 턱을 측방으로(어깨 위) 돌린다. 이때, 견갑대나 몸통을 함께 회전하지 않도록 한다.
- 호기에서 어깨 위로 머리를 돌리는 움직임을 4회 시행한다. 흡기에서 머리를 수직으로 되돌리고 위쪽으로 견인한다. 이어지는 호기에서 반대쪽의 어깨 위로 머리를 돌리는 움직임을 4회 시행한다.
- 머리를 돌린 후 "머리의 후방압박"을 1회 시행한다. "머리의 후방압박"은 머리를 벽(실제의 벽 또는 가상의 벽)에 밀어붙여 시행한다(= 교정을 정착시키기 위한 회전-머리의 후방압박). Flat back에서는 이것을 시행하지 않는다.

9.6.4 옆으로 누운 자세에서 머리 후방압박 : "어깨 운동"

이 운동은 오목면의 등세모근(승모근)의 위축 또는 over stretch를 가진 경우에 시행한다. 잘못된 머리위치(= 머리를 rib hump 쪽으로 기울인다)를 방지하는 효과도 있다.

- 옆으로 누운 자세 : 오목면을 아래쪽으로 하고 롤(roll)과 교정쿠션을 놓는다(> 그림 9.43). 아래쪽의 다리를 굽히고 무릎을 당긴다. 위쪽 다리를 펴서 외회전하여 후방으로 움직인다. 아래쪽 팔을 수평으로 전방으로 움직여서 놓는다. 머리를 오목면 어깨 쪽으로 움직이고 바닥에 접근시킨다. 이것이 불가능한 경우, 머리 밑에 쿠션을 놓는다.
- 흡기에서 오목면을 넓히고 후방으로 회전한다.
- 호기에서 머리를 측방에서 침상 면으로 밀어붙인다. 넓힌 손바닥으로 이것을 뒤에서 밀면 오목면의 어깨가 뜬다. 이때, 오목면의 등세모근(승모근)이 부채모양으로 긴장한다(이 때문에 부채 운동이라 불린다). 최종적으로 등세모근(승모근)은 울퉁불퉁한 널판모양의 근육으로 발달하여 오목면을 부풀리는 것을 돕는다.

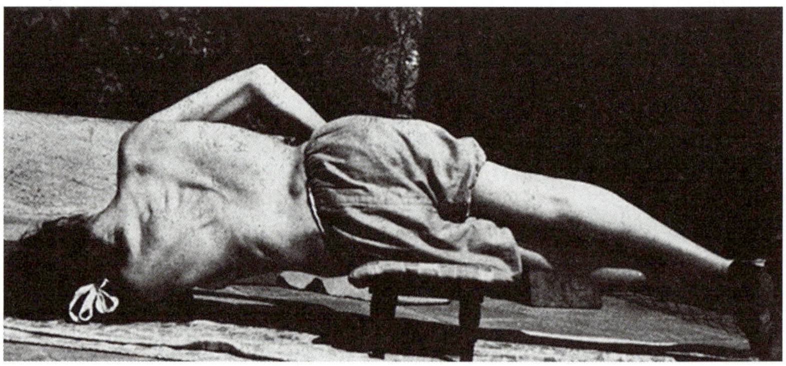

그림 9.43 부채의 운동: 왼쪽 등세모근(승모근)이 부채처럼 보인다. 이 때문에 부채의 운동이라 불린다. [M616]

9.7 저항밴드를 사용한 운동

9.7.1 개요

도이저밴드(Deuserbänd)는 마사지사였던 도이저(Deuser)가 개발한 저항밴드이며, 스포츠용품점에서도 구입이 가능하다. 아래에 언급하는 슈로스 치료법의 3차원적 정형 안정화 운동(자세장애, 후만증, 측만증을 위한)에 있어서 최적의 저항밴드이다.

조언!

운동에서는 **세라밴드** (하나 또는 복수) 도 사용한다. 부득이한 경우는 보통의 **밴드**를 사용하면 운동은 등척성 수축에 의한 근육의 긴장에 의한 교정운동이 된다. 한편, 도이저밴드나 세라밴드를 사용하면 저항 하 운동이 된다. 가능하면 도이저밴드와 세라밴드를 구입하는 것이 바람직하다.

저항 밴드를 사용한 운동에서도 아래의 원칙이 적용된다.

중요!

교정 운동은 반드시 흡기에서 시행하고 강화 운동은 호기에서 시행한다.

- 시간을 들여서 정확한 운동 순서를 마스터한다. 가능하다면 거울로 확인하는 것이 바람직하다.
- 운동의 사이에 교정쿠션을 놓은 바로 누운 자세, 엎드려 누운 자세, 옆으로 누운 자세 등에서 휴식을 취한다. 이것에 의해서 척추는 길게 펴진다.

조언!

가능하면 wall bar의 후방에 거울을 설치하면 좋다. 이것에 의해서 운동을 시행하면서 상세한 관찰이 가능해진다. 또한 운동의 사이에 눈을 감고 운동의 결과를 감각에서 반추한다.

- 자세불량이나 쇼이에르만병에서는 모든 운동을 좌우 균등하게 시행한다. 즉, 직진(geradeaus)의 운동을 시행한다. 한편, 측만증에서는 아래의 각 절에서 언급하는 지시를 준수하여 시행한다.
- Wall bar의 어느 것인가의 crossbar에 교정쿠션을 2개 설치하면 좋다. 예를 들면, 골반의 derotation을 위해 wall bar를 잡고 웅크리기 자세가 되는 경우, rib hump 쪽의 무릎을 교정쿠션을 설치한 crossbar에 놓고, 반대쪽의 무릎을 직접 crossbar에 놓는다.

9.7.2 "노면전차의 손잡이 운동"

얼굴을 wall bar로 향하게 한다. 양발을 평행으로 하여 가볍게 벌린다. rib hump 쪽 무릎의 앞에 있는 crossbar에 교정쿠션을 설치한다.

- 양손으로 각각 좌우의 손잡이를 잡는다. 무릎을 굽힌다. 전신의 체중을 가하여 아래쪽으로 견인하고 몸통의 양쪽을 신장한다.
- 팔을 이완시키고 둔부를 내리게 한다. 이것을 4회 시행한다. 또한 팔꿈치를 굽히고 흉부의 좁은 쪽을 상승시켜 wall bar에 접근시킨다. 이것을 4회 시행한다(> 그림 9.44a, b). Flat back의 경우, 중간 위치를 유지하여 시행할 것!

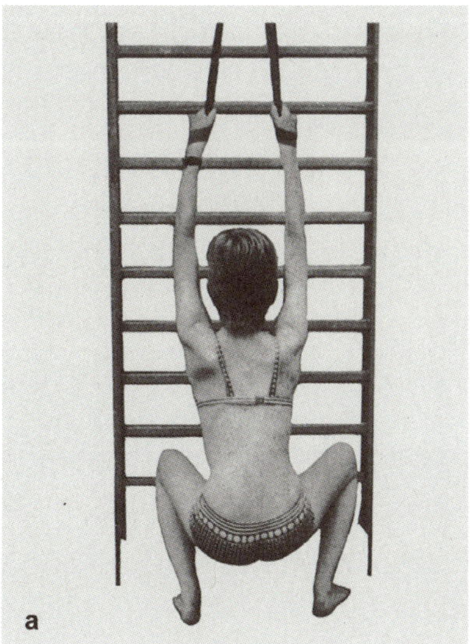

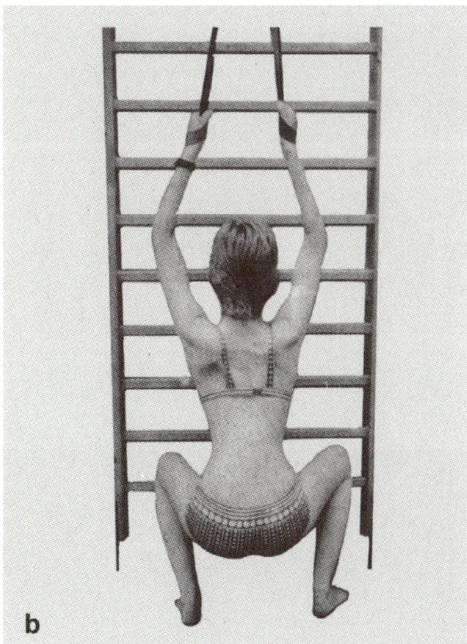

그림 9.44 노면전차의 손잡이 운동
[M616]
a. 시작자세
b. 종료자세

9.8 요천추 만곡 및 골반 위치이상의 교정운동

이하에서는 설명을 알기 쉽게 하기 위하여 좌 · 우의 어느 것인가를 예로 기술한다. 그림을 참조하면서 읽기 바란다.

1. **시작자세:** 2개 거울 사이에서 발을 가볍게 벌리고 선다. 왼쪽 허벅지를 외측으로 회전한다. 오른손으로 허벅지 옆부분 [대전자의 부근]을 강하게 밀고 골반을 내측으로(=중력중심을 넘어서) 민다. 다른 한편, 왼손으로 왼쪽 lumbar hump를 전방 · 상방 · 내측으로 회전하면서 민다(> 그림 9.48). 이것과 같은 목적으로 시행되는 것으로 측방으로 저항을 가하는 등척성 수축(테이블이나 골반저항대로 왼쪽 허벅지 외측을 고정한다)이나 도수에 의한 "lumbar countertraction" 등이 있다(> 그림 9.49). 슈로스 치료법에서는 골반저항대를 사용한다(> 그림 9.45, > 그림 9.46, > 그림 9.47). 이것은 wall bar에 설치하고 운동에서 허리를 외측으로 움직일 때에 저항을 가하기 위해 사용한다. 환자는 wall bar의 후방에 설치한 거울을 보고 교정을 시행하고 교정 성과를 등척성 수축에 의한 근육 긴장에 의해서 고정한다.

2. **이 교정의 성과를 시작자세로 유지하고 다시 다음과 같은 호흡을 시행한다 :** 오른쪽 부유늑골을 외측 · 상방 쪽으로 움직인다. 그리고 오른쪽 허리부분이 넓어지는 것을 상상하면서 의식적으로 횡격막의 오른쪽을 내리게 한다(> 그림 9.50).

   이에 대한 **저항운동 :** 오른쪽 허리부위를 내측으로 한데 모은다. 교정을 시행한 후 흡기에서 골반대와 허리 전체를 긴장시켜 고정한다.

3. 도수에 의한 꼬리쪽의 두 만곡 사이의 **저항운동 :** 오른손의 손가락을 요추 만곡의 극돌기 위에 놓고 왼손의 손가락을 요천추 만곡의 극돌기 위에 놓는다. 오른손으로 요추 만곡을 오른쪽으로 견인하고 왼손으로 요천추 만곡을 왼쪽으로 견인하여 양쪽을 평탄하게 한다. 게다가, 양손으로 "머리쪽"으로 움직여 들어 올리고 이것에 의해서 몸통을 편다. 이것은 이른바 "후두골 밀기"가 능동운동으로서 일어날 때까지 계속한다. 환자는 머릿속에서 이 운동들의 방향을 생각하고 거울에 비춰서 실제의 상태를 본다. 양손 들어올리기 운동을 할 때 횡격막을 내리게 한다.

   이와 같이 손으로 운동 방향을 지시하는 것은 필요한 저항운동을 이해하고 운동을 시행할 때 도움이 된다(> 그림 9.50).

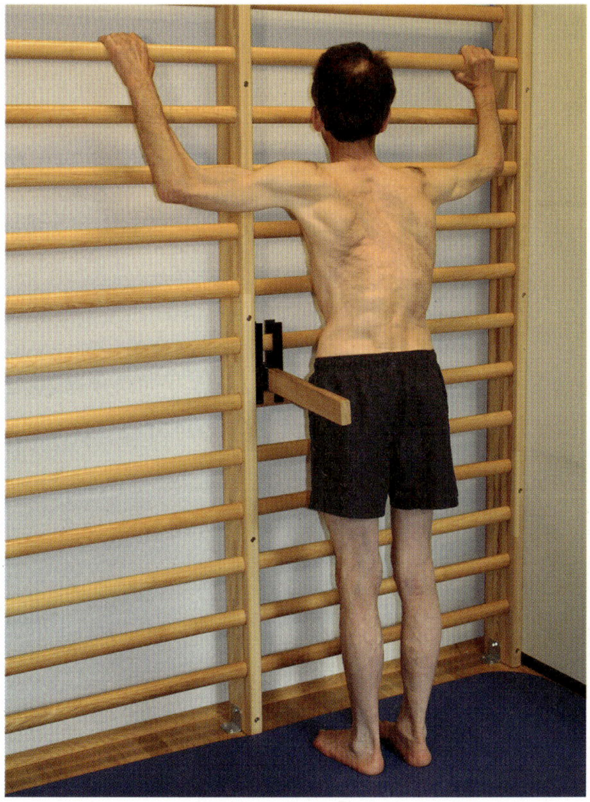

그림 9.45 골반저항대 (Hüftholz)에 의한 골반교정 [W858]

조언!

이러한 미세한 운동은 처음에는 2개의 거울사이에서 훈련한다. 게다가 환자는 거울로 본 것과 신체로 느낀 것을 조화시킨다. 이때 관련되는 근육이나 관절에서의 지각이 중요하다.

교정이 종료할 때에 호기에서 다시 골반과 허리의 근육을 강하게 긴장시킨다. 동시에, 등척성 수축에 의해서 다리의 근육을 긴장시킨다. 이때, 양발(특히 오른

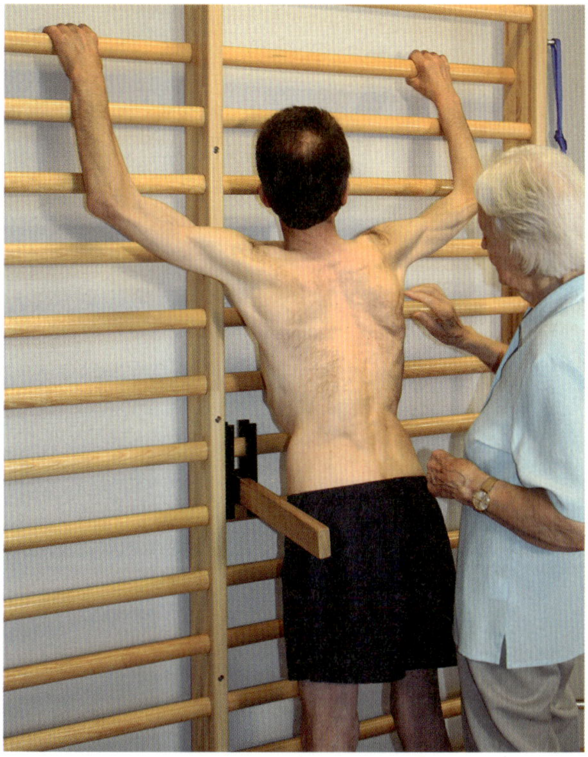

그림 9.46 치료사에 의한 골반교정 [W858]

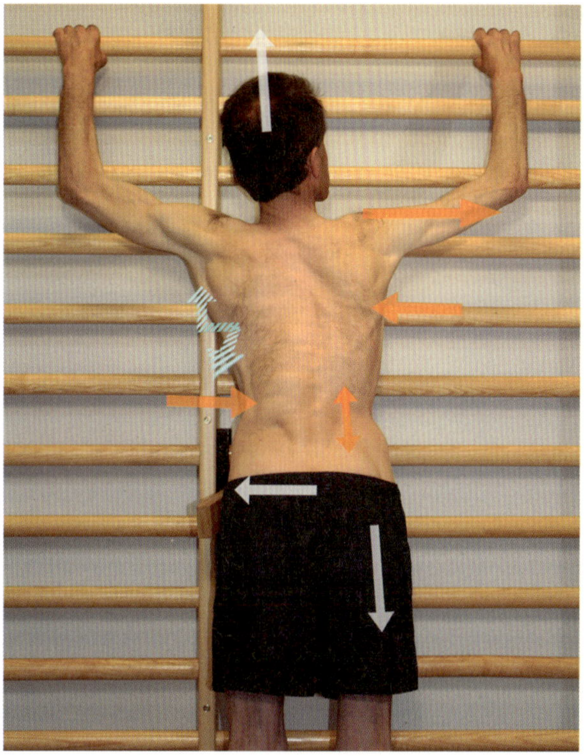

그림 9.47 골반교정 : 종료자세 [W858]

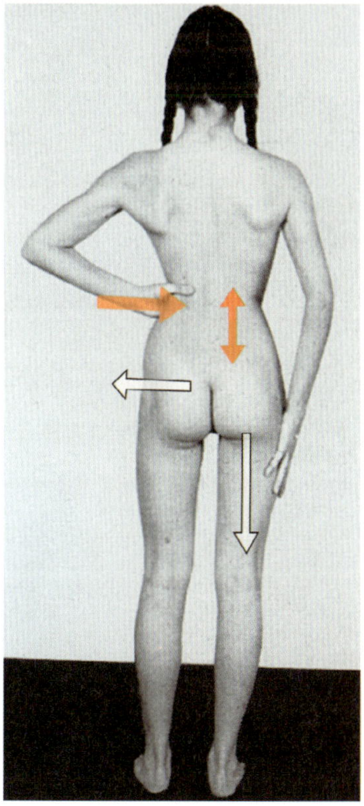

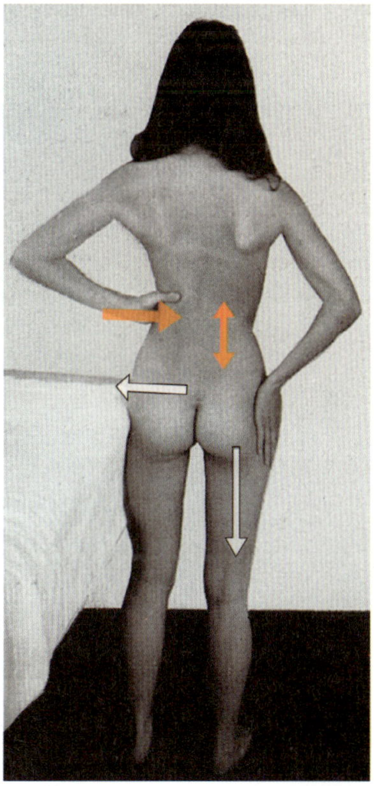

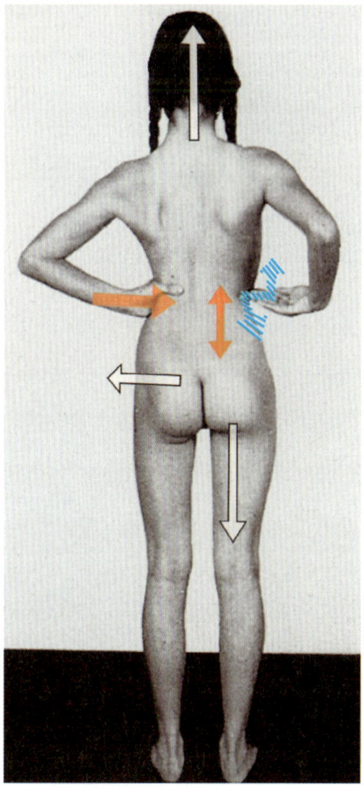

그림 9.48 (좌) 도수의 보조가 있는 운동 : 골반과 허리 사이의 반대운동(화살표의 의미는 사용자 주의사항을 참조) [M616]

그림 9.49 (중앙) 그림 9.48과 같은 운동. 다만 골반교정 강화를 위해 왼쪽 허벅지의 외측을 테이블에 붙이고 등척성 수축에 의한 저항을 가한다. 이것에 의해서 골반 경사는 조정된다는 것을 알 수 있다(화살표의 의미는 사용자 주의사항을 참조) [M616]

그림 9.50 (우) 오른쪽 부유늑골의 "직각"의 호흡운동. 손으로 운동의 방향을 지시한다(화살표의 의미는 사용자 주의사항을 참조) [M616]

발)을 바닥에 밀어 넣는 것처럼 하면 좋다. 어떤 운동이 종료할 때도 직립하여 서고, 이와 같이 다리 근육을 긴장시키면 좋다.

4. 특히 활동하지 않는 허리 측방의 근육강화가 필요하다. 이때 요추 만곡을 잘못된 방향으로 견인하지 않도록 하기 위해, 환자는 손으로 lumbar prominence를 전방 · 상방 · 내측으로 derotation을 한다. 또한 오른쪽 다리를 약간 높게 들어올리고(선 자세에서는 의자 등받이 또는 wall bar crossbar에 올려놓는다) 요천추 만곡에 밀기를 가한다(> 그림 9.53). 무릎서기 자세에서는 오른쪽 다리를 발판에 올려놓는다. 편 다리를 머릿속에서 연장하면서 상체를 지지한다. 이것에 의해서 derotation이 됨과 동시에 정중으로 되돌아온다(> 그림 9.51, > 그림 9.52).

5. 상체 중량의 부하를 허리에 가해서는 안 된다. 오히려 허리의 약한 근육(다만, 길이와 근력을 회복하여 활동을 재개하고 있다)으로 상체를 지지해야 한다. 환자는 등쪽에 있는 허리근육에 자극을 주어 근력을 강화하고 발달시키려면, 상체를 다시 얼마만큼 비스듬한 전방으로 기울이면 되는지를 알아야 한다. 손으로 lumbar prominence의 derotation을 할 때, 같은 쪽 허벅지를 외회전을 시킨다. 이것은 전방, 하방으로 내려간 골반을 들어올려(골반 비틀림 해소) derotation을 하기(lumbar prominence에 대한 저항운동) 위해 시행한다.

교정이 종료할 때 오른쪽 다리의 근육을 위쪽으로(허리를 향해서) 강하게 긴장시킨다. 이때 같은 쪽의 발로 발밑의 바닥을 민다(> 그림 9.53).

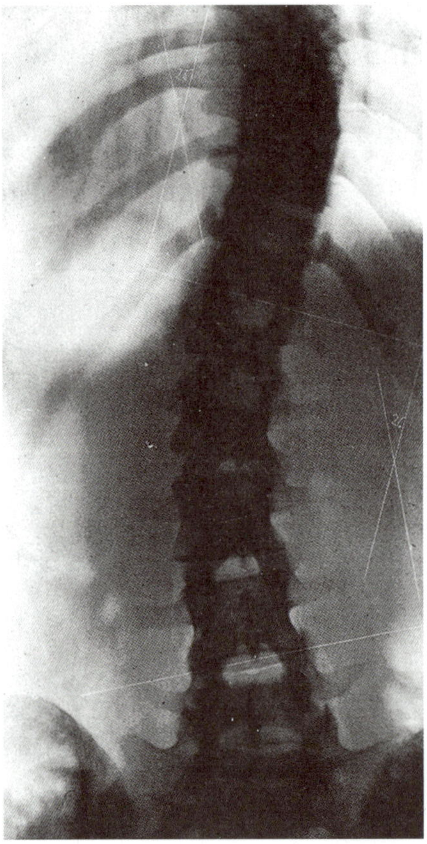

그림 9.51 경증의 특발성 측만증 21세 여성의 X선 영상. 요추의 극돌기선이 오른쪽 즉 만곡 내측의 방향으로 굽어 있다. [M616]

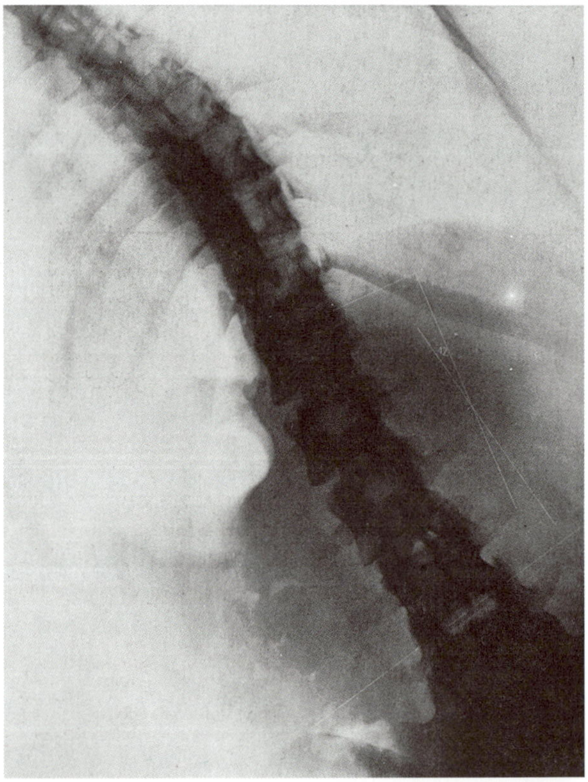

그림 9.52 오른쪽 허리의 약한 근육을 강화하는 슈로스 치료법 운동. 요추를 펴고 오른쪽 부유늑골을 들어 올려 움푹 들어간 허리부분을 넓힌다 (운동의 모양은 >그림 9.53을 참조). 요추의 극돌기선이 정중을 지난다 = 요추의 derotation이 된다. [M616]

9

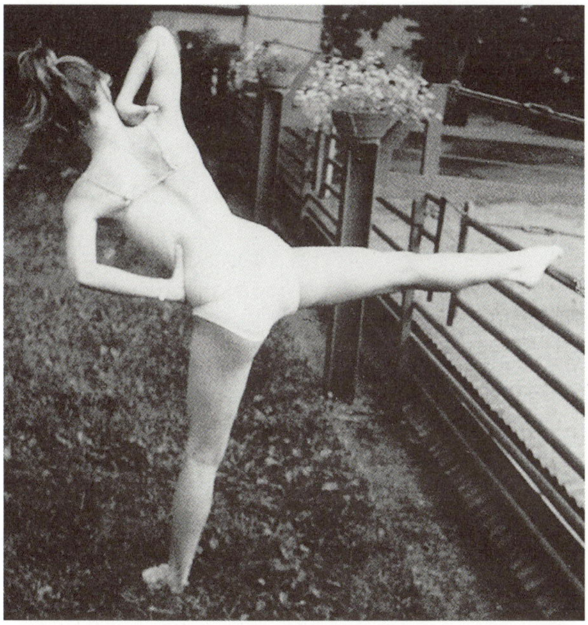

그림 9.53 선 자세의 muscle cylinder : 오른쪽 다리를 허리의 높이로 들어 올리고 측방으로 펴서 유지한다. 이때, 오른쪽 허리를 외측으로 움직이지 않고 내측으로 유지한다. 상체 전체의 중량을 위축된 오른쪽 허리의 측방의 근육에 의해서 지지한다. 이것에 의해서 근육이 강화된다. 자기의 손으로 보조하면서 몸통부분을 derotation을 하여 호흡에 의해서 공기를 보낸다. [M616]

조언!

상체를 비스듬한 전방 · 외측으로 움직이면 특히 근육을 강화하는 자극이 발생한다. 동시에 약간의 불안정성이 일어난다. 이 불안정성 안에서 비로소 rib hump 아래쪽의 근육은 반사적으로 긴장하고 이것에 의해서 근력이 강화된다. 게다가 오목면에서는 Lumbar prominence의 근육이 충분한 유연성을 획득한다.

양팔(및 양손)의 지지를 없애면 불안정성이 증가하고 게다가 근육이 강화된다. 근육강화의 수준을 높이려면 한쪽의 다리를 펴서 들어 올리고 오목면의 다리만으로 선다.

변형: 상체를 극히 약간(0.5㎝!) 비스듬히 전방으로 움직이고 약간 후방으로 되돌린다. 이것에 의해서 rib hump 아래쪽 근육이 더욱 강화된다.

6. **옆으로 누운 자세의 허리 측방의 약한 근육 강화** (muscle cylinder의 운동) :

주의!

rib hump 쪽을 아래쪽으로 해서는 안 된다. 이것에 의해서 rib hump 아래쪽의 주름이 펴지고 외측으로 돌출한 허리가 내측으로 밀린다고 추정된다. 또한 rib hump 쪽을 아래쪽으로 하면 흉부의 rib hump가 확대할 것이다. 사전에 lumbar prominence를 전방으로 derotation을 한 후에 교정쿠션의 위에 놓는다면 흉부 오목면을 아래쪽으로 해도 된다.

오른쪽 다리의 위치를 높게 한다. 발목관절에 모래주머니를 올려놓고 허리근육의 활동을 높인다.

a. 왼쪽을 밑으로 하여 옆으로 누운 자세가 된다. 요추 볼록한 만곡의 아래에 교정쿠션을 2개 또는 3개 놓는다. Lumbar prominence를 우선 전방으로 회전한 후, 교정쿠션 위에 올려놓는다(수동적으로 요추 만곡을 조정하기 위해). 왼쪽 다리를 90°로 굽히고 오른쪽 다리를 펴서 높이를 유지하는 것(wall bar의 crossbar, 발판)에 올려놓는다. 이 옆으로 누운 자세에 의해서 허리의 측방돌출이 조정되어 허리부분이 정상이 된다. 흉부 오목면이 넓어지고 흉추가 왼쪽으로 내려갈 여지가 발생한다.

b. 그리고 오른쪽 허리 위쪽에서 "직각" 호흡을 시행한다. 환자는 이 부분에서 호흡이 시행되도록 조절한다. 의식적으로 반대쪽(왼쪽)에서 횡격막(돔 부분)을 내리게 하고, 머릿속에서 반대쪽의 허리부분을 넓히고 이것에 의해서 반대쪽 weak point를 부풀린다.

c. 이어지는 호기에서 위쪽의 다리(오른쪽 다리)를 1-2㎝ 들어올린다. 이것에 의해서 오른쪽 다리의 약한 근육에 강화자극을 준다. 또한 호기 동안에 오른쪽 다리를 침상 면으로 향해서 민다. 이것에 의해서 오른쪽 다리는 crossbar에 의해서 밑에서부터 밀려 측방으로 넓어진다.

d. 밴드와 막대를 사용한 엎드려 누운 자세가 되고 골반을 올린다. 왼쪽 다리를 외측으로 벌려서 외회전을 하고 오른쪽 허리 밑에 쿠션을 놓는다. 교정쿠션을 오른쪽 팔꿈치와 왼쪽 갈비활 밑에 놓는다. 밴드의 위치를 중앙(좌 · 우의 둔부 사이)으로 하여 견인한다. 2개의 막대로 벽을 밀고 상체를 골반에서부터 끌어내는 것처럼하여 들어올린다. 이때

9

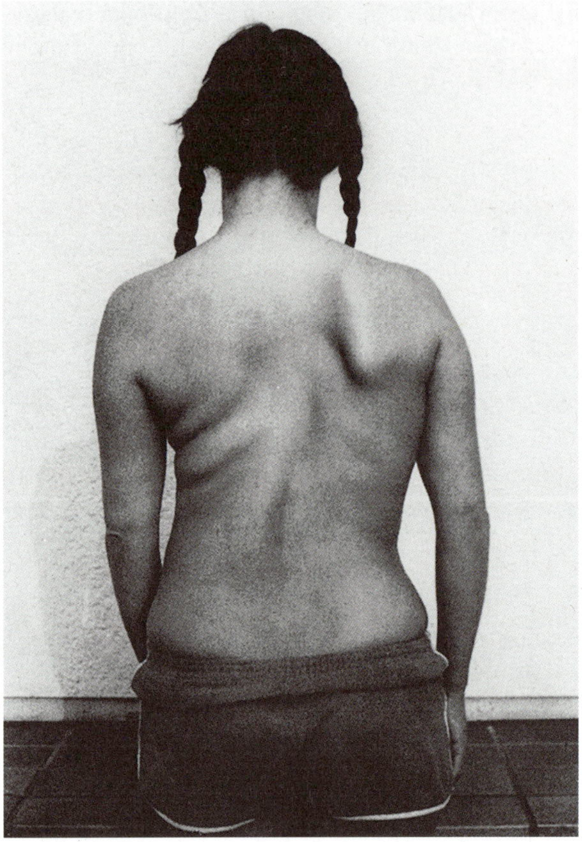

그림 9.54 임상소견에서는 요천추 만곡을 확인할 수 없다. 하지만 운동을 하면 오른쪽 허리가 오른쪽 외측으로 움직인다. 이것은 요천추 만곡 존재를 나타내는 징후이다. 이 환자는 L4에서 시작하는 22° 요천추 만곡이 있다. [M616]

머리쪽으로 똑바로 들어올린다. 호흡에 의해서 오른쪽 부유늑골과 오목면을 외측 · 상방, 후방 · 상방으로 움직이고 동시에 머릿속에서 횡격막 돔 부분의 내림운동을 시행한다.

> 그림 9.54는 특발성 측만증(흉추 만곡 71°, 요추 만곡 58°, 요천추 만곡 22°) 24세 여성의 사진이다.

중요!

시작자세 (엎드려 누운 자세, 바로 누운 자세, 미끄럼 방지, 앉은 자세 등)에서 lumbar prominence 쪽 다리를 외측으로 벌려 외회전을 한다. 골반 전체(몸통 꼬리쪽)를 관상면 위에서 오목면(lumbar prominence 쪽)으로 움직인다. 다리를 높이 들어 올릴수록 lumbar prominence는 강하게 압축된다. 도수로 lumbar prominence의 derotation을 할 때 이에 대한 저항운동으로서 바로 누운 자세에서 같은 쪽의 허리를 후방으로 탄력을 주어 움직이고 바닥에 밀어붙인다. 다리를 가지런히 하여 놓는 보통의 바로 누운 자세에서는 골반 밑에 쿠션을 놓지 않는다.

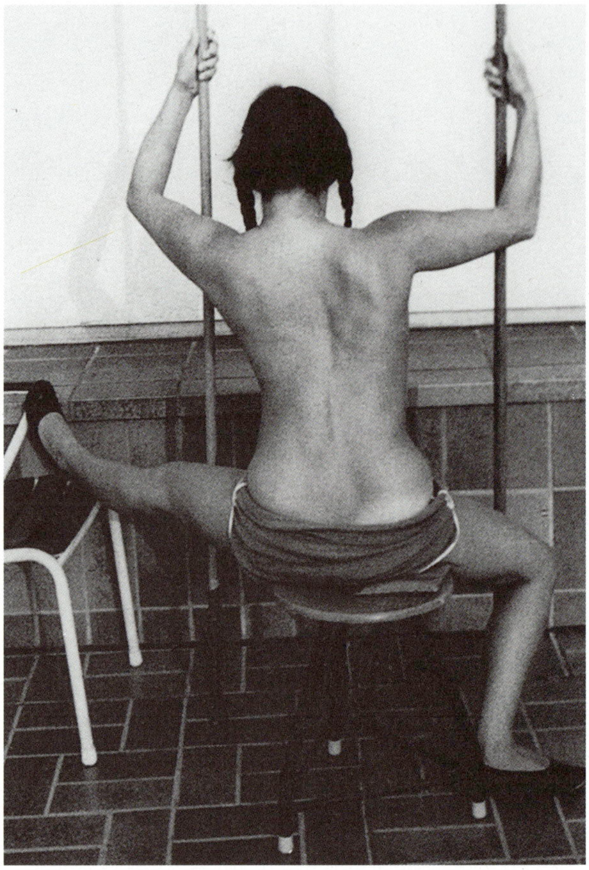

그림 9.55 오른쪽 만곡의 요천추 만곡의 조정을 위해 왼쪽다리를 수평으로 측방으로 편다. 이 외측(왼쪽)으로의 강한 밀기를 통해 골반은 오른쪽에서 왼쪽으로 움직이고, 요천추 만곡도 정중으로 이동한다. 2개의 막대를 미는 것에 의해서 몸통 양쪽 윤곽 및 척추가 최적으로 펴진다. 이것에 의해서 몸통의 움푹 들어간 부분이 양호하게 부푼다. 게다가, 왼쪽 lumbar prominence 위쪽의 상체를 왼쪽으로 들어올린다. 이것에 의해서 rib hump 아래쪽의 weak point 하중이 제거된다. 이 부위의 위축된 근육이 반응하여 지지기능을 수행하게 된다. 측만증에 의한 견인력이 해소된다. [M616]

e. 엎드려 누운 자세에서 "lumbar prominence 쪽 다리"를 외측으로 넓힐 때, 골반의 위치를 수평으로 하도록 주의한다. 필요에 따라서 rib hump 쪽 허리 전방에 교정쿠션을 놓고 조정한다. 앉은 자세에서는 골반을 수평으로 하기 위해, 필요에 따라서 rib hump 쪽 둔부 밑에 쿠션을 놓는다(> 그림 9.55)

f. 왼쪽 다리를 펴는 것만으로는 의미가 없다. 오히려 왼쪽 다리의 외회전도 가하여 이것을 통해서 골반, 엉치뼈(천추), 하부척추를 견인해야 한다. 다음으로

이 적절한 시작자세에서 이른바 직각 호흡운동을 시행한다. 이것에 의해서 상부척추나 몸통의 위쪽 부분도 역회전이 되어 정중으로 이동한다. 마지막으로 얻어진 결과를 안정시키기 위해 모든 부위의 근육을 긴장시킨다.

조언!

무릎서기 자세의 운동이나 wall bar에 매달려서 하는 운동을 시행할 때도 머릿속에서 이러한 다리의 배치를 상상하면 좋다.

> 그림 9.56은 어떤 여성 환자의 X선 영상의 비교이다.

> 그림 9.57은 4중만곡 측만증의 37세 여성의 X선 영상이다.

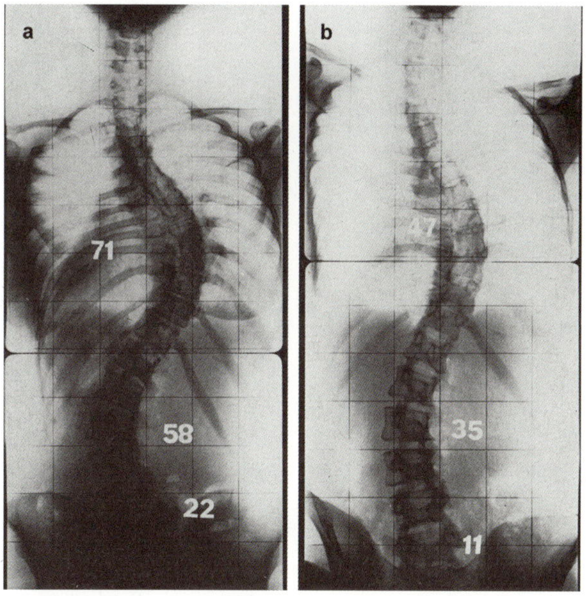

그림 9.56 X선 영상의 비교 [M616]
a. 직립자세
b. 운동 : 흉추 만곡이 71°에서 47°, 요추 만곡이 58°에서 35°, 요천추 만곡이 22°에서 11°로 경감하고 있다.

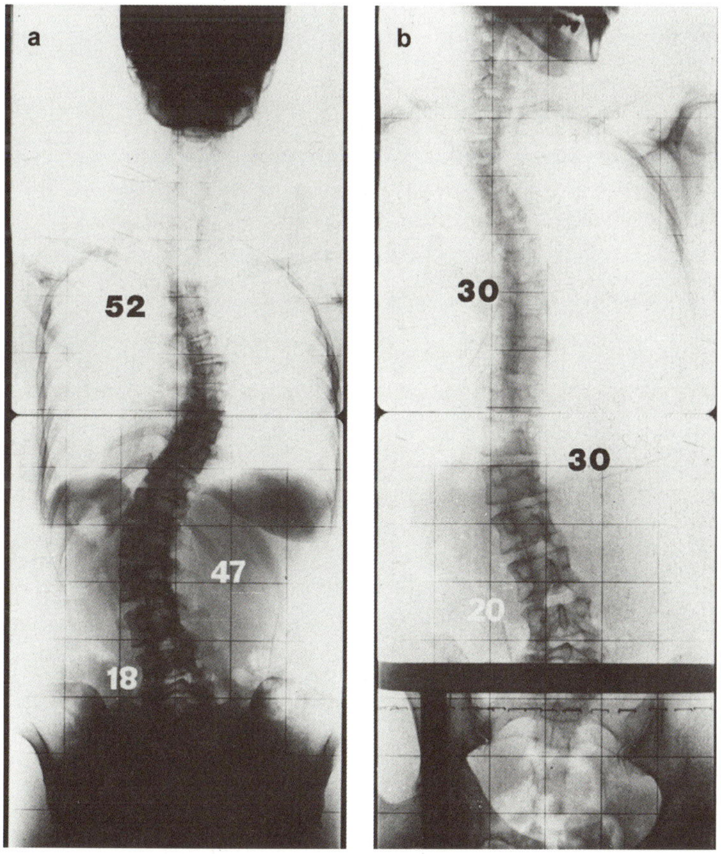

그림 9.57 4중만곡 측만증의 37세 여성의 X선 영상의 비교 [M616]
a. 시작자세
b. "lumbar prominence 쪽 다리"를 외측으로 넓힌 엎드려 누운 자세의 운동. 요추만곡이 47°~30°로, 흉추만곡이 52°~30°로 경감하고 있다. 다음의 머리위치로 하면 경추만곡의 조정은 필요가 없다. 머리를 흉추만곡을 따라서 오목면으로 기울이고 턱을 rib hump 쪽으로 돌린다.

9

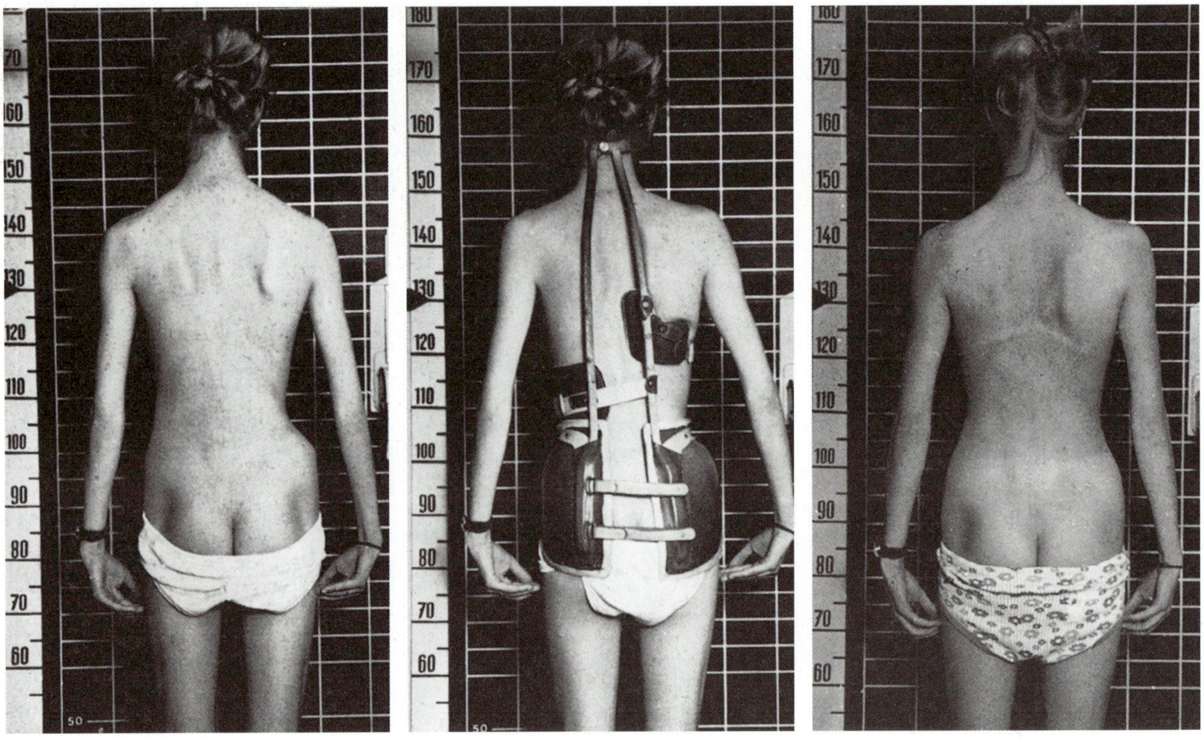

그림 9.58-9.60 특발성 측만증의 14세 여아 [M616]
그림 9.58 (좌) 치료 시작 전
그림 9.59 (중앙) 코르셋 요법을 시작할 때. 운동을 시행하지 않을 때에 밀워키형 코르셋을 착용한다.
그림 9.60 (우) 5주일의 슈로스 치료법의 집중치료 (자가 운동) 후. 슈로스 치료법의 원리를 채택한 코르셋 요법을 시행하였다. : 코르셋을 골반에 착용할 때, 허리의 위치를 똑바르게 하고 또한 오른쪽 허리의 근육이 강화되어 부풀 수 있는 공간을 확보하였다.

사진의 비교에 의해서 운동방법의 원리가 바르다는 것을 알 수 있다(> 그림 9.58, > 그림 9.59, > 그림 9.60).

9.9 발과 다리 : 지지기저면의 안정 운동

대부분의 경우, 발 형상에 대한 영향은 없다. 다만, 이미 발 아치의 저하 [외반족, 평발, 편평족(spread foot)]가 있는 경우, 이것들은 증상과는 관련이 없다. 일상생활에서 양발을 약간 평행으로 놓도록 유념한다. 그 이유는 발 앞부분을 과도하게 외측으로 향해 선 자세나 보행을 하면 종아치(longitudinal arch)의 저하를 촉진하여 발이 피로해지기 쉽거나 통증을 조장하기 때문이다 (> 그림 9.61a–d).

발의 아치 강화운동(외반족, 평발, 편평족)

양발을 평행으로 놓고 허리폭으로 넓혀서 선다. 양발의 내측모서리 및 외측모서리를 동시에 들어 올리면 다음과 같은 근육의 긴장이 일어난다 :

- 발가락 끝으로 바닥을 밀면 작은 "한데 모으는" (Pulling it together)(집중적인 밀기와 같은 긴장)에 의해서 발바닥이 들려올라가 수축한다. 이 튀는 것 같은 긴장과 조합하여 짧은 또는 긴 호흡운동을 시행한다.
- 앉은 자세에서 발꿈치를 내측으로 되돌리는 운동을 시행한다. 먼저, 발꿈치를 들어 올려 약간 내측으로

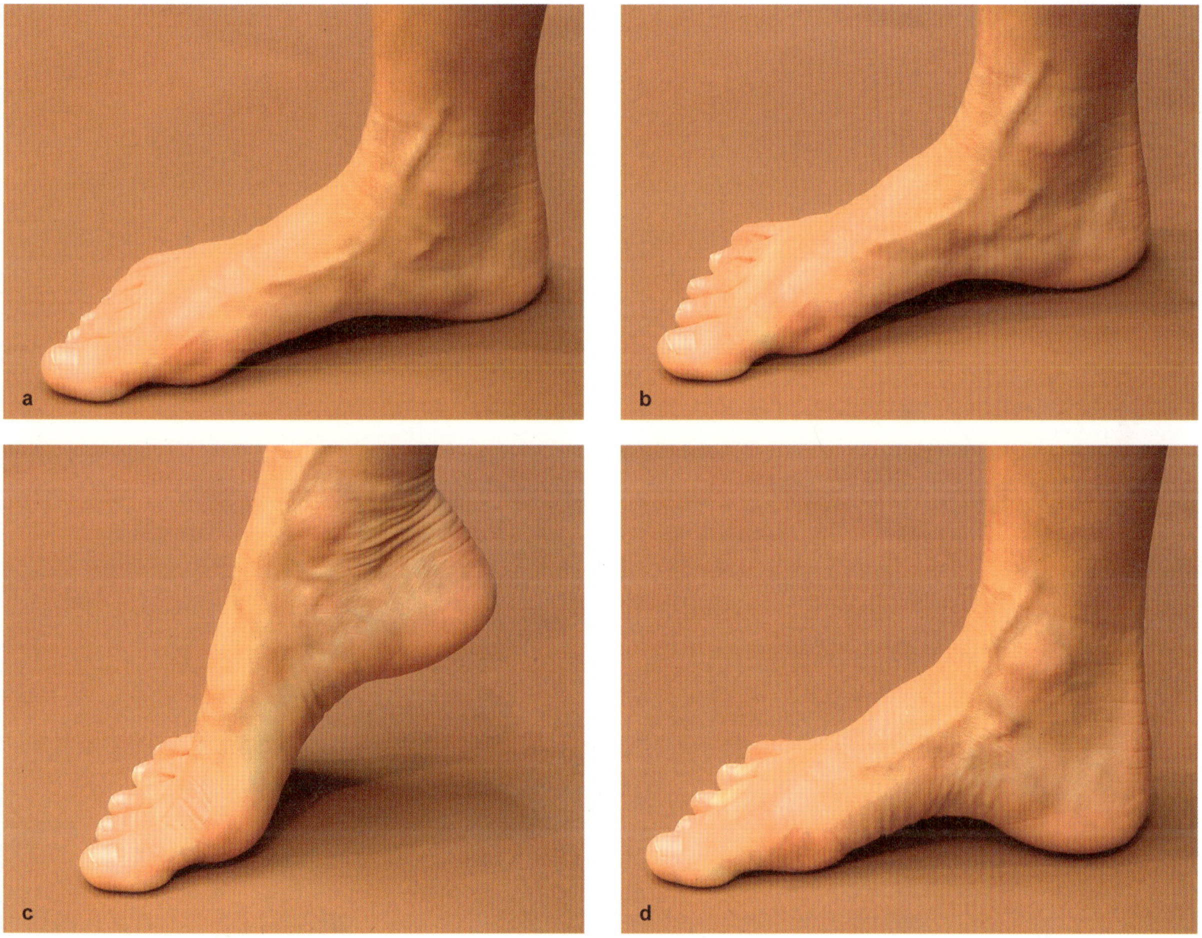

그림 9.61 발의 아치 운동 [W858]
a. 시작자세
b. 종료자세 : 내측모서리를 들어올린다.
c. 뒤침 (회외)을 하여 비튼다 : 발꿈치를 내측 아래쪽으로 민다.
d. 엄지두덩 (무지구) 위로 세운다.

움직이고 다시 발꿈치를 접지한다. 이것은 발가락 끝을 넓혀 바닥에 붙인 상태에서 시행할 것. 이 운동에 의해서 발등이 높아진다. 이 운동은 교정 성과가 얻어질 때까지 몇 번일지라도 시행한다.

- 위의 운동에 의한 교정된 자세에서 등척성 수축에 의해서 발 전체(발가락 끝에서 발꿈치까지)를 바닥에 밀어붙인다. 발 전체를 긴장시킴으로써 종아치, 횡아치, 종아리 근육에도 영향이 발생한다.
- 이것을 강화하기 위해 더 한 층 한군데로 모은다(발로 주먹을 만드는 것처럼 발가락을 움츠린다). 한데 모아서 힘을 가할 때마다 발등이 높아지고 발 길이가 짧아진다. 엄지두덩 측방의 근육이 줄어든다. 이 운동은 외관을 정상으로 하는 운동의 하나이며 발을 아름답게 하기 위해 시행한다. 특히 아직 무지외반증(hallux valgus)이 일어나 있지 않는 단계에서 시행한다.
- 또한 엄지손가락으로 외측에서 엄지두덩을 누르고 집게손가락으로 내측에서 엄지발가락을 눌러 발을 교정위치로 한다. 이 위치에서 등척성 수축에 의해서 발의 근육 전체를 강하게 긴장시킨다(긴장을 강화시켜가고 최종적으로 "12의 긴장"을 시행한다). 그 후 양발의 긴장을 완화하여 흔든다.
- 이것을 시행한 후, 발의 혈류 개선이 느껴지고 보행할 때 발바닥 감각이 다시 태어난 것처럼 변화한다.

조언!

이상에 언급한 튀는 것 같은 약간의 긴장 완화와 간헐적 긴장(발 길이의 단축작용이 있다)은 다양한 부위로 이행하여 간다(거울로 확인할 수 있다). 즉, 발을 기점으로 종아리(후방, 외측, 내측)를 지나 무릎뼈를 튀어 오르게 하고 넙다리네갈래근(대퇴사두근) (전방) · 넙다리근막긴장근(대퇴근막장근)(측방) · 넙다리두갈래근(대퇴이두근) (후방) · 모음근(내전근) (내측)을 긴장시켜 골반저에 도달하고 둔부근육(후방, 측방)과 하복부에 도달한다. 이것은 호기에서 시행하는 것이 중요하다 [후두(larynx)의 압박이나 혈액의 역류를 피하기 위하여].

이와 같이 하여 다리와 골반의 모든 근육이 활동하게 되면 자동적으로 다리의 축이 수직으로 되어 골반의 위치가 똑바르게 되고 자세가 양호해진다.

9.10 슈로스 치료법의 교정 형성의 요약

9.10.1 3중만곡 측만증 (3B, 3BH)

3중만곡 측만증이란 3개의 몸통 블록의 이동을 가리킨다. 3개의 블록의 각각의 이동에 맞춰서 척추가 측방으로 견인된다. 3중 만곡 측만증 교정의 기반으로서 반드시 3개의 면에서 **골반** 위치를 조정하고 신체 정역학을 조정한다.

- **제1의 골반교정**: 골반 전체를 후방으로 움직인다 = 시상면에서의 정역학의 교정
- **제2의 골반교정**: 골반 앞모서리를 들어 올리고 골반을 똑바르게 한다. = 요추 전만의 해소 = 시상면에서의 관상축을 둘러싼 교정
- **제3의 골반교정**: 흉부 오목면의 돌출한 골반을 내측으로 한데 모은다. = 대전자 영역의 근육의 수축 = 골반 측방이동 = 관상면에서 정역학의 교정(골반이 관상면에서 이동하고 있지 않으면 제3의 골반 교정을 시행하지 않는다).
- **제4의 골반교정**: 흉부 볼록면의 허리를 후방으로 회전하고 흉부 오목면의 허리를 전방으로 회전한다 = 골반의 회전 및 요추의 비틀림을 교정한다 = 횡단면에서의 장축을 둘러싼 교정
- **제5의 골반교정**: 흉부 볼록면의 발꿈치 밀기 = 같은 쪽의 허리를 내린다 = 요추가 미끄러져 derotation이 됨과 동시에 deflexion을 한다 = 시상축을 둘러싼 교정

중요!

이러한 골반교정은 선 자세에서 흉부 오목면 다리에 하중을 가하여 시행한다. 이 다리에 대한 하중 하에서만 관상면에서 신체의 비정상적인 정역학의 교정이 가능 해진다.

교정된 골반보다도 위쪽에서는 특히 **척추의 자가신장**(aktive WS-Elongation)이 중요하다. 이것은 흉추 만곡을 흉부 오목면에 deflexion 시켜 시행한다. 이것에 의해서 **흉추의 자가 역회전**이 일어난다. 이 derotation

을 지지하기 위해 볼록면의 갈비사이근(늑간근)을 수축시킨다. 또한 이 교정을 지지하기 위해 RAB을 시행한다. RAB의 방향은 rib hump 쪽에서 전방 · 상방 및 내측 · 상방, 오목면에서 외측 · 상방 및 후방 · 상방이다.

교정을 위한 counterrotation으로서 흉부 오목면의 **견갑대**를 전방으로, 흉부 볼록면의 **견갑대**를 후방으로 움직여서 유지한다(견갑대는 골반과 같은 방향으로 움직일 것!). 견갑대 블록(block) 전체를 흉부 볼록면으로 측방이동을 할 필요가 있다(shoulder countertraction). 이것에는 상위의 척추 만곡을 교정하는 작용과 관상면의 정역학의 비정상을 교정하는 작용이 있다.

교정적 형성의 전체적인 마무리가 되는 것이 **바른 머리위치**이다. 논리적으로 경추의 deflexion에는 머리를 흉부 오목면으로 측방으로 기울일 필요가 있고, 경추의 derotation에는 머리를 흉부 볼록면으로 회전할 필요가 있다. 이것들에 의해서 흉추 만곡이 신장된다.

이들 모든 교정적 형성은 최선의 교정호흡을 시행하기 위한 전제가 된다. 교정적 형성은 슈로스 치료법의 RAB(Rotation-Angular-Breathing)의 기초가 된다:

표적으로 정한 호흡에 의한 등쪽 볼록면의 부유늑골(이들은 골반과 유사한 회전에 의한 위치이상이 있다)을 외측 · 상방, 다시 후방 · 먼쪽으로 움직인다. 이때, 의식적으로 횡격막을 내린다(흉부 오목면의 움푹 들어간 늑골도 마찬가지로 움직인다).

이러한 호흡역학의 작용은 변형된 흉곽을 교정하는 것만이 아니라, 동시에 표적을 정하여 척추를 교정한다. 생체역학적인 균형에 기초하여 개개의 척추뼈의 위치는 수평이 되어 내측으로 견인된다. 게다가, 늑골의 등쪽 견인을 통해서 척추뼈의 극돌기가 derotation이 된다. 이것은 동시에 flat back을 교정하기 위해 중요하다. 적절한 시작자세에서 교정적 형성을 시행한 후, **교정된 틀**의 전체를 **안정화**하기 위해 근육을 긴장시킨다. 즉,

- 등척성 수축에 의한 근육 긴장 또는
- 반사적 긴장에 의한 지지기능 또는
- 등장성 수축에 의한 근육 긴장

이상에 언급한 모든 교정은 환자와 치료사가 **신체감각과 거울에 의한 확인**을 통해서 항상 감시하고 조절하고 필요에 따라서 교정한다.

또한, 시작자세(엎드려 누운 자세, 바로 누운 자세, 옆으로 누운 자세)에서는 교정적 형성을 지지하기 위해 **교정쿠션**(무게 약 200 그램의 엽서크기의 쌀을 채운 작은 주머니)를 놓는다.

- **엎드려 누운 자세** (시작자세 : 다리를 똑바로 편다. 또는 흉부 오목면으로 5-10° 움직인다 = rib hump 아래쪽의 오목면의 신장) :
  - 골반 밑에(허벅지 밑이 아니다!) 등받이 없는 의자(발판)를 놓는다 = 시상면에서 제1의 골반교정
  - 흉부 볼록면의 허리부위 전방에 쿠션을 1개 놓는다 = 제4의 골반교정, 요추 비틀림의 해소 = 횡단면의 교정
  - 체간의 중앙부분(및 척추)의 derotation을 위해 흉부 오목면의 전방회전을 한 흉곽부분(Ventral prominence)의 전방에 쿠션을 1개 놓는다 = 횡단면의 교정
  - 흉부 볼록면의 견갑대(및 팔꿈치)의 전방에 쿠션을 1개 놓는다 = 견갑대 및 상위 척주만곡의 derotation = 횡단면의 교정
- **바로 누운 자세** (시작자세 : 원칙적으로 다리를 가지런히 하여 놓는다 = 요추의 전만 해소 = 제2의 골반교정의 지지 = 시상면에서의 교정) :
  - 흉부 오목면의 허리 밑(등쪽)에 쿠션을 1개 놓는다 = 제4의 골반교정, 요추의 비틀림을 해소한다 = 횡단면에서의 교정
  - 등쪽 볼록한 부분에 쐐기형태의 쿠션을 1개 놓는다 [몸통의 흉부부분(및 척추)의 derotation을 위해]. 횡단면에서의 교정, 시상면에서의 교정의 지지, 흉곽의 배쪽부분의 수동적 신장. Flat back을 가진 경우는 시행하지 않는다.
  - 견갑대의 derotation을 위해 흉부 오목면 어깨뼈의 밑(등쪽)에 쿠션을 1개 놓는다. "어깨융기"(Schulterbuckel)를 가진 경우는 시상면 및 횡단면에서 교정 지지. 상위 척추만곡의 회전에 대해서 교정 작용이 있다.

9

- lumbar prominence를 가진 경우, 허리의 볼록한 부분의 들어올림 및 derotation을 위해 lumbar prominence에 쐐기형태의 쿠션을 1개 놓는다 = 횡단면의 교정 및 deflexion = 관상면의 교정

- **옆으로 누운 자세** (시작자세 : 원칙적으로 흉부 오목면을 아래쪽으로 한다 = 관상면에서의 신체 정역학의 교정 = 전체 만곡의 역굴곡(deflexion):
  - 허리의 측방에 쿠션을 1개 놓는다 = 제3의 골반 교정
  - 상위의 척추만곡의 deflexion 및 견갑대의 측방이동(shoulder countertraction 일부)을 위해 견갑대의 측방에 쿠션 1개를 놓는다. 이 쿠션에 의해서 동시에 골반대와 견갑대를 전방으로 derotation을 하고, 상체를 작게 전방 비스듬히 움직인다.
  - 교정쿠션은 1차적으로 몸통 각 부위의 derotation 및 deflexion을 초래하여 2차적으로 이들 몸통 각 부위에 존재하는 척추만곡의 derotation 및 deflexion을 초래한다. 이 원리는 그 후의 코르셋 제작 시에 주의를 환기시키기 위한 패드에 의한 교정에도 활용할 수 있다.

덧붙이자면, 환자는 위에서 언급한 몸통의 위치이상이 있다는 것을 인식하고 이것에 적합한 교정의 운동을 의식적이고 동시에 표적을 정하여 시행할 필요가 있다. 치료사도 이를 강조할 필요가 있다. 따라서 거울 앞 또는 2개의 거울 사이에서 교정이나 확인을 해야 한다는 조언은 아주 중요하다. 환자는 새로운 교정자세의 훈련(반대의 자세패턴을 형성하기 위한 자세이고 새로운 관절감각, 신장 · 단축의 또 다른 감각을 파악한다)에서 모든 집중력을 기울여서 신경써야 한다. 이것에 의해서 신경생리학적 검사수치에서도 현 상황과 있어야 할 상태와의 어긋남이 없어져 정상수치로 회복한다.

9.10.2 4중만곡 측만증 (4B, 4BH)

4중만곡 측만증의 임상소견에서는 시상면에서 골반 전체가 전방으로 이동하고 골반 앞모서리(전상장골극)가 내려간다. 또한 관상면에서 흉추 볼록한 만곡 아래쪽 허리가 외측 · 약간 상방으로 이동한다. 반대쪽의 허리는 하방으로 내려간다. 그리고 횡단면에서 흉추 볼록한 만곡 아래쪽의 허리가 후방으로 이동하고 반대쪽의 허리가 전방으로 이동한다. 그 결과, 관상횡단축을 둘러싼 골반의 비틀림이 일어난다.

드물게, 해부학적인 다리길이 차이가 확인되는 경우가 있다. 기능성의 골반경사는 보상성 반대운동(저항)을 수반하고 이것에 의해서 척추도 견인된다 :

- 허리에서부터 요부융기(lumbar prominence)까지 = 매우 강한 견인
- lumbar prominence에서부터 rib hump 쪽까지 = 약간 강한 견인
- rib hump에서부터 견갑대까지 = 약한 견인
- 견갑대에서부터 머리부위까지 = 약간 견인

주의!

이 기능성의 골반경사는 신발의 뒤꿈치 등으로 조정해도 의미가 없다. 오히려, 기존의 골반 위치이상, 그리고 요천추 만곡을 악화시키는 경우가 있다.

또한, 선 자세에서 골반의 수준기(level)를 사용해서 허리 높이를 측정한다. 슈로스 치료법의 허리교정 운동에서는 관골의 높이차이의 조정을 확인할 필요가 있다.

> 그림 3.10이 보여주는 것처럼 요추 블록과 골반 블록은 반대방향으로 회전 및 이동하고 이것에 의해서 반대방향의 "몸통의 쐐기"가 발생한다.

임상소견에서는 양쪽 장골익은 횡단면에서 회전만이 아니라 관상횡단면 주위를 회전함과 동시에 측방으로 이동한다(관상면의 정역학에 이상이 발생하기 때문에). 흉부 오목면의 다리는 내회전 위치가 되고 외반족이 일어난다. 그 결과 보상으로서 요천추 만곡이 발생한다.

슈로스 치료법은 몸통의 3차원적인 반대방향의 다중회전을 해소하고 요추 블록과 골반 블록이 하나가 된 직사각형 블록을 회복하는 것을 목표로 한다.

이를 위해 5가지 골반교정을 시행한다 :

- **제1의 골반교정** : 선 자세에서 양발을 평행으로 하여 허리폭으로 벌린다. 양다리의 하중을 균등하게 한다. 발의 아치를 들어올린다. 골반 전체를 후방으로 움직인다 = 시상면에서의 정역학의 교정
- **제2의 골반교정** : 흉부 오목면의 허벅지를 외측회전을 한다 = 관골의 이마수평축을 둘러싼 counterrotation(골반 비틀림)의 해소. 이것에 의해서 흉부 오목면의 허리가 자동적으로 위쪽 후방으로 움직이고 흉부 볼록면의 허리가 전방 아래쪽으로 움직인다. 다만, 이 허리는 여전히 측방변위를 갖고 있기 때문에 제3의 골반교정을 시행한다 :
- **제3의 골반교정** : 흉부 볼록면의 허리를 "내측으로 한데 모으다" = 대전자 영역의 근육의 수축 = 관상면에서의 교정. 관골의 counterrotation을 해소하기 전에 관골을 순수하게 측방으로 움직이면 골반이 비틀림과 유사한 상태가 되어 희망하는 결과를 얻을 수 없다. 따라서 제2의 골반교정과 제3의 골반교정과는 아울러서 시행하여야 한다. 이것에 의해서 요추 블록과 골반 블록이 하나가 된다. 다만, 이 형상은 역시 쐐기형태이다(특히 골반의 counterrotation을 수평축을 돌아서 해소하기 위하여 흉부 볼록면의 허리를 크게 전방으로 움직이는 경우).

게다가, rib hump 아래쪽의 weak point나 lumbar prominence를 derotation을 하기 위해 하나가 된 블록을 회전한다. 이를 위해 제4의 골반교정을 시행한다.

- **제4의 골반교정** :
  a. 요추-골반-블록의 볼록면 후방으로 움직이고(약한 허리근육이 이것에 반응한다) 흉부 오목면(lumbar prominence도 포함)을 전방으로 움직인다. 횡단면 교정(관상면의 중간위치를 지향한다).
  b. 동시에 골반 앞모서리(= 양쪽 전상장골극)를 들어 올린다 = 요추의 전만 해소 = 시상면 교정

사전에 요추의 derotation을 한 경우에만 골반의 위치를 똑바르게 할 수 있다.

- **제5의 골반교정** : 흉부 볼록면의 다리에서 "등척성 수축에 의한 발꿈치의 밀기"를 가한다(저항에 대항하여). 이때 허리가 내려가지 않도록 한다.

시작자세(엎드려 누운 자세, 바로 누운 자세, 앉은 자세, 네발 자세)에서 흉부 오목면 다리를 벌림(외전)·외회전 위치로 한다. 이것은 요추를 똑바르게 하여 골반의 counterrotation을 해소하기 위함이다. 이때, 골반 전체도 함께 움직여 "내측으로 모은다."

머리쪽 방향의 교정(RAB도 포함)은 골반의 기초교정과 일체적으로 시행한다. 4중만곡 측만증에서는 요추 만곡이 최대의 만곡인 경우가 많고 머리쪽에는 작은-아주 작은 만곡밖에 존재하지 않는 경우가 있다. 이 경우, 직진방향(geradeaus)의 운동을 시행한다.

약간 큰 흉추 만곡을 가진 경우, 이것에 맞춰서 운동방향도 흉부 오목면으로 향하게 한다. 다만, 허리보다 위쪽이 아니라 lumbar prominence보다 위쪽에서 운동을 시행한다.

또한, 경추 만곡이나 경추의 회전을 가진 경우에만 머리를 기울여서 derotation을 할 필요가 있다. 이것 이외의 경우는 머리를 똑바르게 한 상태로 유지한다.

9

Chapter

10 장 치료사례

10.1 치료경과

10.1.1 "섬"의 증상사례

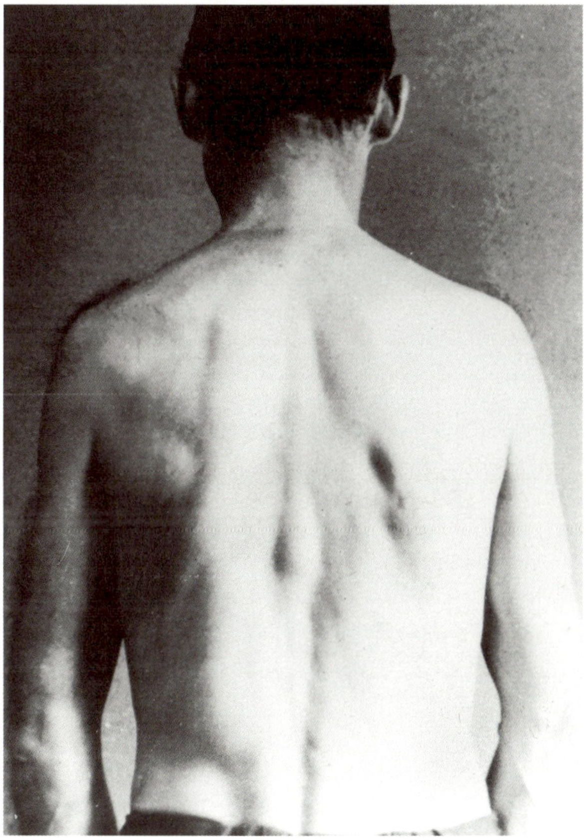

그림 10.1 이른바 섬을 가진 57세 남성 : 극돌기선의 옆근육이 기능부전에 의해 움푹 팬 곳이 관찰된다. [M616]

척추측만증이나 쇼이에르만병(Scheuermann's disease)에서는 종종 척추의 위험부위 옆에 움푹 팬 곳이 발생한다. 이것은 근육의 기능부전에 의해 발생한다. 그 결과, 등(back)의 중앙에 있는 극돌기 일부가 돌출된다. 이것은 2개의 강 사이에 있는 섬(island)처럼 보인다(> 그림 10.1). 이러한 "섬"은 여러 개 발생하는 경우도 있다. 슈로스 치료법에서는 "섬"은 전신이 비스듬히 될 위험성을 나타내는 신호로 본다. 반대로, 측만증의 많은 사례에서 슈로스 운동법을 시행하면서 "섬"이 다시 나타나는 현상이 관찰되고 있다. 이것은 측만증의 감소를 의미한다.

10.1.2 특발성 측만증의 29세 여성

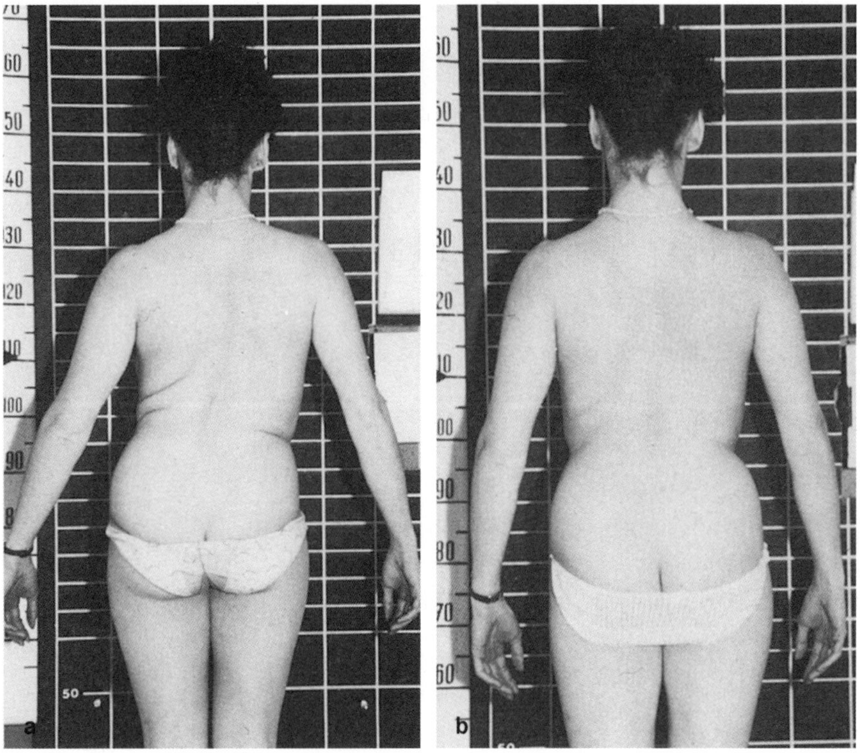

그림 10.2 특발성 측만증의 29세 여성 [M616]
a. 치료시작 전
b. 4주간의 집중치료 후

10.1.3 쇼이에르만병(Scheuermann's disease)의 13세 여아

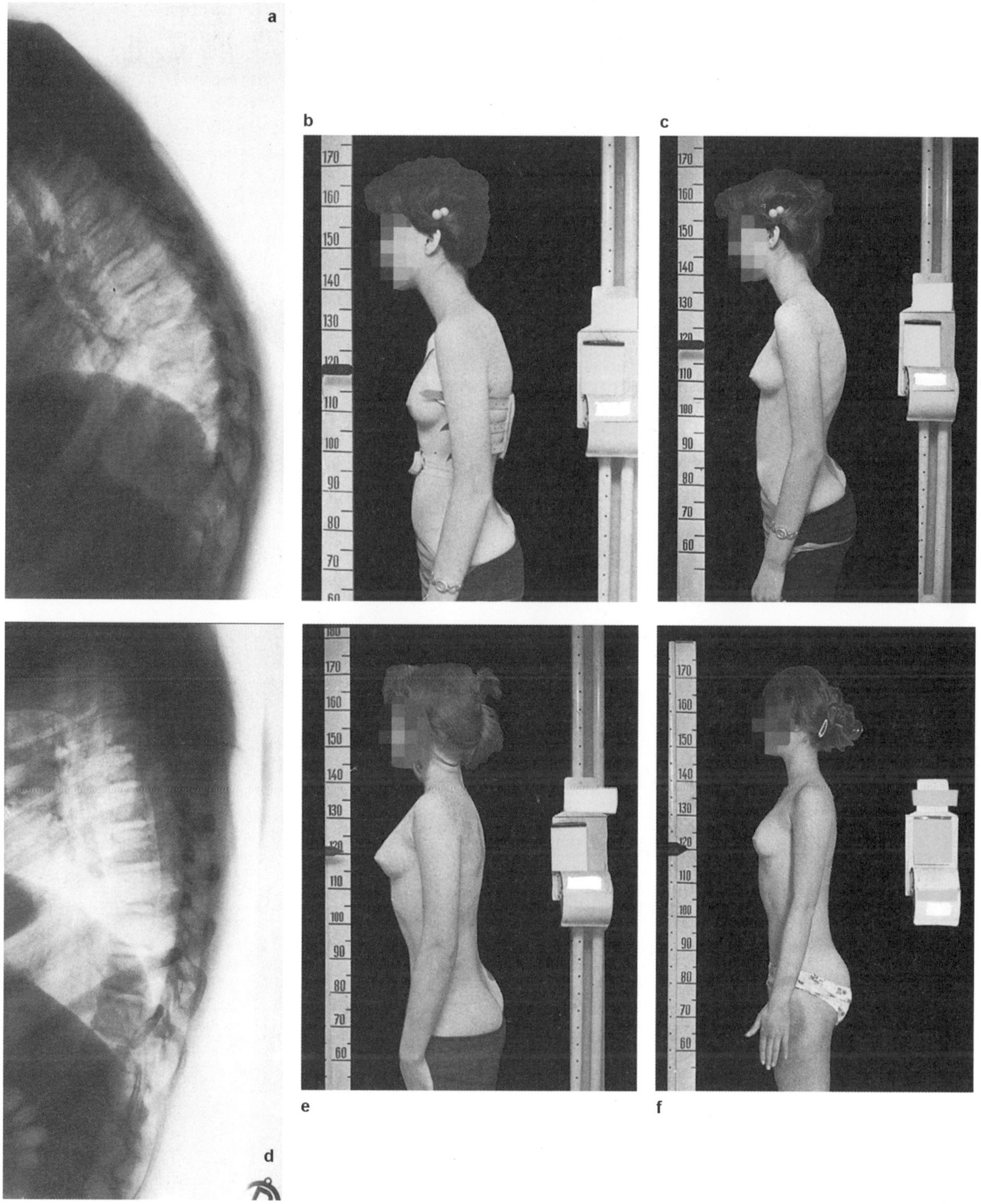

그림 10.3 쇼이에르만병의 13세 여아 [M616]
a. X선 영상
b/c. 13.1세 : 슈로스 치료 시작 전
d/e. 13.5세 : 6주간의 치료 후
f. 16.4세 : 추가 2회의 치료 (4주, 3주) 후의 모습

10.1.4 특발성 측만증의 14세 여아

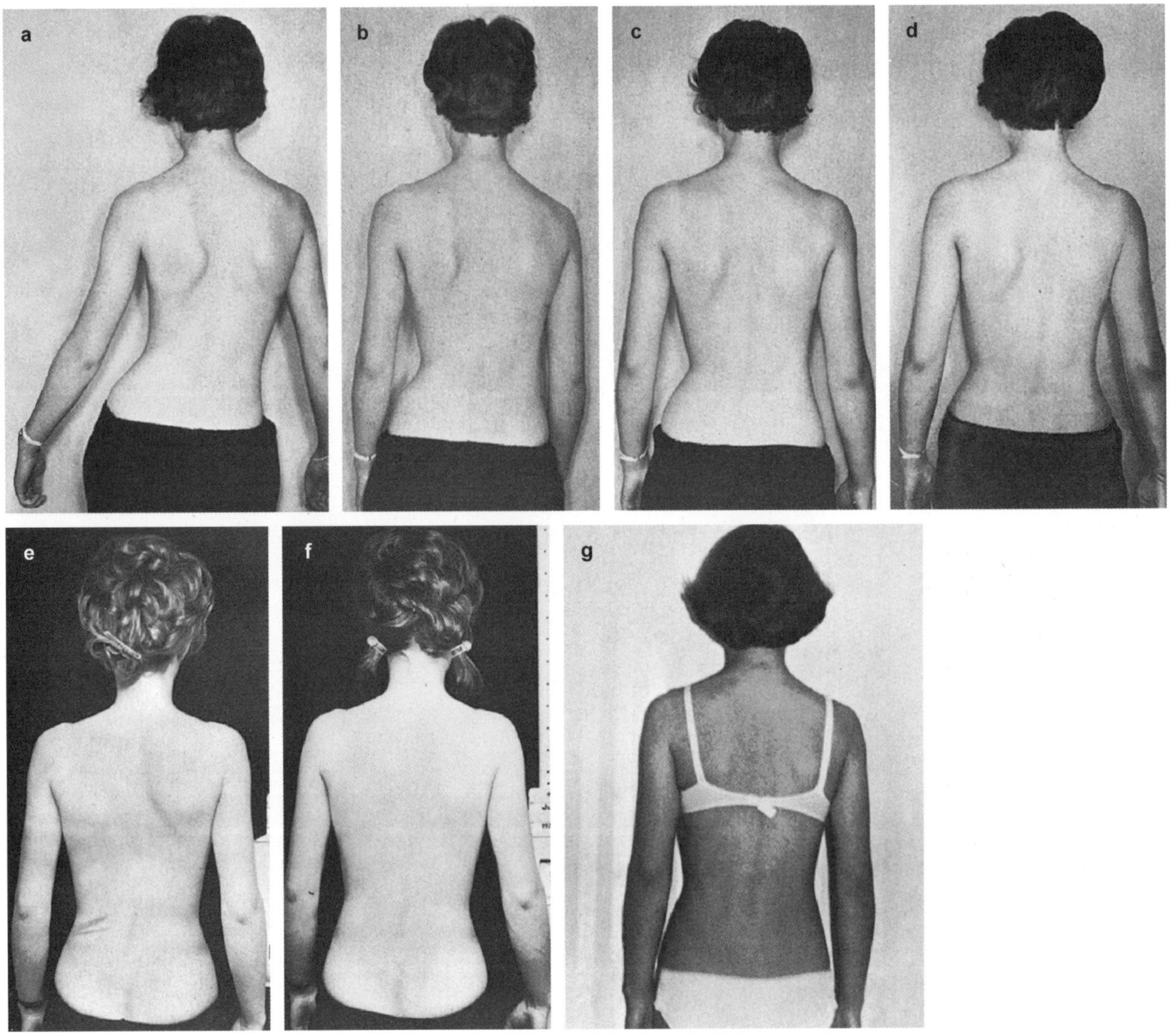

그림 10.4 특발성 측만증의 14세 여아 [M616]
a. 슈로스 치료 시작 전
b-d. 내원 후 2개월의 치료 중 모습. X선 영상에서 척추가 확연히 직립이 되어 만곡이 30°에서 15°로 감소하였다.
e. 2년 후. 16세
f. 7년 후. 23세
g. 자택에서 촬영한 마지막 사진.

이 사례에서는 그 후, 더 이상의 치료는 필요하지 않았다. 환자는 운동을 열심히 학습하고 자택에서 같은 방법으로 운동을 계속하였다.

10.1.5 쇼이에르만병(Scheuermann's disease)의 17세 남성

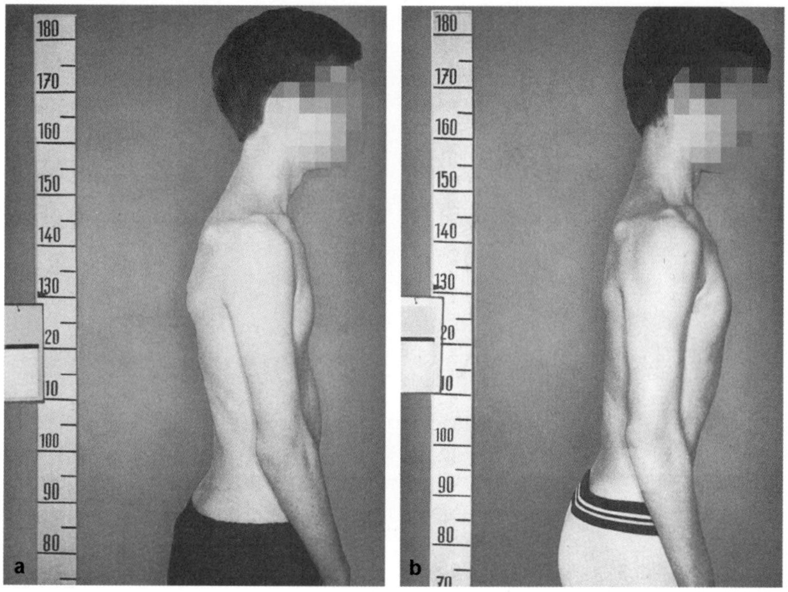

그림 10.5 쇼이에르만병의 17세 남성 [M616]
a. 흉부 아래쪽에 흉곽의 비대칭성이 있다.
b. 5주간의 슈로스 치료 후, 흉곽 앞면이 정상화되었다.

10.1.6 왼쪽 흉추측만증의 10세 여아

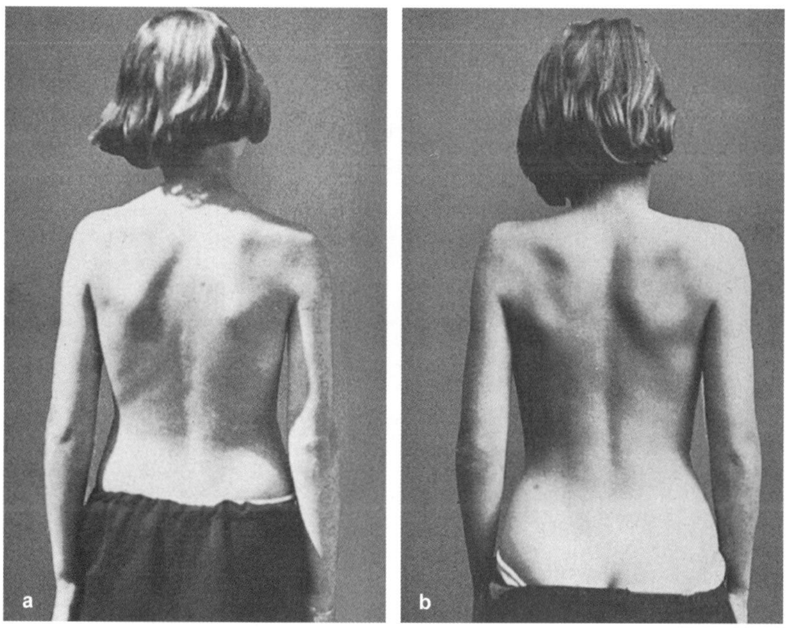

그림 10.6 초기의 왼쪽 흉추측만증의 10세 여아 [M616]
a. 치료시작 전
b. 8주간의 슈로스 치료 후

이 사례에서 보듯이 초기 측만증에서는 구조적 변형이 일어나기 전에 신속하게 치료하는 것이 중요하다. 왜냐하면 중증 측만증 치료에 필요한 더 많은 치료 시간이 단축되기 때문이다. 치료는 빠르면 빠를수록 좋다. 이 여아는 그 후, 더 이상의 치료는 필요하지 않았다. 18세 때에 다시 촬영하였을 때 척추는 똑바른 상태로 유지되어 있었다.

10.1.7 오른쪽이 볼록한 측만증의 16세 여아

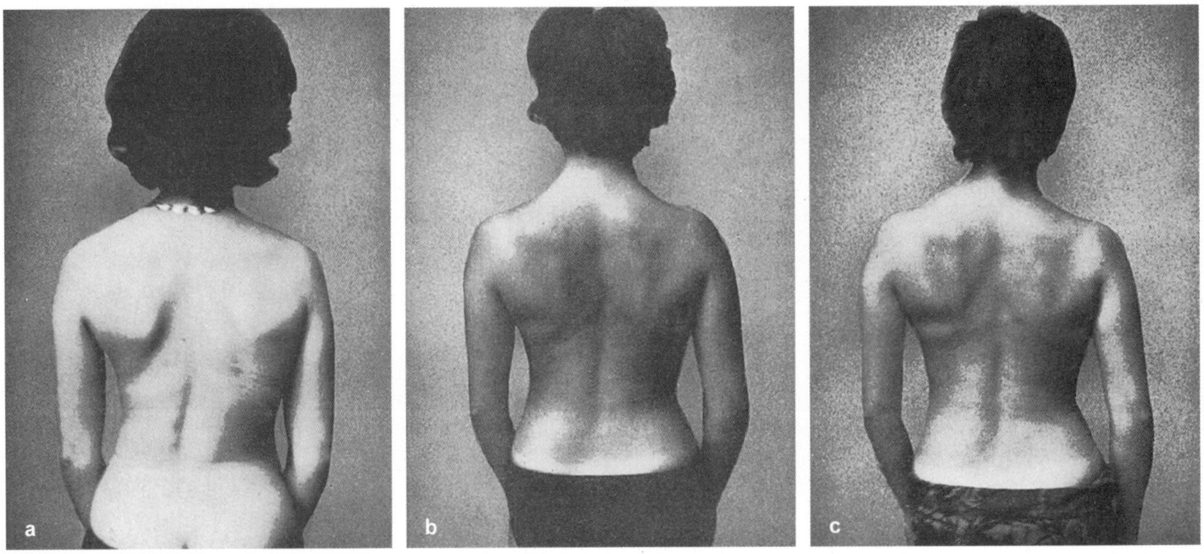

그림 10.7 오른쪽이 볼록한 측만증의 16세 여아 [M616]
a. 치료시작 전
b. 3개월의 슈로스 치료법 적용 후
c. 5개월의 슈로스 치료법 적용 후

10.1.8 왼쪽이 볼록한 측만증의 9세 여아

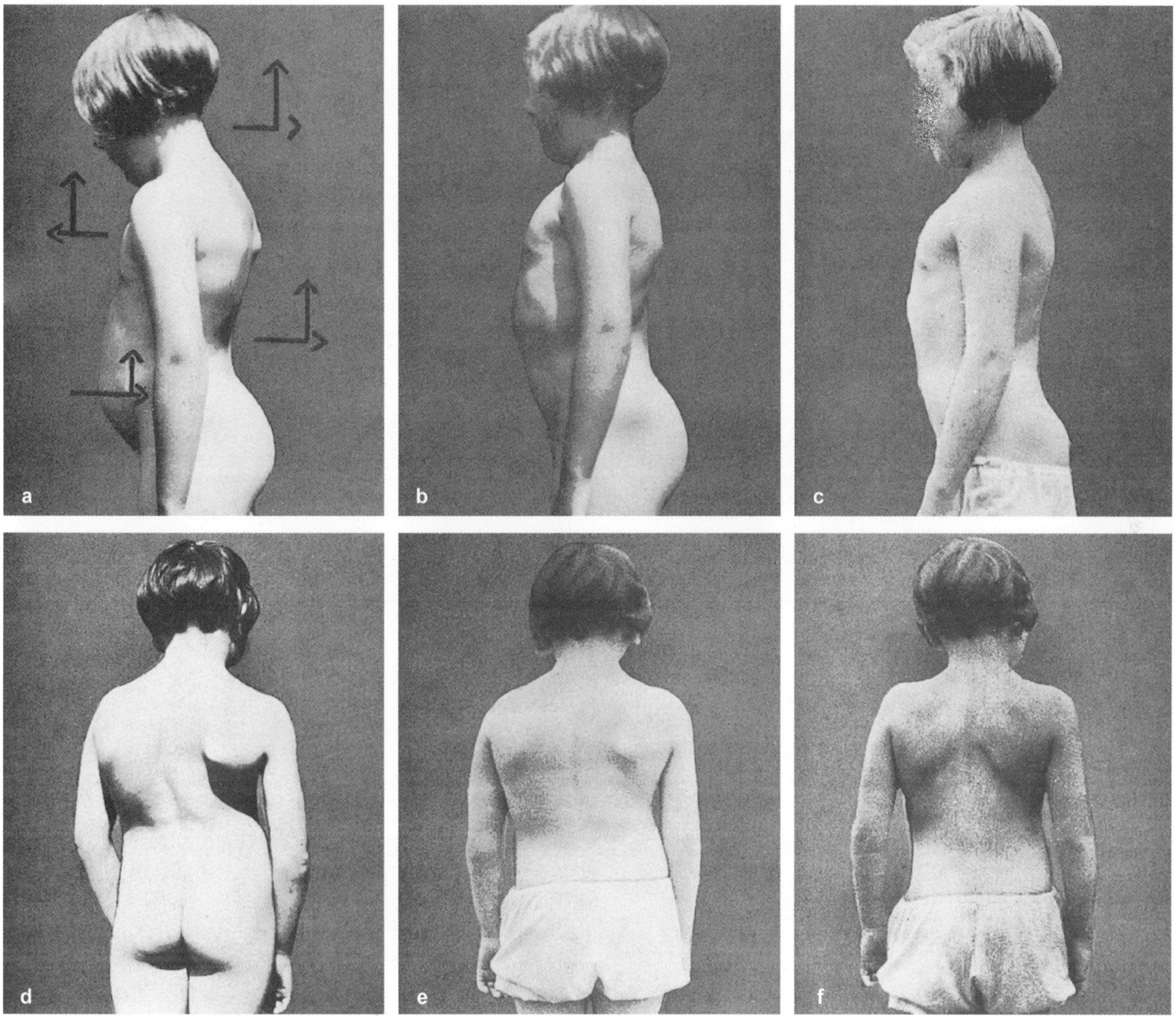

그림 10.8 왼쪽이 볼록한 측만증의 9세 여아 [M616]
a. 치료시작 전 (옆에서 본 그림)
b. 6주간의 슈로스 치료법 적용 후
c. 13주간의 슈로스 치료법 적용 후
d. 치료시작 전 뒤에서 본 그림
e. 6주간의 슈로스 치료법 적용 후
f. 13주간의 슈로스 치료법 적용 후

10.1.9 오른쪽 흉추측만증

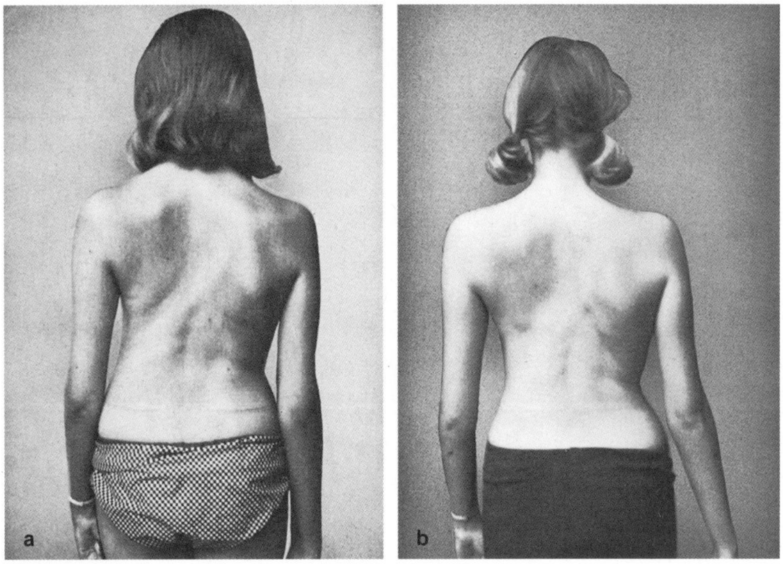

그림 10.9 오른쪽 흉추측만증 [M616]
a. 치료시작 전
b. 8주간의 슈로스 치료법 적용 후

10.1.10 오른쪽 흉추측만증의 19세 여성

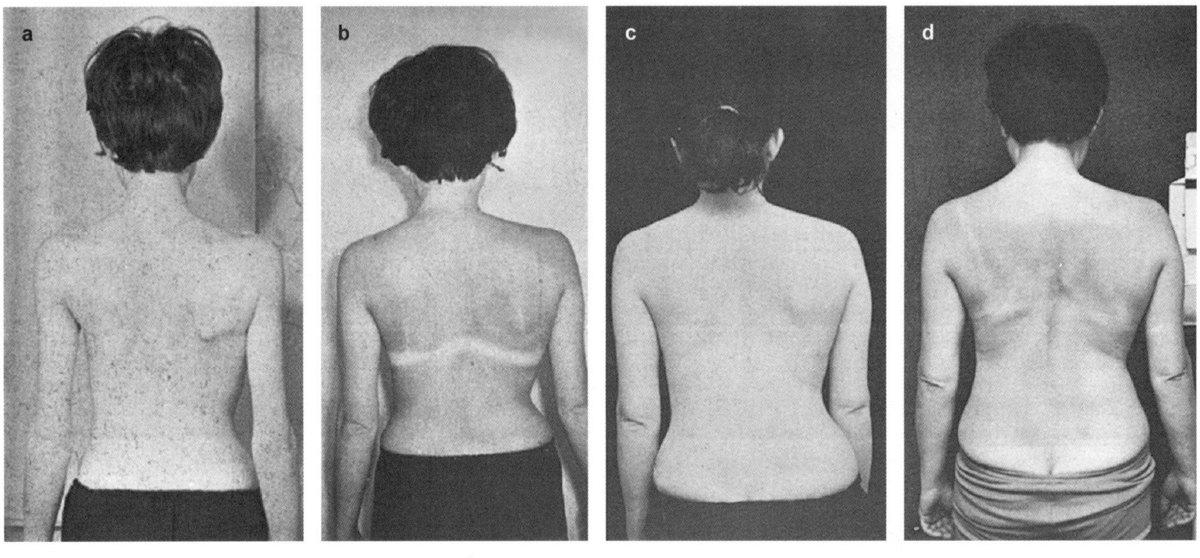

그림 10.10 오른쪽 흉추측만증의 19세 여성 [M616]
a. 19.4세 : 치료 시작 전
b. 21.1세 : 3주 반씩 2회 치료 후에 촬영
c. 23.5세 : 추가 2주간의 치료 결과 후 자가운동을 계속하였다.
d. 29.7세 : 6주간의 치료 종료 후 자택에서 자가운동을 계속하였다.

10.1.11 흉요추측만증의 16세 여아

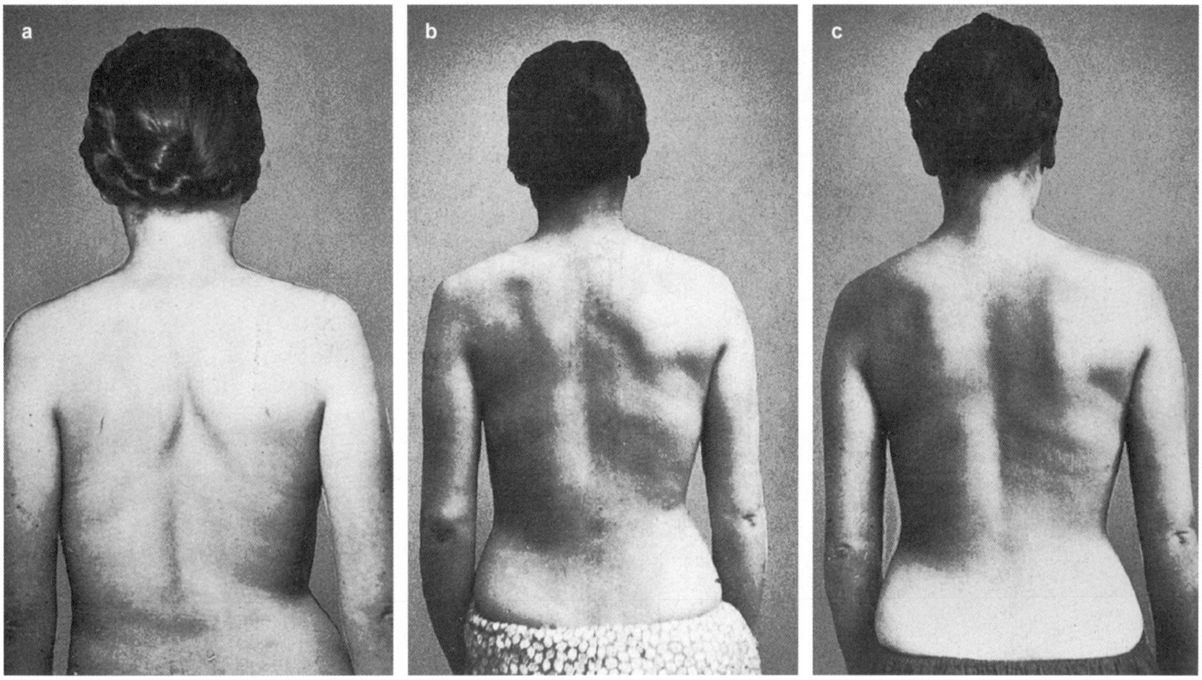

그림 10.11 흉요추측만증의 16세 여아 [M616]
a. 치료시작 전
b. 6주간의 슈로스 치료법 적용 후
c. 치료를 시작한 다음 해. 척추 정렬이 유지되어 있었다.

10.1.12 오른쪽 흉추측만증의 14세 여아

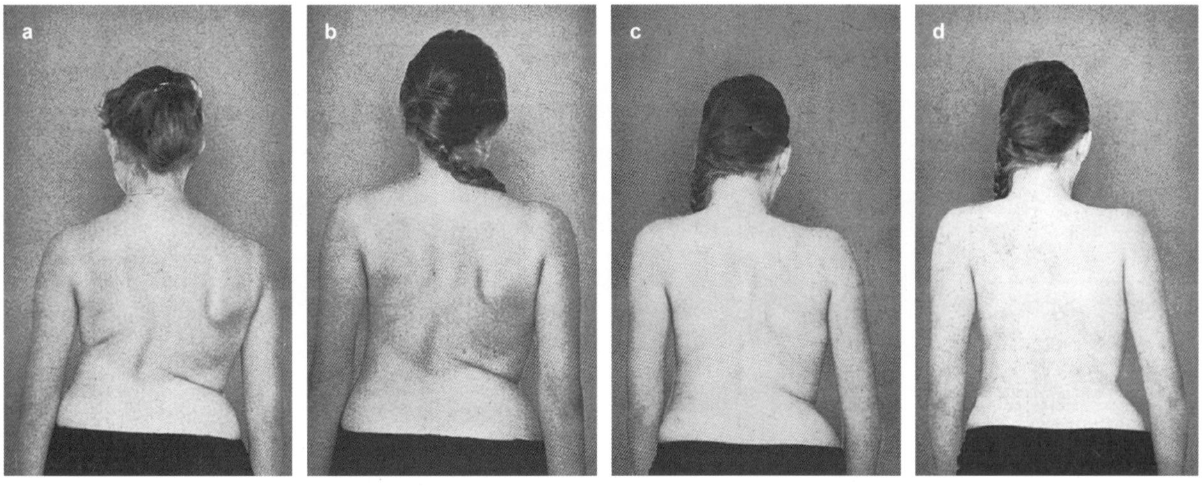

그림 10.12 오른쪽 흉추측만증의 14세 여아 [M616]
a. 치료시작 전
b. 3주간의 슈로스 치료법 적용 후
c. 다음 해의 4주간의 슈로스 치료법 적용 후
d. 추가 4주간의 슈로스 치료 후의 모습. 척추 정렬이 유지되고 있다.

10.1.13 밀워키 보조기를 착용한 10세 여아

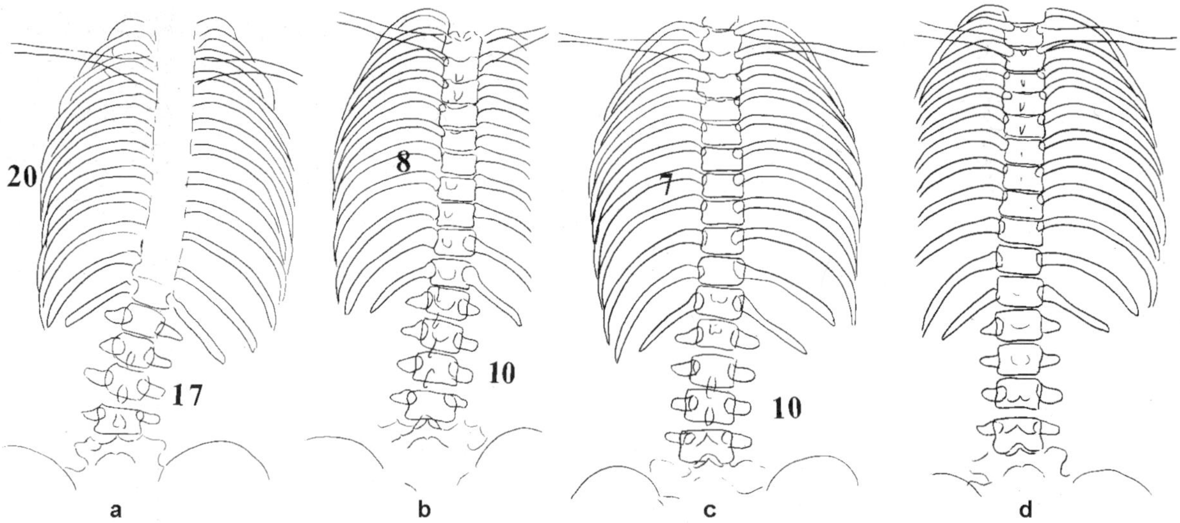

그림 10.13 10세 여아의 X선 영상의 투사도 [M616]

a. 치료시작 6개월 전 : 20°와 17°인 2개의 만곡이 있다.

b. 10.5세 : 4주간의 슈로스 치료법의 적용 후. 만곡이 8°와 10°로 감소됨.

c. 11.1세 : 추가 3주간의 슈로스 치료법 적용 후. 만곡은 7°와 10°. 밀워키 보조기 사용을 계속함.

d. 12.1세 : 추가 6주간의 슈로스 치료법 적용 후.

10.1.14 오른쪽 흉추측만증의 15세 여아

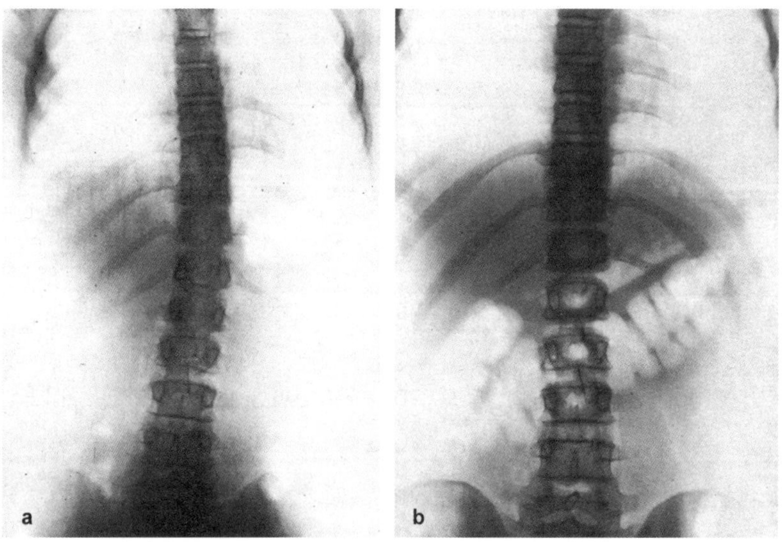

그림 10.14 오른쪽 흉추측만증 [M616]

a. 치료시작 전

b. 외래로 물리치료사에 의한 슈로스 치료법 적용 후 1년 뒤 모습

10.1.15 오른쪽 흉추측만증의 13세 여아

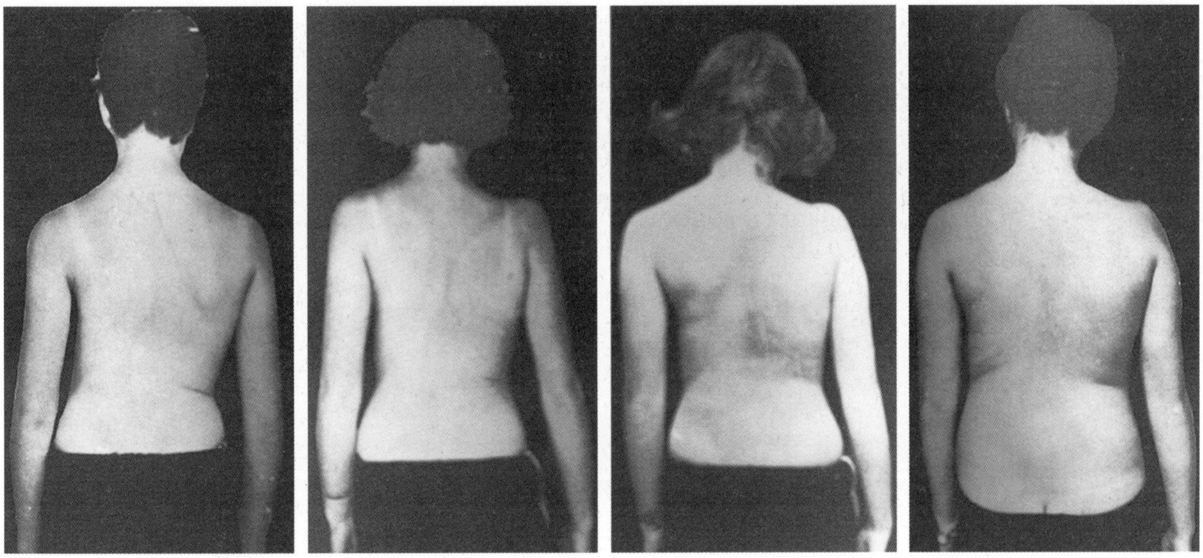

a b c d

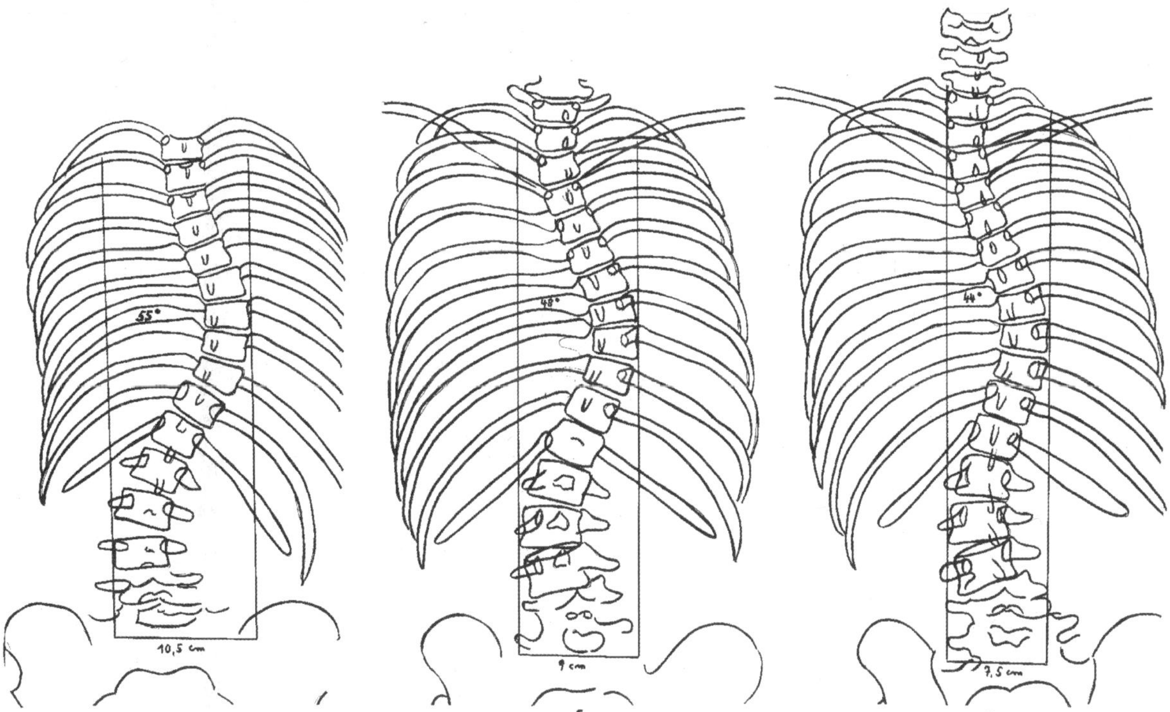

e f g

그림 10.15 오른쪽 흉추측만증의 13세 여아 [M616]

a. 치료시작 전 (12.9세). 폐활량 2,150 cc, 호흡 시 흉곽확장 차이 2.5㎝

b. 13.11세 : 9주간의 치료 후. 폐활량 2,600 cc, 흉곽확장 차이 4.5㎝

c. 15.4세 : 추가 7주간의 치료 후. 폐활량 2,800 cc, 흉곽확장 차이 11㎝

d. 18.1세 : 다시 11주간의 치료 후. 폐활량 2,900 cc, 흉곽확장 차이 12㎝. 치료기간 동안 환자는 자가운동을 병행하였다.

e. 13.3세 : 최초의 6주간의 치료로부터 2개월 반 후 모습. 만곡은 55°, 측만각은 10.5㎝(X선 영상의 투사도)

f. 17.3세 : 전체 23주간의 치료 후 모습. 측만각은 48°. 만곡 폭은 9㎝(1.5㎝ 감소됨) (X선 영상의 투사도)

g. f와 같은 날의 슈로스 호흡운동 중의 영상. 만곡은 44°, 만곡의 폭은 7.5㎝(1.5㎝ 감소됨) (X선 영상의 투사도)

10.1.16 소아마비 (회색질척수염, Polio)에 의한 측만증의 10세 여아

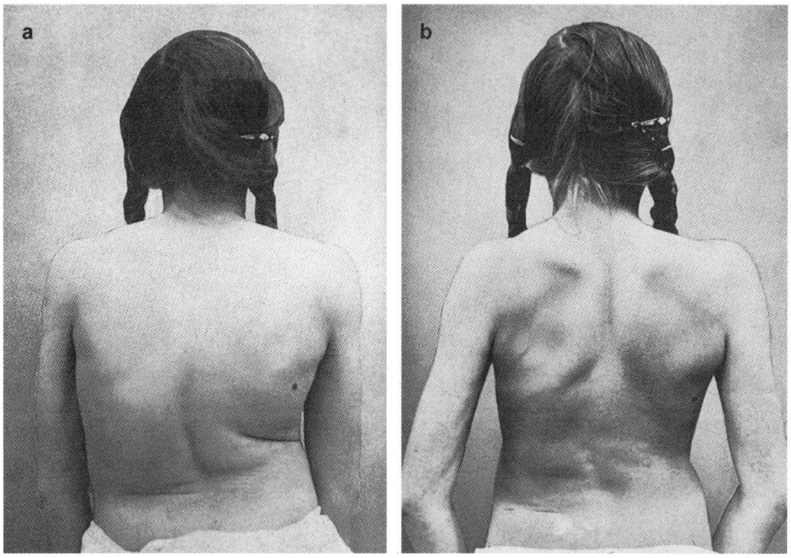

그림 10.16 소아마비(Polio)에 의한 측만증의 10세 여아 [M616]
a. 치료시작 전
b. 슈로스 치료법 적용 6개월 후

10.1.17 특발성 측만증의 16세 여아

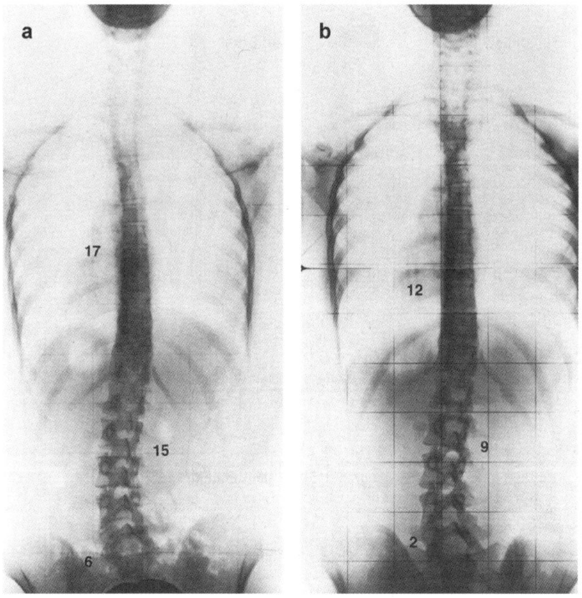

그림 10.17 특발성 측만증의 16세 여아의 X선 영상. 이 여아의 여동생도 측만증을 앓고 있다. [M616]
a. 치료시작 전
b. 17세. 3번 입원치료(3주 2회, 2주 1회) 적용. 그 동안에도 자가운동을 병행. 흉추 만곡이 17°에서 12°로, 요추 만곡이 15°에서 9°로, 요천추 만곡이 6°에서 2°로 감소하였다. 사춘기에 개선이 관찰되었다.

10.1.18 요천추 만곡의 15세 여아

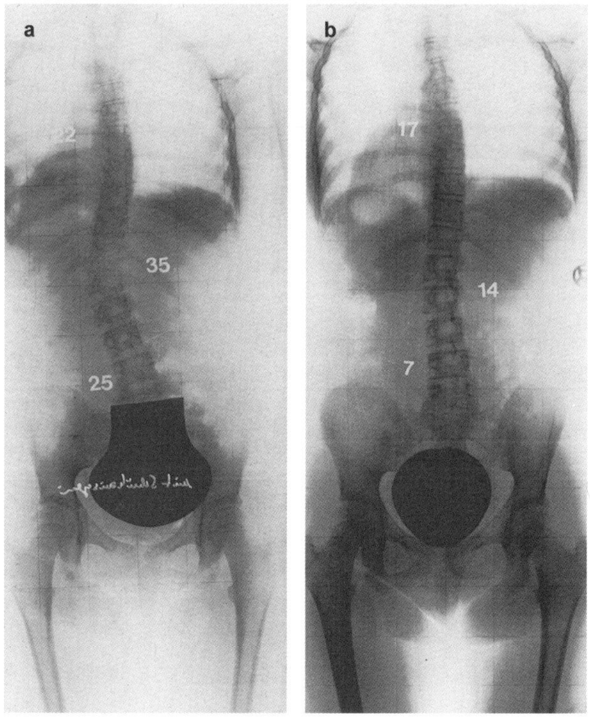

그림 10.18 경증 흉추 오른쪽 측만증인 15세 여아의 X선 영상. [M616]
a. 치료시작 전. 요추 왼쪽 만곡이 두드러진다. 게다가 요천추 오른쪽의 만곡도 있다. 요천추 만곡 측만증(골반의 외측이동을 동반하는)에서는 흉추 만곡보다도 요추 만곡이 큰 경우가 많다.
b. 6주간의 집중치료에서 흉추 만곡이 22°에서 17°로, 요추만곡이 35°에서 14°로, 요천추 만곡이 25°에서 7°로 감소하였다.

10.2 어려운 치료사례 : 사례 A-Z

10.2.1 사례 A : 측방전위를 교정하는 요추 수술

(이 치료사례는 > 그림 7.17과 > 그림 7.18 참조)

이 사례에서는 슈로스 운동법을 바르게 시행하면 60세 이상에서도 역시 교정이 가능하다는 것을 보여주고 있다(> 그림 10.20-10.21) 가장 중요한 것은 요추 만곡을 중앙으로 이동시켜 바르게 하는 것이다. 따라서 교정은 아래쪽에서부터 시작해야 한다.

요천추 만곡이 똑바르게 되면 요추 만곡(Apex의) 아래쪽 부분도 중앙으로 이동된다. 다리를 왼쪽으로 벌리면(골반이 왼쪽으로 기울어진다) "lumbar prominence"의 측방부분이 따라서 감소된다. 이와 동시에 "호흡"을 통해 lumbar prominence를 전방(Forward), 상방(Upward), 내측(Inward)으로 회전한다. 필요에 따라서 치료사가 보조한다. 요추 만곡이 똑바르게 되면 요추 만곡의 위쪽 부분도 똑바르게 된다. 따라서 흉추 만곡의 아래쪽 부분도 중앙으로 이동한다. "후두골 밀기"에 의해서 흉추 만곡의 위쪽 부분의 정렬을 유도한다.

중요!

반드시 숨을 내쉬는 동안 근육을 긴장시켜 바른 교정의 결과를 오랫동안 강하게 유지하는 것이 중요하다. 이것은 새로운 운동패턴을 학습할 때 효과적이다.

이 환자의 경우, X선 영상을 통해 "muscle cylinder" 동작이 효과적인 것을 알 수 있다(> 그림 10.19a, b).

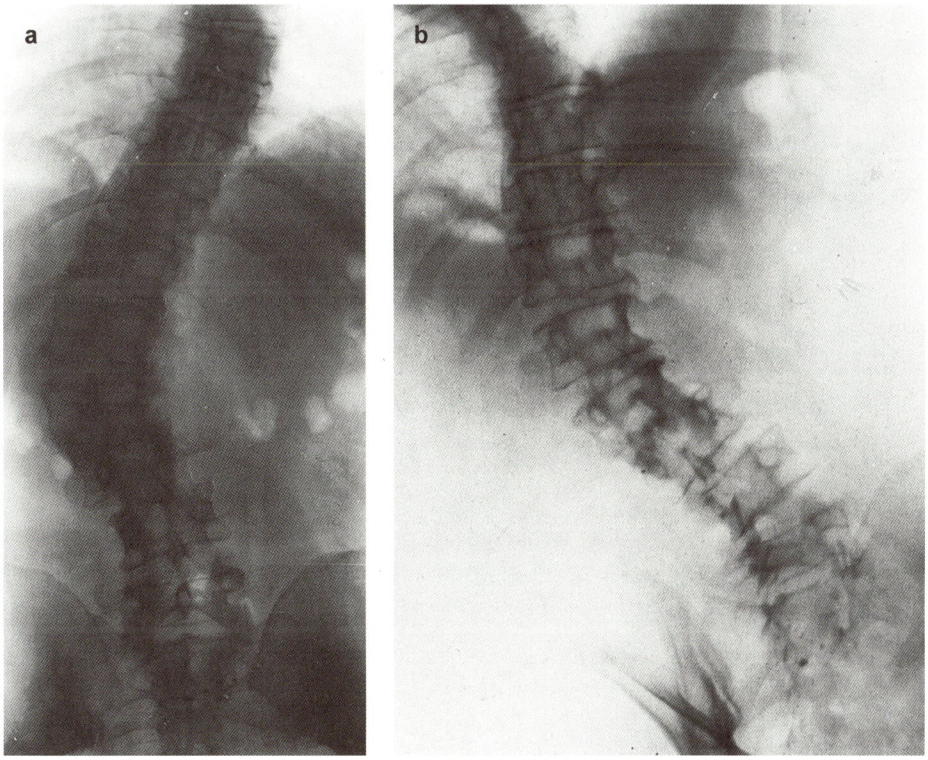

그림 10.19 52세 남성 환자 [M616]
a. 바로 선 자세 (standing view)
b. muscle cylinder 운동: 상체를 왼쪽으로 기울이면 L4와 L5가 오른쪽으로 이동하여 측만각이 증가하고 더욱 강하게 회전한다. 직립자세에서 오히려 안정적이다. 환자는 X선 영상을 보지 않으면 상체를 측방으로 기울이는 이 운동을 계속했을 것이다. 이 사례가 보여주는 것처럼 요추 만곡이 있고 요추 고정수술을 시행한 경우 "muscle cylinder"를 시행해서는 안 된다 (설사 그것이 적응증인 경우라도). 왜냐하면 수술로 고정한 상하의 척추뼈가 부적절한 방향으로 회전되기 때문이다.

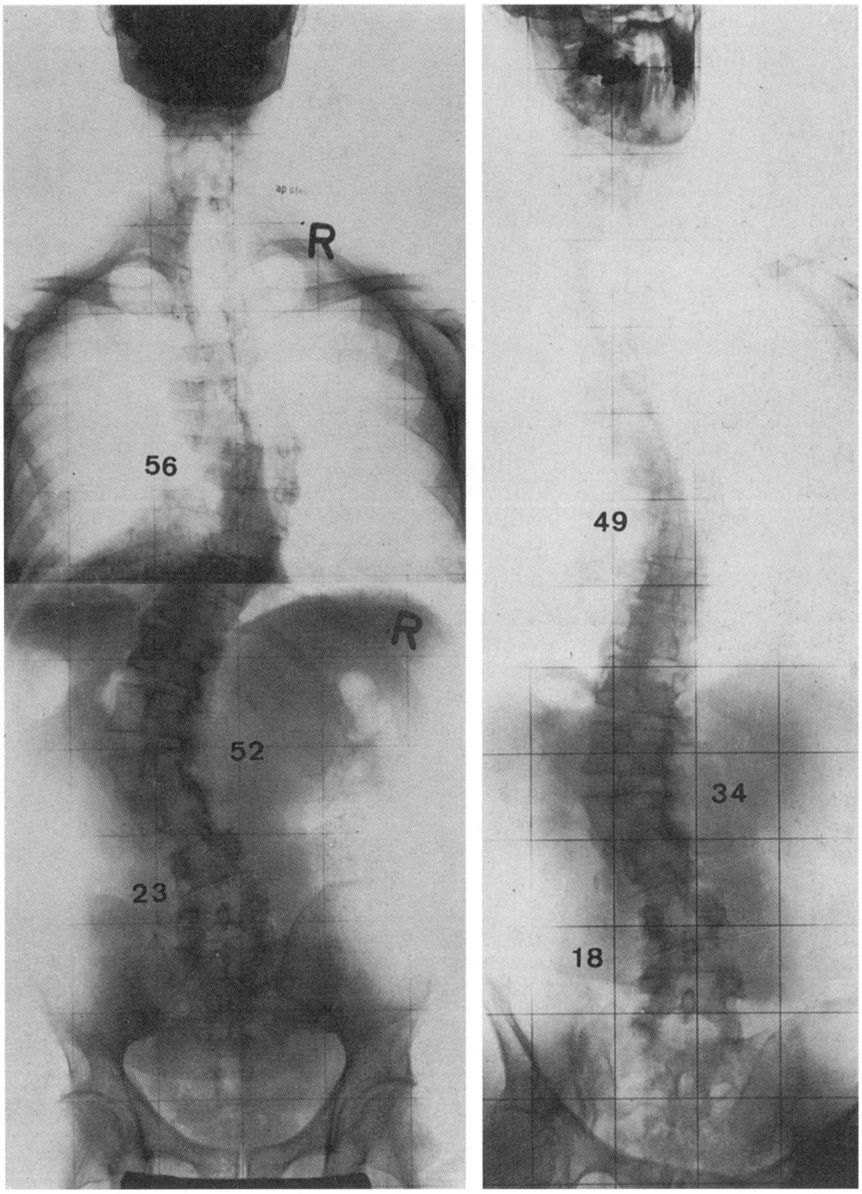

그림 10.20–10.21 63세 남성 (그림 10.19와 같은 환자)의 X선 영상 [M616]

그림 10.20 (좌) 바로 선 자세. 흉추 만곡 56°, 요추 만곡 52°, 요천추 만곡 23°

그림 10.21 (우) 엎드려 누운 자세 [왼쪽다리를 벌리는 (외전)] 운동. 상체 (lumbar prominence의 위쪽)를 왼쪽으로 기울인다. "후두골 밀기"와 교정호흡을 같이한다. 이 동작은 흉추 만곡이 7°, 요추 만곡이 8°, 요천추 만곡이 5° 감소된다.

10.2.2 사례 B : 부적절한 운동치료의 결과와 그 교정

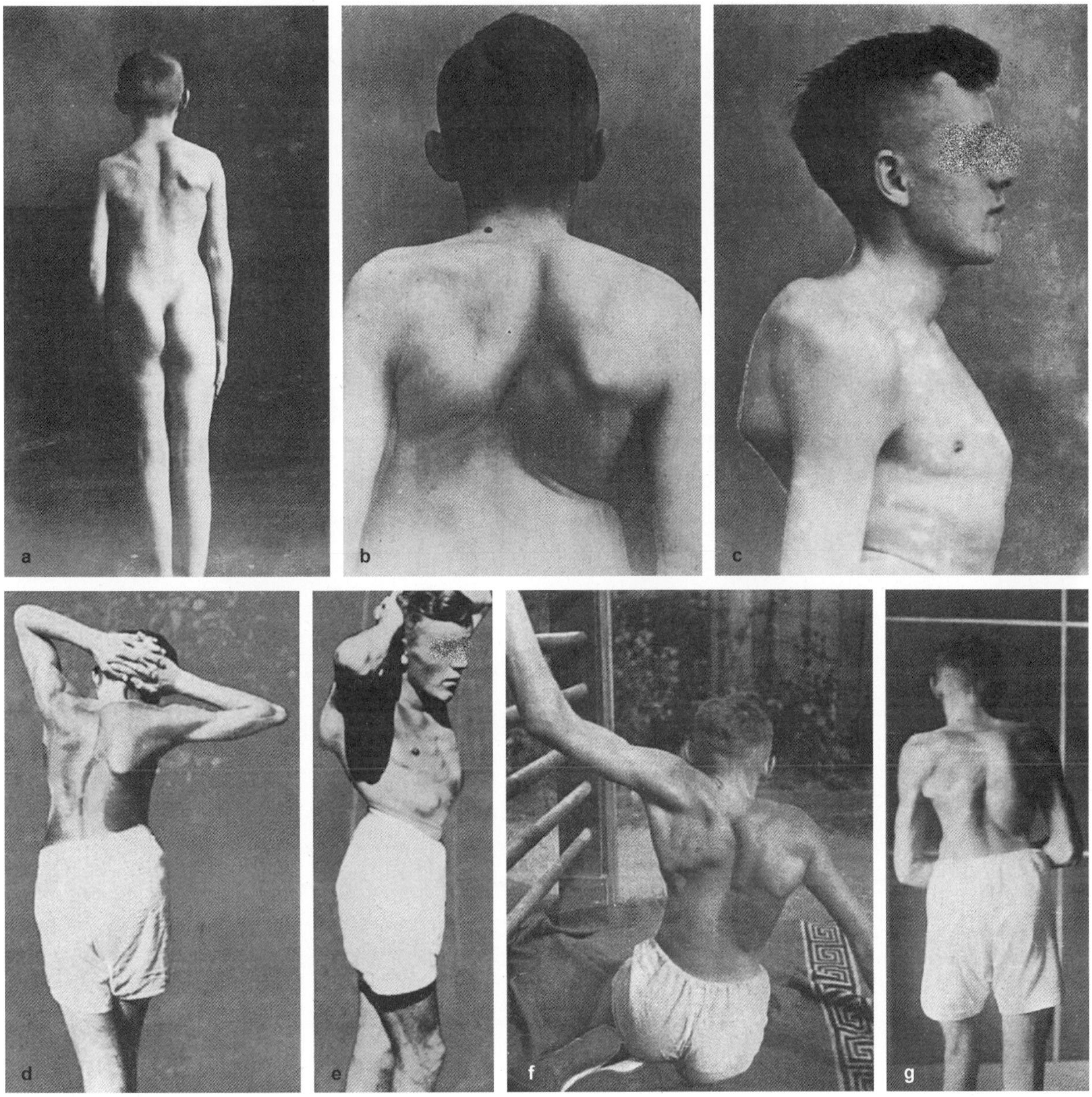

그림 10.22 12세의 남아 [M616]

a. 슈로스 치료법에 의해서 2개월 이내에 전체적인 근육의 상태가 개선되고 강화되었다.

b/c. 16세 : 당시 유행하고 있었던 운동법 (스웨덴 체조인 "만곡을 고치는 체조")에서 일어난 결과

d/e. 스웨덴 체조인 "만곡을 고치는 체조"를 실제로 해 보이는 환자. 골반의 반대쪽으로 상체를 굽혀서 회전한다.

f. 신체의 균형을 회복하고 발달에 유익한 슈로스 운동법. 왼팔에 의한 등척성 수축의 견인은 정형호흡에 의한 흉부의 역회전 (derotation) 후에 시행한다.

g. 10주간의 슈로스 운동법 적용 후. 신체 균형의 불균형이 거의 대부분 교정되었다.

10.2.3 사례 C : 골반과 반대쪽 상체 옆굽힘으로의 영향을 보여주는 그림

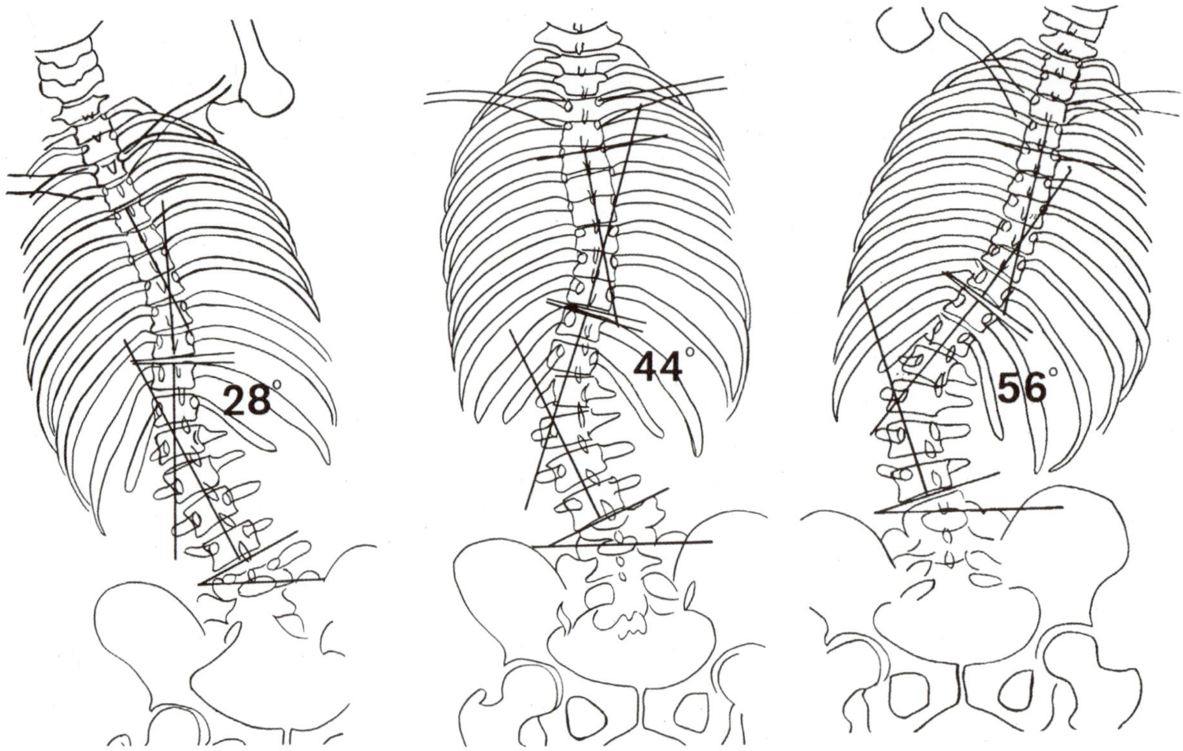

그림 10.23 – 그림 10.25 특발성 측만증 (오른쪽 흉추 만곡, 왼쪽요추 만곡)의 16세 여아의 X선 영상의 투사도 [M616]

그림 10.23 (좌) 흉부를 왼쪽으로 기울이면 요추 만곡과 흉추 만곡이 변화되어 요추의 측만각이 감소한다.

그림 10.24 (중앙) 바로 선 자세.

그림 10.25 (우) 흉부를 오른쪽으로 기울이면 흉추 만곡은 펴지지만, 요추 만곡은 더욱 증가되어 측만각이 증가한다 (> 7장).

10.2.4 사례 D : 정역학적 원인이 있는 선천성 측만증

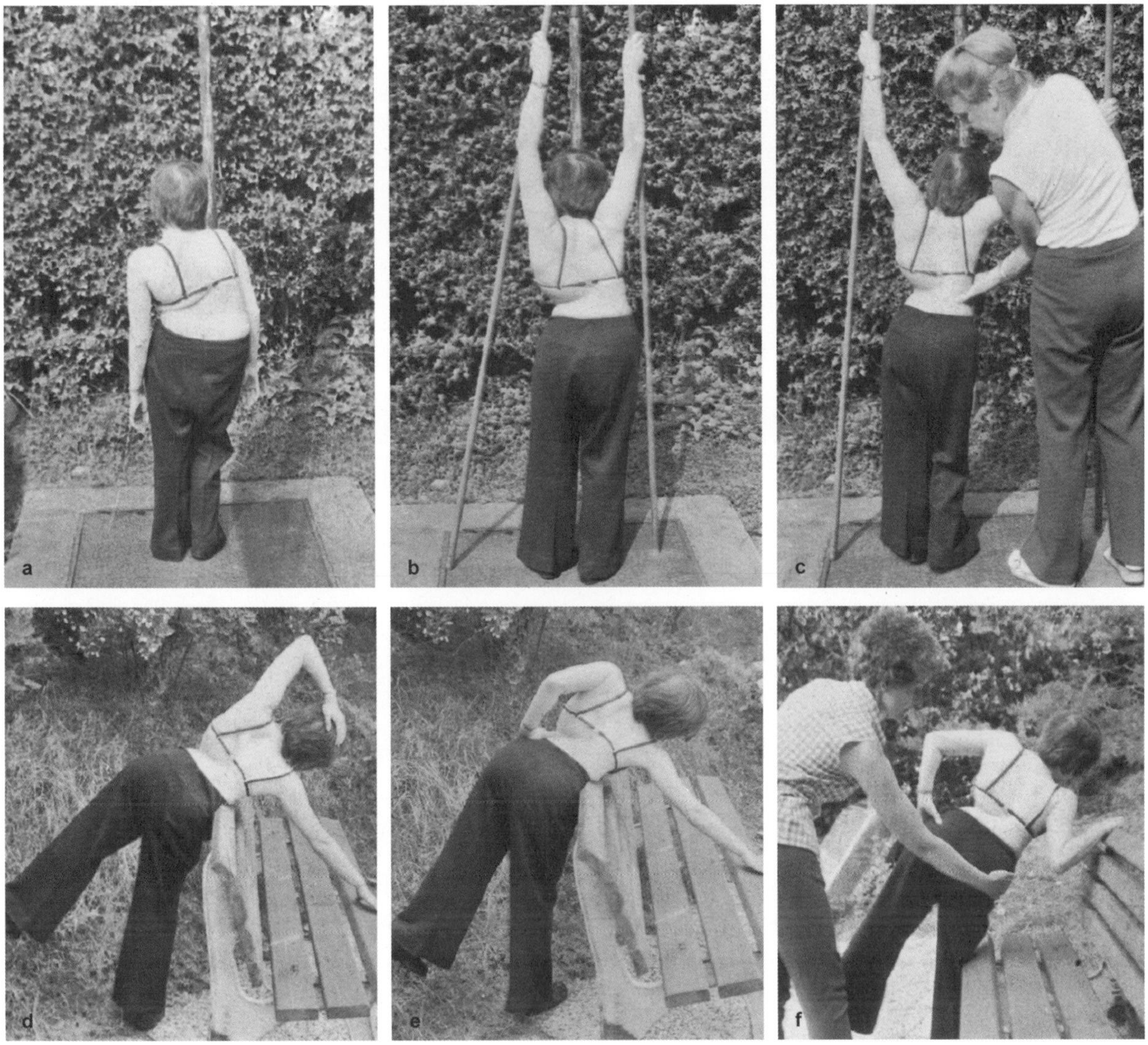

그림 10.26 선천성 측만증의 25세 여성. 왼쪽 단족(4㎝)으로 인해 높이보정 교정구를 착용하였으나 신체의 "측만적 보상"이 일어나고 있다. [M616]

a. 초진 이학적 검사 시 오른쪽 측만증인지 왼쪽 측만증인지 불명확하였으나 한군데로 모으는 것처럼 운동을 함으로써 알 수 있었다.
b. 2개의 막대로 지면을 강하게 밀고 상체를 골반으로부터 모음이 되는 것처럼 들어올린다. 진성의 왼쪽 흉추측만증 (요부 오목면의 prominence hip 및 rib hump 아래쪽의 깊은 균열을 동반하는)이라는 것을 알 수 있다.
c. 체중을 오른쪽 다리로 이동시켜 균형을 유지한다. 치료사는 손으로 요추 회전을 유도하여 요추 오른쪽 만곡을 전방(forward) · 내측(inward) 쪽으로 역회전(derotation)을 한다. 환자는 호흡에 의해서 왼쪽허리의 오목면(weak point)을 회복한다.
d. 치료사의 보조에 의해서 얻어진 신체감각을 스스로 재현한다. 골반을 벤치(bench)의 등받이로 고정한다. 상체 무게를 왼쪽 허리의 약한 근육에 의해서 지지한다. 이 동작은 이들 근육의 활동을 촉진시키고 근육길이와 근력을 회복시킨다.
e. 변형 동작 1 : 왼손으로 왼쪽 허리를 후방(backward) · 하방(downward)으로 민다. 동시에 엄지손가락으로 표적이 되는 근육의 반응을 확인한다.
f. 변형 동작 2 : 오른팔로 능동적인 신장을 유도하여 오른쪽어깨를 비스듬히 외측(lateral), 상방(upward)으로 이동시킨다. 치료사는 손으로 보조하여 왼쪽 허리를 "내측으로 모아야" 할 것을 환자에게 상기시킨다. 들이 마실 때 교정 자세를 취한 후, 바로 등척성 수축으로 숨을 내쉬면서 근육을 긴장시키고 교정 자세를 끝까지 유지시킨다.

10.2.5 사례 E : 석고고정에 의한 교정 후

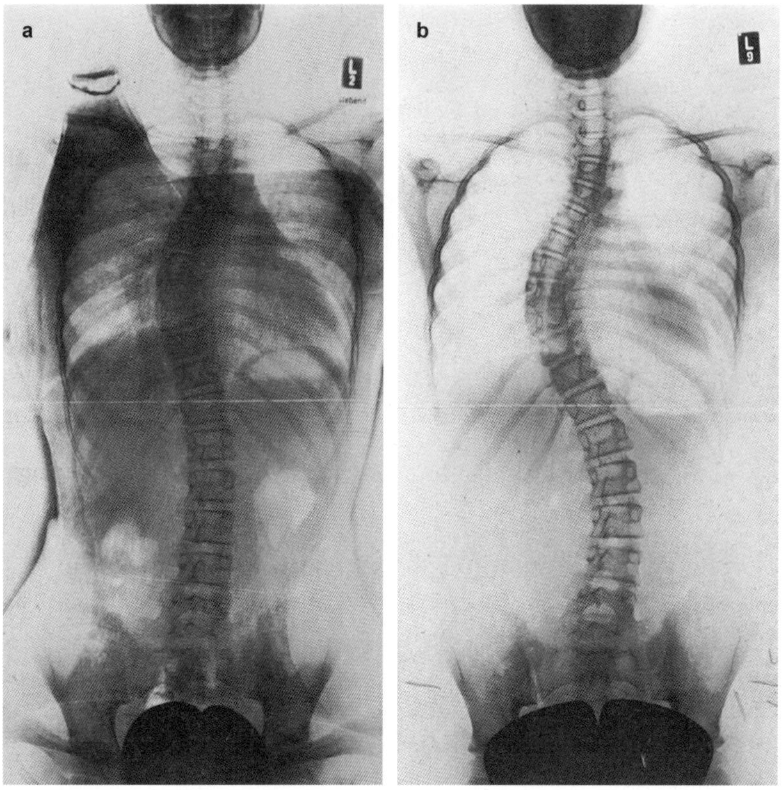

그림 10.27 12.8세 측만증 여아 [M616]
a. 석고고정에 의한 측만증 교정 후
b. 5개월 후의 악화된 측만증. 경추 만곡이 21°에서 29°, 흉추 만곡이 32°에서 52°, 요추 만곡이 18°에서 36°, 요천추 만곡이 7°에서 7°로 악화되었다.

위의 영상이 보여주는 것처럼, 석고고정 제거 후, 코르셋이나 운동치료를 시행하지 않으면 만곡은 다시 증가한다. 가장 바람직한 것은 석고고정 중에도 이미 슈로스 치료법의 등척성 수축에 의한 근육의 긴장 운동을 시행하여 근육의 활동이 가능한 상태로 만들고 석고고정 제거 후에도 이러한 근육을 사용할 수 있게 하는 것이다. 이처럼 근육을 미리 준비시키면 석고고정 치료에서 얻어진 개선을 유지하고, 그 효과를 향상시키는 것도 가능하다.

10.2.6 사례 F : 흉추의 수직신장에 의한 요추 이동

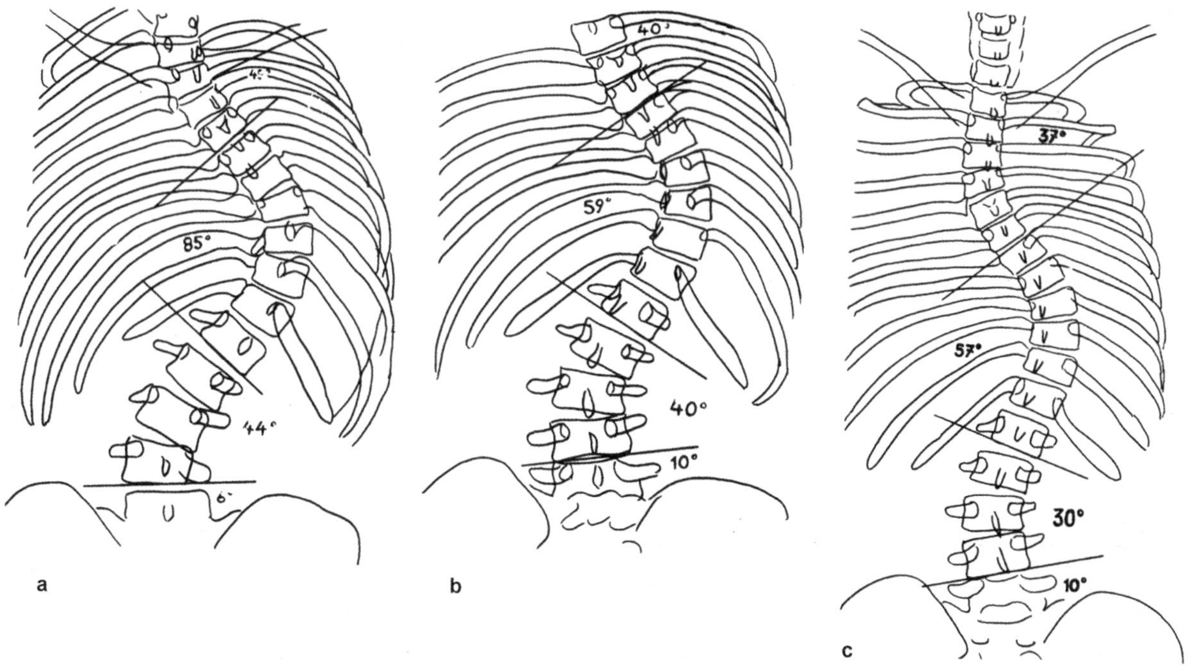

그림 10.28 20, 10세 남성의 X선 영상의 투사도 [M616]

a. 치료시작 6개월 전 : 45°, 85°, 44°, 6°.

b. 14개월 슈로스 운동법 적용 후 : 40°, 59°, 40°, 10°. 그동안 6주간의 슈로스 치료법의 집중치료를 시행함. 그 후, 환자는 자가운동을 계속하였다. 요추 만곡은 4° 개선되었다. 흉추 만곡이 똑바로 된 것에 의해서 요추 만곡은 약간 왼쪽으로 이동하였다. L4에 10°의 경사가 생긴 것에 유의하라.

c. 추가 5개월 치료 후 ; 37°, 57°, 30°, 10°. 이 X선 영상은 환자가 3회째의 집중치료를 받고 호흡 신장운동을 시행하고 있을 때에 촬영함. 이것으로 요추 만곡은 10° 감소하였으나 L4의 경사에 변화는 없었다. 또한 L5와 S1의 사이에서 약간의 기울기(Kippbewegung)가 관찰되었다.

10.2.7 사례 G : 아동기 불안정한 측만증

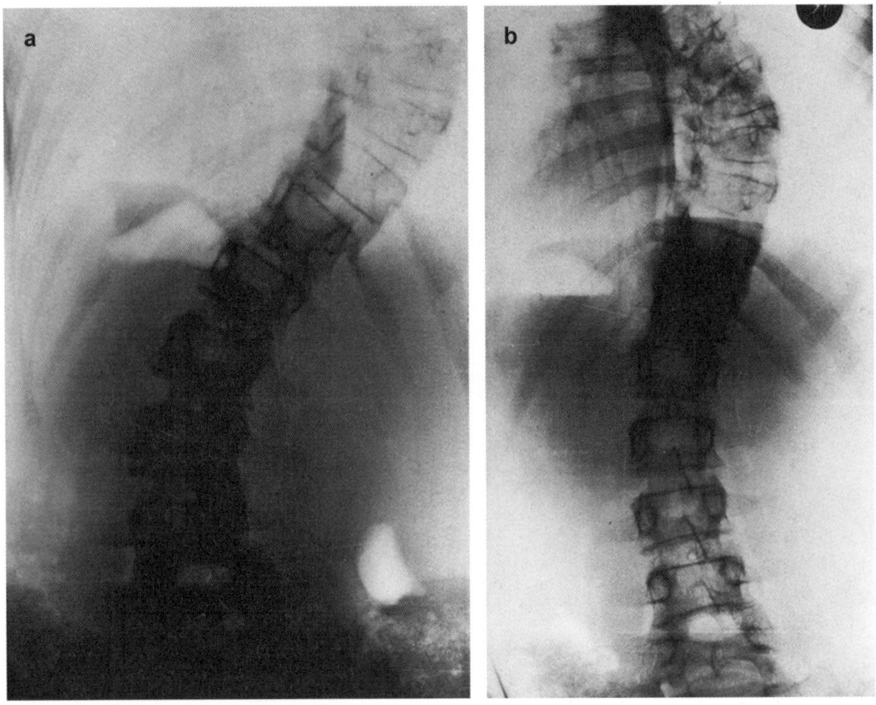

그림 10.29 불안정 측만증의 11.3세 여아 [M616]
a. 치료시작 전
b. 이른바 "측만적 균형"(정역학적인 보상이 일어나지 않는다)을 고려하여 정형호흡 운동을 시행하였다.
흉추만곡이 74°에서 51°, 요추만곡이 48°에서 27°로 개선되었다.

이 여성 환자(아동기)는 중증의 불안정 측만증(정역학적으로 보상되지 않는) 이 있다.

슈로스 운동법을 시행함에 있어서 측만각을 바르게 하는 것을 목표로 하였으나, 일상생활에서 이러한 만곡을 스스로 유지하는 것이 곤란하였다. 이 때문에, 코르셋 착용을 권유하였다. 슈로스 치료법의 최선의 자가교정에 적합한 코르셋을 착용하고, 그 후도 그때마다 교정된 새로운 균형에 맞춰서 조정을 시행하였다. 코르셋은 사춘기 종료 후도 계속해서 착용하였다.

이 사례에서는 이러한 치료의 조합으로 (슈로스 운동법 + 코르셋) 최선의 성과를 얻는 것을 지향하였다.

10.2.8 사례 H : 쇼이에르만병(Scheuermann's)을 동반한 고착된 후측만증(kyphotic-scoliosis) 환자

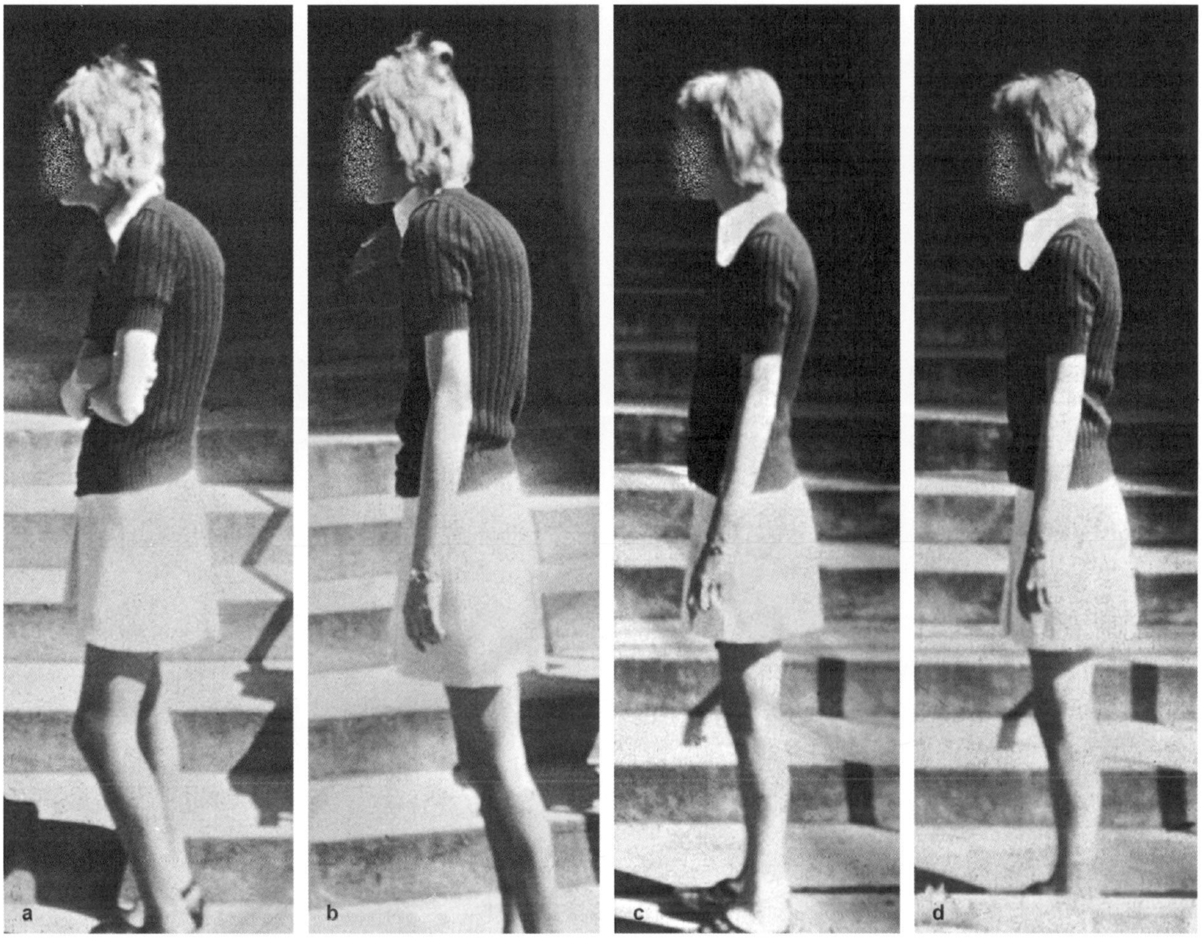

그림 10.30 고착된 후측만증 [M616]
a. 치료 전의 부적절한 습관적 자세. 중증의 변형이 있다.
b. 치료 전의 취할 수 있는 최선의 자세
c. 12주간의 정형호흡 치료 후의 습관적 자세
d. 12주간의 정형호흡 치료 후의 취할 수 있는 최선의 자세

10.2.9 사례 I : 슈로스 치료법의 X선 영상 소견에 대한 고찰

측만증 치료에서는 X선 영상의 소견이 필요하다. 물리치료사는 이것을 치료에 참고함으로써 더욱 정확한 치료를 시행할 수 있다.

환자 입장에서도 X선 영상으로 스스로의 변형된 모습을 실제로 보는 것이나 적절한 운동의 설명을 듣는 것은 유익하다. 환자의 X선 영상을 투사지에 모사하여 개선정도를 확인하면 좋다.

다만, X선 영상에만 의존해야 한다고 생각하면 곤란하다. 사진으로 외관을 확인하는 것도 중요하다. 예를 들면, 척추의 정렬은 근육으로 숨겨져 외관상으로도 알 수 없는 경우가 많다. 이 경우, 처음부터 X선 영상을 보지 않는 편이 환자의 불안을 줄이는데는 도움이 될 수 있다.

슈로스 치료법의 창시자인 Katharina Schroth(1894-1985)는 초기(1921년에 치료를 시작하였던 당시)에

는 정형외과의사로부터 제공되는 X선 영상이 흔하지 않았다. 따라서 그녀는 환자의 외관과 임상 치료경험에 의지하여 환자를 치료할 수 밖에 없었다. 작센(Sachsen)주의 사회보장사무소에서 환자의 X선 검사를 하게 되어서야 (1947년~1951년) 겨우 X선 영상을 볼 수 있게 되었다.

> 그림 10.31에서 보여주는 37세 여성 환자의 X선 영상을 통해 다음과 같이 설명할 수 있다: 영상에서는 오목면의 늑골은 들숨의 위치로 되어있고 볼록면의 늑골은 호기의 위치로 되어있다. 이것은 척추 만곡의 형성이나 늑추관절의 변형에 의해서 일어난 것이며 신체의 필요상의 조절(신체가 완전히 무너지지 않도록 하는)하기 위한 보상이라 생각된다. 변형된 추간관절이 고정되고, 이것에 의해서 척추가 왼쪽으로 자가신장이 되어 똑바르게 되면 오목면 늑골은 내려간다.

이 여성의 경우, 왼쪽의 제11늑골과 제12늑골이 크게 연장되어 있다. 이것은 왼쪽 등면을 지지하기 위한 것으로 생각된다. 이에 반해서 오른쪽의 부유늑골은 rib hump에 의해서 하방, 전방으로 밀려나와 있다(이미 장골릉에 부딪혀 있기 때문에) 밀려나와 있다.
흔히 오른쪽 부유늑골(rib hump의 아래쪽)은 수직이 되어 복부를 찔러 특히 간(liver)을 자극한다. 또한 외형상 이 위치에는 피부 주름이 생긴다.

이들 오른쪽 제11늑골과 제12늑골은 슈로스 치료법의 3중만곡 측만증 치료의 관점에서 보면, 골반대에 속하여 있다(골반대와 같은 방향으로 회전하여 있기 때문에). 따라서 슈로스 치료법에서는 이러한 늑골을 골반대와 같은 방향으로 derotation을 한다. 이 derotation은 상체를 왼쪽으로 기울여(굽히는 것이 아니라 기울이는 것에 주의하라!) 충분한 공간을 확보한 다음에 시행한다. 처음에는 운동할 때만 derotation을 하고 그 후는 derotation이 된 상태에서 정상적인 정렬의 유지되도록 한다. 이 여성 환자의 경우, 다양한 이유로 인해 요추 만곡이 치료와 조합하여 운동을 시작할 필요가 있었다:

- 왼쪽허리를 내측으로 움직인다.
- 선 자세에서 체중을 왼쪽다리에 지지한다.
- 이로 인해 상체가 왼쪽으로 이동하고
  오른쪽 허리부분의 하중이 제거된다.

그리고 나면 오른쪽 부유늑골을 내측에서 꺼내서 들어 올리는 것이 가능해진다. 이때, 머릿속에서 횡격막의 오른쪽만을 표적으로 한 횡격막 호흡을 시행한다. 많은 경우, 횡격막호흡은 X선 영상에서도 확인할 수 있다. 이 횡격막호흡에 의해서 내장이 내측에서 밀려나와 폐의 바닥이 공기로 채워져 에어쿠션과 같이 됨으로써 오른쪽 제11늑골과 제12늑골은 외측(=외측, 후방[lateral, backward]) 및 위쪽(= 상방[upward])으로 들려 올라간다. 호흡이라는 방법 말고는 늑골을 들어 올릴 수는 없다. 늑골은 호흡에 의해서 강제적으로 들려올라간다. 이것 이외에 부유늑골을 들어 올리는 방법은 없다.

(그림 10.31의 설명 계속)

e. 바람직한 운동 방향 = 요추를 똑바르게 한다. 척추를 해부학적으로 가능한 범위에서 최대한으로 신장한다. 흉부의 오목면을 "직각"으로 움직인다. 이것에 의해서 rib hump 아래쪽의 마찰에 의한 통증이 없어진다. 게다가, rib hump의 위쪽에서 "shoulder countertraction"을 시행한다. 즉, 오른팔의 견인을 통해서 상부 척추만곡의 오목면 부분에서부터 수평으로 외측으로 움직인다. 동시에 rib hump의 후방 · 외측 돌출부분을 derotation을 하여 긴장시킨다. [L143]
f. 치료시작 전 [M616]
g. 6주간의 슈로스 치료 후. 앞에서 언급한 점을 치료에 적용하였다. [M616]
h. 상체를 볼록면으로 굽히면 요추 만곡이 증가하여 외견상, 피부에 균열이 일어난다. 요추 만곡은 외측으로 밀린다. 동시에 비틀림도 증가되어 위쪽의 흉추 만곡에도 영향을 준다. [M616]
i. 상체를 오목면으로 굽히면 흉추 만곡이 증가한다. 골반 위치는 교정된다. 이 위치에서 슈로스 치료법의 원리에 기초하는 자가교정을 이용하여 더 머리쪽에 존재하는 오목한 부분을 "직각"으로 움직여서 넓히고 공기를 보낸다. 이 방법으로 꺼진 곳을 부풀어지게 만든다. 측만증에서는 결코 체간을 측방으로 **굽혀서는** 안 된다. 체간을 흉부 오목면으로 **기울이는 것** (Neigung) (체간의 왼쪽도 오른쪽도 좁히지 않는다)에 의해서만 체간의 위치적 변화에 좋은 영향을 줄 수 있다. [M616]

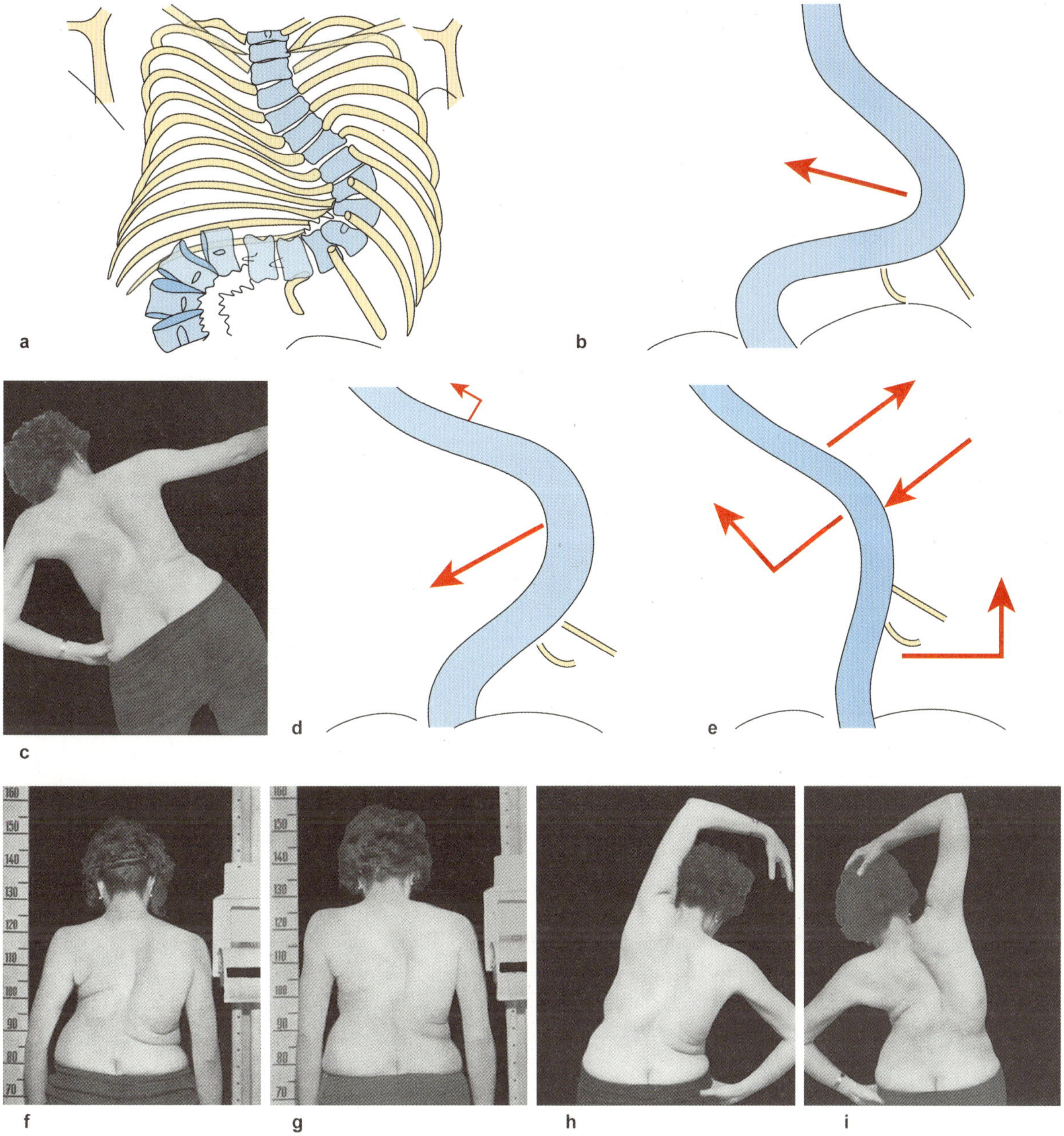

그림 10.31 37세 여성

a. X선 영상의 투사도 [L143]

b. 척추, 오른쪽의 제11늑골, 제12늑골(=최대로 숨을 내쉴 때)을 선으로 그린 그림. 제12늑골은 변형하여 장골릉과 접촉한다(h 참조). 화살표는 오목면의 늑골 (최대 흡기위치에 있다)이 움직이는 방향을 나타낸다. [L143]

c. 슈로스 운동법 : 능동신장을 통해서 상체를 왼쪽으로 기울인다. 그 결과, 오른쪽 허리의 오목면의 하중이 제거되어 신장된다. 게다가 부유늑골이 외측, 상방(lateral, upward)으로 들려올라간다. 활동을 하지 않는 허리근육이 지지기능이 요구되어 강화된다. 요추 만곡이 똑바르게 된다. 왼쪽의 오목면도 하중이 제거되어 왼쪽 늑골이 외측, 상방(lateral, upward)으로 넓어져 등쪽으로 밀려난다. 또한, 목 부분에서도 늑골이 존재하지 않음에도 불구하고 회전에 의해서 융기가 형성되어 오목한 부분이 생긴다. 이 가벼운 목 부분의 만곡은 이른바 "후두골 밀기"에 의해서 효과적으로 교정할 수 있다. "후두골 밀기"에서는 흉추 만곡 이동에 의해서 머리를 지지하고 턱을 rib hump 쪽으로 돌린다. [M616]

d. 운동으로 척추를 폄으로써 오목면의 늑골이 움직이는 방향은 꼬리쪽으로 바뀐다. 이 때문에 늑골을 위에서 언급한 방향으로 들어 올리는 것이 가능해진다 (다만 X선 영상에는 늑골은 수평이다). 요추 만곡이 똑바르게 되면 흉추 만곡의 상부나 경추 만곡이 악화한다. 따라서 경추 · 흉추에서는 오른쪽의 저항운동을 일으켜야 한다. 이 때문에 "후두골 밀기"를 가하여 머리와 목 부분을 회전하여 기울인다. (Drehneigung) [L143] (p.184로 계속)

임상소견과 X선 영상

X선 영상에서 오목면(왼쪽) 늑골이 수평일지라도 확실한 기법에 의해서 흡기에서 이러한 늑골을 외측, 상방[lateral, upward] 및 후방, 상방[backward, upward]으로 넓히고 동시에 횡격막의 머리 부분을 하강시켜야 한다. 환자는 머릿속에서 이러한 움직임을 추적하여 감지할 필요가 있다.

이 늑골 횡격막 호흡운동은 흉부와 골반 교정(overcorrection)함과 동시에 약화되고 위축된 오른쪽허리의 근육을 활성화한다. 이로 인해 요추 만곡이 중앙으로 이동한다. 허리삼각(lumbar triangle)은 쐐기형태가 약화하여 정상이 된다. 동시에 상체를 오목면으로 기울이면 오른쪽 허리 근육 활동(지지지능)이 유발된다. 즉, 근육길이가 길어지고 근력이 강화된다. 그때까지는 이러한 근육은 단축되고 눌러 찌부러뜨려지고 활동을 하지 않아 위축되어 있었다. 또한 흉부의 하중이 제거되면 자동으로 흉부에 공기가 흘러들어간다. 동시에, X선 영상에서 흡기의 위치로 되어 있었던 오목면 늑골도 정상적인 위치로 되돌아간다(호기의 위치로 되어있었던 볼록면 늑골도 마찬가지이다). 이와 더불어 척추의 위치도 이동한다. 따라서 우선 오목면 늑골을 "호흡에 의해서 외측 · 상방으로 움직이는" 것은 중요하다. 치료 성패는 구체적인 지식과 실천에 달려있다. 이 경우, 치료란 계속 지도하는 것이며 환자가 수주일간, 수개월, 더욱이 수년에 걸쳐서 가정에서 자기 운동을 계속하기 위한 동기부여를 하는 것이다.

X선 영상은 인체의 골격부분만을 찍어낸다. 이것은 중증의 구조적 변화를 분명히 보여준다. X선 영상에서는 각도(Cobb각 등) 측정이 가능하다(2차원의 측정). 그러나 rib hump의 크기나 깊이를 측정할 수는 없다. 또한 피부나 근육 주름, 이러한 구조나 혈류(특히, 오목면)를 3차원적으로 알 수는 없다.

최종적으로 환자에게는 자기의 외관모양이 기준이 된다. 이를 위해 슈로스 치료법은 측만증에 의한 외관상의 악화를 본다. 이러한 체간(머리나 골반대도 포함)의 다양한 형상적 · 기능적 변화에 주목한다. 즉, 발의 외반무지로 시작하여 발의 변형(외측으로 돌출한다), X발목, 장딴지가 외측으로 만곡하는 "사벨 장딴지(Säbelwade)", X 무릎, 허리의 경사 등이다.

중요!

자세의 교정은 아래쪽에서부터 시작해야 한다. 이 때문에 슈로스 운동법에서는 원칙적으로 측만증 치료의 시작부터 종료까지 발과 다리의 치료를 병행하여 시행한다.

RAB에 의해서 일어나는 호흡-흉곽-운동은 늑추관절을 움직이고, 척추의 부분적인 derotation이나 시각적으로 확인 가능한 rib hump의 축소를 유도한다.

흉부를 골반과 견갑대의 반대방향으로 회전하는 derotation에 의해서 폐에 대한 압력이 변화하여 비틀림이 있었던 횡격막의 위치가 정상화하고 기능이 개선되는 것은 어렵지 않게 생각할 수 있다. 또한 흉부나 복부에 존재하는 내장의 위치나 기능도 개선된다. 이것에 의해서 > 그림 10.4a-g가 보여주는 것처럼 흉곽의 모습도 교정된다(X선 영상에서 유의미한 각도의 개선이 없어도). 이것들의 결과를 종합할 때 다음과 같이 정리할 수 있다 :

1. 골격이나 근육에 의한 신체의 비정상적인 정역학("측만증 균형")이 해소된다(최종적으로 이것이 결과를 결정 짓는다).
2. 운동으로 overcorrection을 시행한다.
   overcorrection에 의해서만 성과를 얻을 수 있다.
3. 위축된 근육의 활동을 촉진한다.
4. 이것에 의해서 흉부의 오목한 부분의 하중이 제거되어 공기가 흘러들어간다.
5. 이 모든 것은 신장(Elongation) 즉, 척추 만곡 및 흉부 외측부분의 능동신장을 통해서 일어난다.
6. 이것에 의해서 비로소 척추와 늑골의 derotation이 가능해진다.
7. 이와 같이 교정된 상태에서 정형외과적인 등척성 수축에 의해서 근육 전체를 긴장시킨다. 교정된 상태를 유지한 다음에 근육의 수축을 최대한으로 유도한다. 교정된 상태를 유지하지 않으면 측만증이 고착화될 뿐이다.

중요!

보존적 치료에서 중증의 특발성 측만증에 의한 다양한 형상의 위치적 변화(Formverschiegung)를 정상으로 되돌리는 방법은 이 방법이 유일하다.

측만증 치료에 도전하는 치료사는 상기의 점을 인식하고 체득하여 환자에게도 설명할 수 있어야 한다. 이를 위해서는 이 방법이 가져오는 개선을 완전히 알아야 한다. 즉, 먼저, 외견상 형상이 개선되고 그 후, 각도가 축소되어(X선 영상으로 측정 가능한) 전반적인 건강상태가 개선된다.

10.2.10 사례 J : 척추의 직립화의 보상으로서의 요천추 만곡

아래의 15세 여성(> 그림 10.32)은 우리 병원에서도 6주간의 치료를 받았다(> 그림 10.33). 이때, 수동적인 교정쿠션을 사용하고 자가교정으로 제5의 골반교정(pelvic push down)을 시행하였다.

반년 후, X선 검사에서 영상을 확인하였더니 흉추 만곡과 요추 만곡 어느 정도 똑바르게 되어있었다 (> 그림 10.34). 다만, 제4(derotation pelvic) 및 제5의 골반교정(pelvic push down = rib hump 아래쪽 허리부분을 후방으로 회전하여 하강시킨다)을 시행하여 의해서 요천추 만곡이 증가되었다. 골반은 5° 경사졌다. 이러한 골반교정은 요추 만곡을 개선하는 것은 분명하다. 다만, 이 사례와 같이 흉추 만곡이 있는 경우, 제4 및 제5의 골반교정을 시행해야 할 때 주의해야 한다.

이 여성 환자는 7개월간, 자택운동을 계속하였다. 그때, 골반의 derotation을 특히 중요시하지 않고 운동을 시행하였다. 그렇게 하였더니 요천추 만곡은 다시 똑바르게 되었다. 다만, 이것은 요천추 이외의 흉추 만곡이나 요추 만곡의 경우에는 적합하지 않다. 따라서 다음의 문제가 발생한다. 골반이 똑바르게 되어서, 척추 만

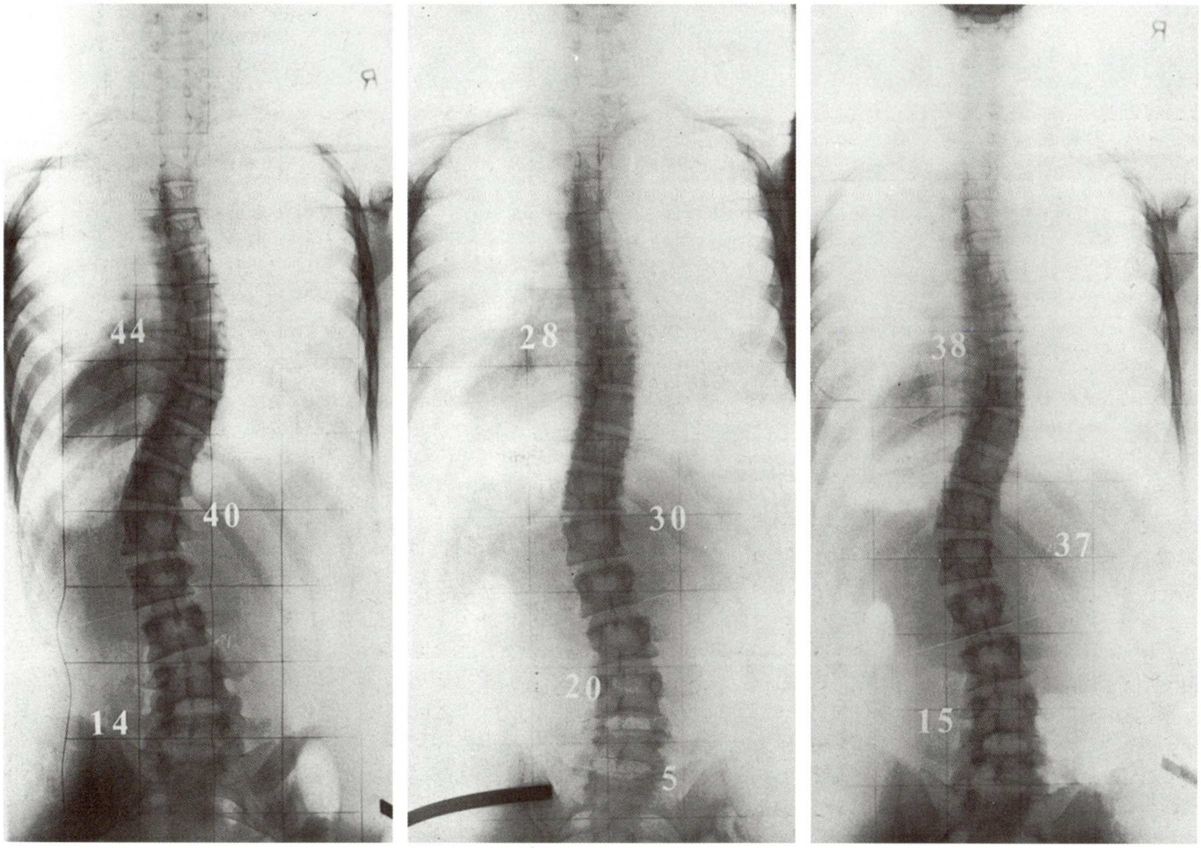

그림 10.32 – 그림 10.34 약 1년 3개월의 경과를 나타내는 X선 영상 [M616]
그림 10.32 (좌) 특발성 측만증의 여성 : 15세 3개월. 오른쪽 (rib hump 쪽)으로 만곡하는 요천추 만곡 (14°)이 있다.
치료시작 전 : 흉추 만곡 44°, 흉요추 만곡 40°, 요천추 만곡 14°
그림 10.33 (중앙) 15세 9개월, 흉추 28°, 흉요추 30°, 요천추 20° (= +6°)
그림 10.34 (우) 16세 4개월, 흉추 38°, 흉요추 37°, 요천추 15°

곡이 증가하는 것과 골반이 경사지는 한편 척추 만곡이 감소하는 것 중 어느 것이 더 유익할까?

10.2.11 사례 K : 상체의 외측굴곡에 의한 미끄럼 회전

> 그림 10.35의 a에서는 제3~제5 요추, 천추가 수직으로 배열하여 있다. 척추체를 얼굴에 비유하면 극돌기가 코, 관절돌기가 눈, 횡돌기가 귀가 된다.

그림 b는 정상인 사람이 상체를 외측굴곡한 경우의 미끄럼 회전(rotational slippage, Lewit 1987)을 보여주고 있다. 이때 척추는 만곡의 내측 및 아래쪽을 보고 있는 상태가 된다.

그림의 c는 2개의 요추 후만(kyphosis), d는 마찬가지로 요추 전만(lordosis)을 나타내고 있다. 점으로 표시한 부분에서 가동성이 증가한다. 척추체의 압박부분은 움직일 수 없다.

생리적인 요추 전만을 가진 상체를 외측굴곡하는 경우, 척추체[특히 만곡의 중앙에 있는 정추의 추체(apex vertebra)는 외측으로 변위되는 경향이 있다.

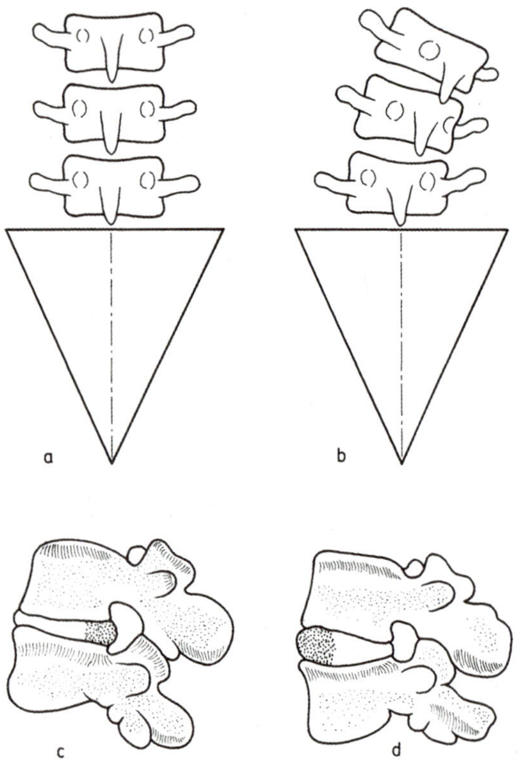

그림 10.35 척추의 비정상적인 정역학 모식도 [M616]

척추궁(vertebral arch)과 관절돌기의 결합으로 고정되는 척추체는 자유로이 움직일 수 있는 상태에 있다. 이 때문에 실제로는 추체만이 외측으로 변위되는 경향이 있다. 이것에 의해서 척추뼈 회전이 일어난다. 이때, 척추체는 만곡 외측으로 회전한다. 이 회전은 건강한 사람이 생리적인 외측굴곡을 시행할 때 동일하게 일어난다. 특발성 측만증에서는 회전의 힘이 더욱 증폭된다. 측만증이 되면 위쪽에서부터 머리를 포함한 체간의 무게가 척추에 가해지고 그 결과 척추의 만곡이 증가되고 비틀리게 된다(특히 척추가 비정상적 정역학을 가진 경우).

"Muscle cylinder exercise"동작을 시행할 때 흉추의 오목면을 폄으로써(요추만곡을 넓힌다) derotation이 일어난다는 것을 알 수 있다. 이때 당연히 근육 견인도 관여하고 있다. "muscle cylinder exercise"는 상체의 외측굴곡을 바르게 하는 것이며 이 방법으로 추체가 흉부의 볼록면으로 변위되는 경향을 약화시킨다. 따라서 토크(torque)가 조절되어 회전이 감소한다.

흉추는 약 30°의 생리적 후만이 있다. 흉추는 늑골과 결합하여 고정되어 있다. 또한 추간판(disc)도 작다. 이 때문에 상체를 외측굴곡을 하면 흉추에서도 추체는 흉부의 볼록면으로 이동한다. 또한 요추와 유사한 척추뼈 회전이 일어난다. 즉, 극돌기가 흉부 만곡의 안쪽(오목면)으로 회전한다.

Dickson 등(1984)이나 Tomaschewski(1987)에 따르면, 흉추에 주된 만곡이 있는 경우 흉추는 전만이 된다. 다만 이것은 측면 X선 영상에 의해서 비로소 확인할 수 있다. 이때, 신체를 비스듬히 회전한 선 자세에서 촬영한다. 추가로 중증 측만증에서는 측방에서부터 X선을 조사하여 촬영하여 확인할 수 없는 전만을 찾아낼 때 유용하다.

슈로스 치료법의 **"역회전 교정"**(derotation correction), 즉, 함몰된 흉곽(rib hump 쪽)을 전방(Forward), 상방(Upward)으로 "호흡"을 이용해서 움직이는 것(측방의 갈비사이근 [늑간근]도 긴장시킨다)은 흉추 전만을 갖고 있어도 시행해야 한다. 그 이유는 "전방-상방(forward, upward)"으로 움직이는 것은 시상면의 자동적인 직립이 아니라 횡단면의 회전으로서 이해되어 시행해야 한다.

이론상, 흉추가 요추의 연속인 것처럼 경추의 전만은 흉추 만곡의 연속으로서 파악할 수 있다. 요추나 흉추와 마찬가지로 경추에서도 극돌기가 만곡 내측으로(오목면) 회전한다. 이것은 슈로스 운동법의 머리위치 교정[머리를 흉부의 오목면으로 기울이고, 턱을 rib hump 쪽으로 돌린다]에 통해서 교정할 수 있다. 한편, 2개의 만곡 사이의 이행부분에 존재하는 중립위치의 추체(종추, transitional vertebra)는 회전하지 않고 비스듬히 될 뿐이다.

10.2.12 사례 L : 사춘기

사춘기의 소아(특히 초경 전의 여아)의 측만증은 특수한 문제를 가진다. 많은 측만증은 사춘기가 되면 그 전까지 양호한 치료성과를 얻었더라도) 조절이 어려워진다. 소아는 발달상의 미약함과 함께 학업 등의 부담이 겹쳐 치료성과를 유지할 수 없게 된다. 많은 어머니의 보고에 따르면, 매일 1시간의 운동을 시행하고 있어도 자녀의 측만증이 6주간에서 하루하루 악화되는 것을 목격하게 된다고 한다. 사춘기의 성장기 환자는 심신 모두 과도한 부담을 갖는 일이 많다. 따라서 반드시 내면적 · 외면적 관리가 필요하다. 그 방법으로 사춘기 환자에게는 적합성이 좋은 체뉴 코르셋에 의한 과잉교정(overcorrection)이 가장 적합하다. 코르셋은 신체의 형상에 맞춰서 그때마다 수정한다.

드물지만 무슨 일에도 무관심하고 운동을 시행할 의욕이 없으며 보조기를 착용하려 하지 않고 무심하여 자기의 몸을 위해 아무 것도 시행하지 않는 환자도 있다. 이러한 환자에게는 이렇다 할 방법이 없다. 나중에야 사태의 중대성을 알아차려도 많은 경우, 기회는 이미 지나갔다. 성장기의 환자는 바로 사춘기에 치료해야 한다. 확실하게 말할 수 있는 것은 14-16세의 여아에서 아직 월경이 없고 측만증이 30-40°인 경우, 적절한 코르셋을 착용해야 한다. 그렇지 않으면 더욱 측만증은 악화한다.

일반적으로 50°를 넘는 측만증은 수술의 적응증이 된다. 하지만, 수술을 희망하지 않는 환자나 수술할 수 없는 환자도 있다. 이러한 환자들은 장기간에 걸쳐서 면밀하게 개인에 맞춘 치료를 시행한다는 전제 하에서 보존적 치료를 시행한다. 이 경우, 엄격하게 운동을 시행하는 것만으로는 충분하지 않다. 특히 환자는 머릿속에서 이상(ideal)을 그리며 상상하는 힘을 갖고, 동시에 목표를 달성하고자 하는 의지를 필요로 해야 한다.

10.2.13 사례 M : 이동한 흉골 교정

흉골은 흉곽 앞면의 중앙에 위치하는 뼈이다. 측만증에서는 흉골이 외측으로 이동하는 일이 있다. 예를 들면, 오목면 허리 돌출을 동반하는 중증 비보상성의 3중만곡 측만증에서는 흉골이 rib hump 쪽으로 이동하는 일이 많다(> 그림 3.8b). 한편, 골반의 돌출을 갖지 않는 측만증이나 경미한 4중만곡 측만증에서는 흉골은 중앙을 벗어나 오목면으로 이동한다. 이러한 흉골이 이동하는 경우는 교정이 매우 어렵다. 환자는 손가락 끝으로 흉골의 위치를 확인하고 거울로 관찰한다. 그 후, 흉곽을 바른 위치로 되돌리고 흉골을 중앙으로 움직인다. 운동을 시행할 때도 손이나 거울로 확인한다. 흉곽을 "전방 · 상방(forward, upward)"으로 움직이고 이것에 의해서 rib hump를 등쪽에서부터 앞쪽으로 움직인다. 이 호흡-흉곽-운동의 힘에 의해서 우선 공기가 흘러들어간 쪽의 흉부가 크게 전방으로 회전한다. 이것은 거울로 측방에서부터 보면 확인할 수 있다. 당연히, 거울에 비치지 않는 반대쪽 흉부는 허리와 견갑대에 의해 고정되어 움직이지 않는다. "안쪽으로(inward)"라는 방향을 "비스듬한 외측 · 상방으로"(diagonally-outwardly above) 전환한다(= > 그림 5.16c에서는 오른쪽 비스듬한 외측 · 상방). 이 경우 "내측으로"는 측면 갈비사이근(늑간근)을 수축시킴으로써만 가능하다. 이때, 척추가 밀려 중앙으로 되돌아온다. 반면, 척추는 RAB에 의해서 derotation이 되어 흉부의 오목면에서부터 **견인**된다.

상기의 RAB의 운동에서는 엄밀하게 **후방**(Backward)으로 움직여야 한다. 그 이유는 등쪽으로 오목한 쪽은 바로 **후방**에 존재하고, 이 운동에 의해서 늑골의 후방부(척추와의 결합부분)만을 견인하여 들어 올릴 수 있기 때문이다. 환자는 한 손으로 흉골에 손을 놓고, 다른 한 손으로 2개의 거울 사이에서 후방 오목한 쪽을 눈으로 확인하고 사선방향의 비스듬한 호흡(diagonally)(오른쪽 전방[forward] + 왼쪽 후방[backward])을 시행한다. "외측[lateral] · 상방[upward]"의 단계가 되었을 때, 늑골을 후방 · 상방으로 벌리는 것 + 흉곽을 내부에서 확장시키는 것에 의해서 등의 오목면을 후방으로 부풀게 한다. 이때, 환자는 근육이 튀어 오르는 것 같은 감각을 느낀다. 동시에 흉부와 반대로 허리와 견갑대를 전방으로 고정하고 lumbar prominence를 지렛대 힘으로 전방으로 당겨야 한다. 마지막으로 교정 마무리로 오른쪽 "shoulder countertraction"을 강력하게 시행한다.

10.2.14 사례 N : 견갑대 교정

오목한 쪽 어깨를 전방으로 움직이는 경우 같은 쪽 어깨뼈 전체를 전방으로 들어올린다. 약간 높은 베개를 놓으면 견갑대가 derotation이 되지 않고 흘러내리기 때문에 부적절하다. 또한, 중요한 주의할 점으로 오목면 어깨를 늑골에 의해서 들어 올리려고 하여 "견인팔"로서 오목면의 팔만을 견인해서는 안 된다.
많은 경우, 이것에 의해서 경추 만곡이 악화한다.

견갑대는 전후방향(frontodorsal)으로만 회전하지 않고 측방으로도 움직인다. 환자가 흉부 오목면(weak side) 어깨의 견인(오목면을 신장하기 위해)을 시도하는 것만으로도 견갑대는 외측으로 움직인다. 다만, 이것에 의해서 경추 · 흉추 만곡이 형성되어 견갑대 전체가 같은 흉부 오목면 쪽으로 이동한다.

흉부의 오목면 어깨를 "안쪽"으로 견인하는 것은 곤란하기 때문에 슈로스 운동법에서는 우선 팔을 견인하고 이것에 의해서 반대쪽 견갑대를 견인한다. 즉, 흉부의 볼록면 어깨 즉, 팔을 비스듬히(비스듬한 외측 [lateral] · 상방 [upward]) 견인하거나 민다. 이것에 의해서 어깨-목-만곡이 견인되어 중앙으로 되돌아가고 머리도 함께 견인되어 교정자세가 된다.

다만, 이것만으로는 흉추 만곡이 악화하기 때문에 이에 대항하여 흉추 만곡을 내측으로 움직인다(=측방의 늑간근의 근육구축을 가진 쪽에서의 대항운동).

다만, 이것으로도 아직 충분하지 않다. 그 이유는 어깨는 전방으로 견인되는 일이 많기 때문이다. 따라서 다음의 교정을 이어서 시행한다 ;

- "어깨를 비스듬히 외측 · 상방으로(diagonally, lateral, upward)" 움직이기 위해 반복해서 후방으로도(backward) 움직인다.
- "Rib hump의 측방부분을 내측으로" 움직이기 위해 반복해서 rib hump를 전방 · 상방으로(forward, upward) 움직인다.

위에 언급한 것은 어렵게 들리지만 실제로 운동을 해보면 당연히 이해할 수 있다 (> 그림 9.5a, > 그림 9.6).

10.2.15 사례 O : 전방 늑골융기(Ventral prominence)의 교정

이른바 "전방 늑골융기(ventral prominence)"는 이것을 소실시키려고 하여 단순히 도수로 후방이나 내측으로 밀어서는 안 된다. 그 이유는 "ventral prominence"를 형성하는 늑골을 손으로 전방으로 밀면 "후방 rib hump"를 향해서 비스듬한 밀기(push)를 가하는 것이 되기 때문이다. 이것에 의해서 "후방 rib hump"가 확대한다. 따라서 "ventral prominence"는 저절로 조정되는 것에 맡긴다. 즉, "ventral prominence"를 형성하는 늑골은 등에서는 오목면을 형성하고 있고 이러한 늑골을 "호흡에 의해 후방 · 상방으로 [backward, forward] 회전"하여 움직인다. 따라서 "ventral prominence"의 교정에서는 체간 앞면의 보조 쥐기(> 그림 9.18a,b,c)(등쪽 오목면을 넓히는 지시를 준다)을 생략하는 일이 많다.

10.2.16 사례 P : Flat back (편평등)

Flat back (> 그림 3.11e)에서는 척추 3개의 생리적 만곡이 약화되어 거의 소실한다. 이것에 의해서 척추의 생리적 완충기능도 상실된다. 또한 환자는 등통증(back pain)을 갖게 된다. 체간의 세 부분은 각각 별개의 방향으로 이동하는 일도 없고 측방에서 보면 직사각형이고 상 · 하로 겹쳐 있다. 한편, flat back은 척추전만

(요추부)을 유발하는 일이 많다. 이 때문에 늑골궁은 전방으로 밀어내어지고 이것에 의해서 자세가 나빠진다. 흉부 위쪽부분이 후방으로 내려가고 머리가 전방으로 굽는다. 흉곽의 전후직경이 축소하여 흉강이 좁아짐에 따라 폐활량도 감소한다.

Tomaschewski(1987)에 따르면, flat back은 흉추의 몇 개의 척추분절에서 전방굴곡(anteflexion) 가동성이 제한된다. 또한 등 폄근(신전근)이 단축한다. 등 폄근(신전근)에서 우선 좌우 대칭의 구축이 일어나고 안정성이 저하함에 따라 비대칭적 구축이 일어나 병적인 회전(측만증)이 일어난다. 그 원인은 흉추 가동성이 제한되는 것이다.

Tomaschewski는 이른바 파케트 자세(Package-position)(정좌에서 상체를 앞으로 기울여 등을 둥글게 하고 머리를 바닥에 붙인다. 양팔은 힘을 빼어 몸의 좌우에 놓는다)에서 flat back을 측방에서부터 X선 영상을 촬영하고 있다. 흉추 전만은 선 자세에서는 쉽게 관찰되지 않는다. 파케트 자세에서 촬영한 X선 영상에서 흉추의 척추뼈 각도를 측정한다. 각도가 크면, 등은 생리적인 만곡을 갖는다. 각도가 작으면 흉추는 비생리적인 만곡을 갖는다. Tomaschewski는 여러 학생들을 대상으로 실험하였고 흉추 전방굴곡 제한이 있는 소아를 선별하였다. 관찰 결과, 이러한 소아들의 대부분은 측만증도 함께 가지고 있었다.

Flat back은 후만증과 마찬가지로 척추의 비생리적 만곡을 갖는다. 우리가 치료하고 있는 특발성 측만증 환자의 대부분은 flat back을 갖는다. 또한 flat back은 요추 후만이나 경추 후만을 유발하는 일이 많다.

Flat back에 의해서 흉곽의 전후직경이 축소하여 호흡이 방해된다. 흉곽은 전방으로 비뚤어져 rib hump를 육안으로 확인할 수 없다. 옷을 입은 상태에서 "이상한 직립자세"가 눈에 띈다.

Flat back은 그 후 등이나 허리의 장애가 발생하는 일도 있다.

측만증 환자의 흉추 만곡을 측방에서 보면 종전부터 추정한 대로 후만이 아니라, 오히려 전만이 관찰된다. 많은 경우(중증 측만증도 포함) 후만은 rib hump가 후만으로 보이는 것에 지나지 않는 것이다.

Flat back에서는 RAB가 더 한층 중요하며 특히 흉추 전방굴곡의 가동화 작용을 갖는다. 또한 RAB는 흉부의 전후직경을 확대하기 위해서 시행한다. RAB는 중증 측만증의 유익한 치료수단이다.

Katharina Schroth는 초기에 이미 이들을 관찰하고 있었다(당시는 뒤쪽 측만증이 많았음에도 불구하고). 이 때문에 그녀는 특히 "큰 아치"(> 그림 9.29a-c)와 유사한 운동을 중시하였다. 이 운동은 RAB과 조합시킴으로써 척추뼈를 원래 위치로 회전하는 작용이 있다. 이 때문에 Katharina Schroth는 RAB의 이 단계를 **"척추교정회전호흡"**(vertebral derotation breathing)이라 불렀다. Flat back의 운동치료에서는 특히 흉부 오목면을 부풀게 하여 넓히는 작용이 있는 운동에 주목해야 한다.

또한 전방으로 움직이는 운동을 시행할 때, 등을 할 수 있는 데까지 굽히는 것이 아니라, 적절한 중간위치에 놓도록 주의한다. 이 중간위치에서 마무리 교정의 최대 수축을 유도한다.

흉추 전만을 가진 경우, 바로 누운 자세에서 후방 rib hump에 교정쿠션을 놓지 않는다. 정상적인 전만 허리에서는 바로 누운 자세에서 양 어깨뼈와 양 둔부의 가장 아랫부분 좌·우에 교정쿠션을 놓는다. 요추 과다전만에서도 이와 마찬가지로 교정쿠션을 놓는다. 요추 과다전만에서는 특히 후만화를 촉진하는 요소가 중요하다. 공(ball)을 사용한 운동도 유익하다. 환자는 약간 큰 공 위에 배와 골반을 올려놓고 엎드려 누운 자세가 되어 공을 따라서 흉부를 조절한다. 이 누운 자세에서 특히 등 호흡을 양호하게 시행할 수 있다. 이때, 양팔을 전방으로 뻗고 양 어깨뼈 사이의 근육을 긴장시킨다.

이 공 운동에서 치료사는 손끝을 전방굴곡이 제한되어 있는 흉추 분절의 하부 척추뼈의 극돌기에 놓는다. 환자는 치료사의 손가락에 대항하도록 호흡을 강화하고 척추를 편다. 또한 치료사는 호흡자극의 쥐기(grip)를 주된 만곡에서 늑간강으로 외측방향으로 가한다. 환자는 이것에 대항하도록 호흡을 시행한다.

이 기법은 Flat back에 한정하지 않고
다른 모든 운동에 도입할 수 있다.

또한 상체를 앞으로 기울여서 시행하는 운동(> 그림

10

5.1a,b)도 flat back에 유익하다. 이 경우 머리의 중량이 척추를 신장하는 작용을 가져온다. 이것에 의해서 척추뼈는 derotation이 된다. 특히 RAB를 시행하면 척추뼈는 양호하게 derotation이 된다.

10.2.17 사례 Q : 높이보정

주의!

해부학적인 다리의 단축이 있는 경우, 뒤꿈치를 높이거나 높이보정 교정구를 사용하는 것에는 문제가 있다. 골반의 측방 이동 · 회전 · 비틀림이 존속한 상태에서 높이보정(VA)을 시행하면 요추 만곡이 증대하는 경우가 있다.

측방으로 내려간 상체를 높이보정 교정구로 조정하는 것은 거의 불가능하다. 그 이유는 이것에 의해서 요추가 반대쪽으로 이동하기 때문이다. 또한 rib hump 아래쪽의 피부 주름은 커진다(> 그림 10.36 a–d, > 그림 10.37 a–f).

슈로스 운동법을 보면, 이 경우는 높이보정 교정구를 시행해서는 안 되며, 오히려 rib hump 아래쪽을 연장하여 요추를 중앙으로 되돌려야 한다(> 그림 10.36c, > 그림 10.36d).

일반적으로 한쪽 허리의 올라감은 측방이동에 의해서 교정하는 것만으로도 사라진다. 높이보정이 필요하다고 판단된 경우, 높이보정 운동을 할 때도 항상 착용해야 한다. 그렇지 않으면 발을 한걸음 내디딜 때마다 요추에 있어서 부적절한 운동이 발생하게 된다.

많은 경우 높이보정은 대략 1년에서 필요가 없어진다. 짧았던 다리는 교정을 통해 발달자극을 받기 때문이다.

요천추 만곡을 가진 경우, 높이보정의 적응을 판단하기 위해 특히 상세한 검사가 필요하다. 예를 들면, 요추 만곡을 개선하기 위한 처치가 요천추 만곡을 악화시키는 일이 있고, 그 반대도 있다. 항상 의심이 나면 조정을 시행하지 않는 것이 원칙이다! 이것은 특히 외측으로 돌출한 허리가 시간 경과에 따라 내측으로 되돌아오는 것을 기대할 수 있는 경우에 적합하다. 이 경우, 허리에 더하여 비스듬히 되었던 다리도 변화하고, 그 결과 높이보정은 필요가 없게 된다. 그 이유는 골반과 천장관절의 위치가 수평으로 되돌아가기 때문이다(> 그림 10.36 a–d). 거의 모든 사례에서 관찰되는 것과 같이 외측으로 변위한 허리는 동시에 후방으로 회전한다. 또한 X선 영상에서 장골릉 폭이 넓어지는 것을 알 수

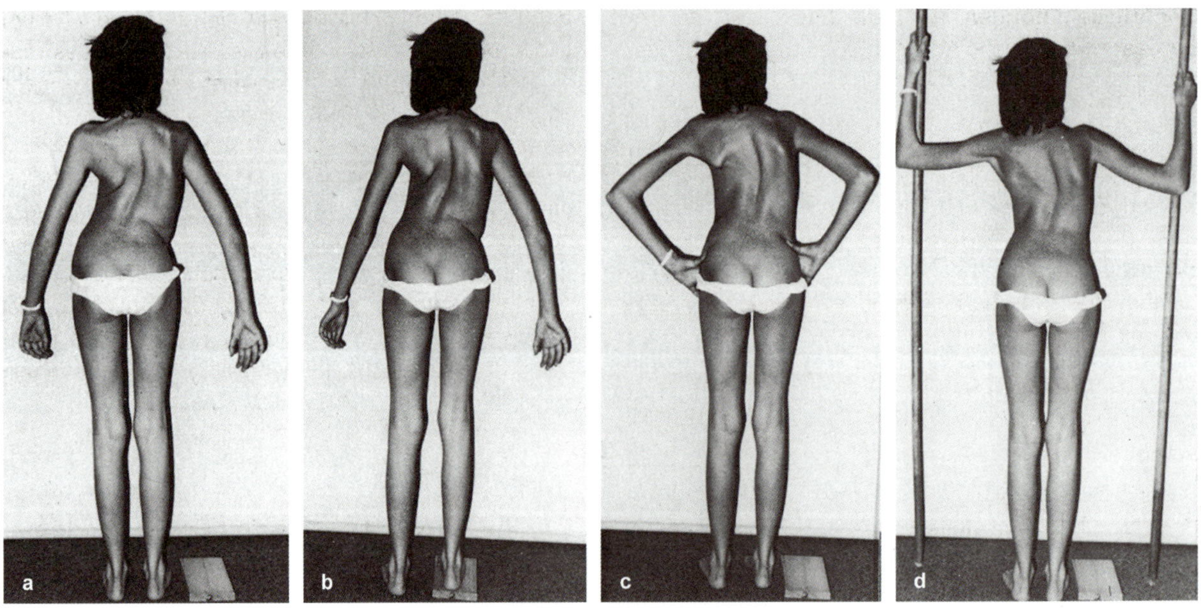

그림 10.36 3중만곡 측만증에서의 높이보정 교정구 적용 [M616]
a. 특발성 측만증의 12.5세 여아. 중증의 골반의 위치이상이 있다. 이것에 의해서 머리쪽으로 뻗는 만곡이 악화한다.
b. 오른쪽으로 돌출한 rib hump를 조절하기 위해 오른쪽 다리의 높이보정을 하면 요추 만곡이 악화한다.
c. 높이보정을 시행하지 않고 도수로 왼쪽 허리부분을 내측으로 움직인다. 이것에 의해서 요추 만곡이 똑바르게 된다.
d. 허리의 자가조정. 상체를 똑바르게 하고 등척성 수축에 의한 압박과 근육의 긴장을 조합하여 상체를 안정화한다.

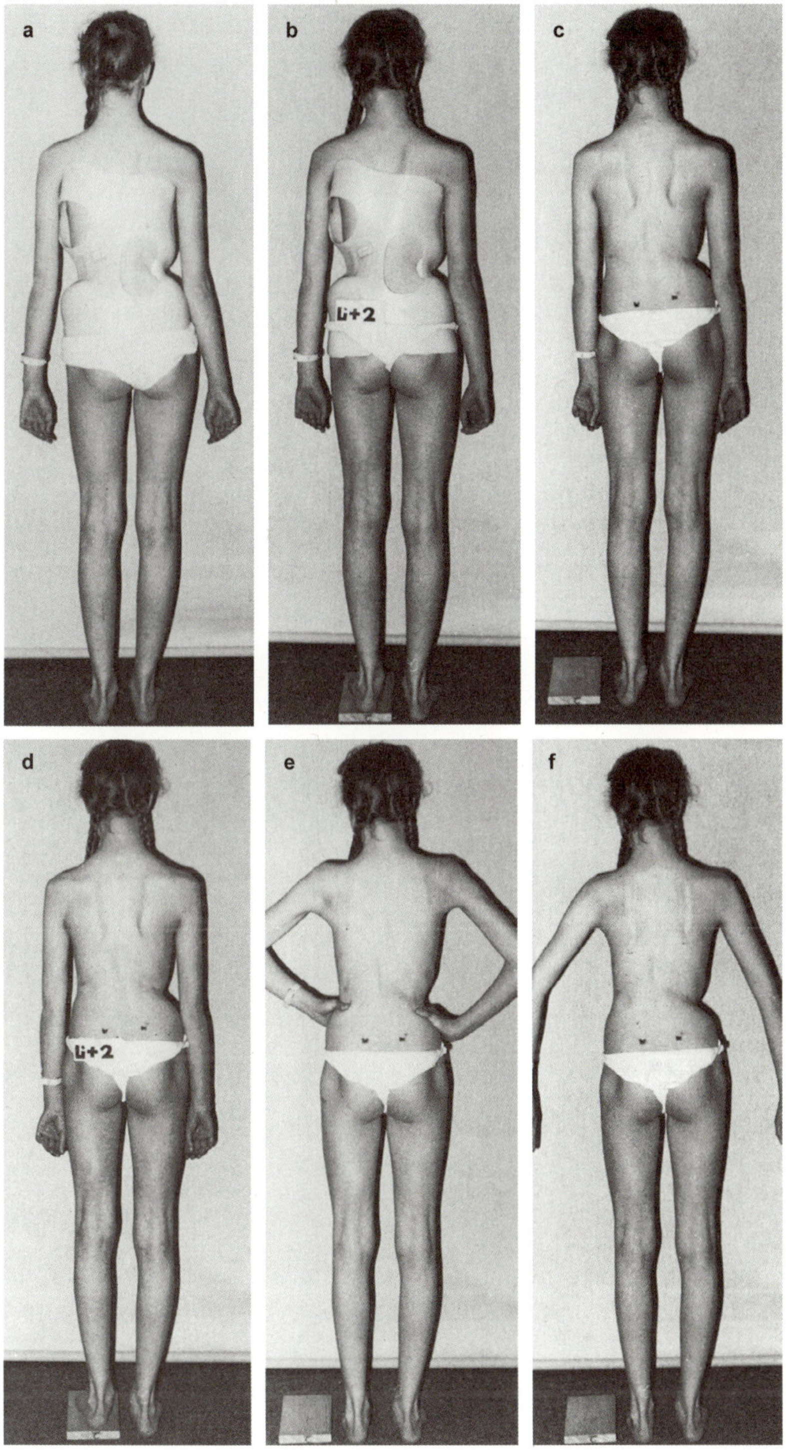

그림 10.37 4중만곡 측만증에서 높이보정 적용 [M616]

a. 체뉴(cheneau) 코르셋을 착용한 12.5세 여아. 높이보정 없이 상체가 왼쪽으로 내려간다. 체중을 왼쪽다리에 걸고 오른쪽 허리가 외측으로 이동한다.
b. 왼쪽다리의 2㎝의 높이보정에 의해서 전신이 수직으로 된다. 다만, 좌우의 둔부주름(gluteal sulcus)의 높이가 다르다(왼쪽이 높다).
c. 코르셋 제거. 양 장골익 및 양 둔부주름이 비스듬히 된다(오른쪽 둔부주름이 높아진다). 왼쪽의 허리삼각이 평탄해진다. 오른쪽 허리가 돌출한다. 골반의 오른쪽이 위쪽으로 비틀려 보이고 왼쪽이 전방 · 하방으로 비틀려 보인다.
d. 왼쪽 다리의 2㎝의 높이보정에 의해서도 골반 경사는 완전히 조정되지 않는다. 다만, 오른쪽 허리의 돌출은 없어진다. 왼쪽의 허리삼각도 회복한다.
e. 운동을 시행하는 환자. 허리를 내측으로 움직이고 호흡에 의해서 오른쪽 부유늑골을 외측 · 상방 및 후방 · 상방으로 움직여서 등척성 수축으로 골반뼈를 압박하여 교정 성과를 고정한다. 좌우의 둔부주름이 수평으로 배열한다. 양 허리의 높이가 같아진다. 높이보정 없이 이 상태를 얻을 수 있다!
f. 손의 보조가 없이도 감각과 거울에 의해서 조절하면서 e와 같은 교정을 시행하는 환자. 기능성의 골반경사는 아직 조정되어 있지 않지만, 더 한 층의 운동에 의해서 최종적으로 높이보정 없이 골반의 위치가 수평으로 될 것으로 예상된다!

있다. 이것은 3중만곡 측만증에서는 왼쪽에서(> 그림 5.12) 넓어지고, 4중만곡 측만증에서는 오른쪽(> 그림 10.30b, > 그림 10.34) 장골릉이 넓어진다.

또한 코르셋 요법에서 "코르셋을 수직으로 착용하기 위해" 높이보정을 시행하는 일도 있다. 다만, 보상으로서 인위적인 골반경사가 일어난다.

슈로스 치료법에서는 환자는 코르셋 제작을 위한 석고의 본을 뜨기 전에 골반의 교정 자세를 학습해야 한다(> 그림 10.37e). 이것에 의해서 효과적인 코르셋을 시행할 수 있다.

양 허리높이가 다른 경우, 멀리서부터 옷을 입은 상태를 보아도 비대칭성이 인지된다. 대부분은 기능성의 골반경사이다. 골반은 외측으로 돌출함과 동시에 위치가 높아지는 경우가 많다. 이것에 의해서 허리띠가 비스듬해져 바지 한쪽의 길이가 짧아진다. 따라서 환자는 2개 거울 사이에서 옷을 입은 상태에서 전신을 관찰하고 문제가 발견되면 신속하게 교정을 시행한다.

우선 척추를 수직으로 조금씩 펴고 경직된 척추를 서서히 풀고 가능한 한 척추의 신장(Elongation)을 시도한다. 이때, 동시에 "호흡"도 시행한다. 다음으로 척추를 편 상태를 이제까지 언급한 방법으로 안정화한다. 가장 적절한 것은 양 손으로 각각 2개의 막대의 머리높이 부분을 쥐고 막대로 바닥을 미는 것이다. 이것에 의해서 등의 근육군을 똑바로 하여 신장한 상태에서 등척성 수축에 의해서 긴장시킬 수 있다.

4중만곡 측만증에서는 요천추 만곡을 위한 운동을 추가로 시행할 필요가 있다.

10.2.18 사례 R : 비정형적인 측만증

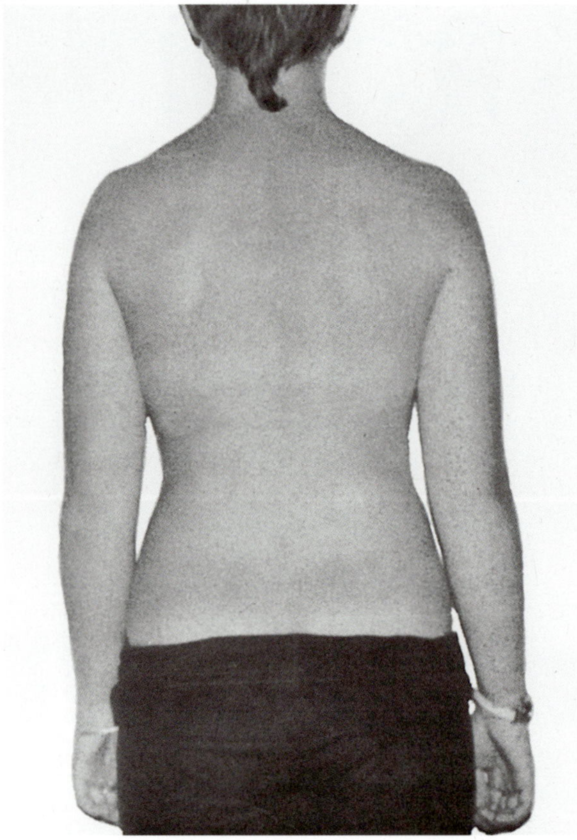

그림 10.38 비정형적인 측만증. 바로 선 자세에서는 알 수 없다. [M616]

비정형적인 측만증(Atypical scoliosis) (> 그림 10.38)은 측만 정도가 작은(20° 미만) 척추의 측방 변위이며 3개의 범주로 분류된다.

"일반적인" 측만증에서는 척추뼈의 극돌기는 만곡 내측으로(오목면) 회전한다. 또한 볼록면 횡돌기는 전방(배쪽)으로 회전하고 횡돌기와 함께 늑골도 같은 방향으로 움직인다. 회전이 클수록 흉부의 변형은 더 두드러진다(rib hump가 더 크게 후방으로 회전하기 때문이다).

비정형적인 측만증은 다음의 점에서 다른 측만증과 다르다:

1. 만곡부분의 극돌기가 후방(등쪽)을 향하고 있는 경우가 많다. 즉 척추체는 거의 회전하지 않고 측방으로 변위할 뿐이다. 이 경우, 임상검사에서 측만증을 인지하지 못한다. 체간의 전방굴곡이 되어도 등의 좌우 높이 차이는 발생하지 않는다. 이러한 비정형적인 측만증에서는 직진방향 운동(geradeaus, exercise straight forward and upwards)을 시행한다. 교정쿠션은 후만증과 마찬가지로 놓는다. 예를 들면, 바로 누운 자세에서는 척추 좌우의 견갑골 하각의 아래쪽으로 가로방향으로 교정쿠션을 놓는다(흉부를 전방 [배쪽]으로 넓히기 위해). X선 영상에서 작은 각도의 측만 만곡이 인지되는 경우, "보통" 측만증과 같은 호흡운동을 오목면에서 시행한다. 즉, 측방·전방으로 움직인다. 다만 후방으로는 움직이지 않는다. 볼록한 쪽은 측방의 갈비사이근(늑간근)을 "한데 모으는"(Raffen) 것만으로 좋은 경우도 있다.
2. X선 영상에서 흉추 만곡의 정추(apex vertebra)의 극돌기가 볼록면으로 향하고 있는 경우, 임상소견에서 상체를 앞으로 기울게 하면 극돌기가 흉부 볼록면으로 향하는 경우가 발견되는 일이 많다. 이것은 치료사의 기준점이 된다! 예를 들면, 왼쪽으로 볼록한 흉추측만증에서는 임상검사에서 체간 흉부 왼쪽 변위가 관찰된다. 이론적으로는 이 왼쪽 변위는 왼쪽 rib hump의 존재를 시사한다. 하지만, 상체를 앞으로 굽히면 오른쪽에 rib hump가 관찰된다

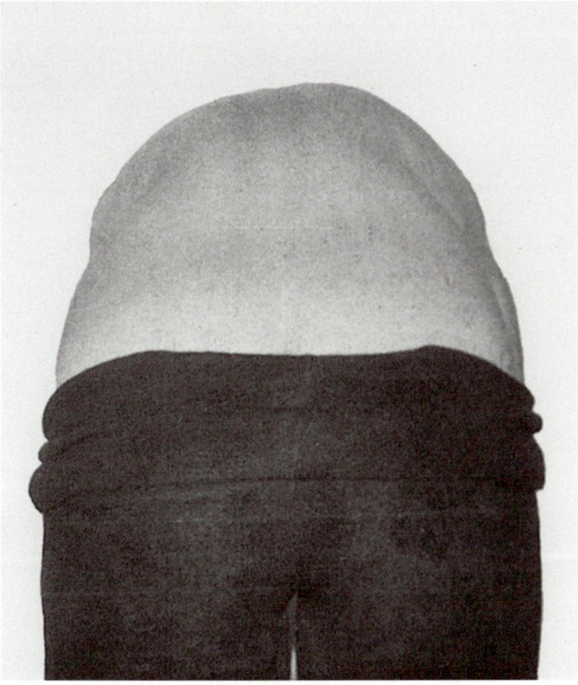

그림 10.39 상체를 앞으로 굽히면 등의 오른쪽이 후방으로 돌출한다. [M616]

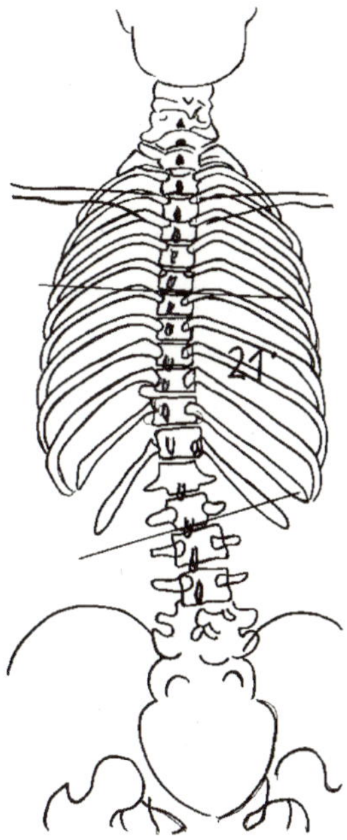

그림 10.40 왼쪽 흉추측만증의 X선 영상의 투사도. 극돌기선도 왼쪽으로 이동한다. [M616]

(> 그림 10.39). 이 경우, 호흡운동의 방향이나 교정쿠션 위치를 변경해야 한다. 교정쿠션은 얇은 것으로도 되고(회전이 적기 때문에) 흉부 오목면 견갑골 하각의 아래쪽에 가로방향으로 1개를 놓는다. 이론적으로는, 흉부 볼록면은 등쪽으로 움직일 필요가 있다. 하지만, 많은 경우 등에 중증의 둥그스레함을 갖지 않기 때문에 이것을 시행할 필요는 없다. 이 경우, 측방 갈비사이근(늑간근)을 "한데 모으는(Raffen)" 것만으로도 된다. 육안으로 흉부 오목면이라 인지되는 쪽을 호흡에 의해 측방으로 넓히고 전방(배쪽)으로 회전한다.

비정형 측만증에서는 Niederhoffer법의 운동도 시행하면 좋다. 이것은 천층의 등 근육을 사용해서 측방에만 견인하는 것으로 이것에 의해서 극돌기를 흉부 오목면으로 회전한다. 의심이 나는 경우는 derotation을 하지 않고 좌우 대칭(직–상방의) 운동을 시행한다.

3. 많은 경우, "일반적" 측만증 임상소견(흉부 볼록면 외측 · 후방으로 돌출한다)이 있고, X선 검사로 비로소 비정형적 측만증으로 판명된다(> 그림 10.40). 이 경우 "보통"의 측만증과 마찬가지로 교정쿠션을 놓고 호흡운동을 시행한다. 또한 반드시 시진(visual inspection)의 소견에 따라 비정상적 정렬을 교정해야 한다.

우리들은 1982년에 처음으로 비정형적 척추체 회전을 관찰하였다. 환자의 1.4%에서 이 회전이 관찰되었다. 1983년에는 환자의 3.1%에서, 1984년에는 6.8%에서 관찰되었다(> 표 10.1).

표 10.1 비정형 측만증의 척추체 회전의 부위의 분류표

연도	흉추	요추	흉추 + 요추	요천추	요추 + 요천추	환자 수
1982	15	2	–	–	–	17
1983	22	14	–	–	–	36
1984	51	21	3	1	2	77
합계	**88**	**37**	**3**	**1**	**2**	**130**

10.2.19 사례 S : 신체의 비정상적인 정역학의 교정

자세장애에서는 **정상적인 신체의 균형이 상실된다**. 좌우 대칭의 자세장애(쇼이에르만병 등)의 환자는 이른바 "후만적 균형"을 갖는다. 다른 한편, 측만증이나 후측만증의 환자는 이른바 "측만적 균형"을 갖는다. 이들의 환자는 정역학의 균형을 상실하고 있으며 부적절한 조정을 시행하고 있다(보상부전). 이러한 환자에서는 정역학적인 구조가 손상되어 3개의 체간 블록은 수직으로 겹치지 않고 각각 별개의 방향으로 변위한다(시상면 변위, 측방으로 변위). 이것에 의해서 최종적으로 형상이 손상되어(> 그림 10.41, > 그림 10.42) 심신에 심각한 부하가 발생한다.

중증 측만증의 환자에서도 스스로의 측만증의 모습이나 진행, 이에 따른 신체형상의 손상에도 오랜 세월 동안 인지하지 못하는 경우가 있다. 그들은 호흡장애 증상이 나타나 의사 진찰을 받고 나서야 측만증으로 판명된다. 이처럼 주위사람들의 측만증에 대한 무관심이나 무지에 놀라게 된다.

환자는 우리가 촬영한 사진에 의해서 비로소 체간의 각 부분의 변위를 인식하고 주의를 기울이게 된다(> 그림 10.43, > 그림 10.44). 자세불량을 인식하지 않으면 교정할 수 없다. 따라서, 어떠한 작은 자세의 불량도 명확히 보여주고, 이것을 교정하는 것이 슈로스 운동법의 치료에서 매우 중요하다. 이것에 의해서 환자는 자택에서 자기치료를 계속할 수 있다.

다리 길이차이에 의해서 발생하는 정적 변위는 우선 높이보정 교정구에 의해서 치료한다. 골반의 위치가 수평으로 되어서야 비로소 골반의 위쪽에 있는 체간부분을 수직으로 형성할 수 있다. 이것에 의해서 요추도 중앙으로 되돌아오고, 게다가 요추 이외의 만곡도 똑

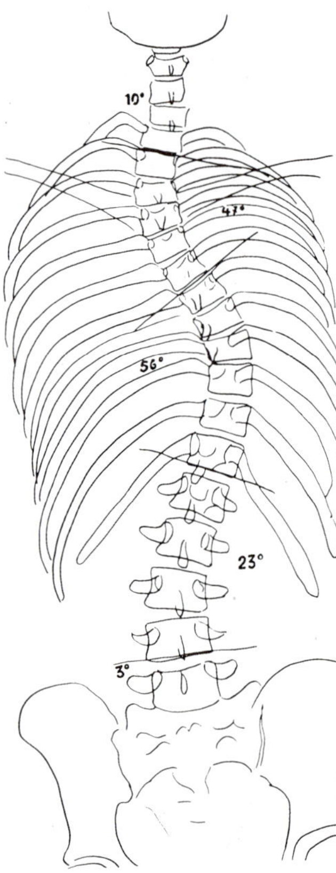

그림 10.41 정역학적 측만증의 16세 여성의 X선 영상의 투사도. 왼쪽 다리가 1cm 단축, 오른쪽 허리가 1cm 올라가 있다. 척추는 수직선을 통해서 균형을 유지함. [M616]

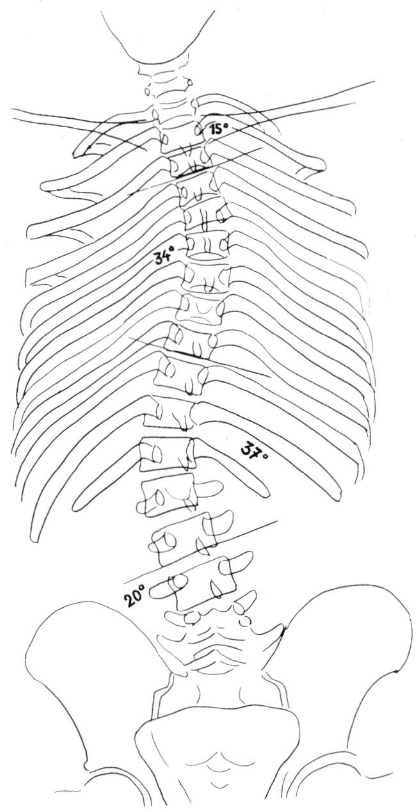

그림 10.42 특발성 측만증의 17세 여성의 X선 영상의 투사도. 오른쪽 허리가 돌출하고 상체가 수직선에서부터 약 4cm 변위하여 있다. [M616]

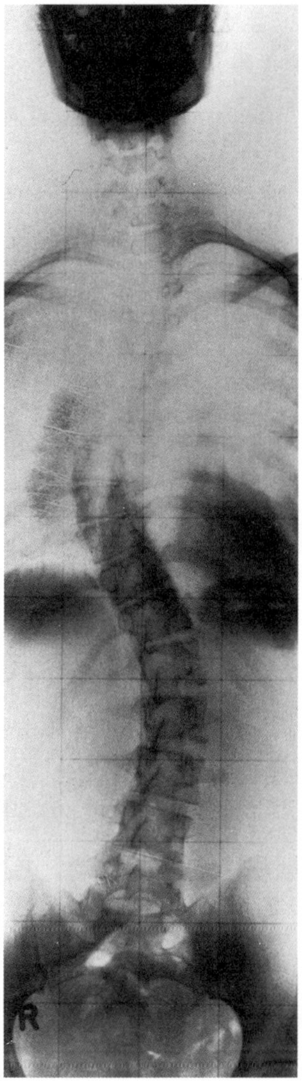

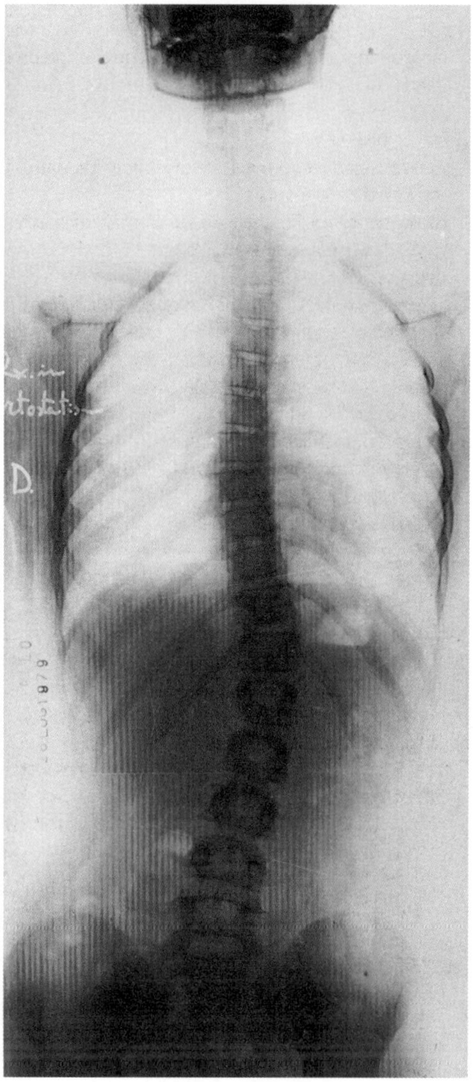

그림 10.43–10.44 X선 영상
그림 10.43 (좌) 4중만곡 측만증의 16세 여성. 골반의 위치는 똑바르다. [M616]
그림 10.44 (우) 4중만곡 측만증의 12세 여아. 흉부 rib hump 아래쪽 허리가 돌출하여 있다. 경추 만곡 10°, 흉추 만곡 19°, 요추 만곡 25°, 요천추 만곡 14°. 흉곽에 비하여 골반이 외측으로 변위하여 있다. [M616]

바르게 되기 시작한다.

외측으로 변위한 허리는 내측으로 되돌려야 한다. 이것은 좌 · 우 어느 쪽의 허리가 변위하든 마찬가지이다. 또한 체간을 수직인 상태로 되돌리려면(즉, 보상) **overcorrection**을 지향해야 한다. 따라서 운동에 의해서 체간의 오목한 부분을 볼록하게 하고 볼록한 부분을 오목하게 해야 한다. 또한 전방으로 이동한 체간부분을 후방으로 움직이고, 후방으로 이동한 체간부분을 전방으로 움직여야 한다.

Overcorrection을 통해서 불량 자세를 반대의 자세로 전환시킨다. 즉, 체간 각 부분의 상태를 반전시킨다. 이것에 의해서 잘못된 신체감각도 바꿀 수 있다.

경미한 측만증에서는 필요한 운동을 시행하는 것이 사실상 overcorrection이 된다. 최초에는 운동을 시행해도 overcorrection 성과의 얼마간은 상실된다. 그러나 환자의 의식 속에 "직립"이나 "바른자세"에 대한 특별한 감각이 남기 때문에 그 후도 운동을 시행하면, 안정 시에 무의식적으로 직립의 정상적인 자세를 취하려고 한다.

한편, 중증 측만증에서는 이미지를 조정할 필요가 있다. 유연화를 위한 운동과 적절한 동기부여를 통한 밀리미터 단위의 근소한 개선을 쌓아올린다. 이것을 신체의 보상이 회복될(측만증이 있으면서도 체간 각 부분이 수직으로 겹친다) 때까지 계속한다.

정역학적 보상부전의 교정은 슈로스 운동법의 3차원적 측만증 치료(이 책)를 통해 일관되게 주장되어 있다.

10.2.20 사례 T : 앉은 자세 후만

앉은 자세 후만은 비측만증의 환자에서 관찰되는 일이 많다. 앉은 자세 후만에서는 요추의 생리적 전만이 소실한다. 요추가 등쪽으로 움직여 후만화하고 특히 앉은 자세에서 요추의 후만이 두드러진다(이 때문에 앉은 자세 후만이라 불린다). 많은 경우, 요추 후만의 영향은 머리쪽에도 미치고 흉추 전만이 일어나다 (> 그림 10.45).

앉은 자세 후만을 가진 경우, 더 아래쪽(L4/L5)에서 작은 전만이 존재하지 않는지 상세하게 확인해야 한다. 이 경우의 치료에는 문제가 많아 치료를 시행해도 그것이 부적절한 경우도 있다. 치료는 양호한 중간위치를 유지하도록 주의하면서 허리를 펴는 것만으로 그치고 신장한 성과를 근육으로 고정한다. 이때, 부적절한 운동이 연동해서 일어나지 않도록 한다.

요천추의 전만(앉은 자세 후만이 꼬리쪽으로 영향을 줌으로써 일어난다)이 있는 경우, 양 다리를 편 상태로 바로 누운 자세에서 운동을 시행한다. 필요에 따라

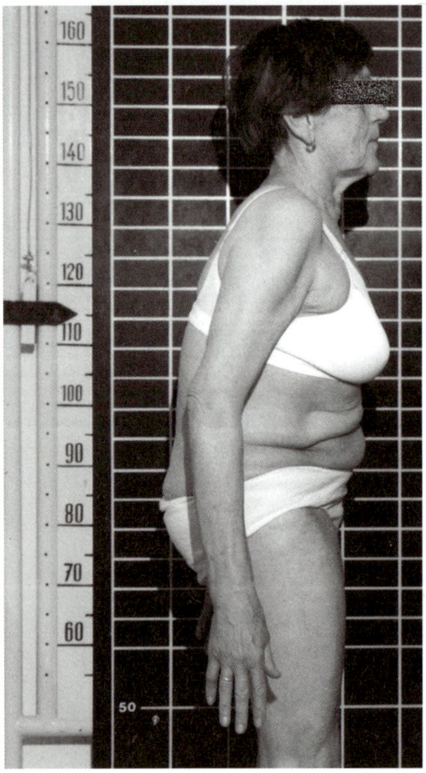

그림 10.45 앉은 자세 후만. 그 영향은 흉추의 만곡에도 미친다. [M616]

서 요추 아래에 교정쿠션을 놓는다. Flat back을 가진 경우(> 그림 10.46a,b) 반드시 골반중립을 유지한다.

밴드와 막대를 사용한 운동을 시행하는 경우, 2개의 밴드와 2개의 막대로 골반 측방을 고정하여 부적절한 요추의 후만화를 방지한다.

운동을 시행할 때는 반드시 골반을 후방에서(수직축 위에서) 유지한다. Lumbar prominence는 rib hump와 마찬가지로 우선 하부를 후방으로 움직이면 상부가 전방으로 되돌아온다. 따라서 요추 후만의 치료에서 체간을 후방으로 굽히는 것은 의미가 없다. 이것에 의해서 "신체의 축이 몇 개인가로 분리되기" 때문이다.

치료에서는 요추 후만이 어느 정도 아래쪽에 존재하는 경우에도 후방으로 변위한 부분(척추뼈)을 수직선으로 되돌리도록 유념한다(이때, 골반을 후방으로 유지할 것). 만곡의 아래쪽 부분은 반드시 전방으로 유지한다. 후방으로 움직일 때는 흉추가 전만화하지 않도록 한다. 이때, 만곡을 양궁의 활처럼 팽팽히 펴서 만곡의 양 끝을 같은 방향으로, 만곡의 중앙만을 반대방향으로 움직이는 이미지를 상상하면 좋다. 이와 같이 움직이지 않으면 만곡은 정상으로 되지 않는다.

앉은 자세 후만과 측만증이 병발하는 경우, 중증의 lumbar prominence가 흉부 오목면에서 일어나고(이 lumbar prominence는 "앉은 자세 후만"과 착각하는 일이 있다) 하부늑골(weak point)이 전방으로 견인된다.

이러한 발병사례는 앉은 자세 후만이라고는 부르지 않는다. 또한 4 Type **측만증과 같은 치료를 시행한다**.

10.2.21 사례 U : 척추전방전위증 (Spondylolisthesis)

척추전방전위증에서는 척추뼈(대부분은 제5요추)가 천골과 반대방향으로 전방으로 미끄러진다. 외견상의 척추전만(허리부분)의 악화에 의해서 척추전방전위증이라 인지하게 된다. 환자는 자주 요통을 호소한다. 척추전방전위증에서는 특히 전만을 감소하는 치료를 시행한다 : 바로 누운 자세에서 양 둔부의 가장 아랫부분에 좌우 하나씩 교정쿠션을 놓는다. 이것에 의해서 요추 전만이 후방으로 감소한다. 또한 엎드려 누운 자세

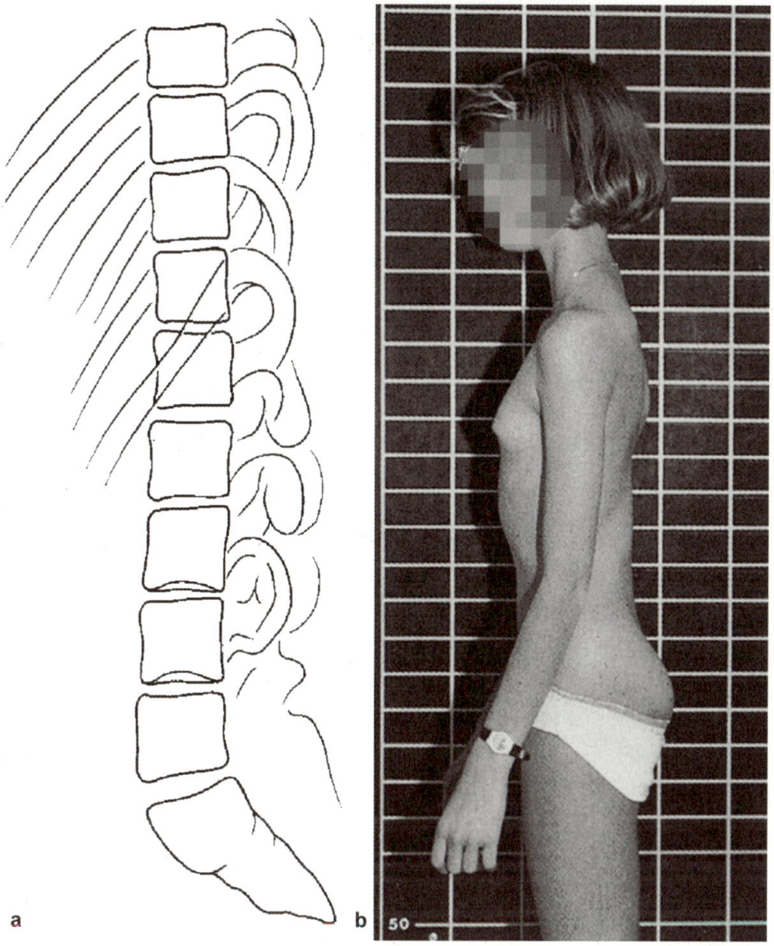

그림 10.46 전만이 감소된 요추 [M616]
a. 측방에서 촬영한 X선 영상의 투사도
b. 측방에서 본 환자

에서는 발판(footrest)으로 골반 위치를 높이는 치료(제1의 골반교정)를 시행하지 않는다. 그 대신에 얇은 쿠션을 아랫배 밑에 가로로 놓는다(요추 전만 조정).

척추전방전위증에서는 슈로스 운동법의 치료와 더불어 복근 운동, 골반 안정화 운동, 다리의 등척성 수축이 중요하다(> 그림 10.47, > 그림 10.48).

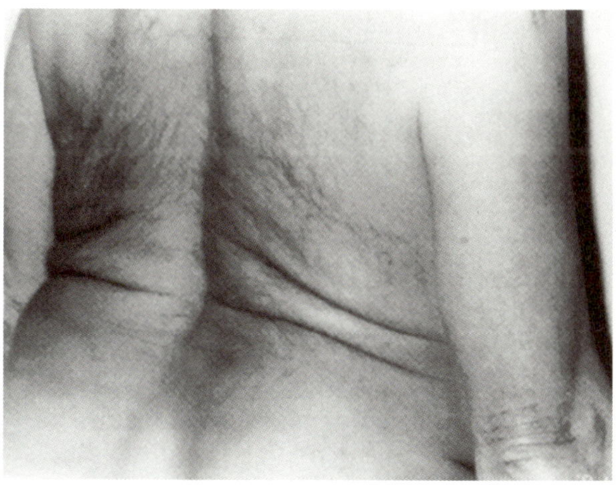

그림 10.47 척추전방전위증 46세 남성. L5 미끄러짐은 임상소견에서 극돌기의 위치 저하로 나타난다. [M616]

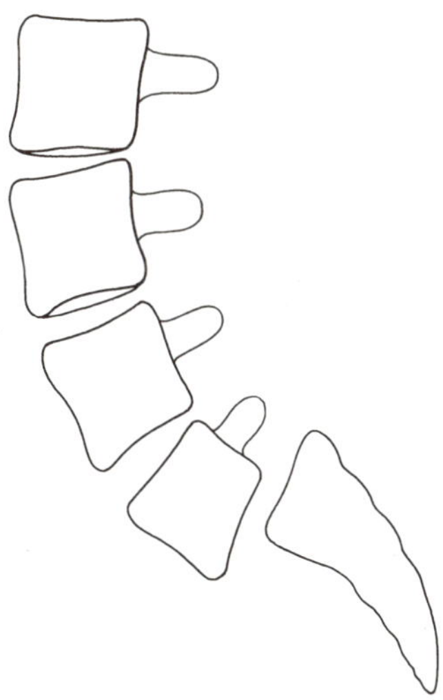

그림 10.48 척추전방전위증 (L5 전방 미끄러짐)의 46세 남성의 모식도. 그림 10.47을 참조 [M616]

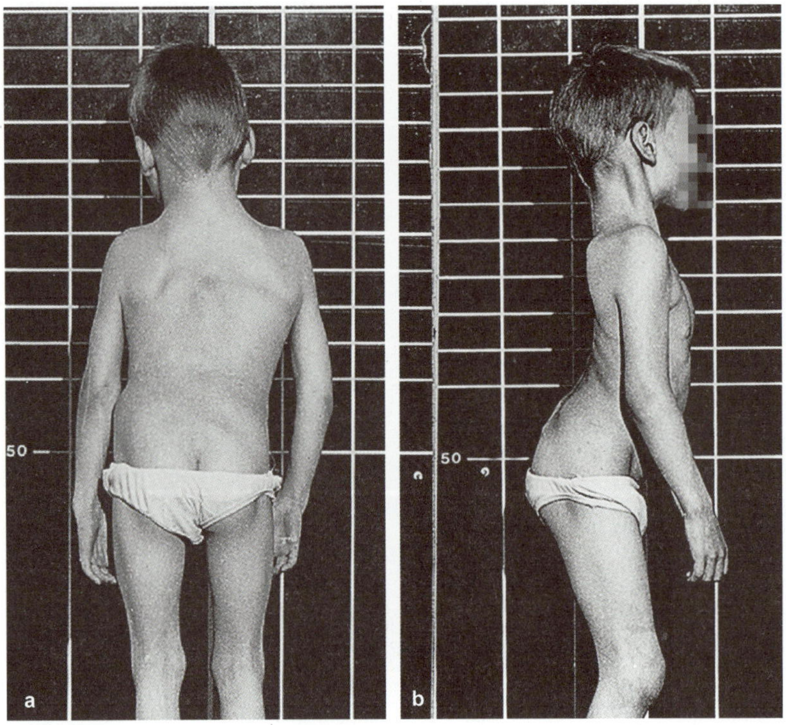

그림 10.49 5세의 남아 [M616]
a. 척추전만과 동시에 선천성 측만증이 있다.
b. 측방에서 본 그림

10.2.22 사례 V : 척추과다전만

척추과다전만(hyperlordosis, Hohlrücken)에서는 척추의 생리적 만곡이 반대로 된다(전만이 후만, 후만이 전만이 된다). 보통, 척추전만의 환자는 요추 후만뿐만 아니라 경추 후만도 있다(> 그림 10.49a,b). 많은 경우, 흉추 전만은 흉추가 하부 요추와 같은 위치까지 전방으로 견인된다. 또한, 엉치뼈(천골) 위치가 극단적으로 후방이 된다. 이것에 의해 엉덩관절(고관절)과 무릎관절에서 굽힘 구축(contracture)이 발생한다.

척추전만의 치료에서는 엉덩허리근(장요근), 넙다리네갈래근(대퇴사두근), 무릎관절(슬관절)의 근육을 신장한다. 게다가, 등뼈(흉추)의 후만화에 대한 처치를 시행한다. 환자는 바로 누운 자세가 되고 양 둔부의 가장 아랫부분 및 천추 아래에 교정쿠션을 하나씩 놓는다. 앞에서 언급한 flat back의 운동에 더하여 척추전만을 위한 특별한 운동을 시행한다.

10.2.23 사례 W : 척추뼈의 회전 미끄러짐

척추뼈의 회전 미끄러짐(rotational slippage)(> 그림 10.50, > 그림 10.51)은 결합조직의 중증의 약화에 의해서 일어난다. 척추뼈의 rotational slippage은 대부분은 성인이 되어서 판명되지만, 유년기에 이미 발병하여 있는 경우도 있다(> 그림 10.52). 대부분은 요추에서 발생하고 많은 사례에서 흉추에서도 발생한다(> 그림 10.53). 인대, 근육, 특히 신경이 강하게 잡아당겨지기 때문에 자주 환자는 견디기 어려운 요통을 호소한다. 많은 경우, 치료 마지막은 수술에 의한 안정화뿐이다.

주의!

환자가 무릎서기 자세나 바로 선 자세 "muscle cylinder"를 시행하고 요통 악화를 호소한 경우, 반드시 척추뼈의 회전 미끄러짐의 가능성을 고려하여 치료를 변경해야 한다. 경험상, 운동을 할 때에 도수로 저항을 가해도 회전 미끄러짐을 저지하고 개선할 수는 없고 더욱이 부적절한 방향으로 회전한다.

따라서, "muscle cylinder"는 옆으로 누운 자세에서만 시행하는 것이 중요하다. 사전에 lumbar prominence를 도수로 derotation을 해둔다. X선 검사에서 rotational slippage이라 진단되었으나 통증이 없는 경우도 이것과 마찬가지이다.

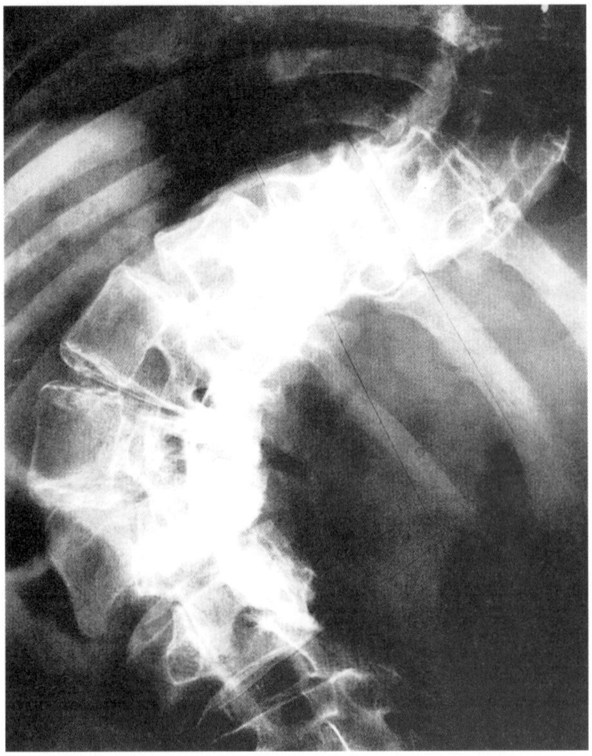

그림 10.50 척추뼈의 rotational slippage [M616]

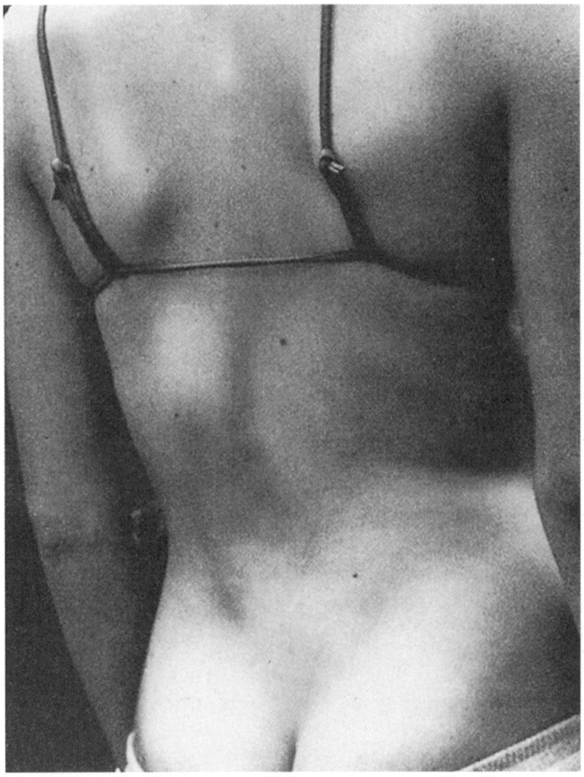

그림10.52 요추 rotational slippage을 가진 15세 여성

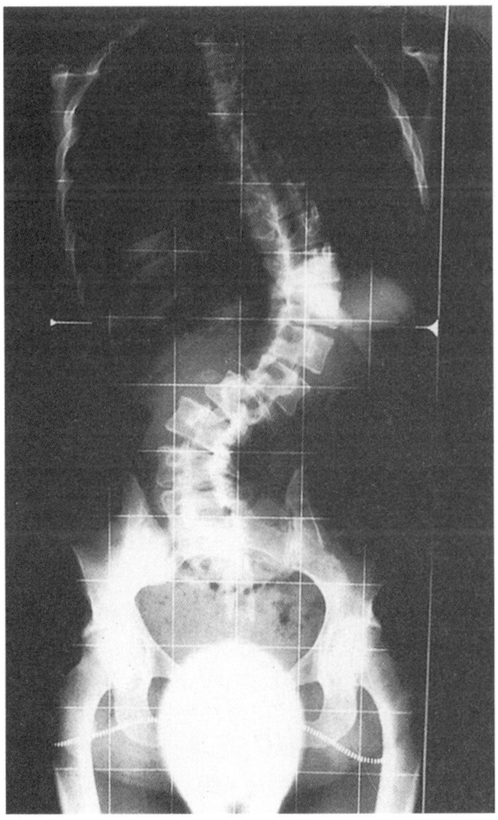

그림 10.51 L1-L3 척추뼈의 rotational slippage에 의해서 중증의 통증이 있는 40세 여성

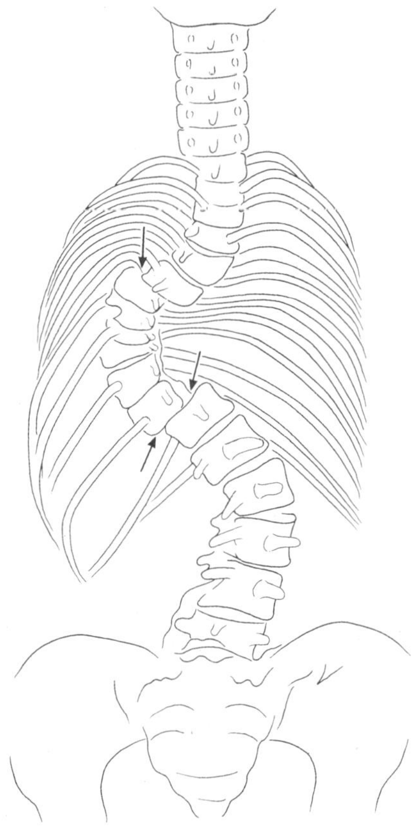

그림 10.53 흉추의 드문 rotational slippage. 이 X선 영상의 투사도에서는 T5/6/7 및 T11/12에서 rotational slippage이 관찰된다.

10.2.24 사례 X : 흉요추측만증

흉요추측만증(> 그림 10.54)은 "3 type 측만증"으로서 치료해야 할 것인지, 또는 요천추 만곡을 수반하는 "4 type 측만증"으로서 치료해야 할 것인지가 문제가 된다. 이것을 결정하려면 어느 쪽이 더 좋은 치료인지를 고민할 수 밖에 없다.

흉요추 만곡이 더 위쪽 제9흉추에 미치는 경우, 제9-제12흉추와 결합하는 4쌍의 늑골도 침범되어 있다. 이 경우, 3 type 측만증과 마찬가지의 치료를 시행하는 경우가 많다. 환자는 흉부 오목면을 아래로 하여 옆으로 누운 자세가 되고 허리와 견갑대에 쿠션을 놓는다.

흉요추 만곡이 제11흉추에 밖에 미치지 않는 경우, 요추 만곡으로서 치료한다. 환자는 "lumbar prominence"를 아래로 하여 옆으로 누운 자세가 된다. 당연하지만, 옆으로 누운 자세를 취하기 전 미리 lumbar prominence를 전방으로 derotation을 해둔다.

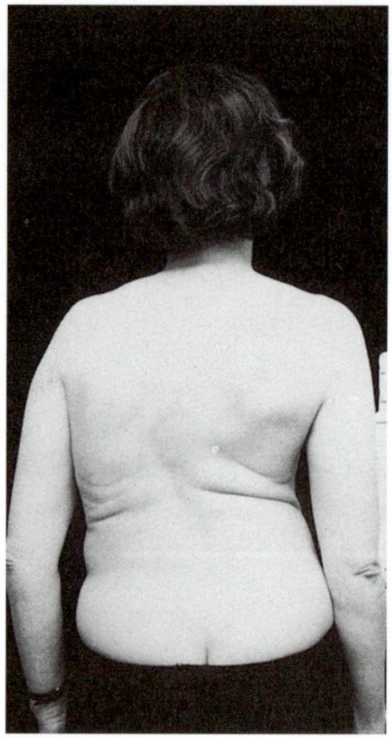

그림 10.54 왼쪽이 볼록한 흉요추측만증 [M616]

흉요추측만증의 자세에 따른 운동법

(여기서는 왼쪽이 볼록한 흉요추측만증을 예로 하여 설명한다. 알기 쉽게 하기 위해 오른쪽이나 왼쪽으로 표기한다.)

- **바로 누운 자세:**
  - a. 오른쪽 어깨에 쿠션을 세로로 놓는다.
  - b. 왼쪽 "rib hump"(어깨뼈 하각의 아래쪽)에 쿠션을 세로로 놓는다.
  - c. 오른쪽 허리에 쿠션을 세로로 놓고 전방으로 회전한다.
  - d. 왼쪽다리의 무릎을 굽히고 외측으로 움직여 바닥에 붙인다. 또는 왼쪽다리를 바닥 위에서 펴서 외측회전을 한다. 다만, 왼쪽 rib hump에서 근육이 신장되지 않기 위해 발꿈치로 밀지 않을 것.
- **옆으로 누운 자세:**
  - a. 오른쪽을 아래로 하여 옆으로 누운 자세가 된다. 아래쪽 다리를 굽힌다.
  - b. 허리와 견갑대를 바닥에 붙인다.
  - c. 흉요추 만곡이 아래쪽에 존재하는 경우 왼쪽 아래로 하여 옆으로 누운 자세가 된다. 흉요추 만곡을 "lumbar prominence"로 간주하여 바닥에 붙인다. 위쪽의 다리를 발판(footrest)에 올려놓는다. 위쪽 다리를 자동적으로 들려올라가지 않도록 한다. 발꿈치로 밀지 않는다.
- **엎드려 누운 자세:**
  - a. 골반의 아래에 발판을 놓는다.
  - b. 필요에 따라서 갈비활 아래에 롤(roll)을 놓는다.
  - c. 왼쪽 어깨와 왼쪽 팔꿈치에 쿠션을 놓는다. 양손을 이마 밑에 놓는다. 또는 양손으로 각각 막대를 잡고 벽을 민다.
  - d. 오른쪽 "ventral flat zone"를 바닥에 붙인다.
  - e. 왼쪽 허리에 쿠션을 놓고 후방으로 회전한다.
  - f. 양 다리를 바닥 위에 똑바로 놓는다. 필요에 따라서 왼쪽다리를 외측회전을 한다(발의 내측모서리를 바닥에 붙인다).
- **책상다리:**
  - a. 양 둔부에 균등한 부하를 가한다. 또는 시진의 소견에 따라서 오른쪽으로 부하를 가한다. 좌 · 우 어느 쪽에도 쿠션을 놓지 않는다.
  - b. 우선, 왼쪽 다리를 바닥에 붙이고 왼쪽 허리를 후방으로 회전한다.
  - c. 양 무릎을 바닥에 붙이고 골반을 똑바로 하여 책상다리가 되는지를 조사한다.

10

d. 등을 wall bar에 붙이고 시진으로 다음의 점을 확인한다 : 왼쪽 무릎을 후방으로 움직여서 쿠션을 놓으면 더 양호한 책상다리가 되는가? 그렇게 되지 않는 경우 쿠션을 놓지 않는다.

흉요추측만증 운동 요추의 derotation을 위하여 엉덩허리근(장요근)의 활동을 촉진

다음에 언급하는 것은 왼쪽 위쪽에 "lumbar prominence"가 있고 오른쪽에 "rib hump"가 있는 경우의 네 가지 운동이다. 이들 운동에는 lumbar prominence를 derotation을 하여 평탄하게 하는 작용이 있다.

1. 환자는 테이블을 앞으로 하여 선다. 테이블 아래에 의자를 놓는다. 2개의 막대로 바닥을 밀고 상체를 펴서 골반으로부터 들어올린다. "RAB"으로 얻은 효과를 호기에서 유지하기 위해서 오른쪽 넓적다리로 의자의 등받이를 전방 · 내측으로 강하게 민다. 오른쪽 허리는 후방에서 유지한다.
2. 상체를 테이블의 위쪽에서 기울여서 수평으로 접근시킨다. 상하를 거꾸로 하여 테이블에 놓은 의자의 등받이 오른쪽 무릎으로 민다. 체간의 움푹 들어간 부분을 부풀게 하기 위하여 "RAB"을 시행한다. 흡기에서 성과를 유지하기 위해 테이블의 앞모서리를 손으로 가까이 당기도록 하여 잡는다.
3. 엎드려 누운 자세가 되고 골반을 등받이 없는 의자(stool)에 올려놓고 교정쿠션을 놓는다. RAB를 시행한 후, 두 번째 등받이 없는 의자를 오른쪽 무릎 아래에 놓고 오른쪽 무릎으로 민다. "후두골 밀기"를 가한다.
4. 약간 높은 등받이 없는 의자 위에 엎드려 누운 자세가 된다. 등받이 없는 의자는 wall bar에서 일정한 간격을 떼어서 놓는다. 견갑대를 derotation을 하기 위해 오른손으로 높은 위치의 가로대를 잡는다. 오른쪽 허리를 후방으로 움직이기 위해 쿠션을 놓는다. 왼쪽 다리를 펴서 외회전을 하고 왼발을 의자에 올려놓는다. 고무밴드(오른쪽 무릎과 오른쪽 넓적다리의 주위에 감는다)를 왼발로 고정한다.

흡기의 교정 후, 호기에서 손으로 wall bar을 잡아 당기고 오른쪽 무릎으로 고무밴드를 전방 · 내측으로 민다.

10.2.25 사례 Y : 요추의 2중 만곡

요추에서 2중 만곡이 발생하는 일도 있다(> 그림 10.55). 당연하지만 2중 만곡은 불과 5–7개의 척추뼈로 형성되기 때문에(각각의 만곡은 2–3개의 척추뼈로 구성된다) 극히 경미하다.

외견상, 한쪽의 허리가 반대쪽보다도 살집이 잘 보인다. 다만, 2중 만곡을 가진 경우, "muscle cylinder"를 시행해서는 안 된다. 이것에 의해서 만곡의 어느 한쪽이 커지기 때문이다. 2중 만곡에서는 좌 · 우대칭의 운동에 의해서 요추부분을 훈련한다.

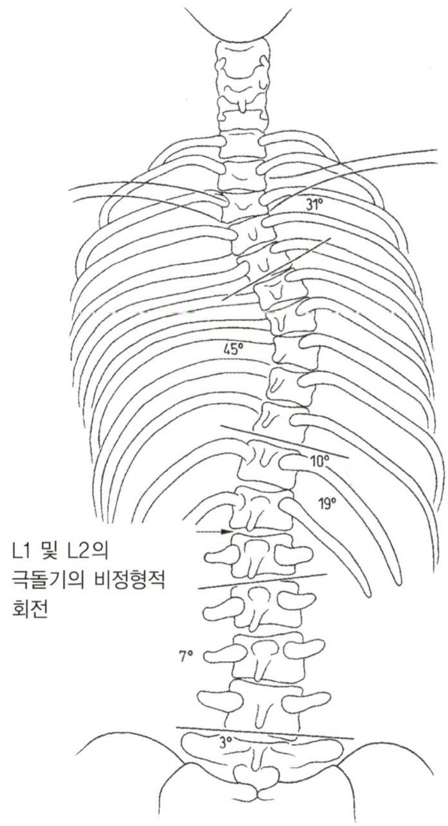

그림 10.55 요추의 2중 만곡의 X선 영상의 투사도. 극돌기의 비정형적 회전이 있다.

10.2.26 사례 Z : 다중 만곡 측만증

척추 만곡의 수가 많을수록 만곡의 정도는 경미하다. 이 때문에 다중 만곡은 수직(straight)의 방향으로 운동을 시행한다. 다중 만곡은 똑바른 척추라 간주하여 치료나 안정화를 시행한다. 다중 만곡은 작은 짧은 척추사이 만곡이고, 회전호흡(rotational breathing)(많은 척추뼈를 움직인다)을 시행하는 일은 드물다. 다중 만곡 측만증 운동의 방향은 5중만곡이나 4중만곡과 마찬가지로 직진에 가깝다. 이러한 운동에 더불어 요천추 만곡의 치료도 시행한다.

10.3 머리위치

어느 운동을 시행하든지 반드시 **머리위치**에 주의한다. 그 이유는 머리위치는 자세의 좋고 나쁨의 기준이 되기 때문이다. 예를 들면, 머리가 전방으로 이동하면 폐첨(apex of lung)이 협소화하여 호흡을 충분히 시행할 수 없게 된다. 이 경우, “rib hump”는 더 후방으로 돌출한다.

따라서, 폐첨에 대한 압박을 없애고 이 부분으로 호흡을 시행할 수 있게 하기 위해 다양한 목 운동을 시행하는 것이 중요하다(> 그림 9.41 : 척추 길이를 지각한다. > 그림 9.42 : 한쪽의 단축된 목 근육을 신장한다).

회전을 동반하는 큰 경추 만곡이 있는 경우, 머리를 오목면으로 기울이고 “후두골 밀기”를 가하면서 턱을 볼록면으로 돌린다. 이것에 의해서 경추 만곡을 편다.

똑바르게 보이는 경추 만곡은 회전이 없다. 이 경우, 머리를 수직(straight, straight upwards)의 방향에서 유지하면 된다.

10

10.4 환자에 의한 보고

10.4.1 43세 여성의 편지의 발췌

> 그림 10.56은 다음의 편지를 보낸 43세 여성의 사진이다.

"아시는 바와 같이, 나는 당신의 병원에 6주간 입원하여 큰 성과를 얻었습니다. 나는 매우 만족하고 있습니다. 그 이유는 내가 어떠한 자세를 취하면 좋을지를 알게 되었고 또한 완전히 기력을 회복하였기 때문입니다.

Wall bar를 건강보험으로 구입하도록 권고를 받았으나 이것은 거절되었습니다. 그 후, 제 주치의인 정형외과의사의 진찰을 받았습니다. 주치의는 나를 보고 매우 놀랐고 치료의 성과를 기뻐해주셨습니다. 그리고 나의 영상을 동료들에게 보여주어도 되겠느냐고 허락을 요청해왔고 이를 승낙하였습니다.

또한 건강보험에서 wall bar의 구입이 거절된 것을 얘기하였더니 그가 나에게 선물로 주었습니다.

다른 환자에게 용기와 자극이 되도록 당신의 병원에서 나의 영상을 사용해주십시오. 나는 최초 1주일간 A그룹에서 지냈는데 이 그룹에서는 매우 엄격하게 다루는 일도 있어 자주 의기소침하였습니다. 그러나 현재는 교육이 얼마만큼 중요한가, 특히 그것이 치료 전체의 기초가 된다는 것을 알게 되었습니다. 나는 매일, 가능한 많은 운동을 시행하고 있습니다."

10.4.2 65세 여성의 보고

다음에 카타리나 슈로스병원에서 매년 치료를 받고 있는 65세 여성의 문진표의 회답을 소개한다.

"나는 14세 무렵부터 중증 측만증을 갖고 있었습니다. 그러나 활발하게 스포츠를 즐겼고 측만증이 된 후에도 변함이 없었습니다.

50세 때에 비로소 Bad Sobernheim에 있는 카타리나 슈로스병원을 방문하였습니다. 그 이후 병원에서 배운 방법으로 운동을 매일 조금씩 시행하고 있습니다. 또한 이 병원에서 훈련을 받았고 뮌헨에서 치료를 시행하고 있는 물리치료사를 소개받아 1주일에 한 번 통원치료하고 있습니다.

다양한 일상 활동을 하면서 집중치료의 성과가 상실되기 때문에 매년, 성과를 회복하기 위해 치료를 받을 필요가 있습니다.

예를 들면, 60세 때에 척추측만 측정기의 경사도는 32°였으나 3주일간의 훈련 후 6°가 감소하여 26°가 되었습니다.

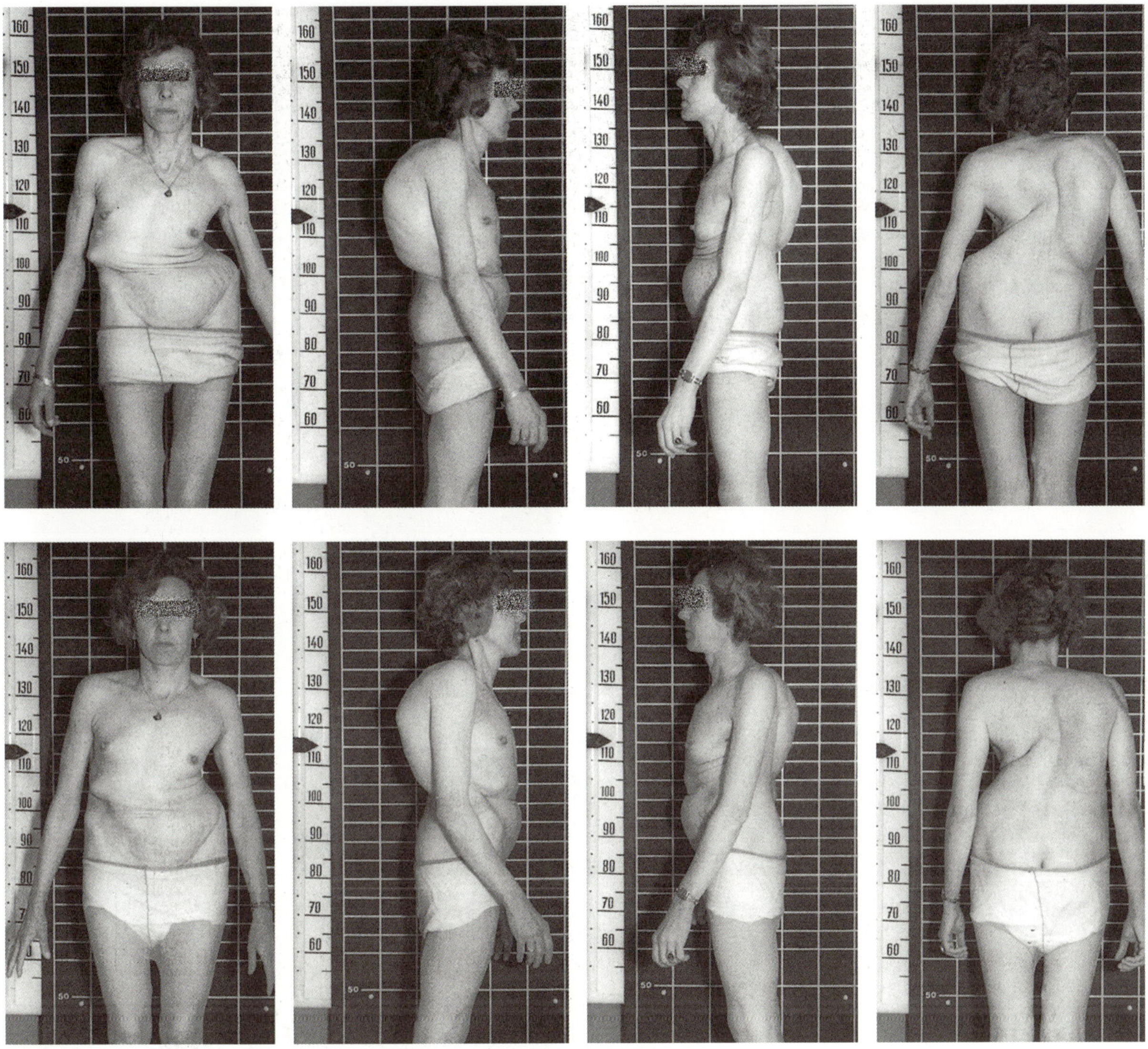

그림 10.56 특발성 측만증의 43세 여성. 성장기에 척추고정술을 받았으나 슈로스 치료법의 운동을 시행할 수 있는 가동성 (mobility)을 갖고 있어 열심히 운동을 시행하였다. [M616]
상단 : 치료시작 전
하단 : 6주간의 치료가 종료하였을 때

또한 2년 전에는 내 폐활량은 33%였으나 불과 2주일간의 훈련으로 37%로 상승하여 퇴원하였습니다.
그 2년 후인 금년에는 43%였으나 3주일간의 훈련 후 47%로 상승하였습니다. 게다가, 척추의 2cm의 "성장"도 있었습니다. 이것은 근육이 강화되어 척추가 똑바르게 되었기 때문입니다. 또한, 흉곽 폭이 넓어지고 폐 공간(폐강)이 증대하였습니다.

고령이 된 후에 근육이나 호흡의 자가훈련을 시행해도 "아무런 이익도 없다"라는 편견이 있었으나 생활의 질은 대폭적으로 개선되어 신체능력도 개선되었습니다. 나처럼 65세를 지나 퇴직연령이 된 예도 있습니다.

10.4.3 10년간의 치료경과

여기서는 어떤 여성 환자(> 그림 10.57a–c)의 치료 경과를 소개한다. 이 환자는 일관성 있고 끈기 있게 운동을 계속함과 동시에 장기간에 걸쳐 적합성이 좋은 코르셋을 착용하였다.

이 환자는 6–13세까지 처음에는 허약 자세(Haltungsschwäche), 그 후는 측만증 때문에 물리치료를 받고 있었다. 일반적인 물리치료 운동, 침상(Klappe)의 기어가기 훈련, Niederhoffer법의 운동 등을 1주일에 1–2회 시행하고 있었다.

12.3세 때 최초의 X선 검사에서 흉추 만곡 28°, 요추 만곡 32°, 요천추 만곡 22°였다.

9개월 후, 슈로스 운동법의 입원치료를 시작할 때에 다시 X선 검사를 시행하였더니 흉추 만곡이 28°에서 43°, 요추 만곡이 32°에서 58°로 악화하여 있었다.

진단 : 특발성의 오른쪽이 볼록한 흉추측만증이고 왼쪽이 볼록한 요추 만곡(중증 lumbar prominence가 있음)과 오른쪽이 볼록한 요천추 만곡이 있으며 오른쪽 허리가 외측으로 이동하고 있다. 신체의 정역학이 왼쪽으로 이동하고 있다. 왼쪽 다리가 단족으로 보인다.

12–13세 때에 측만증이 상당히 진행하였기 때문에 최초 입원치료에서 적합성이 좋은 체뉴 코르셋을 제작하여 흉추 만곡을 13°, 요추 만곡을 18°로 교정하였다. 코르셋은 그 후의 4년간은 21–23시간/일, 18–23세에는 야간에만 착용하였다.

환자는 슈로스 치료법을 신뢰하고 있고, 슈로스 운동법의 치료사를 1주일에 1회 방문하였으며 매일 자택에서 자가운동을 시행하고 수영 클럽에도 다녔다. 25세 때, 코르셋을 완전히 제거하였으나, 척추를 세워서 똑바르게 하는 훈련을 시행하고 있다. 척추의 만곡은 대폭적으로 개선되어 흉추 만곡 24°, 요추 만곡 30°로 되어 있다. 외관의 교정은 자동적으로 척추의 교정을 가져온다.

코르셋 착용은 반드시 필요한 것은 아니지만, 이 사례의 환자는 사춘기가 시작되는 시기에 있었기 때문에 코르셋 착용이 필요하였다. 운동치료와 코르셋 착용의 병용치료가 주효하였다.

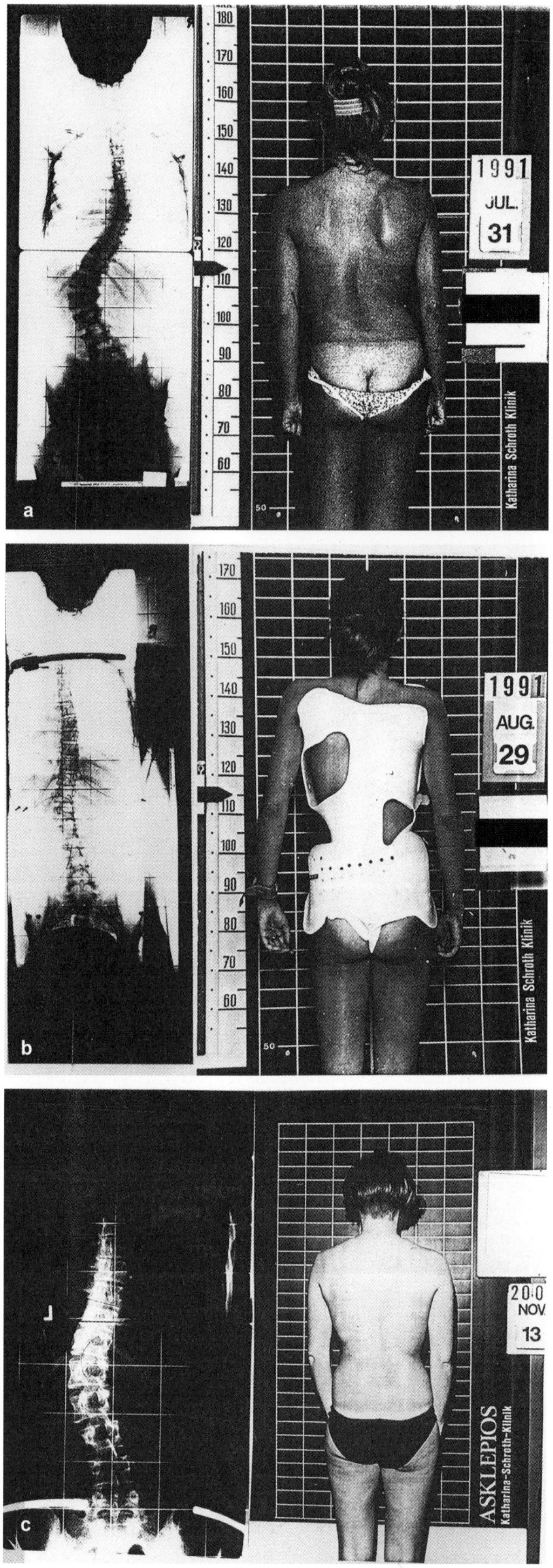

a. 왼쪽 : 특발성 측만증이 있는 여성 환자의 X선 영상. 슈로스 치료법의 치료를 시작하였을 때 : 흉추 만곡 43°, 요추 만곡 58°, 요천추 만곡 25°. 오른쪽 : 오른쪽 허리의 돌출, 왼쪽의 중증 lumbar prominence가 관찰된다.
b. 왼쪽 : 체뉴 코르셋 착용 시의 X선 영상 : 흉추 만곡 13°, 요추 만곡 18°. 오른쪽 : 체뉴 코르셋을 착용한 여성 환자.
c. 8회째의 슈로스 치료법의 치료 시의 25세의 X선 영상 : 흉추 만곡 24°, 요추 만곡 30°, 요천추 만곡 21°. 오른쪽 : 치료가 종료하였을 때의 25.5세 여성 환자. 똑바른 자세로 되어있다.

그림 10.57 13세 여아의 10년간의 치료경과 [M616]

환자는 시간과 돈을 슈로스 운동법의 치료에 투자하기를 잘했다고 진심으로 기뻐하고 있다. 치료하지 않았으면, 측만증은 더 진행되어 최종적으로 척추고정술이 필요하게 되었을 것이다.

수술을 시행하는 외과의사는 대부분 X선 영상을 입수할 수 없었기 때문에 외관의 개선에 집중하였다. 환자에게 외관의 개선은 예나 지금이나 매우 중요하다.

또한, 환자에 있어서 이제까지 괴롭혀왔던 통증이 없어지는 것도 기쁜 일이다. 통증은 상체 전체의 위치가 내려가 늑골 또는 늑골과 골반이 마찰하여 일어난다.

10.4.4 81세 남성의 보고

다음에 소개하는 것은 심각한 중증의 측만증 환자가 슈로스 운동법의 치료를 계속하여 개선된 상태를 고령이 될 때까지 유지해야 할 것을 권장하는 보고이다.

81세의 남성 환자 S씨의 보고는 매우 중요하다. 그 이유는 일반적인 S씨와 같이 가장 중증의 측만증 환자는 조기사망을 피할 수 없기 때문이다. 크리스타 레네르트 슈로스는 Bad Sohernheim에서 입원치료를 받고 건강하게 된 S씨를 거리에서 우연히 만나게 되었다. 그때, S씨는 행복해 보였고 퇴원 후의 상태를 이야기 해주었다. 슈로스는 수기를 써서 그것을 발표하고 싶다고 S씨에게 의뢰하였고, S씨는 그것을 흔쾌히 승낙해 주었다.

"나는 17세 때, 특별한 체조의 지도를 받기 위해 엘베강을 따라서 있는 마이센(Meißen) (바로 옆에 산허리가 펼쳐지는 도시)에 왔습니다. 진료소에서 친절한 여성이 맞이하였습니다. 눈부시게 화려한 방이 아니고 과일나무가 있어 남국과 같은 분위기에 쾌적한 느낌이었습니다. 여성의 공손한 언행은 진료소의 분위기를 보여주는 것이었고 지금도 기억에 남아 있습니다. 여성은 매일아침 슈로스 체조의 훈련을 시행하는 그룹을 위해 훈련 장소를 정돈하는 준비를 하고 있었습니다. 그녀는 매일 환자들에게 각자 증상에 맞춰서 목표에 맞는 형태로 자기의 생각을 전달하고 있었습니다. 우리들은 "호흡-산소-생명"에 의해서 측만증의 사람을 건강이라 할 수 있는 수준에 도달시키려고 하는 새로운 사고방법이 실현되고 있다"는 것을 느끼고 이해하였습니다. 훈련장에서는 그녀와 함께 조수들도 있었습니다. 그녀는 시선을 항상 햇빛이 드는 쪽을 향하고 있었습니다. 빛의 요소로 본 황색을 좋아하여 운동에서도 황색의 복장을 입고 있었습니다. 그녀의 실천하는 동안에 운동의 체계를 발전시켰으나 정형외과의사에게는 전달되지 않았습니다. 그녀가 온갖 사고 및 실천이론과 항상 싸우고 있다는 것은 용이하게 상상할 수 있습니다. 우리들도 그것을 살짝 엿보는 일이 있었습니다. 그녀는 호엔리헨(Hohenlychen)에 근무하고 있었던 겝하트(Gebhardt) 교수가 그녀의 치료 접근법에 대해서 긍정적이었다고 말하고 있었습니다.

당시, 동료들과 함께 운동에 집중하고 측정이나 사진으로도 확인할 수 있을 만큼의 치료성과를 얻었다는 것, 그리고 현재 이와 같이 하여 연금을 받고 건강하게 생활할 수 있다는 것을 정말 기뻐하고 있습니다.

마이센은 두 가지 의미에서 인상 깊은 도시입니다. 즉, 슈로스 여사의 덕분으로 치료의 성과를 얻을 수 있었던 장소이고 우리들이 지낸 자유로운 시간을 아름답게 장식해준 장소입니다.

1999년 가을, 아스클레피오스 카타리나 슈로스
(Asklepios Katharina Schroth)
병원에 온 치료의 수기

S씨는 건재하며 85세 당시의 편지에 따르면 자전거를 타고, 집필하는 등, 활동적으로 지내고 있다. 그 후, S씨로부터 받은 보고를 소개한다.

"나는 88세가 되었습니다. 다시 한번, Bad Sobemheim에 있는 새 병원에서 재활을 받으면 좋겠지만 건강보험에서 거절되었습니다. 다만, 5월서부터 10월에 걸쳐서는 자전거를 타고 있었기 때문인지 지금도 건강합니다. 이것은 이미 20년이나 계속하고 있습니다.

당신들의 이전의 병원에 마지막으로 입원하였을 때, 나는 매일 4, 5회 나의 방에서부터 식당까지 120단의 계단을 오르고 있었습니다. 이것은 나에게는 쉬운 일이었습니다.

현재는 집필도 하고 있습니다. 이 작업은 나의 즐거움으로 되어있습니다.

40세 때 이래, 매일 아침 팔굽혀펴기 25회, 등 운동을 20분 동안 시행하고 있습니다. 이 운동은 밤에도 10분간 시행합니다. 30분간의 휴식을 취하는 일도 있습니다.

10

나는 심장질환의 약은 복용하고 있지 않으며 칼슘 정제만을 복용하고 있습니다. 나는 혼자 살고 있으며 스웨덴의 Waerland를 신봉하고 있어 생식을 많이 합니다. 먹는 것은 80%가 야채, 샐러드, 감자, 응유(독일식 치즈)이며 아마씨유를 사용합니다. 20%는 생선과 육류제품입니다.

나는 16세 때에 처음으로 마이센(Meissen)의 슈로스 여사를 방문하여 3개월간 치료를 받았습니다. 그 후, 이따금 몇 번인가 치료를 위하여 내원하여 현재까지 슈로스 운동법을 충실히 실행하고 있습니다. 50세가 된 이후 병상에 눕는 일은 하루도 없었고 의사나 약이 필요한 일은 없었습니다. 나는 88세가 되고 중증 측만증을 가지면서도 건강하게 지내고 있습니다."

10.4.5 84세 여성의 보고

다음에 소개하는 84세 여성은 전쟁이 끝난 후, 근황을 문의하였을 때 다음과 같은 회상을 보내왔습니다.

"나의 바로 옆에는 당신들 병원의 차트가 있습니다. 거의 60년 전의 것입니다. 이것을 읽어보면 당시의 상황을 알 수 있어 흥미가 있습니다. 당시는 아직 규모가 작았으나 지금은 이만큼 크게 발전하여 감회가 새롭습니다.

현재의 병원도 훌륭하지만, 나는 초기의 일, 특히 뵈르테르제(Worthersee)에서 시행되었던 수주일간의 하계 치료가 자주 생각납니다. 잔디밭에서 2개의 막대, 롤(roll), 2개의 작은 스탠드형 쿠션을 준비하고 깔개 위에서 책상다리가 되어 호흡을 시행하여 척추를 바른 방향으로 조정하였습니다. 이완운동의 학급을 상기하는 것만으로도 슈로스 여사가 시대를 선점하고 있었다는 것을 알 수 있습니다. 이것은 현재 말하는 "자율훈련"(autogenes Training)입니다.

65년 전의 당시에 누구도 이것을 치료에 도입하지 않았습니다. 현재는 건강증진에 관여하는 치료사들이 자신감을 갖고 지도하고 있습니다. 우리들은 훨씬 이전부터 슈로스 여사 밑에서 이것을 시행하여 왔습니다. 지금도 그 효과가 뼈에 작용하고 있다는 것을 실감하여 매우 감사하고 있습니다.

정말, 행복한 시간을 가졌습니다. 나는 지금도 숨을 헐떡거리지 않고 계단을 오를 수 있습니다. 이것은 슈로스 운동법의 정형호흡이 훌륭하다는 것을 보여주는 증거입니다."

10.4.6 32세 여성의 보고

열성이 있는 보고를 보내준 32세의 여성은 청소년기의 수년간, 코르셋 착용이 필요하였다. 그 후, 야간에 3개의 작은 주머니를 꿰매 붙인 옷을 착용하고 슈로스 운동법의 원리에 따라서 교정쿠션을 놓고 취침하고 있었다. 아무튼 코르셋을 착용하고 바로 누운 자세로 취침할 필요가 있으며 취침용 조끼(vest)를 특별히 싫어하는 일은 없었다. 이 12년간은 치료를 시행하지 않고 세 번의 임신을 거쳐 일반적인 가사를 해내고 슈로스 운동법의 운동을 매일 시행하여 왔다. 그 동안 측만증이 악화하는 일은 없었다. 그뿐만 아니라 현재는 옷을 입은 상태에서는 "rib hump"가 있다는 것을 알 수 없고 척추의 회전은 해소되어 있다. 바로 누운 자세 취침은 습관의 하나가 되어 아무런 문제도 없다.

D 기록과 평가

Chapter

11장 치료경과/결과의 기록

우리들의 병원에서는 후향성 연구(retrospective study)만이 아니라, 전향적인 연구도 시행하여 치료의 결과를 기록하고 있다. 이것에 의해서 중증 측만증일지라도 **만곡을 똑바르게 하는 것**이 가능하다는 것을 알게 되었다. 또한 당연한 것이지만, 초기의 측만증이나 30° 미만의 측만증에는 치료가 매우 효과적이다. 우리들 병원에서는 Formetric-System을 사용해서 체표의 측정을 시행하고, 특히 측방 변위나 회전이 의미 있게 경감되는 것, 그리고 척추의 길이가 길어지는 것을 확인하고 있다.

척추측만 측정기의 경사도도 개선되었다. 또한 **폐활량**이나 **흉곽확장 차이**(Atem hubwerte)가 대폭적으로 증가하였다. 이것에 의해서 우심실 부하가 개선된다.

또한 **심폐기능**이 개선된다는 것이 증명되어 있다. 약간 강한 운동의 전 · 중간 · 후에 시행한 **맥박 측정**에서 심폐기능의 효율화가 확인되었다.

특히 **통증의 강도**는 크게 개선되었다.

근전도 검사에서 **근육 불균형을 조정하는 작용**을 조사하여 기록하였다.

유익한 신체적 변화는 환자의 **정신 상태**에도 유익하게 작용한다. 정신 상태는 환자의 **문진표**로부터 명백해진다. 마찬가지로 **기분**에도 영향을 준다. 기분은 Hobi가 보고하고 있는 기분척도(Basler Befindlichkeits-Skala)나 von Zerssen에 의한 신체의 괴로움 호소 리스트에 의해서 조사하였다. 게다가, 계속적으로 촬영한 **사진의 확인**으로부터도 많은 것을 알 수 있다.

이러한 연구는 Weiß (2000)의 상세한 학술논문에 정리되어 있다.

11.1 사진/X선 영상의 확인

여기서는 **X선 영상을 서로 대립시켜** 소개한다. 즉, 선 자세의 영상과 슈로스 치료법의 운동을 시행하고 있는 영상을 대립시켜 척추 각도를 비교한다(> 그림 11.1). 유감스럽게도 X선 검사 중에는 촬영 시행 시 운동을 전력을 다하여 시행할 수는 없었다. 그 이유는 촬영 시 환자는 X선 장치에 양손이나 다리를 놓는데 이 장치는 그 위에서 운동을 시행할 수 있을 만큼 견고하게 고정되어 있지 않기 때문이다(> 그림 11.1a,b, > 그림 11.2 a,b, > 그림 11.3 a,b, > 그림 11.4 a,b, > 그림 11.5 a,b, > 그림 11.6 a,b,).

슈로스 치료법의 운동은 고령 환자 또는 60° 이상의 측만증 환자에게도 유익하게 작용한다는 것은 주목할 만한 가치가 있다.

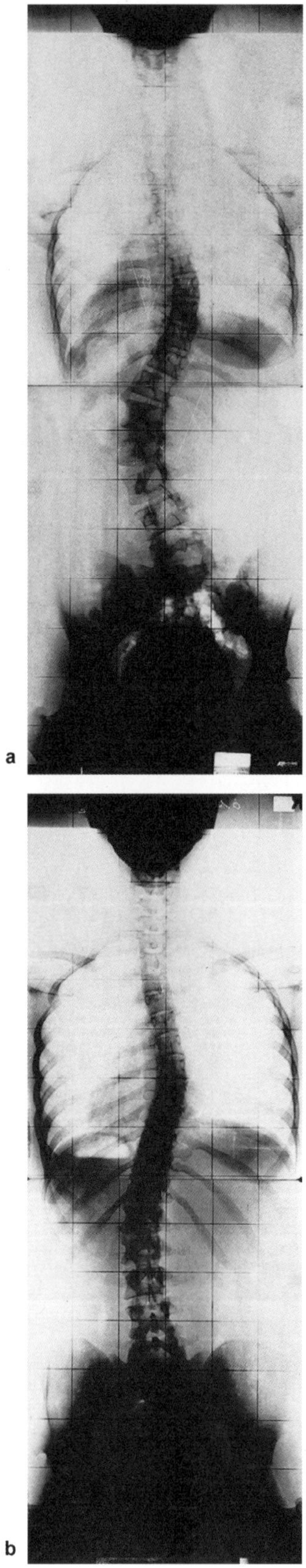

그림 11.1 18세 여아 [M616]
a. 시작자세
b. 슈로스 운동 모습

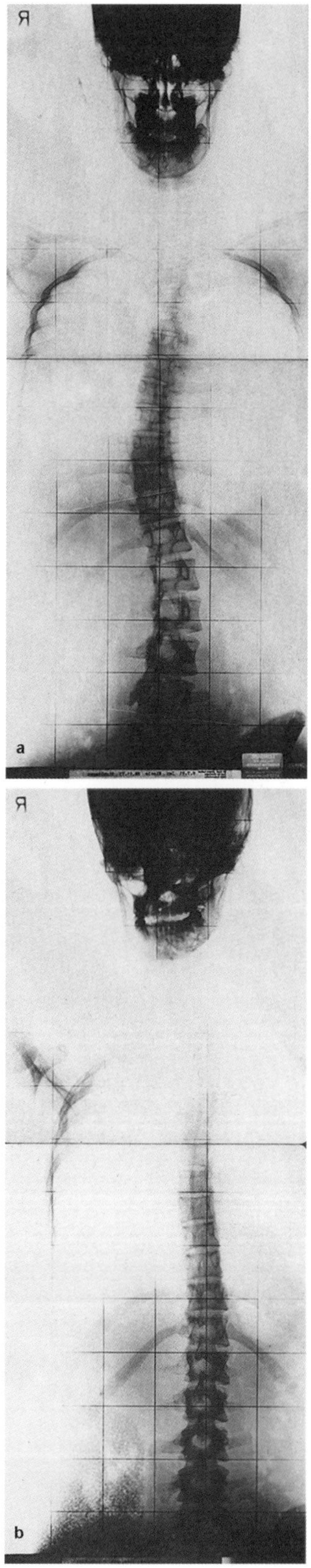

그림 11.2 21세 여성 [M616]
a. 시작자세
b. 슈로스 운동 모습

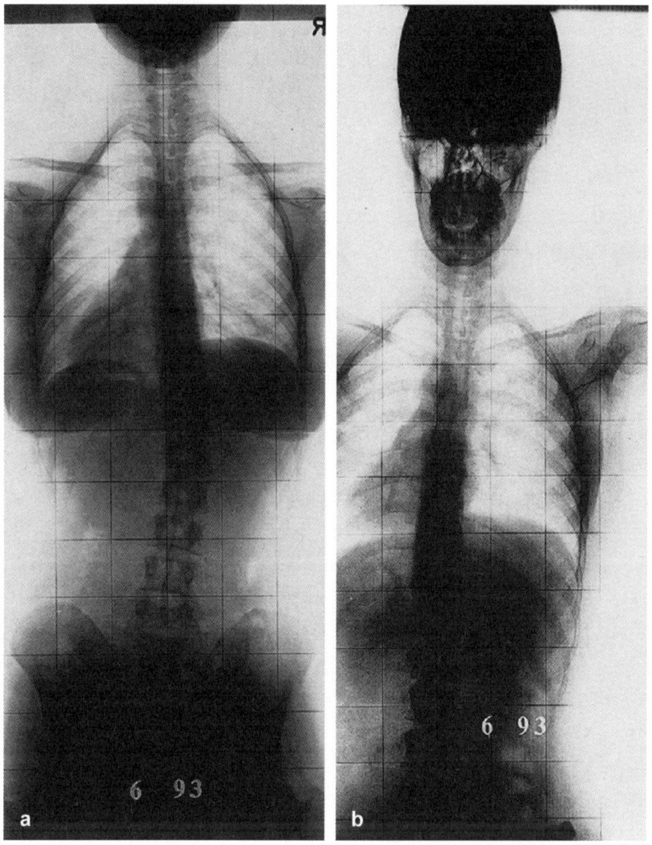

그림 11.3 28세 여성 [M616]
a. 시작자세
b. 슈로스 운동 모습

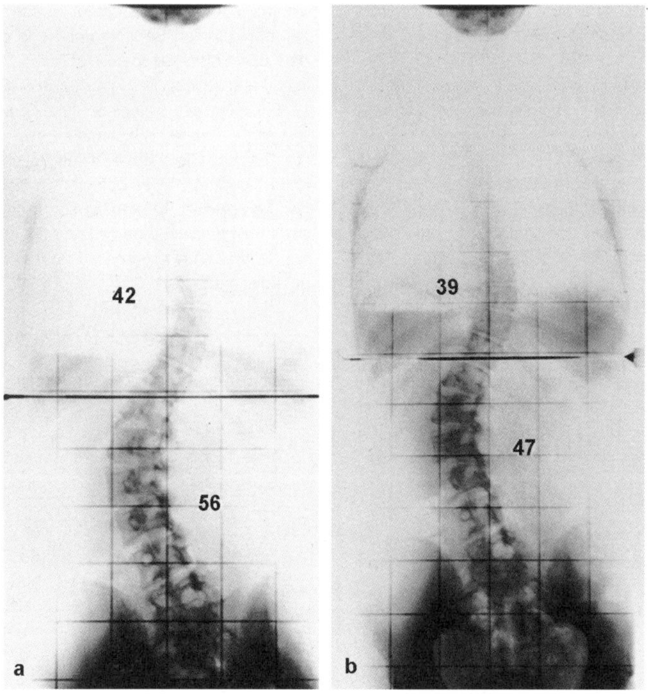

그림 11.4 15세 여아의 X선 영상 [M616]
a. 입원치료 시작 전
흉추 만곡 42°, 요추 만곡 56°
b. 입원치료 후. 흉추 만곡 39°, 요추 만곡 47°

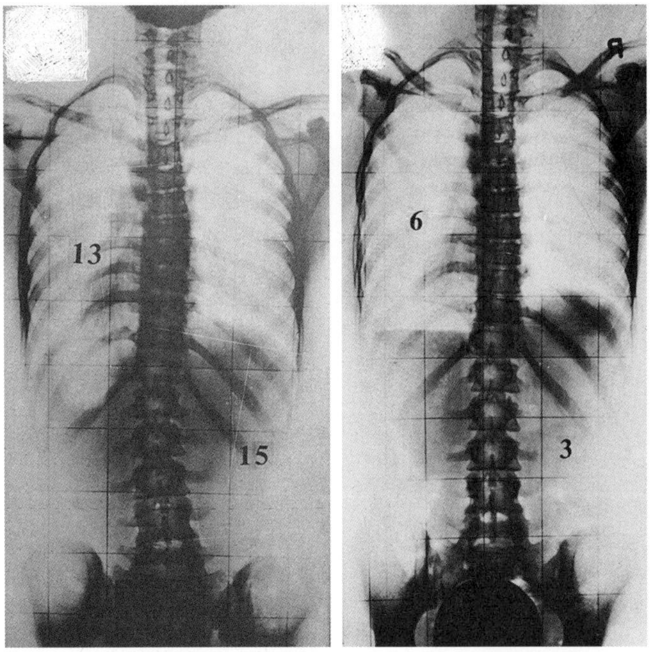

그림 11.5 12.8세 여아의 X선 영상 [M616]
a. 입원치료 4개월 전.
흉추 만곡 13°, 요추 만곡 15°
b. 입원치료 후(13.4세). 흉추 만곡 6°, 요추 만곡 3°.
같은 방법의 치료운동의 프로그램을 자택에서도 규칙적으로 계속하였다.

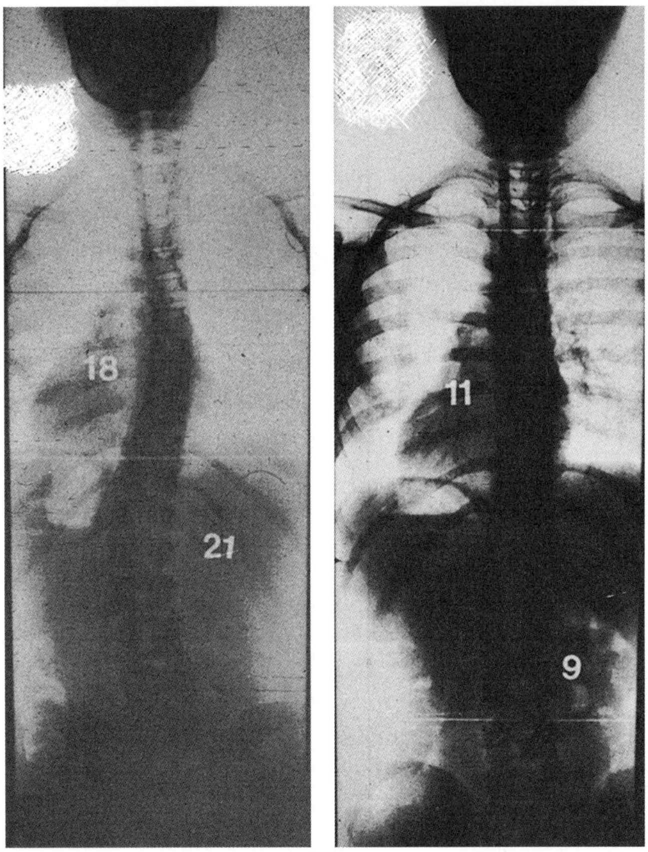

그림 11.6 9.5세 여아의 X선 영상 [M616]
a. 흉추 만곡 18°, 요추 만곡 21°
b. 10.6세. 흉추 만곡 11°, 요추 만곡 9°.
a와 b의 사이에 입원에 의한 집중치료를 시행하였다.

표 11.1 X선 영상의 평가

No	Ago	Standing vertebra(종추)	Cobb각	Apex(정추)	on exercise	difference
1.	14	Th10	13		6	−7
		L4	30	L2/L23	6	−24
			17		0	−17
2.	15	Th5	20		18	−2
		Th11	44	Th8/9	28	−16
		L3	40	Th12/L1	30	−10
		L5	14		20	+6
			0		5	+5
3.	16	Th3	7		0	−7
		Th10	15	Th8	0	−15
		L3	17	L1	12	−5
			17		4	−13
4.	18	Th5	18		11	−7
		Th11	39		22	−17
		L4	47	L2	18	−29
			26		7	−19
5.	20	Th3	9	6		−3
		Th10	23	16		−7
		L3	34	21		−13
			20	11		−9
6.	20	Th4	7		7	0
		Th11	23	Th8	23	0
		L3	16	Th12	8	−8
			6		0	−6
7.	20	Th7	45		37	−8
		L1	85		57	−28

표 11.1 X선 영상의 평가 *(계속)*

No	Ago	Standing vertebra(종추)	Cobb각	Apex(정점)	on exercise	difference
		L4	44	Th10	30	−14
			6		10	+4
8.	22	C4				
		Th5	44		35	−9
		Th11	87		75	−12
		L4	77		58	−19
			31		23	−8
9.	24	Th4				
		Th12	18	Th8/9	20	+2*
		L5	71	L2/3	47	−24
		천골	58		35	−23
			22		11	−11
10.	27	C5	6		22	+16*
		Th7	11		0	−11
		L3	24	Th12	6	−18
			14		5	−9
11.	28	Th11	4		2	−2
		L3	15		2	−13
			11		3	−8
12.	30	Th3	13		−	−
		Th11	23	Th8	2	−21
		L3	28	L1	24	−4
			18		16	−2
13.	31	C7	17		17	0
		Th9	54		46	−8
		L2	63		49	−14
			25		19	−6

*머리를 비스듬히 기울여서 운동을 시행하였다.

표 11.1 X선 영상의 평가 *(계속)*

No	Ago	Standing vertebra(종추)	Cobb각	Apex(정점)	on exercise	difference
		Th3	6		6	0
		Th8	23		14	−9
14.	31					
		L2	30	Th12	8	−13
			13		6	−7
		Th1	10		9	−1
		Th5	39	Th3	31	−8
15.	32	Th10	49	Th7/8	36	−13
		L3	49	L1	29	−20
			27		15	−12
		L1	29		15	−14
16.	36					
			57	L2	40	−17
회전 미끄러짐(Rotational slippage)						
L1–L4		L3	28		25	−3
		Th3	12		12	0
		Th10	46	Th5	34	−12
17.	37					
		L3	69	Th12	46	−23
			35		24	−11
		Th10	52	Th7	30	−22
18.	37	L3	47	L2	30	−17
			18		20	+2
		Th1	17		23	+6
		Th6	57		57	0
19.	38					
		L2	66	Th10	53	−13
			26		20	+6
		Th6	20	Th8/9	?	?
20.	63					
L2/3 OP		L4	56	Th7/8	49	−7
fused						
		천골	52	L2	34	−18
			23		18	−5

11.2 표적 근육의 표면근전도(EMG) 검사

특발성 측만증의 치료에서는 우선 근육의 치료를 시행한다. 교정된 자세의 형태를 근육이 오래 유지할 수 있다면 측만증의 자세훈련은 효과적으로 된다(Götze, 1975). 다른 한편, 근원성 통증은 적절한 훈련에 의해서 개선될 수 있다(Hettinger 1978; Weiß 1989a). 근육에 관한 많은 논문에서 **근력의 강화**에 대해서 언급하고 있다. 환자는 슈로스 치료법의 입원치료 후, 체력이 높아졌다고 느끼고 있다(Weiß 1989a). 다만, 우리들이 알고 있는 바로는, 운동치료 후 자세능력의 변화는 아직 객관적인 데이터로서 연구된 바가 없었다.

보통, 측만증에서는 만곡 외측에서 **근육활동의 항진**이 관찰된다(Basmajian und De Luca 1985; Schmitt 1985; Heine 1980; Güth und Abbink 1980; Brussatis 1962). 이것은 더 많은 부하를 받는 볼록면 근육이 **적응한 결과**이다. 적절한 훈련방법에 의해서 근육활동의 효율화는 가능하다. 이 경우, 효율화란 증대하는 부하를 더 소수의 운동단위의 활동으로 담당하는 것을 의미한다(Stoboy und Friedebold 1968).

중요!

따라서, 훈련의 성과는 근전도 검사에서 같은 부하 하에서의 EMG 활동이 감소되는 것으로 알 수 있다 (Basmajian und De Luca 1985; Schmitt 1985).

Weiß(1990)는 인위적 영향을 배제하여 환자 259명의 근전도를 평가하고 있다. Schmitt(1985) 제시한 기준에 따라서 검사를 구성하고 표준화된 방법에 의해서 엎드려 누운 자세에서 바로 선 자세가 되는 동작 1분 동안을 근전도로 기록하였다.

표면전극(은/염화은)은 Macintosh und Bogduk(1987)이 제시한 방법으로 요추, 흉추부 정추(Apex)의 척추기립근을 검사하였다.

슈로스 치료법의 입원치료 후, 최초의 근전도 검사에서 흉부의 볼록면의 근육활동은 6.79%나 저하하였다 ($p < 0.05$). 허리에서도 볼록면의 근육활동이 1.2%

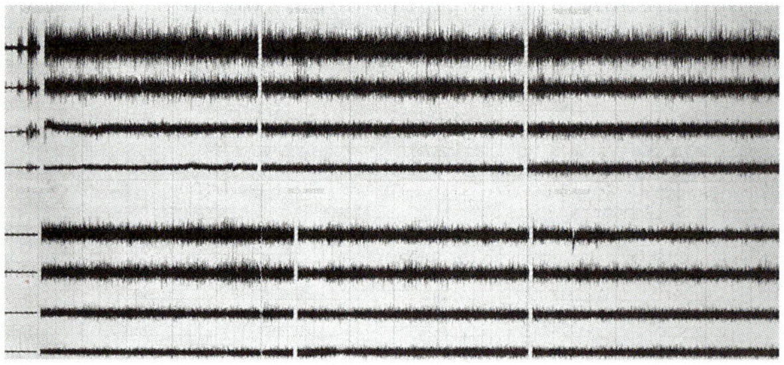

그림 11.7 엎드려 누운 자세에서 바로 선 자세가 되는 움직임에서의 척추기립근의 활동을 나타내는 근전도. 입원치료 전 (위 그림)과 후 (아래 그림)에 기록하였다. 4개의 파형은 첫 번째가 흉부 볼록면 근육, 두 번째가 흉부 오목면의 근육, 세 번째가 허리 볼록면의 근육, 네 번째가 허리 오목면 근육을 나타낸다.

흉부와 허리의 어느 쪽에서도 볼록면 근육활동의 저하가 현저하다. 허리 오목면의 근육활동의 저하는 같은 부분의 내재근인 척추기립근의 활동의 효율화를 나타낸다. 이들 근육군은 바로 요추 만곡을 derotation을 하여 똑바르게 하는 근육이다. [M616]

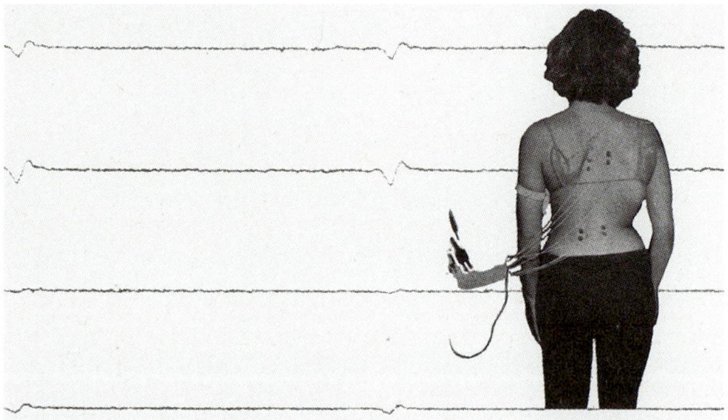

그림 11.8 바로 바로 선 자세의 18세 여성. 수동적 밴드로 고정하고 있기 때문에 자세유지근육의 활동이 관찰되지 않는다. 첫 번째와 세 번째의 파형은 근육활동의 항진을 나타낸다. 이것은 허리 볼록면의 근육이 흉부의 측방돌출부분을 지지하고 있을 가능성을 시사한다. 마찬가지로 rib hump의 근육활동이 항진하고 있는 것은 몸통의 위쪽부분(견갑대와 머리를 포함)을 수직으로 유지하고 있기 때문이다. [M616]

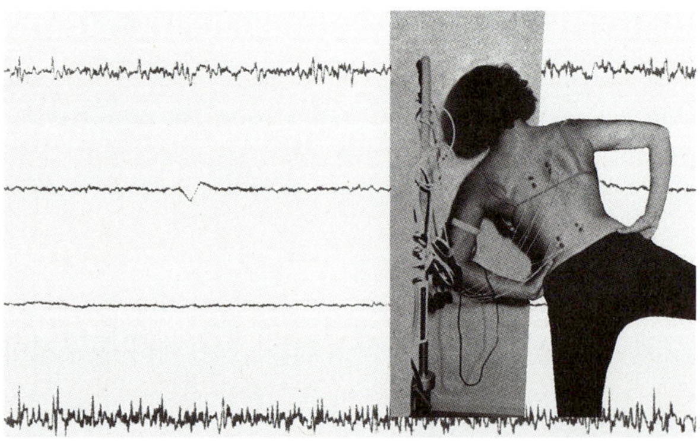

그림 11.9 손으로 허리를 보조한 바로 선 자세 "muscle cylinder" 운동. 네 번째의 파형은 오른쪽 허리의 근육활동의 항진을 나타낸다. 또한 흉부 볼록면의 근육활동도 항진하여 있다. 이것은 바람직한 바로잡기 반사의 발생을 나타내고 있다. [M616]

저하하였다($p < 0.001$). 볼록면과 오목면의 근육활동 저하 비율(볼록면 · 오목면 비율)은 흉부와 허리의 어느 쪽에서도 의미 있게 높고, 흉부는 11.99% ($p < 0.001$), 허리는 7.91% ($p < 0.01$)이었다 (> 그림 11.7).

이들 근전도의 결과로부터 자세능력의 개선을 알 수 있다. 또한 슈로스 치료법의 입원치료 프로그램을 통해서 근육이 강화되어 근육활동이 효율화된다는 것을 추정할 수 있다.

또한 우리는 1988년과 1989년에 근전도 검사에서 특정의 운동을 상이한 순서로 시행한 경우에 대해서 상세하게 조사하였다.

이 검사에서는 표면전극(은/염화은)을 흉부의 척추기립근과 등세모근(승모근)(극돌기의 1.5 ㎝ 측방), 그리고 허리의 척추기립근에 부착하였다. 이때, 흉부와 허리의 각각의 정추(Apex) 높이에서 근섬유 방향으로 전극을 장착하였다(> 그림 11.8).

그림 안의 4개의 파형 중, 위에서 첫 번째의 파형은 흉부 볼록면의 척추기립근의 활동을 나타내고, 두 번째 파형은 흉부 오목면의 척추옆근육의 활동을 나타내며, 세 번째 파형은 허리 볼록면 척추옆근육의 활동을, 네 번째 파형은 허리 오목면 척추옆근육의 활동을 나타낸다.

허리에서는 척추기립근 활동이 직접적으로 기록된다. 그 이유는 L2 이하의 근육 부위는 힘줄만으로 구성되기 때문이다(Macintosh und Bogduk, 1987).

흉부에서는 척추기립근과 등세모근(승모근) 등의 활동이 혼합되어 기록된다. 다만, Friedebold(1958)에 따르면, 팔다리를 고정하면(슈로스 치료법에서는 막대의 사용이나 "Shoulder countertaction"에 의해서 가능) 동일한 검사에서 척추기립근의 활동을 우선적으로 기록할 수 있다.

이와 같이 전극을 장착하여 운동을 상이한 순서로 시행하여 근전도로 기록하고 결과를 상세하게 조사하였다(> 그림 11.8, > 그림 11.9)

11.3 척추측만계(Scoliometer)

우리는 **RAB이 측만증**에 호흡에 주는 영향을 조사하기 위해 측만증 환자에서 척추측만계(> 그림 11.10)를 사용하여 측정했다.

측정 시 척추측만계를 중앙(극돌기 위)에 놓고 손가락 1개로 고정하는 것이 중요하다. 이것은 검사자가 자의적으로 척추측만계를 한쪽으로 미는 것을 피하기 위함이다.

우리들은 카타리나 슈로스 병원에서 입원치료를 시작할 때와 종료할 때에 척추측만계로 측정하고 흡기 때와 호기 때 경사도 차이를 조사하였다. 우선, 안정 호흡에서 **호기의 경사도**를 기록하였다. 다음으로 환자는 몸통의 흉부 오목면 즉, weak side에 공기를 넣어 호흡을 시행하였다. 요추 만곡이 있는 경우, "rib hump" 아래쪽 weak point에도 공기를 넣도록 하였다. 동시에 환자는 짧은 시간 동안, 집게손가락으로 이 몸통부를 촉진하였다. 이러한 순서로 **흡기 때의 경사도**를 기록하였다.

종합하면 거의 모든 환자에서 흡기 때 경사도는 호기 때의 경사도보다 작았다. 치료를 시작할 때에 기록된 흡기와 호기 때 경사도 차이는 치료를 종료할 때에 증가되고 흉추 만곡의 정점(Apex)에서 7.9% ($p < 0.001$), 요추 만곡의 정점에서 12.37% ($p < 0.001$) 확대되었다.

대부분의 환자에서 치료를 종료할 때에 흡기 때 경사도는 호기 때 경사도보다 작았다. 또한, 호기 때와 흡기 때 경사도의 차이는 통계적으로 의미 있게 확대되었다. 이것은 RAB의 흡기단계에서 몸통 만곡이 호흡에 의해서 편평해진다는 것을 이야기해주고 있다.

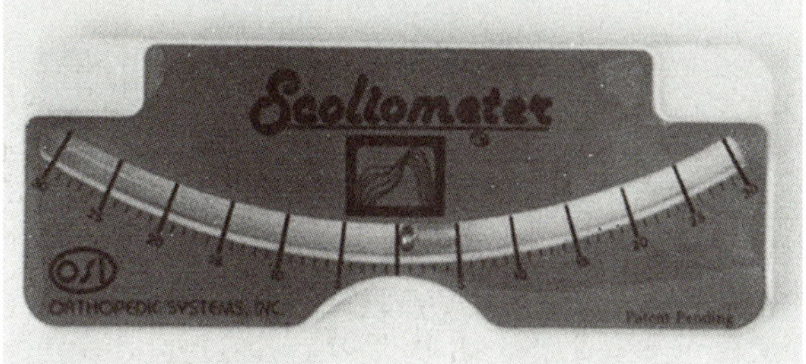

그림 11.10 척추측만계 [M616]

또한 입원 시와 퇴원 시의 검사에서 표준화된 같은 상태를 유지하도록 하기 위해 집게손가락으로 몸통의 오목면으로 짧게 접촉하는 보조 쥐기만을 시행하였고 RAB에 의한 측만증 호흡이 크게 변화하여 체간의 변형의 교정에 기여한다는 가정이 증명되었다.

11.4 폐의 기능검사

카타리나 슈로스 병원에서는 개개의 사례에 대해서 치료 전후의 소견을 비교하고 환자의 주관적 감각을 문진하여 전체적인 모습이 개선된다는 것을 확인해왔다. 그 후에도 "슈로스 치료법의 3차원적 측만증 치료"의 작용에 대해 연구를 시행하고 있으며 아래에 이것들에 대해서 보고한다.

11.4.1 폐활량의 변화

여기서는 카타리나 슈로스 병원에서 최초의 치료를 받은 후 2년 이내인 측만증 환자 약 2,013명을 대상으로 하였다. 이들 환자의 93%에서 폐활량이 증가하였다. 폐활량의 평균치는 400 cc~600 cc의 사이였다 (> 그림 11.11).

어떤 후향성 장기연구(Weiß 1989a)에서는 10-13세의 환자그룹에서 폐활량의 의미 있는 증가가 관찰되었다. 첫 치료에서 6주간의 치료 후, 폐활량이 평균 20.85% 증가하였다($p<0.001$) (> 그림 11.11).

또 다른 연구에서는 청소년 환자와 성인 환자의 폐활량 변화를 비교하였다(Weiß 1989b). 청소년 환자(n=278)에서는 이것은 평균 445 cc의 증가에 해당한다(치료를 시작할 때 폐활량의 평균은 2499 cc, 종료할 때의 폐활량의 평균은 2944 cc). 2회 이상의 치료를 받은 청소년 환자(n=124)에서는 폐활량의 치료를 시작할 때보다 10.74% 증가하였다($p<0.001$).

이것은 평균 264 cc의 증가에 해당한다(치료를 시작할 때 폐활량의 평균은 2694 cc, 치료가 종료할 때의 폐활량의 평균은 2958 cc이다).

카타리나 슈로스 병원에서 최초 치료를 받은 24세 이상의 측만증 환자 148명에서는 폐활량 증가는 이보다 작은 13.77% 증가하였다($p<0.001$). 이것은 절대

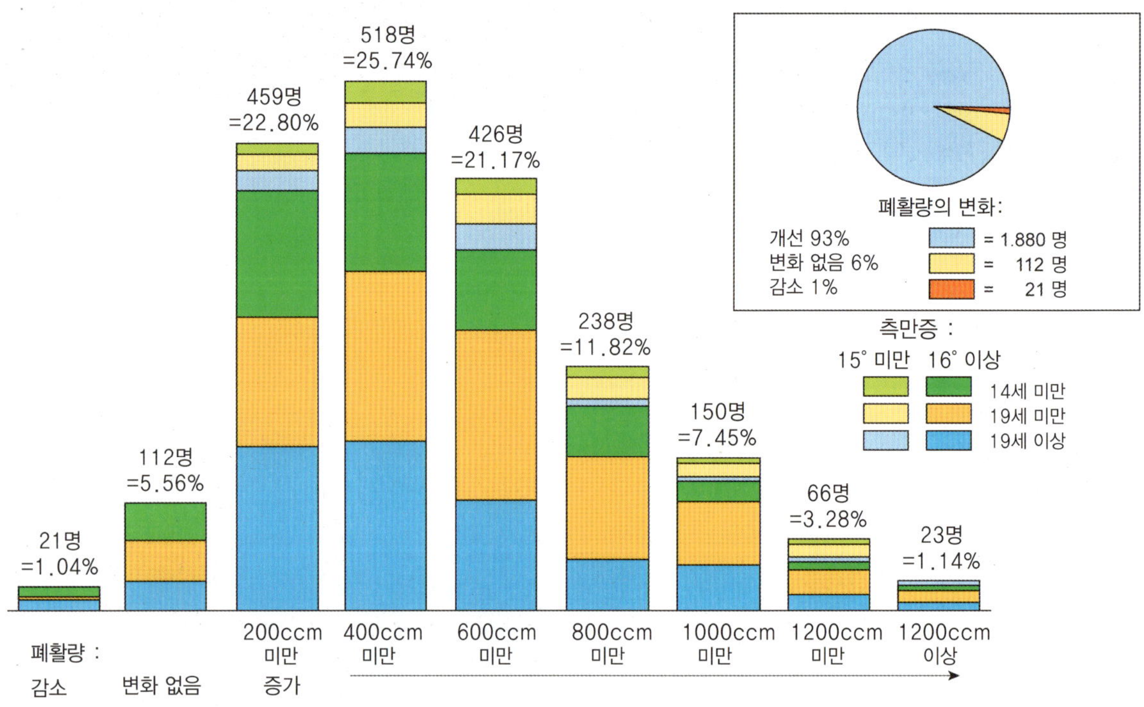

그림 11.11 폐활량의 변화. 막대그래프가 보여주는 것처럼 슈로스 병원에서는 경미한 측만증 환자(막대의 상부의 밝은 청색·황색·녹색)보다도 중증의 측만증 환자(막대 하부의 진한 청색·황색·녹색)비율이 많다는 것을 알 수 있다. [L143]

치로 평균 398 cc 의 증가였다(치료를 시작할 때 폐활량의 평균은 3246 cc, 종료할 때 폐활량의 평균은 3644 cc)(> 그림 11.12).

Götze(1978)에 따르면, 카타리나 슈로스 병원에서 2회 이상의 치료를 받은 소수의 청소년 환자에서 폐활량의 증가는 11% 였다. Götze 의 연구는 몇 가지의 연구를 인용하여 2회째 이후의 치료 성과를 뚜렷하게 제시하고 있다.

앞에서 본 것처럼 최초의 치료에서는 폐활량의 증가가 18.94% 및 20.85% 이며 2회째 이후의 치료에서 증가한 것의 거의 2배였다. 이것은 최초의 치료에서는 얻은 성과가 수년이 지나서도 여전히 지속되고 있다는 것을 말해주고 있다. 슈로스 치료법의 입원치료와 수주일간의 체력훈련을 비교할 때 둘다 폐 기능을 증가시킨다는 것이 증명되어 있으나, Bjure 등(1969)이나 Götze(1976)의 연구에서는 수주일간의 체력훈련이 폐활량을 증가시킨다는 것은 찾아볼 수 없었다.

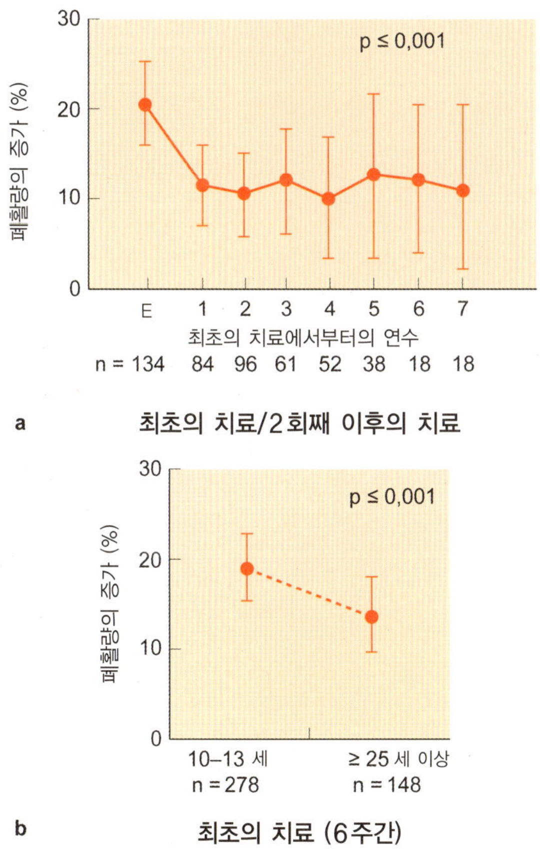

그림 11.12 폐활량의 증가 [L143]

측만증 환자에서는 폐활량의 감소와 더불어 우심실 부하가 증대하지만(Meister 1980), 슈로스 치료법의 입원치료에 의해서 심장기능 저하의 위험성이 있는 측만증 환자에서 우심실 부하의 경감을 기대할 수 있다.

11.4.2 흉곽확장 차이의 변화

중요!

흉곽확장 차이의 증대는 **늑골 가동화의 기준**이 된다.

흉곽확장 차이(Atemhub)는 겨드랑이, 흉골체와 검상돌기의 이행부분, 허리의 3개의 측정점에서 둘레를 측정한다. 측정은 반드시 동일한 숙련자가 시행한다.

보통, 둘레의 오차는 그다지 문제가 되지 않는다. 각각의 둘레 절대치보다도 이들의 차이가 중요하다.

Weiß(1989a)는 0.5 ㎝~7 ㎝ 범위의 흉곽확장 차이의 증대를 보고하고 있다. 최초 치료와 2회째의 치료 모두에서 3개의 모든 측정점에서 20% 이상 의미 있는 증대가 관찰되었다(> 그림 11.13, > 표 11.2).

또한 청소년 환자와 성인 환자를 비교해도 큰 차이는 없었다(Weiß 1989b). 겨드랑이의 흉곽확장 차이는 치료를 시작할 때보다도 10–13세의 환자에서 평균 29%, 25세 이상 성인 환자에서 평균 33.3% 증가하였다. **흉부의 흉곽확장 차이**는 청소년 환자에서 평균 29.4%, 성인 환자는 평균 31.5% 증가를 관찰할 수 있었다.

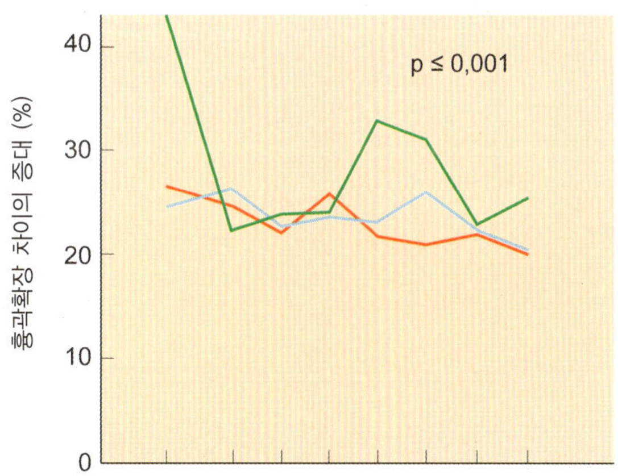

그림 11.13 흉곽확장 차이의 증대 [L143]

주목해야 할 것은 **허리의 흉곽확장 차이의 증대**이다. 청소년 환자에서 45.1%, 성인 환자에서 42.8%나 증가하였다. 아마도 이것은 "슈로스 치료법의 3차원적 측만증 치료"가 균형이 잡힌 횡격막호흡(부유늑골의 교정 작용이 있다)을 강조하고 있는 것에 따른다. 다만, 흉곽확장 차이의 증대는 호흡에 의해서 넓어지는 몸통의 위치를 엄밀하게 보여주는 것은 아니며, 따라서 다음에 언급하는 검사가 더 필요하다.

11.4.3 호기시간의 변화 및 횡단면의 흉곽 폭의 변화

치료를 시작할 때와 종료할 때에 환자는 바로 선 자세가 되고 크게 숨을 들이마신 후 가능한 길게 숨을 내뱉어 그 초수(number of second)를 측정한다.

호기시간의 연장은 주로 횡격막이나 갈비사이근(늑간근)의 훈련 성과를 나타낸다. 그 이유는 호기시간의 연장에는 이들 근육의 지속적인 활동이 필요하기 때문이다. 호기시간의 연장은 측만증 환자의 기초적 운동 · 프로그램의 기본 목표 중의 하나이다.

호기시간이 매일 몇 초씩 연장되는 것은 치료의 동기부여가 된다. 호기시간은 계속 연장되는 것은 아니지만, 대부분의 환자에서 치료 중에 호기시간이 연장된다. 코르셋을 장착한 환자의 경우, 호기시간의 단축은 확인되어 있지 않다. 다만, Cobb각이 100°를 초과하는 측만증(특히, 고령 환자)에서는 호기시간의 연장은 근소하다.

호기시간(초 호흡)의 연장만큼 현저하지는 않지만 **횡단면의 흉곽 폭의 증대**도 관찰된다. 이것은 기본적으로 호흡과 더불어 구조적 변화가 크게 관여한다.

횡단면의 흉곽 폭의 측정은 최대 호기에서 가로방향 및 복부와 등(앞뒤)방향으로 흉곽 폭을 측정한다.

측정 점은 다음의 4개의 점이다.

1. = 겨드랑이(가로방향)
2. = 제6늑골(가로방향)
3. = 흉골병/제3흉추 몸통, 복부와 등(앞뒤) 방향
4. = 검상돌기/제11흉추 몸통, 배와 등(앞뒤) 방향

흉곽 폭의 측정에서는 골반측정기를 사용한다. 이것에 의해서 측정점에서 흉곽직경이 몇 cm 확대하였는지를 알 수 있다.

또한, 비스듬한 방향의 호흡(흉곽의 등쪽 오목면에서부터 전방 볼록면으로 향해서 시행하는 호흡)은 특히 중요하다. 이 호흡의 관찰에는 한계가 있지만, 환자의 흉곽 폭의 의미 있는 증가를 확인할 수 있다.

최초 치료에서의 흉곽 폭 증가는 아래의 표와 같다(> 표 11. 2). 40세 미만의 환자(89%는 20세 미만. 11%는 20–40세)와 40–64세의 환자로 구분하였다.

표 11.2 흉곽 폭의 증대

초 호흡		40세 미만 초수 15, 16–35, 29 = 132%	40세 이상 초수 17, 00–30, 01 = 77%
		cm	cm
Ø	1.	1,41–2,03 = 44%	0,85–1,65 = 17%
Ø	2.	1,64–2,29 = 39%	0,75–1,50 = 100%*
Ø	3.	1,18–1,66 = 40%	1,10–1,30 = 18%
Ø	4.	1,19–1,72 = 44%	1,25–1,60 = 28%

* 100%로 되어있는 것은 만곡각도가 큰 고령의 환자에서 병적호흡을 나타내는 수치가 많이 기록되었기 때문은 아니다. 병적호흡을 나타내는 수치는 치료 중에 양수(positive number)로 바뀌는 일이 많았다. 병적호흡에서는 흉곽(측정점)이 흡기에서 축소하고 호기에서 확대한다.

11.5 맥박 측정

1995년에 카타리나 슈로스 병원에서 4주간에 걸쳐 측만증 및 비정상적인 자세를 가진 환자 169명의 **맥박의 측정**을 시행하고 **슈로스 치료법의 운동에 의한 부하**를 조사하였다. 남녀를 나누지 않고 무작위로 환자의 맥박을 측정하였다. 환자의 연령층은 14–30세였다. 특정의 운동을 시행하고 운동의 전 · 중간 · 후에 측정을 시행하였다. 표본은 최초로 치료하는 환자, 2회째 이후의 치료를 하는 환자도 포함되어 있었다 (> 그림 11.14, > 그림 11.15, > 그림 11.16 a–c).

맥박의 측정은 다음의 순서로 시행하였다 :

1. 5분간의 바로 누운 자세 후, 안정할 때의 맥박을 측정(평균 71박/분)
2. 약간 강한 운동의 도중에 측정(평균 85박/분)
3. 2–5분간의 바로 누운 자세에서 측정

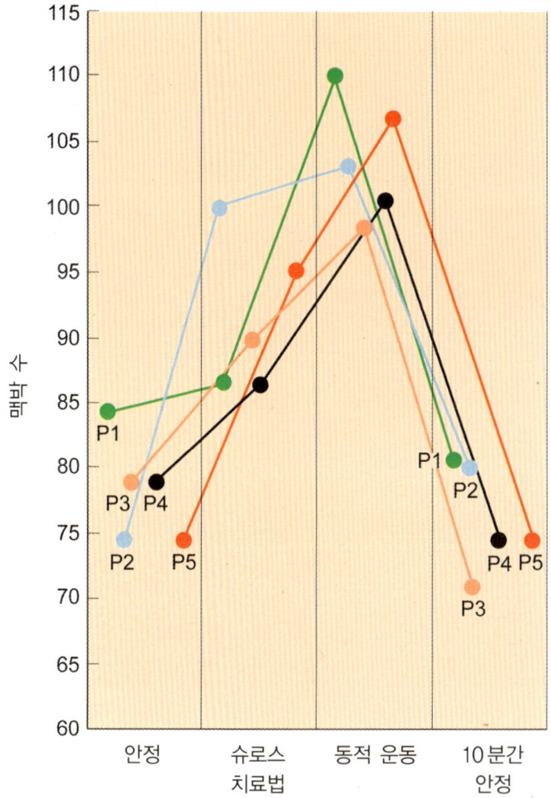

그림 11.14 환자 5명의 4주간의 평균 맥박수 [L143]

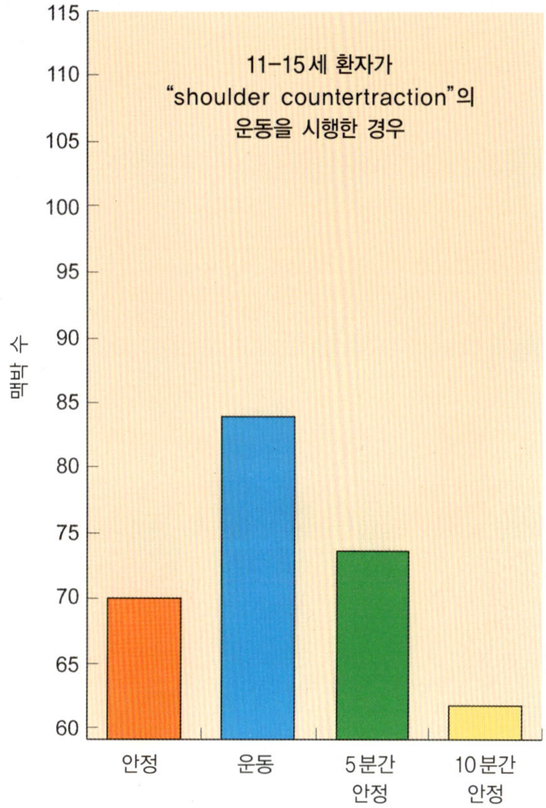

그림 11.15 shoulder countertraction을 시행한 11–15세의 환자 맥박수 [L143]

(평균 73박/분)

4. 지도를 받으면서 5분간 이완을 시행한 후에 측정 (평균 61박/분)

이 맥박의 측정 목적은 약간 강한 운동이 맥박(즉, 심혈관계)에 주는 영향을 살펴보고 운동이 과도한 부하(환자에 있어서의 과잉의 부담)가 발생하지 않았는지를 조사하는 것이었다.

어느 환자도 안정과 운동의 맥박 수의 차이가 20박을 넘는 일은 없었다. 시작할 때의 맥박 수로 되돌아가는 데에 소요되는 안정시간이 단축된 환자도 있었다(이 환자의 맥박은 안정할 때의 맥박보다도 다시 8–12박이 감소하였다). 시작할 때의 맥박 수가 75박/분에서 60박/분까지 낮아진다면 이것은 1개월 동안 심박수가 65만 박이나 감소한 것이 된다.

따라서, 호흡과 근수축을 집중적으로 시행하는 것은 심혈관계의 부하를 증가시키는 것이 아니라, 오히려 경감시킨다는 것을 알 수 있다. 또한 환자들이 공통적으로 이야기하는 바에 따르면, 환경(그룹, 장소)이 중요하다. 또한 시간대도 중요하다. 예를 들면, 환자는 야간에 하는 운동은 일요일 아침에 비하여 "스트레스가 많고 신경질적으로" 되기 쉬웠다고 한다. 이것은 맥박 수(안정 시, 운동 시)에도 나타나 있었다. 이들을 종합하면 슈로스 치료법의 운동을 시행하는 데 최적의 시간은 오전이며 따라서 자택 프로그램을 작성 시에 참고해서 시행할 필요가 있다.

또한, 흥미 있는 것은 슈로스 운동법의 중요 부분을 이루는 정신적인 훈련도 환자의 동기부여나 집중력의 향상에 영향을 주는 것이 관찰되었다.

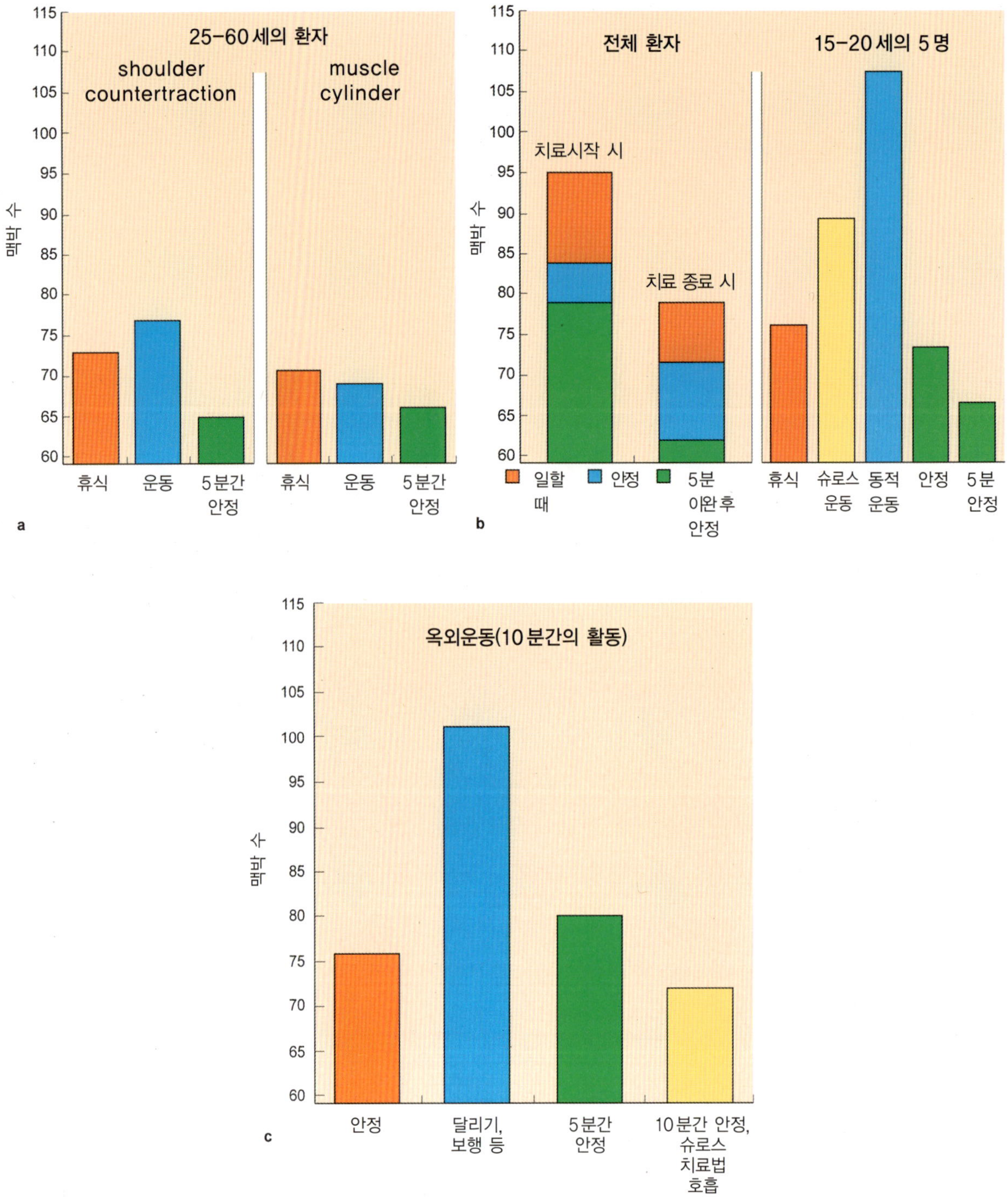

그림 11.16 맥박 수의 비교 [L143]
a. "shoulder countertraction"과 "muscle cylinder"의 비교
b. 치료를 시작할 때 · 종료할 때, 각종 운동의 맥박수
c. 안정 시 그리고 각종 부하 시의 맥박수

E 추가적인 측만증 치료

Chapter

12장 Bad-sohernheim에 있는 카타리나 슈로스 병원의 치료

12.1 치료 흐름의 개요

1. **영상촬영이나 측정에 의한 병적 변화 확인 :** 입원 시와 퇴원 시에 같은 조건에서 반나체로 촬영한다. 이 때, 같은 렌즈 및 조도로 촬영한다. 치료를 시작할 때와 종료할 때에 키, 체중, 호흡기능을 측정한다. 또한 의사에 의한 일반적인 임상검사를 시행한다. 필요에 따라서 X선 검사를 시행한다.
2. **회전호흡운동**(rotational-breathing-exercise)은 개인 및 그룹으로 오전과 오후에 가능하면 야외에서 시행한다. 운동의 도입으로서 환자 등은 함께 음악에 맞춰서 리드미컬한 운동을 시행하여 호흡이나 혈류를 활성화한다. 그룹으로 나눠서 2시간에 걸쳐서 물리치료사의 지도하에 번갈아 운동을 시행한다. 이때, 다양한 도구(wall bar, 의자, 등받이 없는 의자, 막대, 링, 발판 등. > 8.1장)를 사용한다. 치료사는 환자 개인별 확인이나 지도를 시행한다. 거울로 확인하여 교정하면서 운동을 시행한다.
3. **마사지, 이완**(relaxation) : 보통 주 2회, 등(back) 마사지를 시행한다. 필요에 따라서 결합조직도 마사지한다. 하루에 1회, 환자는 그룹으로 나눠서 각자의 교정한 누운 자세에서 전신 이완을 시행한다.
4. **안정시간 :** 치료의 성과를 정착시키기 위해 매일 일정한 시간, 안정시간을 설정한다. 날씨가 좋으면 낮 동안에 잔디밭이나 발코니에서 누운 자세로 있는다. 날씨가 나쁜 날은 침대에서 누운 자세로 있는다.
5. **여가활동 :** 야간은 탁구, 공예활동, 노래 부르기, 게임, 춤 등을 시행한다.
6. **집단치료의 기간 :** 보통, 최초의 치료는 4주 이상으로 한다. 이것은 단기간으로는 신체감각을 습득할 수 없기 때문이다. 중증의 경우, 6-8주간의 치료가 필요하다. 2회째 이후의 치료로서 더 단기간의 치료를 시행하는 경우도 있다.
7. **환자의 연령 :** 모든 연령층(7-70세)의 환자에게 슈로스 치료법의 치료를 시행하고 있다. 특히 나이가 어린 환자의 경우, 뼈의 유연성뿐만 아니라 치료에 적극적으로 참여하려는 의지가 필요하다. 따라서 5-9세의 소아는 부모가 동반해야 한다. 그래야만 자택 운동을 기계적으로 시행하는 것이 아니라 자녀에게 바르게 체득시킬 수 있다. 아쉽지만, 영아나 유아는 슈로스 치료법의 물리치료로 치료할 수는 없다. 현재, 영아에게는 노이만-노이로데(Neumann-Neurode)법, 보바스법, 보이타법 등의 영아의 체조를 권장하고 있다.

1.2.2 적응증과 금기증

- **적응증**
  - 측만증, 후측만증, 마비성측만증
  - 척추과다전만, 쇼이에르만병(사춘기 측만증), 자세결함
  - 근육수축에 의한 척추후만, 척추전만(허리), 자세성 요통
- **상대적 적응증**
  - 척추결핵에서 회복 후에 발생한 Gibbus
  - 척추압박골절의 후
  - 척추수술의 수술 전 및 수술 후 치료

- **금기증**
  - 조절되지 않는 순환계 장애
  - 골다공증
  - 폐결핵, 골결핵
  - 경직성 마비
  - 폐 절제술
  - 치매

1995년 8월 1일, 카타리나 슈로스 병원은 아스클레피오스 유한회사에게 양도되고 최신식 병원으로 재건되었다 (www.skoliose.com). 연락처는 아래와 같다 :

아스클레피오스 카타리나 슈로스 병원
Asklepios Katharina-Schroth-Klinik
Korczakstr. 2
D-55566 Bad Sobernheim
양성 코스의 문의 : e.mahler@asklepios.com

Chapter

13장 일상생활의 자세교정

컴플라이언스(compliance)란 치료에 대한 adherence (**충실성**)를 의미한다. 이것에 의해 청소년 환자의 보존적 치료의 성과는 결정된다.

중요!

물리치료의 운동은 **장기치료**로서 시행할 필요가 있다. 운동 습득을 위해 최초에는 매주, 그 후는 일정한 시간의 간격을 두고 통원한다. 필요에 따라서 입원하고 그 후, 자택운동으로서 매일 시행할 필요가 있다.

컴플라이언스에 영향을 주는 요인으로서 사회경제적 상태, 질환의 중증 정도, 치유 가능성, 병에 대한 태도, 생활의 질 등이 있다. 코르셋 장착시간의 컴플라이언스가 낮은 것은 생활의 질이 낮은 것과 연관성이 있다고 한다.

13.1 일상적 자세교정 운동

치료에서 습득한 **일상적 자세교정운동**(누운 자세, 앉은 자세, 바로 선 자세, 보행 등)은 매일 규칙적으로 시행하여야 한다. 이것에 의해서 운동은 더욱 개선된다. 가능하면 하루의 흐름 속에서 일정한 **운동시간**을 편입시키면 좋다. 하루에 시행하는 **운동 시간의 길이**는 약 1 시간으로 하고, 30 분을 2 회 또는 20 분을 3 회 등으로 분할하면 좋다.

중요!

운동을 시행할 때, **청정한 공기**는 중요하다 (야간에도). 흡연은 치료 중에는 금지되어 있으며 자택에서도 삼가야 한다.

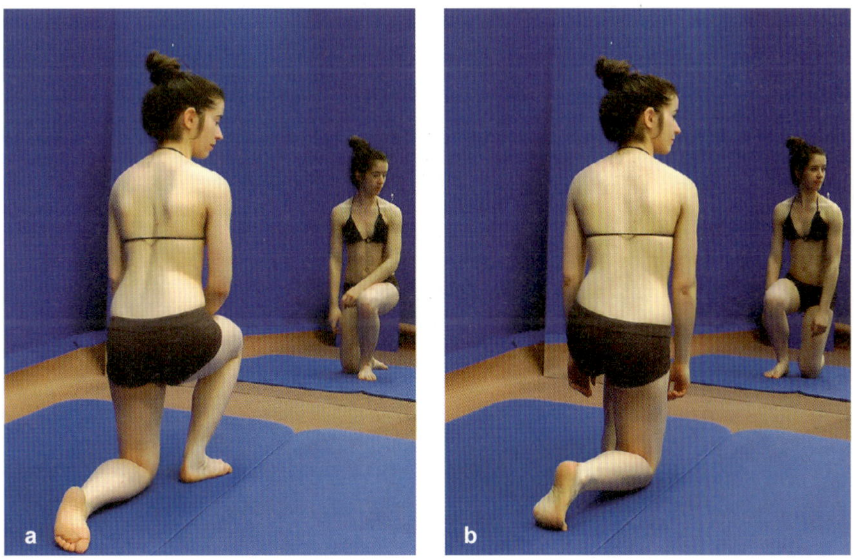

그림 13.1 한쪽 무릎서기 자세 (> 7.3장을 참조)
a. 잘못된 예
b. 올바른 예

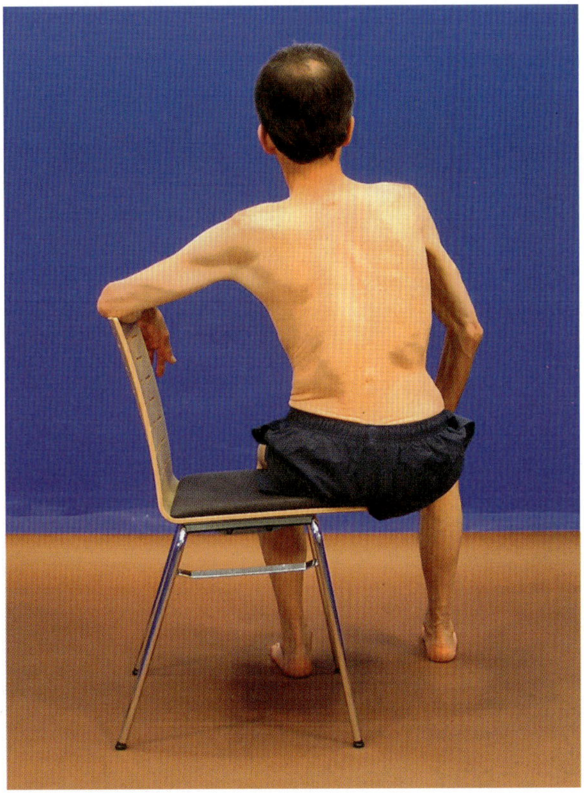

그림 13.2 유익한 앉은 자세

수면 전에는 **취침에 필요한 누운 자세**를 확인하고 필요에 따라서 변경한다. 누운 자세감각을 강화하면 실제적인 효과가 있다. 예를 들면, 수면 중 신체를 회전시켜 부적절 누운 자세(rib hump 쪽을 아래로 한 옆으로 누운 자세 등)가 되면 잠이 깨서 바른 누운 자세로 고치고 다시 잠들 수 있다.

또한, 수면 중에는 등(back)을 벽으로 향하게 하는 경향이 있다는 것을 염두에 두면 좋다. 이 때문에 침대의 머리 쪽과 발 쪽을 반대로 다시 배치해야 하는 경우도 있다. 야간에 수면 시에는 오목면을 아래로 한 옆으로 누운 자세가 되고 요추 만곡을 악화시키지 않기 위하여 반드시 "lumbar prominence"의 아래에 교정쿠션을 놓도록 한다. 다른 한편, 깨어 있을 때에는 누운 자세에서(독서 등) 만곡을, 바로 선 자세에서 "lumbar prominence"를 악화시키지 않도록 한다. 가능하다면, 바로 누운 자세에서 독서나 학습을 시행할 때는 프리즘 안경을 사용하면 좋다.

중요!

약간의 부주의만으로도 치료의 성과는 바로 상실되기 때문에 대폭적인 개선을 얻는 것은 어렵다.

측만증 소아는 학교 수업 중 시선을 똑바르게 앞으로 돌려서 앉을 수 있는 자리에 앉힌다. 교실 끝 좌석에 앉히면 측만증은 급속히 악화한다
(> 그림 13.1a,b, > 그림 13.2, > 그림 13.3,
> 그림 13.4).

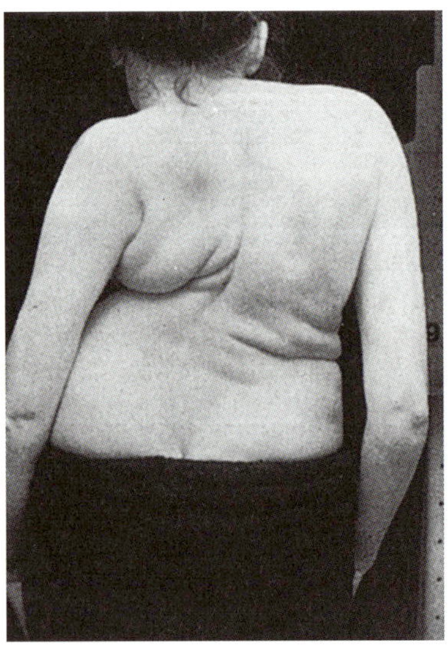

그림 13.3 시작자세

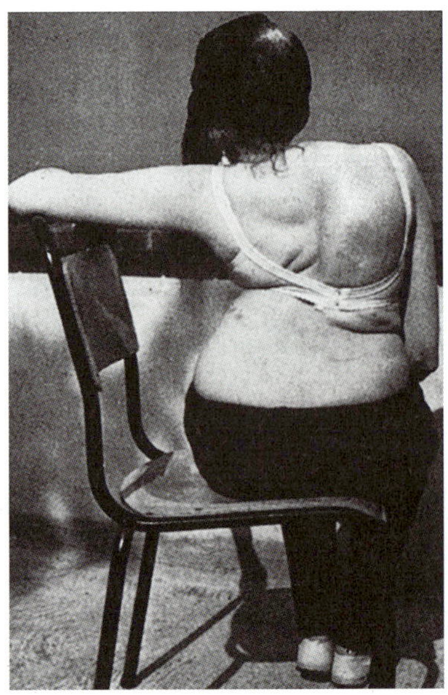

그림 13.4 최적화한 앉은 자세

항상 기회에 거울영상(쇼윈도, 그림자 윤곽)을 활용하여 앉은 자세, 바로 선 자세, 보행을 조절한다. 가능하다면, **2개의 거울 사이에서 운동을 시행한다.** 이것에 의해서 신체를 회전하지 않고 등을 관찰할 수 있다. 거울에 비친 신체가 똑바르게 보이면 바른 자세로 되어 있다. 감각만으로는 자세는 바로잡을 수 없는 일이 많다.

주의!

운동을 시행하고 있을 때만 신체가 똑바르게 되는 것만으로는 부족하다. 장기간에 걸친 측만증의 불량 자세는 항상 제자리(원래 상태)로 되돌아가는 경향이 있다.

이 때문에 운동에서 overcorrection을 시행하는 것이 중요하며 이것에 의해서 정상적인 중간위치가 될 수 있다. 측만증 진행과 함께 형성되어온 잘못된 **신체 이미지**(body image)(뇌에 각인된 이미지)는 overcorrection에 의해서만 변경할 수 있다.

중요!

바른 자세감각 훈련은 바른 감각이 정착할 때까지 계속할 필요가 있다.

심장기능이나 혈류 개선에는 **수영**이 적합하며 주 2–3회 시행하면 좋다.

자택에서는 다양한 운동을 시행하여 **모든 근육군을 훈련한다.** 치료 도구는 자택에서는 간단한 보조도구로 대용하면 좋다 : Wall bar은 문틀 사이에 떠받쳐서 고정하는 bar로, 치료용 bar는 테이블이나 의자로, 글리슨걸이(Glisson' s sling)는 머리위치를 비스듬히 하는 (= 머리를 아래쪽으로 향하게 한다) 것으로, 발판(footrest)은 벽돌 등으로 대용한다. 이러한 것은 치료할 때에 기회를 봐서 지도할 것!

자택에서의 자가운동을 집중하여 적절히 시행하기 위해 각종의 **오디오 CD**를 작성하고 이것을 들으면서 매일 다양한 프로그램을 시행할 수 있도록 하면 좋다.

치료 시에 촬영한 **검사영상**은 자택에서 몇 번이나 관찰하고 운동을 잘 이해하도록 영상을 고찰하여 바라본다. 기계적으로 운동을 시행하는 것만으로는 성과는 얻을 수 없다.

중요!

운동의 마지막에 치료의 성과를 정착시키기 위한 기본 자세가 되는 것이 중요하다.

자동차 운전에서는 한쪽 발만을 전방으로 내어 가속기 페달을 밟지 않도록 해야 한다. 이것에 의해서 같은 쪽의 허리가 전방으로 회전한다. 따라서 다른 쪽 발도 전방으로 내고 클러치 페달 옆에 놓으면 좋다. 장거리의 운전에서는 레카로(Recaro)좌석을 사용한 자동차에 타는 것이 바람직하다.

환자의 자택에는 wall bar을 설치할 장소가 없는 경우가 많다. 다만, 슈로스 치료법의 wall bar 운동은 몸통근육의 신장 및 강화에 매우 효과적이기 때문에 가능하다면 설치장소를 만드는 것이 중요하다.

13.2 교정자세의 일상생활에 재학습

여기서 측만증의 보존적 치료에 대한 비판적 고찰에 대해서 간단히 봐둔다. 이것에 의해서 향후의 연구에서 중점을 두어야 할 과제가 명백해진다.

의학에서는 보존적 치료(VS 외과적 치료)는 주로 **코르셋**을 가리킨다(코르셋의 다양한 변이형이 있다). 측만증 중증정도가 증가함에 따라 운동치료는 코르셋 요법에게 자리를 내어주게 되었다. 아래에 공평한 관점에서 중증 정도의 측만증인 경우 각종 치료법이 가지는 의미를 명백히 한다.

예전부터 독일의 저명한 정형외과 기술을 대표하는 의사였던 Alfred Schanz(1868–1931)는 이미 1908년에 이 문제에 대해 언급하고 있었다. Schanz가 지적한 대로 시간의 경과와 더불어 많은 치료법이 다양한 모습으로 변형되었다. 측만증 치료 전반의 **효과성**과 더불어 개개의 치료의 효과성에 대해서도 논의를 하게 되었다. 그 이유는 문제를 철저히 밝혀내어 체계적으로 검토하지 않고 개별의 관찰 · 시도 · 결과로부터 얻은 결론을 일반화해온 것에 있다(Böni et al. 2002). Böni에 따르면, Schanz는 체계화는 **측만증의 병리학으로부터 보편적인 적응을 유도해내는 것**이라 이해하고 있었다. 당연하지만, 이 때에는 지금처럼 증거에 기초한 의학의 기준을 충족하는 연구 개념은 존재하지 않았다. 하지만, 측만증 치료의 치료적 중재의 효과성을 체계적으로 밝히려고 한 Schanz의 시도는 매우 시대를 앞서간 의미 있는 시도이다.

Weiß, Rigo, Rovenich(2006)에 따르면, **교정 자세를 일상 활동으로 실행(전환)하는 데에는**(Implementierung; implementation) 시간이 필요하다. 신체의 최적 정렬에 대한 감각은 다양한 **외부정보**에 의해서 만들어진다(예 : 거울영상을 통한 자세의 조절). 다른 한편, **내부정보**는 다양한 계기(trigger)을 통해서 얻어진다(예 : 일상생활에서 신체의 각 부분은 항상 무언가와 접촉하고 있다). 많은 경우, 내적인 신체모습은 외적인 신체모습과 일치하지 않으며, 따라서 교정 자세와도 일치하지 않는다.

중요!

치료 목적은 기존의 감각을 지우고 개선된 새로운 자세감각을 그 위에 새로 입히는 것이다.

Haas와 Blischke(2009)에 따르면 **운동학습**은 우선 국소 신경세포(neuron) 결합의 단기적인 변화로부터 시작한다. 운동을 충분히 반복한 후에 비로소 장기적인 변화로서 신경세포 집합 전체의 가소성 변화를 기대할 수 있다. 학습은 신경계의 이 **가소성**(plasticity)에 의해서 가능해진다. Michel 등(2010)은 새로운 과제의 학습에서는 적절한 난이도가 중요하다고 하고 있다. 소아는 정보의 처리능력에 개인차가 있다. Badan 등(2000)에 따르면 정보처리과정의 미숙성은 운동학습의 과정에 영향을 주지 않는다. 소아의 능력을 고려할 필요가 있는 것은 **피드백**을 활용하는 경우이다.

소아나 청소년은 모방능력이 우수하다. 그들은 주변 사람들의 평가에 의해서 스스로의 행동의 방향을 결정한다. Jung(2006)에 따르면, 이것은 치료에서 중대한 결과를 초래한다. 또한, Wulf(2009)에 따르면 종종 물리치료에서의 운동학습은 운동의 순서에 대한 주의가 중요하게 된다. 운동의 수행에서 외적 주의(ein externer Fokus)를 돌리도록 환자에게 지시하면 중재의 효과는 높아진다. Wulf의 견해에 따르면, 환자는 이와 같이 **주의를 돌림**으로써 운동의 조절과정의 스위치를 끌 수 있고, 주의의 대상을 상상하여 운동을 시행하게 된다. Thorn(2006)의 내적 주의와 외적 주의를 비교한 연구에 따르면, 소아에게 외적 주의를 돌리도록 지도한 경우, 평형반응 검사 결과가 대폭적으로 개선되었다.

중요!

일상생활에서 정확한 운동수행이란 운동 시퀀스(sequence)가 방해자극의 영향을 받지 않는다는 것이다.

Darainy 등(2009)은 주의를 딴 데로 돌리게 함으로써 일어나는 운동수행의 오류를 전이효과(Transfereffeckt; transfer effect)로 기술하고 있다. 전이 훈련이 목적인 경우, Haas와 Blischke (2009)에 따르면, 단순한 형식의 반복을 시행해서는 안 된다. 그렇지 않으면 일상생활의 운동수행에서 학습된 내용을 최적으로 활용할 수는 없다.

중요!

측만증 치료의 어려움은 환자가 **교정된 운동 형태**를 새로이 학습하는 것이 아니라 **운동을 재학습**해야 한다는 점에 있다.

Panzer(2002)에 따르면, 예전에 학습한 내용은 망각되지 않고 오래된 내용과 새로운 내용이 병행하여 기억으로부터 끄집어내어진다는 것을 나타내는 의미 있는 연구가 있다. 더욱이, Panzer와 Shea(2008) 연구에 따르면, 2개의 운동 시퀀스 학습에서 제1의 운동 시퀀스를 의식적으로 시행할 수 있게 되면 제2의 운동 시퀀스를 더 신속하고 동시에 양호하게 학습할 수 있다고 한다고 한다. 따라서 측만증 환자의 자세교정에서는 저절로 생긴 비대칭적인 자세를 제1의 시퀀스로서 의식화하고 그 후에 교정패턴을 신속하게 내재화하는 것이 중요하다. 또한 어떠한 피드백을 어떻게 하여 어떠한 빈도로 시행해야 하는가라는 문제에 대해서 Huber (2008)는 치료사가 고도로 조절하여 시행하는 의식적인 피드백이라는 독자적 개념(concept)을 제시하고 있다. Huber에 따르면, 이것에 의해서 환자는 양호한 자가조절, 오류의 인식, 운동의 자가교정을 시행할 수 있게 된다.

소아와 청소년에 대한 교육적 중재는 "긍정적 강화" (positive Verstäken)가 중요한 요점이 된다(Kölli 2008). 자기 피드백은 외부 피드백과 구별된다. 또한 자기 피드백은 시각적 분석을 통해서 시행된다. 이것은 코르셋을 장착한 환자에서 중요한 교육적 단서가 된다고 생각된다. 소아와 청소년에서는 긍정적인 중재를 시행하지 않으면 자기의 신체에 대한 불만이 병적 자기인식을 동반한 정신장애로까지 악화되는 경우도 있다. 이러한 점에서, **긍정적인 신체지각 및 자기지각의 획득**은 치료의 중요한 부분을 이룬다. 특히 긍정적인 신체모습은 중요하다(Beumont et al., 1993). 자가지각 개선은 자신감의 향상으로 연결된다(Michler et al., 2007; Pavles und Wulf 2008).

측만증 치료의 치료적 중재의 효과성은 이미 보편적으로 알려져 있다. 대규모 연구에 따르면 일반적인 건강증진이나 일반적인 치료체조는 측만증 치료에서 아무런 효과가 없다. 척추 만곡은 표적을 정한 치료에 의해서만 개선될 수 있다.

중요!

양질의 치료는 **정확한 소견, 올바른 적응, 소견에 기초하는 치료**로 구성된다. 또한 치료에 앞서 언급한 신경계나 근막의 기능, 횡격막이나 골반격막의 운동도 고려해야 한다.

치료운동에서는 척추는 최적 직립화에 초점을 맞추면서 소아의 운동능력을 촉진하는 것이 중요하다. 이 때문에 측만증의 특별한 운동에 더하여 협응운동이나 정교한 운동 훈련도 시행한다. 물리치료에 의한 "인공적인 운동"을 일상적 운동으로 전환하려면 전반적으로 기초적인 신체능력이 필요하다.

이와 관련해서 이제까지 중증 측만증 소아에서 측만증에 의한 비생리적인 운동패턴의 해소에 의해서 측만증이 치유하였다는 연구는 없다. 이 사실도 **조기발견**의 중요성을 강조하는 것이다.

Schmitt 등(2002)에 따르면, 기본적으로 측만증이 발병해도 스포츠 전반을 금지하는 것은 아니다. Schmitt 등에 따르면, 기존의 측만증은 특정 스포츠에 의해서 악화하는 일은 없다(경기 스포츠로 시행하지 않는 한). Liljenqvist 등(2006)도 **측만증을 갖고 있어도 스포츠를** 시행하는 것을 권장하고, 이제까지 스포츠에 의한 부정적인 영향은 증명되어 있지 않다고 한다. Liljenqvist에 따르면, 대중 스포츠 수준의 스포츠 활동이 Cobb각 40° 미만의 수술을 하지 않은 측만증에 어떠한 긍정적 · 부정적 영향을 준다는 것을 나타내는 과학적 증거는 없다. 부모, 교사, 의사는 자주, 스포츠의 부하로 인한 측만증 악화에 대한 과도한 걱정이나 불안 때문에 청소년 환자의 신체적 활동을 제한한다. 그러나 여가활동이나 스포츠의 전문지식에 입각한 유익한 조언을 구해야 하는 것이 중요하다.

스포츠를 시행할 때는 장구를 장착하지 않는다. 또한 반복적인 회전이나 굽힘을 포함하여 척추에 충격을 주는 스포츠나 운동은 측만증에 있어서 비생산적이다. 또한 Cobb각이 41°를 초과하는 측만증에서는 심폐기능이나 기타의 위험인자를 가지는 경우도 있다는 것을 고려해야 한다. 수술을 받은 환자에게는 Cobb각 21–40°의 측만증에 대한 처치가 권장된다. 다만, 일괄적으로 해당하는 것이 아니라, 수술로 사용한 고정기구의 종류나 측정범위에 따라 다르다.

주의!

일반적으로 다음의 스포츠는 권장되지 않는다 : 접촉형 스포츠, 마루운동, 장애물 뛰어넘기, 트램펄린 경기 (Schmitt et al. 2004)

또한, 레크리에이션 스포츠와 경기 스포츠를 구별해야 한다. 기본적으로 단체경기 스포츠에 반대할 필요는 없다. 스포츠를 하는 청소년 환자와 스포츠를 하지 않는 청소년 환자에서는 측만증의 경과에 차이가 관찰되지 않는다(Kenanidis et al., 2008). 훈련범위를 넓힐 때, 척추에 부하를 주는 운동의 비율을 가능한 작게 해야 한다. 이 점에서 거의 모든 스포츠의 훈련에서 한 가지 문제에 직면한다. 다른 한편, Kenanidis 등과는 반대로 스포츠는 측만증을 진행시킨다는 연구도 있다. 이들의 연구에 따르면, 부하를 가한 상태에서 몸통의 회전(육상경기의 전문적 훈련 등)을 피해야 한다. 예를 들면, 발레 무용수나 리듬체조 선수에서는 근육활동의 불균형에 인대조직 이완이나 지발월경이 겹치면 측만증의 진행이 촉진된다(Liljenqvist et al., 2006).

조언!

측만증 환자에 있어서 이상적인 스포츠는 몸통근육을 좌 · 우 대칭으로 강화하는 스포츠이다.

근육을 좌 · 우 대칭으로 강화하는 스포츠에는 배구나 수영 등이 있지만, 언뜻 보기에 적절하다고 생각되는 것에 지나지 않는다. **배구**는 팀 스포츠이지만 한쪽 팔을 많이 사용하기 때문에 같은 쪽 근육이 비대하고, 나아가서는 체간의 근육 전체의 불균형이 일어난다. 이것에 의해서 최종적으로 오른손잡이라면 오른쪽 흉추측만증이 발생한다. 왼쪽 흉추측만증에 대해서는 배구와의 연관성은 확인되어 있지 않다(Liljenqvist et al., 2006).

또한, **수영**도 자주 권장되지만, 좌우 대칭으로 보이는 운동 시퀀스에도 비대칭성이 포함되어 있다. 예를 들면, 크롤(crawl)의 한숨 돌림에서는 불균형의 호흡운동을 시행한다. 이것을 반복하면 측만증에 부정적인 영향이 발생하여 측만증이 진행한다. 또한 강한 쪽의 손발을 사용한 방향전환(turn)에 의해서 몸통근육의 발달이 비대칭이 된다. 특히 고도의 수영능력을 가진 사람들에서도 측만증의 발병률은 6.9%로서 높다(Becker 1982).

Karsky 등(2001)은 **발레**는 측만증에 있어서 유익하다고 한다. 발레 테크닉이나 스타일에 더하여 유산소 운동과 무산소 운동으로 근력, 관절의 가동성, 근육의 신장성을 훈련하기 때문이다. Exner-Grave(2008)에 따르면, 경증 측만증은 발레 무용수의 경력에서 생체역학적 문제나 외관상의 문제가 발생하는 일은 없다. 다만, Exner-Grave는 발레에서 척추를 균등하게 움직이는 것을 전제로 하고 있다. 또한, Simmel(2009)은 중증 측만증에서는 무용의학의 전문가에게 상의할 것을 권장하고 있다.

따라서, 스포츠 선택에서는 상세한 의학적 및 스포츠 과학적인 분석을 시행하고 계속적으로 물리치료 검사를 시행할 필요가 있다. 이것은 소아에게 경기 스포츠를 권장하기 전에 시행하면 좋다.

오늘날, 증거에 기초하는 주장도 원래는 다양한 사례로부터 얻어진 지식에서 출발하고 있다. 마지막으로 두 가지 오래된 논문에서 인용한 것을 소개하고 이러한 근원적인 지식이 획득된 시대를 회상하려고 한다.

"기능적인 측만증 치료 – 생물학 · 의학 포켓북" (Vogel 1937)에서 인용

"정형외과에서는 오랫동안 Klapp 등의 선례를 따르고 측만증을 정역학적으로 이해하여 코르셋요법을 시행하여 왔으나 지금이야말로 기능적 치료로 옮겨가고 있다. 다만, 중증의 고착된 측만증은 여전히 역학적인 보조구를 사용해서 치료하고 있다. 이 경우, 만족할 수 있는 치료성과를 얻는 것은 어렵다.

더 넓은 관점에서 측만증을 이해하고 경험적인 실증(의사들에 의한 실증도 포함)을 거듭하면서 기능적 치료(중증 정도 3° 의 측만증 치료도 가능하다고 한다)의 길을 걷고 있는 것이 재야의 체조 지도자인 슈로스 여사(마이센 거주)이다. 그녀는 자기의 신체를 통해서 얻은 경험으로부터 호흡의 교정력을 이용하여 등(back)의 형상을 변화시켜 형성하고 기능을 개선하는 것을 학습하였다. 이 "RAB"는 다수의 다양한 운동을 고안하여 치료를 받는 사람의 특성에 맞춘 운동을 선정하여 시행한다. 또한 신체감각이나 자세(팔다리나 몸통 위치관계)의 자기점검 방법을 훈련한다. 가장 중요한 업적은 회전한 척추체의 되돌리기 회전(Rückdrehung)이다. 이것은 호흡을 이용하여 긴 지레의 팔인 늑골이 척추체를 움직인다. 이 "rotational breathing"의 습득에는 세밀한 훈련이 필요하다.

이러한 치료를 조합하여 일반적인 체질개선(식사, 빛, 공기, 일광 등), 정신적인 지도, 개인의 일상적 활동을 높이는 훈련도 시행한다. 이것에 의해서 우수한 전문의의 치료를 받아도 고통이 없어지지 않았던 사례에서도 양호한 성과를 얻을 수 있었다. 이 치료법은 널리 알려지게 되

어 상세한 과학적 검증도 받고 있다. 다만, 이 치료를 아는 의사는 아직도 비교적 소수이기 때문에 여기서 소개하고 널리 알리고자 한다. 또한 예방적 치료나 학교에서 시행되는 이른바 정형외과 체조에 대해서도 중요한 시사점을 얻을 수 있기 때문에 더 한층 주목할 필요가 있다."

Vogel (1937: p.559–560)

"호흡 의술" (Schmitt 1956) 에서부터의 인용

"마지막으로 여기서 슈로스 치료법의 정형호흡 교본에 대해서 고찰한다. 슈로스 치료법은 일반적인 호흡요법의 범위를 벗어나 순수하게 정형외과의 영역에 속하는 것이며 호흡운동의 역학 및 기능을 사용해서 측만증의 척추뼈의 위치이상이나 늑골의 비틀림을 해소하는 것이며, 30년 동안, 독자적으로 고안된 정형호흡 처치에 의해서 눈부신 성과를 올리고 있다.

측만증 환자는 횡격막에 의한 복식호흡이 장애되는 일이 많다. 이 복식호흡을 개선해서 계속 시행함으로써 횡격막의 위쪽에 존재하는 흉부에 의한 흉식호흡도 완전한 형태로 시행할 수 있게 된다. 이것은 척추를 바르게 되돌리기 위한 중요한 요소가 된다. 여러 가지 교정쿠션을 사용한 정형외과적인 누운 자세 (바로 누운 자세, 엎드려 누운 자세, 옆으로 누운 자세)에서 슈로스 치료법의 특별한 처치를 시행하면 환자는 개개의 호흡근육 및 늑골의 신경지배나 움직임을 알 수 있게 된다. 측만증에 의해서 발생한 늑골함몰(Rippental)을 부풀리기 위해 이 부분의 늑골만을 움직이는 훈련을 시행한다. 이것이 "회전호흡(rotational breathing)" 이며, 회전-호흡에 의해서 오목한 면에 공기를 보내어 이 부분의 변형이나 움푹한 곳이 서서히 고르게 된다. 게다가, 늑골을 긴 지레의 팔로 하여 회전한 척추체를 거꾸로 회전하여 정상적인 위치로 되돌린다. 또한, 폐 기능의 강화에 의해서 폐 조직이 재생되고 공기에 의해서 부풀은 폐가 늑골을 안쪽에서부터 지지하는 디딤돌 역할을 수행하게 된다. 슈로스 치료법의 우수한 치료 성과는 비교적 단기간에 얻어진다는 것도 놀라운 일이다 (〉 그림 13.5).

저자 슈로스는 빛 · 공기 · 일광을 활용하여 야외에서 치료를 시행하고 자연 속에서 생활하는 것을 중요시하고 있다. 또한 오랜 세월의 관찰로부터 긍정적인 작용을 유발하는 호흡으로의 전환에 의해서 긍정적인 정신적 변화도 일어난다고 주장하고 있다."

Schmitt (1956 ; p.543 f)

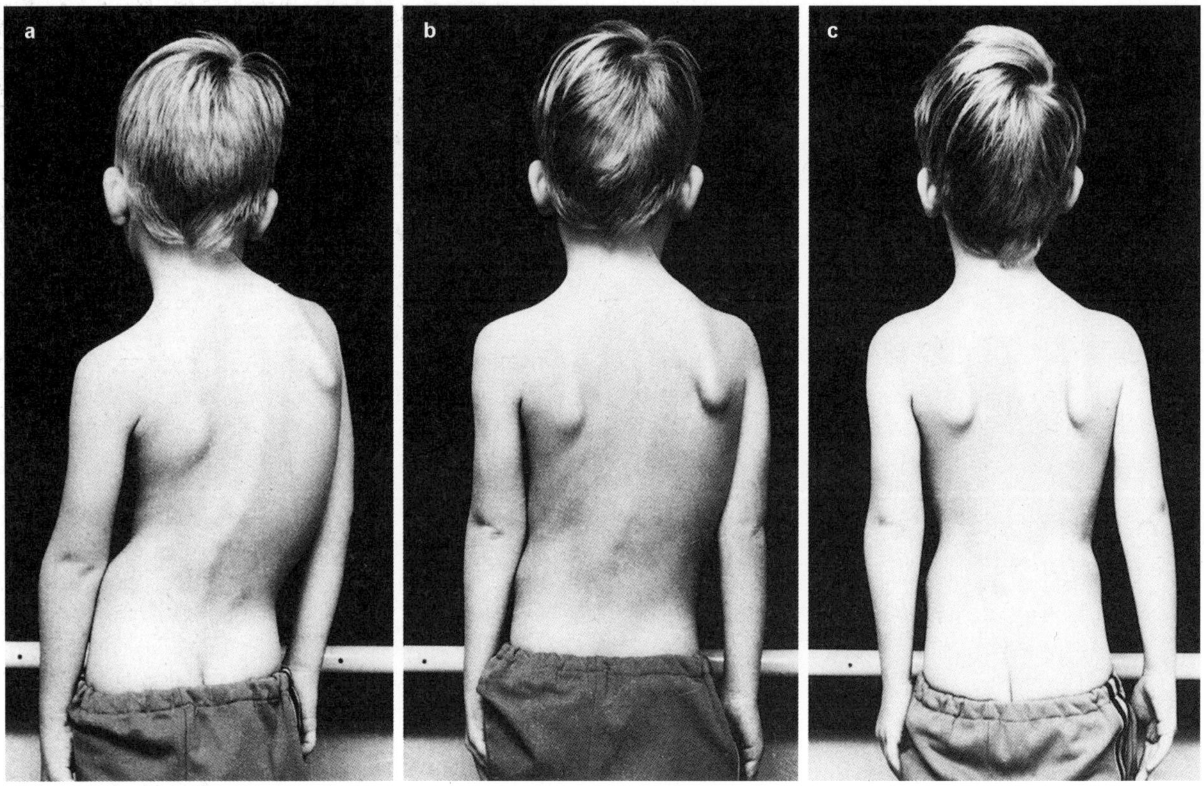

그림 13.5 소아마비 후에 발생한 측만증의 5세 남아
a. 치료시작 전
b. 3주간의 슈로스 치료법의 적용 후
c. 8주간의 슈로스 치료법의 적용 후

부록

전문용어 및 외래어

특수한 전문용어의 상세한 해설은 3.3.1장과 3.3.3장을 참조할 것.

2중 만곡 2개의 만곡을 가지는 것. 흉추와 요추의 각각에 주된 만곡을 가진다

derotation 역회전, 비틀림의 반대방향으로의 회전.

in corpore 사실상

in vivo 생체 내의

Morbus 병(예 : 쇼이에르만병)

tonus 긴장, 근육의 긴장상태

X선 검사의 X선 검사에서 확인할 수 있는

[ㄱ]

가소성, 신경의 신경세포가 필요에 따라서 스스로의 특성을 변화시키는 능력 (학습의 기반이 된다)

가슴근육(흉근) 흉부의 근육

갈비뼈사이의(늑간의) 늑골 사이에 존재하는

갈비뼈척추(늑추)의 늑골과 척추뼈 사이에 존재하는

견갑대(shoulder girdle, **팔이음뼈**)

과다전만 척추가 전방으로 심하게 만곡하는 것, 척추전만(허리)

골반대(pelvic girdle, **다리이음뼈**)

교정(correction) 회전하여 원래로 되돌리다. derotation

구조적 인대 · 근육 · 뼈의 변화에 동반해서 일어나는

국소 위치가 한정된다.

굽힘(굴곡) 굽히는 것.

근육긴장의 항진 근육의 긴장상태가 높아진다.

근전도 검사 근육의 활동전위를 측정하는 신경학적 진단법

금기 시행해서는 안 되는 것. 어떤 의학적 처치(치료, 진단)를 금지해야 할 요인이 있다.

기호 좋아하는 것.

[ㄴ]

호기 내뱉는 숨

내재근 척추기립근의 특히 허리부분의 근육

뇌척수줄기 뇌 및 신경계

[ㄷ]

대칭성 거울영상에서의 균형

도수의 손에 의한, 양손을 사용하여

돌출한 외측으로 이동한

흡기 들이마시는 숨

흉추측만증 만곡의 정추(apex) 흉부 블록(block)에 존재하는 측만증

등쪽 (배측) 신체 및 내장의 등면의 방향으로/등(back)에 존재하는

등척성 수축의 같은 근육길이가 그대로이고 근육의 긴장이 변화하는 (운동을 시행하지 않고 근육이 긴장하는)

등요추의 흉추에서부터 요추의 이행부분에 속하는.

[ㅁ]

모음/모으다 신체로 접근시키는 운동/접근시키다

모음근 (내전근) 팔다리를 가까이 끌어당기는 운동을 가능케 하는 근육

경추 만곡 경추에 존재하는 만곡

경추의 경추에 관련되는, 목 부분에 속하는.

[ㅂ]

반대측굴 상체나 척추의 옆굽힘(측굴)을 해소하여 똑바르게 하는 것.

반사성 반사에 의한

받침점(Hypomochlion) 지레의 받침점

배쪽(복측)의 복부에 속하는, 복부를 향해서

벌림(외전)/ 벌림을 하다 신체에서부터 외측으로 멀리하는 운동/벌리다

벌림근(외전근) 신체의 중심에서부터 외측으로 끌어당기는 근육.

변형 형체가 비뚤어지는(일그러지는) 것

병리학적 병적인,

보상성 조정되어 있는

볼기근의 위축 둔부 근육의 위축

볼록한(convex) 외측으로 만곡한

볼록한 면 외측으로 만곡한 만곡

불균질성 같지 않은 것

비대칭성 거울영상에서의 불균형

비보상성 (보상되지 않는) 위치이상이 있지만 조정되어 있지 않다

비틀리다 회전하다

[ㅅ]

상복각 흉골의 하단에서 좌우의 늑골이 이룬 각도

쇼이에르만 덴마크의 정형외과 의사이자 방사선과 의사. 쇼이에르만병을 처음으로 보고하였기 때문에 질환명의 유래가 되었다.

수직의 직립이 된

수축하다 줄어들다.

수평의 가로방향의, 수평방향의

시상의 시상방향의, 후방에서부터 전방으로

시작자세 시작할 때의 자세

식도성 식도에 속하는

신경생리학적 건강한 신경계에서 볼 수 있는 과정

신경세포결합 신경세포의 결합, 네트워크

신뢰성 과학적 측정의 정확성(얼마만큼 신뢰할 수 있는가)의 수준

신장 펴는 것, 스트레칭을 하는 것 길게 뻗는 것.

실행(Implement) 결정된 구조나 과정을 전환하는 것.

심폐의 심장-순환기계에 관여하는

[ㅇ]

앞굽힘(전방굴곡) 전방으로 굽히는

양 용량

옆굽힘(측방굴곡) 측방으로 굽히는

예방 미리 회피하는 것

예후 병 경과의 전망

오목한(concave) 움푹 들어간, 안쪽으로 만곡한

오목한 면 안쪽으로 움푹 들어간 만곡

외반무지 엄지발가락이 비스듬히 되고 엄지발가락의 건막류(bunion)가 생긴다. 엄지발가락이 비스듬히 되는 병적인 위치이상.

위식도 역류 이른바 "속 쓰림"(brash) : 위산이 식도로 역류한다. 역류식도염을 발병하는 일도 있다.

위축, 위축된 조직의 위축, 위축된

이마의 가로방향의, 이마와 평행의

이행 점 흉추 만곡과 요추 만곡 사이의 이행부분(종추; transitional vertebra)

익상견갑골 (winging scapular) 날개뼈의 돌출

[ㅈ]

자세성 자세와 관련되는

장축의 세로방향의, 위쪽에서부터 아래쪽으로 뻗는

적응 실행해야 할 치료. 어떤 의학적 처치(치료, 진단)가 타당성을 갖는 것.

적합 맞추는 것.

전만 척추가 전방으로 만곡하는 것.

전향적 예측되는, 미래에(시간이 경과하여) 존재하는

정신성의 정신의

정역학 복수의 힘의 균형에 관한 역학

제곱평균제곱근(RMS) 평균치의 산출방법

종료자세 종료할 때의 자세

주관적 개인의

증거 확인된 사실, 과학적 증거

진행 진행되는 것, 악화

[ㅊ]

척추전방전위증 척추뼈가 어긋나 앞쪽으로 이동한 상태.

척추측만계 측만증의 측정기

초경	최초의 월경
촉진(facilitation)	용이하게 하다. 조장하다
최적의	매우 양호한, 최선의
측만증	척추가 측방으로 만곡하는 질환.
측방으로	옆으로

[ㅋ]

컴플라이언스	치료에 대한 충실성(adherence)
코브(Cobb)	X선 영상을 사용한 측정법을 고안한 의사.
코브라 자세	배곧은근(복직근)을 펴는 요가 운동

[ㅌ]

특발성	원인질환을 모르고 그것 자체에 의해서 발병한다.

[ㅍ]

평가	사정, 판정
폐포	폐의 주머니
폐활량	최대 흡기와 최대 호기의 공기량의 차이
폐활량계 (spirometer)	호흡량(흡기량과 호기량)을 측정하는 의료기기
피드백	되돌아와 전달하는 것

[ㅎ]

요추의	요추에 속하는
요천추의	요추-천골에 속하는
환기	공기를 갈아 넣는 것.
회상	과거에 있었던 일을 생각해내는 것.
회전	비틀림
후만	척추가 후방으로 만곡하는 것.
후측만증	척추가 후방으로 만곡함과 동시에 측방으로 만곡한다.
후향성	소급하는, 되돌아보는
흉곽 폭/ 흉곽확장 차이	최대 호기와 최대 흡기의 흉곽 둘레길이의 차이
흉부	흉곽
흉부의	흉곽에 속하는
히스토그램	그래프에 의한

해부학 용어집

A

Acetabulum 절구(관골구)

Acromion 봉우리(견봉)

Angulus inferior scapula 어깨뼈 하각(견갑골 하각)

Annulus fibrosus 섬유테[콜라겐섬유와 섬유연골로 만들어진 척추원반(추간판)의 테두리]

Aorta descendens 내림대동맥(하행대동맥)

Apex 꼭대기, 정점

Area nuda hepatis 간 무장막 구역(간과 횡격막이 유합하여 있는 부분)

C

Clavicle 빗장뼈(쇄골)

Corpus sternum 복장뼈몸통(흉골체)

Crest iliac 엉덩뼈능선(장골릉)

Crest tubercle minor 소결절능선 [상완골의 소결절에서부터 시작하는 능선. 넓은등근과 큰원근의 닿는곳(부착부)에 해당한다]

Crus diaphragm 횡격막다리(횡격막다리)

D

Diaphragm pelvis 골반격막(항문올림근과 꼬리근으로 구성되는 내층. 골반의 아래쪽을 조이고 항문을 수축시켜 닫는다)

Diaphragm thoracis 횡격막(횡격막)

E

Endomysium 근내막(골격근의 개개의 근섬유나 평활근의 개개의 근섬유를 에워싸는 결합조직의 층)

Endoneurium 신경내막(소성결합조직으로 만들어진 막이고 개개의 신경섬유를 에워싸서 구획을 짓고 있다)

Epineurium 신경외막(결합조직으로 만들어진 바깥층이고 개개의 신경과 이것에 연결되는 혈관을 아울러서 에워싼다)

F

Fascia cervicalis 목의 근막

Fascia glutealis 둔근근막

L

Ligamentum falciforme hepatis 간겸상간막(간의 앞면과 복벽 뒷면의 사이에 있는 낫 모양의 복벽의 2중 주름)

M

M. biceps femoris 넙다리두갈래근(대퇴이두근)

M. erector spinae 척추세움근(척추기립근)

M. erector trunci 척추직립근 (복수의 근육으로 구성되는 몸통을 직립시키는 근육들)

M. glutaeus medius and minimus 중간볼기근(중둔근) 및 작은볼기근(소둔근)

M. iliacus 엉덩근(장골근)

M. iliocostalis 엉덩갈비근(장늑근)

M. iliopsoas 엉덩허리근(장요근)

M. intertransversarii 가로사이근(횡돌간근) [척추 고유의 등근육(Rückenmusklatur)의 심층에 속하는 골격근]

M. latissimus dorsi 넓은등근(광배근)

M. longissimus 가장긴근(최장근)

M. multifidus	뭇갈래근(다열근) (3개의 척추뼈를 뻗는 짧은 밧줄과 같은 형태의 골격근. 척추 고유의 등 근육의 하나)
M. psoas major	큰허리근(대요근)
M. psoas minor	작은허리근(소요근)
M. quadratus lumborum	허리네모근(요방형근)
M. quadriceps (femoris)	넙다리네갈래근(대퇴사두근)
M. rectus femoris	넙다리곧은근(대퇴직근)
M. rhomboi	마름근(능형근)
M. rotatores	회전근(1~2개 척추뼈를 뻗는 골격근)
M. tensor fasciae latae	넙다리근막긴장근(대퇴근막장근)
M. transverse abdominalis	배가로근(복횡근, transverse abdominals)
M. scalenus	목갈비근(사각근)
M. serratus anterior	앞톱니근(전거근)
M. spinalis	가시근(극근)
M. tensor fasciae latae	넙다리근막긴장근(대퇴근막장근)
M. trapezius	등세모근(승모근)
Manubrium sterni	복장뼈자루(흉골병)
Mesoneurim	신경중막(말초신경을 덮는 결합조직으로 만들어진 가장 바깥층의 막)

P

Pars divergens (muscular serratus anterior)	앞톱니근의 중부
Pars horizontalis (muscular serratus anterior)	앞톱니근의 상부
Pars lumbalis (diaphragmatis)	횡격막 요추부 요추에서 기시되는 호흡성 횡격막 일부
Perimysium	근주위막(골격근의 깊은 부분에 들어가 골격근의 섬유다발을 에워싸는 결합조직의 막)
Processus xiphoideus	칼돌기(검상돌기)

S

Scapula	어깨뼈(견갑골)
Scapula alata	날개어깨뼈(익상견갑) [어깨뼈가 날개(라틴어 : **ala**)와 같이 돌출한다]
Spin ilica anterior superior	위앞엉덩뼈가시(전상장골극)
Spin ilica posterior superior	위뒤엉덩뼈가시(후상장골극)
Spin ilica ventralis	배쪽 엉덩뼈가시(복측장골극)
Sternum	복장뼈(흉골)

T

Thorax	흉곽
Trochanter major	큰돌기(대전자)
Trochanter minor	작은돌기(소전자)
Tubercle lesser	상완골두 아래쪽에 해부경 밑에 있는 작은전자

참고문헌

Alter MJ. Science of flexibility. 3rd ed. Champaign: Human Kinetics; 2004.

Asher MA, Burton DC. Adolescent idiopathic scoliosis: natural history and long term treatment effects. Scoliosis 2006; 1(2): 1–10 (kann unter www.scoliosisjournal.com/content/1/1/2 heruntergeladen werden).

Badan M, Hauert CA, Mounoud P. Sequential pointing in children and adults. J Exp Child Psychol 2000; 75: 43–69.

Barral J, Mercier P. Lehrbuch der viszeralen Osteopathie. 2 Bde. München: Urban & Fischer; 2002.

Basmajian JV, De Luca CJ. Muscles alive: their functions revealed by electromyography. 5th ed. Baltimore: Williams & Wilkins; 1985.

Becker TJ. Scoliosis in swimmers. Clin Sports Med 1982; 5: 149–158.

Bertram AM, Laube W. Sensomotorische Koordination. Gleichgewichtstraining auf dem Kreisel. Stuttgart: Thieme; 2008.

Beumont PJV, Arthur B, Russell JD, Touyz SW. Excessive physical activity in dieting disorder patients: proposals for a supervised exercise program. Int J Eat Disord 1993; 15(1): 21–36.

Bills D, Moore S. The falciform ligament and the ligamentum teres: friend or foe. (Elektronische Ausgabe). ANZ J Surg 2009; 79(10): 678–680.

Bistritschan E, Delank S, Winnekendonk G, Eysel P. Oberflächenmessverfahren (Medimouse) versus Röntgenfunktionsaufnahmen zur Beurteilung der lumbalen Wirbelsäulenbeweglichkeit. Postersession Deutscher Orthopädie-Kongress 2003. Z Orthop 2003; 141: Heft S1.

Bjure J, Grimby G, Nachemson A. The effect of physical training in girls with idiopathic scoliosis. Acta Orthop Scand 1969; 40: 325.

Böni T, Min K, Hefti F. Idiopathische Skoliose und Scheuermann-Kyphose. Orthopäde 2002; 31: 11–25.

Börke A (2008). Vergleich rasterstereografischer und röntgenologischer Parameter im Langzeitverlauf idiopathischer Skoliosen. Unveröffentlichte Dissertation, Westfälische Wilhelms-Universität, Münster.

Bottenberg H. Biologische Therapie des praktischen Arztes. München: Lehmanns; 1936, S. 314.

Brussatis F. Elektromyographische Untersuchungen der Rücken- und Bauchmuskulatur bei idiopathischen Skoliosen. Die Wirbelsäule in Forschung und Praxis Bd. 24, Stuttgart: Hippokrates; 1962.

Buckup K. Klinische Tests an Knochen, Gelenken und Muskeln. 2. Aufl. Stuttgart: Thieme; 2000.

Budgell B, Polus B. The effects of thoracic manipulation on heart rate variability: A controlled crossover trial. J Manipulative Physiol Ther 2006; 29(8): 603–610.

Butler DS, Moseley GL. Schmerzen verstehen. Heidelberg: Springer; 2005.

Buttermann GR, Mullin WJ. Pain and disability correlated with disc degeneration via magnetic resonance imaging in scoliosis patients. Eur Spine J 2008; 17: 240–249.

Caillet R. Scoliosis, diagnosis and management. Philadelphia: F.A. Davis.; 1983.

Carman DL, Browne RH, Birch JG. Measurement of scoliosis and kyphosis radiographs. J Bone Joint Surg 1990; 72: 328–333.

Chéneau J, Gaubert J. Zur Entwicklung des Chéneau-Korsetts. Grundlagen der Biomechanik für Orthopädie-Mechaniker. Literatursammlung. Dortmund: Verlag Orthopädie Technik; 1988.

Cheung J, Veldhuizen AG, Halbertsma JPK, Maurits NM, Sluiter WJ, Cool JC. The relation between electromyography and growth velocity of the spine in the evaluation of curve progression in idiopathic scoliosis. Spine 2004; 29(9): 1.011–1.016.

Cheung J, Halbertsma JPK, Veldhuizen AG, Sluiter WJ, Maurits NM, Cool JC, van Horn JR. A preliminary study on electromyographic analysis of the paraspinal musculature in idiopathic scoliosis. Eur Spine J 2005; 14: 130–137.

Chu WCW, Man GCW, Lam WWM, Yeung BHY, Chau WW, Ng BKW, Lam T, Lee K, Cheng JCY. Morphological and functional electrophysiological evidence of relative spinal cord tethering in adolescent idiopathic scoliosis. Spine 2008; 33(6): 673–680.

Collis D, Ponseti IV. Long-term follow-up of patients with idiopathic scoliosis not treated surgically. J Bone Joint Surg Am 1969; 51(3): 425–445.

Côté P, Kreitz BG, Cassidy JD, Dzus AK, Martel J. A study of the diagnostic accuracy and reliability of the scoliometer and Adam's forward bend test. Spine 1998; 23(7): 796–802.

Darainy M, Mattar AAG, Ostry DJ. Effects of human arm impedance on dynamics learning and generalization. J Neurophysiol 2009; 101: 3.158–3.168.

Demoulin C, Crielaard J-M, Vanderthommen M. Spinal muscle evaluation in healthy individuals and low-back pain patients: a literature review. Joint Bone Spine 2007; 74(1): 9–13.

Diakow PRP. Pain: a forgotten aspect of idiopathic scoliosis. The Journal of the CCA 1984; 28(3): 315–318.

Dickson RA, Lawton JO, Archer IA, Butt WP. The pathogenesis of idiopathic scoliosis. Biplanar spinal asymmetry. J Bone Joint Surg 1984; 66(1): 8–15.

Diemer F, Sutor V. Praxis der medizinischen Trainingstherapie. Stuttgart: Thieme; 2007.

Dölken M. Was muss ein Manualtherapeut über die Physiologie des Bindegewebes und die Entwicklung einer Bewegungseinschränkung wissen? Manuelle Medizin 2002; 40(3): 169–176.

Doody MM, Lonstein JE, Stovall M, Hacker DG, Luckyanov N, Land CE. Breast cancer mortality after diagnsotic radiography. Spine 2000; 25(16): 2.052–2.063.

Drerup B, Ellger B, Meyer zu Bentrup F, Hierholzer E. Rasterstereographische Funktionsaufnahmen. Eine neue Methode zur biomechanischen Analyse der Skelettgeometrie. Orthopäde 2001; 30(4): 242–250.

Duthie RB. Manifestation of musculosceletal disorders. In: Schwartz SI (ed.). Principles of surgery. Vol. 2. New York: McGraw-Hill; 1969. pp. 1.532–1.583.

Dvorák J, Dvorák V, Schneider W. Manuelle Medizin. Diagnostik. 2 Bde. Stuttgart, New York: Thieme; 1997.

Eder M, Tilscher H. Chirotherapie. Stuttgart: Hippokrates; 1988.

Exner-Grave E. Tanzmedizin. Die medizinische Versorgung professioneller Tänzer. Stuttgart: Schattauer; 2008.

Farkas A. Über Bedingungen und auslösende Momente bei der Skolioseentstehung (Versuch einer funktionellen Skoliosenlehre). Beilagenheft der Z. f. Orthopädische Chirurgie Bd. XLVII Stuttgart: Enke; 1925.

Fossum C. Faszien, das osteoartikuläre System und das allgemeine Kompensationsmuster in der Osteopathie. Übers. v. Hinz K. Osteopathische Medizin 2003; 4(1): 4–12.

Friedebold G. Die Aktivität normaler Rückenstreckmuskulatur im Elektromyogramm unter verschiedenen Haltungsbedingungen. Z Orthop 1958; 90: 1–18.

Frost HM. Wolff's law and bone's structural adaptations to mechanical usage: An overview for clinicians. The Angle Orthodontist 1994; 64(3): 175–188.

Gaudreault N, Arsenault AB, Larivière C, DeSerres SJ, Rivard C-H. Assessment of the paraspinal muscles of subjects presenting an idiopathic scoliosis: an EMG pilot study. BMC Musculoskeletal Disorders 2005; 6: 14.

Götze HG. Die Rehabilitation jugendlicher Skoliosepatienten. Untersuchungen zur kardiopulmonalen Leistungsfähigkeit und zum Einfluss von Krankengymnastik und Sport. Habilitationsschrift Münster; 1976.

Götze HG. Pathophysiologie der Atmung und kardiopulmonale Funktionsdiagnostik bei Skoliosepatienten. Z Krankengymnastik 1978a; 30: 228.

Götze HG. Metrische Befunddokumentation pulmonaler Funktionswerte von jugendlichen und erwachsenen Skoliosepatienten unter einer 4wöchigen Kurbehandlung. Z Krankengymnastik 1978b; 30: 333.

Götze H G, Vogelpohl H, Seibt G. Der Einfluss einer 4wöchigen krankengymnastischen Behandlung nach Schroth auf die organische Leistungsfähigkeit jugendlicher Skoliosepatienten. Z Krankengymnastik 1975; 27: 316–321.

Greenman PE. Lehrbuch der osteopathischen Medizin. 3. Aufl. Stuttgart: Haug; 2005.

Grumeth F. Bisherige Erfahrungen mit der dreidimensionalen Skoliosebehandlung nach Schroth. In: Meznik F, Böhler N (Hrsg.). Die Skoliose. Buchreihe für Orthopädie und orthopädische Grenzgebiete. Bd. 5. Uelzen: Medizinisch-Literarische Verlagsgesellschaft; 1982. S. 113–118. Zugänglich auch unter: www.schroth-skoliosebehandlung.de/dr_grumeth_de.pdf.

Guo X, Chau W-W, Chan Y-L, Cheng JC-Y. Relative anterior spinal overgrowth in adolescent idiopathic scoliosis; results of disproportionate endochondral-membranous bone growth. J Bone Joint Surg 2003; 85: 1.026–1.031.

Güth V, Abbink S. Vergleichende elektromyographische und kinesiologische Untersuchungen an kongenitalen und idiopathischen Skoliosen. Z Orthop 1980; 118: 165.

Haas C, Blischke K. Bedeutung der Repetition für das motorische Lernen – Lehren aus der Sportwissenschaft. Neuroreha 2009; 1: 20–27.

Hackenberg L. Stellenwert der Rückenformanalyse in der Therapie von Wirbelsäulendeformitäten. Habilitationsschrift Westfälische Wilhelms-Universität, Münster; 2003.

Hansen Th. Praktische Bewährung der Methode Schroth. Z Orthop Grenzgeb 1976; 114: 462–464.

Heine J. Die Lumbalskoliose. Stuttgart: Enke; 1980.

Heine J, Meister R. Quantitative Untersuchungen der Lungenfunktion und der arteriellen Blutgase bei jugendlichen Skoliotikern mit Hilfe eines funktionsdiagnostischen Minimalprogrammes. Z Orthop 1972; 110: 56.

Helfenstein A. Lankes M, Öhlert K, Varoga D, Hahne H-J, Ulrich HW, Hassenpflug J. The objective determination of compliance in treatment of adolescent idiopathic scoliosis with spinal orthoses. Spine 2006; 31(3): 339–344.

Helsmoortel J, Hirth T, Wührl P. Lehrbuch der viszeralen Osteopathie. Peritoneale Organe. Stuttgart, New York: Thieme; 2002.

Helsmoortel J, Hirth T, Wührl P. Die Bewegungen der Viszera: Die Mobilität (Teil 1). Deutsche Zeitschrift für Osteopathie 2006; 4(2): 21–24.

Helsmoortel J, Hirth T, Wührl P. Die Bewegungen der Viszera: Die Mobilität (Teil 2). Deutsche Zeitschrift für Osteopathie 2006; 4(4): 28–30. Zugänglich unter: www.qualitative-visceral-osteopathy.com/_pdf/bewegungen_der_viszera_2.pdf.

Hettinger Th. Trainingsgrundlagen im Rahmen der Rehabilitation. Z Krankengymnastik 1978; 30: 339–344.

Hick C, Hick A. Intensivkurs Physiologie. 6. Aufl. München: Elsevier Urban & Fischer; 2009.

Hodges PW, Butler JE, McKenzie DK, Gandevia SC. Contraction of the human diaphragm during rapid postural adjustments. J Physiol 1997; 505(2): 539–548.

Hüter-Becker A, Dölken M. Physiolehrbuch Praxis. Physiotherapie in der Orthopädie. Stuttgart, New York: Thieme; 2005.

Huber M. Weniger ist manchmal mehr – Feedback als therapeutische Technik. Ergopraxis 2008; 1(2): 24–27.

Hundt OE. Möglichkeiten der krankengymnastischen Beeinflussbarkeit der Skoliose und die damit verbundenen Wirkungen auf die Herz-Kreislauf-Funktionsbereiche. Rehabilitation der Atmung. Stuttgart: Fischer; 1975. S. 100–105.

Janicki JA, Alman B. Scoliosis: Review of diagnosis and treatment. Paediatric Child Health 2007; 12(9): 771–776.

Joseph K-F, Richardson CA. Reliability of electromyographic power spectral analysis of back muscle endurance in healthy subjects. Arch Phys Med Rehabil 1996; 77: 259–264.

Jung N. Die Entdeckung der Spiegelneurone – eine Revolution für die Psychologie? Vortrag auf dem Kongress der Arbeitsgemeinschaft für Psychoanalyse und Psychotherapie in Berlin. Februar 2006.

Kahn F. Das Leben des Menschen, eine volkstümliche Anatomie, Biologie, Physiologie und Entwicklungsgeschichte des Menschen. 4 Bände. Kosmos-Gesellschaft der Naturheilkunde. Stuttgart: Franckscher Verlagsbuchhandlung; 1929.

Kapandij IA. Funktionelle Anatomie der Gelenke. 4. Aufl. Stuttgart: Thieme; 2006.

Karachalios T, Sojianos J, Roidis N, Sapkas G, Korres D, Nikolopoulos K. Ten-year follow-up evaluation of a school screening program for scoliosis: Is the forward-bending test an accurate diagnostic criterion for the screening of scoliosis? Spine 1999; 24(22): 2.318–2.324.

Karch J. Klinische Zeichen der lumbosakralen Gegenkrümmung bei Skoliosepatienten und der daraus resultierende Korrekturaufbau. Z Krankengymnastik 1989; 41: 467–468.

Karsky T, Makai F, Rehak L, Karsky J, Madej J, Kalakucki J. The new rehabilitation treatment of so called idiopathic scoliosis. The dependence of results on the age of children and the stage of deformity. Locomotor System 2001; 8(2): 66–73. Download unter www.ortotika.cz/skoliozakarski.pdf.

Kawchuk G, McArthur R. Scoliosis quantification: an overview. J Can Chiropract Assoc 1997; 41(3): 137–144.

Kenanidis E, Potoupnis M, Papavasiliou K, Sayegh F, Kapetanos G. Adolescent idiopathic scoliosis and exercising – Is there truly a liaison? Spine 2008; 33(20): 2.160–2.165.

Kirby AS, Burwell RG, Cole AA, Pratt RK, Webb JK, Moulton A. Evaluation of a new real-time ultrasound method for measuring segmental rotation of vertebrea and ribs in scoliosis. In: Stokes IAF (ed.). Research into spinal deformities 2. Amsterdam: IOS Press; 1999. pp. 316–320.

Klawunde G, Zeller HJ, Seidel H, Schneider WD. Neurophysiologische und lungenfunktionsdiagnostische Untersuchungen zur Wirkung von Gymnastik und Manueller Therapie bei juvenilen Skoliosen. Phys Rehab Kur Med 1988; 40(2): 103–111.

Klein-Vogelbach S. Funktionelle Bewegungslehre. 4. Aufl. Berlin, Heidelberg: Springer; 1983.

Klisic P, Nikolic Z. Attitudes scoliotiques et scoliosis idiopathiques: Prévention à l'école. Vorgetragen auf der internationalen Tagung zur Prävention der Skoliose im Schulalter in Rom, Italien, 1. April 1982.

Kouwenhoven JM, Vincken KL, Bartels LW, Castelein RM. Analysis of preexistent vertebral rotation in the normal spine. Spine 2006: 31(13): 1.467–1.472.

Kouwenhoven JM, Smith TH, van der Veen AJ, Kingma I, van Dieën JH, Castelein RM. Effects of dorsal versus ventral shear loads on the rotational stability of the thoracic spine: a biomechanical porcine and human cadaveric study. Spine 2007; 32(23): 2.545–2.550.

Kouwenhoven JM, Castelein RM. The pathogenesis of adolescent idiopathic scoliosis: review of the literature. Spine 2008; 33(26): 2.898–2.908.

Kölli O. Der dialogische Ansatz. Unser Weg 2008; 63(5): 184–187.

Krismer M, Bauer R, Wimmer C. Die operative Behandlung der idiopathischen Skoliose. Orthopäde 1998; 27(2): 147–157.

Lam GC, Hill DL, Le LH, Raso JV, Lou EH. Vertebral rotation measurement: a summary and comparison of common radiographic and CT methods. Scoliosis 2008; Nov 2; 3: 16. doi: 10.1186/1748-7161-3-16. Kostenloser Download unter: www.ncbi.nlm.nih.gov/pmc/articles/PMC2587463/.

Larivière C, Arsenault AB, Gravel D, Gagnon D, Loisel P, Vadeboncoeur R. Electromyographic assessment of back muscle weakness and muscle composition: reliability and validity issues. Arch Phys Med Rehab 2002; 83: 1.206–1.214.

Larivière C, Arsenault AB, Gravel D, Gagnon D, Loisel P. Surface electromyography assessment of back muscle intrinsic properties. J Electromyogr Kinesiol 2003; 13: 305–318.

Lehnert-Schroth Ch. Die Behandlung der Skoliose nach dem System Schroth. Z Krankengymnastik 1975; 9: 322.

Lehnert-Schroth Ch. Die Probleme der krankengymnastischen Skoliosebehandlung. Der deutsche Badebetrieb 1976; 67: 317–324.

Lehnert-Schroth Ch. Grundlegende Gedanken zu den atmungs-orthopädischen Skolioseübungen nach System Schroth. Rehabilitation der Atmung. Stuttgart: Fischer; 1976. S. 102–105.
Lehnert-Schroth Ch. Die Besonderheiten der krankengymnastischen Übungsbehandlung nach Schroth. Z Physikal Med Rehab 1976; 17: 3–8.
Lehnert-Schroth Ch. Skoliosen und die verschiedenen krankengymnastischen Behandlungsmethoden. Bad Sobernheim: Eigenverlag Katharina-Schroth-Klinik; 1977–1990.
Lehnert-Schroth Ch. Die Beeinflussung der Lumbosakralskoliose durch die dreidimensionale Skoliosebehandlung. In: Meznik F, Böhler N (Hrsg.). Die Skoliose. Buchreihe für Orthopädie und orthopädische Grenzgebiete. Bd. 5. Uelzen: Medizinisch-Literarische Verlagsgesellschaft; 1982. S. 116–118.
Lehnert-Schroth Ch. Haltungsschwäche und Haltungsschäden. Z Sport Praxis 1986; 27: 40–42.
Lehnert-Schroth Ch. Prävention von Haltungsschäden im Schulunterricht und beim Schulsport. Z Sozialpädiatrie in Praxis und Klinik 1986; 8: 344–348.
Lehnert-Schroth Ch. Die dreidimensionale Skoliosebehandlung nach Schroth. Deutsche Krankenpflegezeitschrift 1987; 40: 1.750–1.756.
Lehnert-Schroth Ch. Haltungsschäden und deren Vorbeugung im Schulunterricht. Z Turnen und Sport 1988; 62: 1–2; auch Broschüre im Eigenverlag Katharina-Schroth-Klinik, Sobernheim.
Lehnert-Schroth Ch. Unsere Erfahrungen mit einem Verkürzungsausgleich in der Skoliosebehandlung. Z Krankengymn 1991; 1: 1.661–1.672.
Lehnert-Schroth Ch. Krankengymastische Behandlung von Patienten mit operativ versteifter Skoliose. Zeitschrift für Physiotherapeuten 1996: 48(2): 212–219.
Lehnert-Schroth Ch. Dreidimensionale Skoliosebehandlung. 5. Aufl. Stuttgart: Fischer; 1997.
Lehnert-Schroth Ch, Weiß H-R. Dokumentation zur Entwicklung der dreidimensionalen Skoliose-Behandlung nach Schroth. Sobernheim: Eigenverlag Katharina-Schroth-Klinik; 1989.
Lephart SM. Proprioception and neuromuscular control in joint stability. Champaign: Human Kinetics; 2000.
Lewit K. Manuelle Medizin. 5. Aufl. München: Urban und Schwarzenberg; 1987.
Liem T, Dobler TK, Puylaert M. Leitfaden der viszeralen Osteopathie. 1. Aufl. München: Elsevier Urban & Fischer; 2005.
Liljenqvist U, Witt K-A, Bullmann V, Steinbeck J, Völker K. Empfehlungen zur Sportausübung bei Patienten mit idiopathischer Skoliose. Sportverletzung Sportschaden 2006; 20(1): 36–42.
Liu T, Chu WCW, Young G, Li K, Yeung BHY, Guo L, Man GCW, Lam WWM, Wong STC, Cheng JCY. MR analysis of regional brain volume in adolescent idiopathic scoliosis: neurological manifestation of a systemic disease. J Magn Res Imag 2008; 27(4): 732–736.
Lonstein JF, Carlson JM. Adult scoliosis. In: Lonstein JF, Bradford DS, Winter RB. Moe's textbook of scoliosis and other spinal deformities. Philadelphia: WB Saunders; 1987.
Lowe TG, Edgar M, Margulies JY, Miller NH, Raso VJ, Reinker KA, Rivard CH. Etiology of idiopathic scoliosis: current trends in research. J Bone Joint Surg Am 2000; 82-A(8): 1.157–1.168.
Macintosh JE, Bogduk N. The morphology of the lumbar erector spinae. Spine 1987; 12: 658.
Mannion AF, Connolly B, Wood K, Dolan P. The use of surface EMG power spectral analysis in the evaluation of back muscle function. J Rehabil Res Dev 1997; 34(4): 427–439.
Mannion AF, Knecht K, Balaban G, Dvorak J, Grob D. A new skin-surface device for measuring the curvature and global and segmental ranges of motion of the spine: reliability of measurements and comparison with data reviewed from the literature. Eur Spine J 2004; 13: 122–136; Medizin 2009; 1: 16–20.
Mayo NE, Goldberg MS, Poitras B, Scott S, Hanley J. The Ste-Justine Adolescent Idiopathic Scoliosis Cohort Study. Part III: Back pain. Spine 1994; 19(14): 1.573–1.581.
Meister R. Atemfunktion und Lungenkreislauf bei thorakaler Skoliose. Stuttgart: Thieme; 1980.
Michel J, Grobet C, Dietz V, van Hedel HJA. Obstacle stepping in children: task acquisition and performance. Gait & Posture 2010; 31: 341–346.
Michler P, Wolter-Flanz A, Linder M. trEATit – Intensive ambulante Gruppentherapie von Jugendlichen mit Essstörungen. Praxis der Kinderpsychologie und Kinderpsychiatrie 2007; 56: 19–39.
Mirtz TA, Thompson MA, Greene L, Wyatt LA, Akagi CG. Adolescent idiopathic scoliosis screening for school, community and clinical health promotion practise ultilizing the PRECE-DE-PROCEED model. Chiropractic & Osteopathy 2005; 13: 1–11.
Mollon G, Bogduk JC. Scoliosis structurales mineurs et kinésithérapie. Etude statistique comparative des résultats. Kinésithérapie Scient 1986; 244: 47–56.
Morrissy RT, Goldsmith GS, Hall EC, Kehl D, Cowie GH. Measurement of the Cobb angle on radiographs of patients who have scoliosis. Evaluation of intrinsic error. J Bone Joint Surg Am 1990; 72: 320–327.
Nachemson A, Lonstein J, Weinstein S. Report of the prevalence and natural history committee. Vortrag beim Jahrestreffen der Scoliosis Research Society, Denver CO. 25.9.1982.
Nash CL, Moe JH. A study of vertebral rotation. J Bone Joint Surg Am 1969; 51: 223–229.
Panzer S, Naundorf F, Krug J. Motorisches Lernen: Lernen und Umlernen einer Kraftparameterisierungsaufgabe. Deutsche Zeitschrift für Sportmedizin 2002; 53(11): 312–316.
Panzer S, Shea C. The learning of two similar complex movement sequences: Does practice insulate a sequence from interference? Hum Mov Sci 2008; 27(6): 873–887.
Paoletti S. Faszien. Anatomie, Strukturen, Techniken, Spezielle Osteopathie. München: Urban & Fischer; 2001.
Pavles Z, Wulf I. Physiotherapie in der Psychiatrie. Physioactive 2008; 4: 36–38.
Pitzen P. Kurzgefaßtes Lehrbuch der orthopädischen Krankheiten. 5. Aufl. München, Berlin: Urban & Schwarzenberg; 1950.
Porter RW. Idiopathic scoliosis: the relation between the vertebral canal and the vertebral bodies. Spine 2000; 25(11): 1.360–1.366.
Porter RW. Can a short spinal cord produce scoliosis? Eur Spine J 2001; 10(1): 2–9.
Preuße U, Giebel J. Die Leber – mehr als GOT und GPT? Osteopathic Psychological Review 2009; 105(3): 558.
Rinsky LA, Gamble JG. Adolescent idiopathic scoliosis. West J Med 1988; 148: 182–191.
Rogala EJ, Drumond DS, Gurr J. Scoliosis. Incidence and natural history. J Bone Joint Surg Am 1978; 60-A: 173–176.
Scheier H. Prognose und Behandlung der Skoliose. Stuttgart: Thieme; 1967. S. 48–49.
Schlegel KF. Wert und Wertlosigkeit der krankengymnastischen Behandlung der Skoliose. Wissenschaftl Zeitschrift der Ernst-Moritz-Arndt-Universität, Greifswald, Mathematisch-Naturwissenschaftl. Reihe 1971; XX: 2.321–2.333.
Schlegel KF. Die Skoliosebehandlung nach Schroth. Z Orthop 1976; 114: 761.
Schleip R, Klingler W, Lehmann-Horn F. Fascia is able to contract in a smooth muscle-like manner and thereby influence musculoskeletal mechanics. Medical Hypothesis 2005; 65(2): 273–277.
Schmidt FA, Kohlrausch W. Unser Körper. Handbuch der Anatomie, Physiologie und Hygiene der Leibesübungen. 8. Aufl. Leipzig: Voigtländer; 1981.
Schmidt RF, Lang F, Thews G. Physiologie des Menschen mit Pathophysiologie. 29. Aufl. Berlin: Springer 2005.
Schmidt W. Die idiopathische Skoliose aus der Sicht der funktionellen Bewegungslehre (FBL) Z Krankengymnastik 1984; 36: 2–10.
Schmitt JL. Atemheilkunst. 3. Aufl. München, Berlin: Hanns-Georg-Müller-Verlag; 1956.
Schmitt O. Skoliosefrühbehandlung durch Elektrostimulation, Bücherei der Orthopädie Bd. 45, Stuttgart: Enke; 1985.
Schmitt H, Carstens C. Sportliche Belastungsfähigkeit bei orthopädischen Deformitäten der Wirbelsäule im Kindesalter. Deutsche Zeitschrift für Sportmedizin 2002; 53(1): 6–11. Zugänglich unter: www.zeitschrift-sportmedi-

zin.de/fileadmin/externe_websites/ext.dzsm/content/archiv2002/heft01/a01_01_02.pdf.

Schmitt H, Carstens C. Skoliose und Sport. Deutsche Zeitschrift für Sportmedizin 2004; 55(6): 163–164. Zugänglich unter www.zeitschrift-sportmedizin.de/fileadmin/externe_websites/ext.dzsm/content/archiv2004/heft06/Standards_Schmidt.pdf.

Schmitz A, Prange S, Wallny Th, Jäschke H, Schumpe G, Schmitt O. Erfassung des Anteflexionsverhaltens der Wirbelsäule bei Schulkindern mittels Ultraschalltopometrie. Med 2000; 21: 128–131.

Schroth K. Die Atmungs-Kur – Leitfaden zur Lungengymnastik. Chemnitz: Buchdruckerei Gustav Zimmermann; 1924.

Schroth K. Atmungs-Orthopädie und funktionelle Behandlung der Skoliose (seitl. Rückgratverkrümmung). Essen: Volksarzt-Verlag, 1930.

Schroth K. Behandlung der Skoliose (Rückgratverkrümmung) durch Atmungs-Orthopädie. Z Naturarzt 1931; 59: 11.

Schroth K. Krise in der Orthopädie. Obererzgebirgische Zeitung Buchholz/Sachsen (v. 11.5.1935).

Wie helfen wir den Rückgratverkrümmten? Obererzgebirgische Zeitung Buchholz/Sachsen (v. 23.6.1935).

Schroth K. Naturgemäße Betreuung Rückgratverkrümmter besonders im Krieg. Der Heilpraktiker 4. München: Richard-Pflaum-Verlag; 1943.

Schroth K. Atmungs-Orthopädie Original-System Schroth. Der Heilmasseur – Physiotherapie. Zürich/Schweiz: Gebr. Bossard; 1955.

Schroth K. Was ist Atmungs-Orthopädie? Atem – Massage – Entspannung – Moderne Gymnastik (1/1963). Bad Homburg: Helfer-Verlag Schwabe; 1963. Nachdruck in Physiotherapie 1977; 68: 652–654.

Schroth K. Der hohlrunde Rücken in atmungs-orthopädischer Behandlung. Z. für Atempflege – Massage – Entspannung – Moderne Gymnastik 1966; 4: 8–9.

Schroth K. Atmungs-Orthopädie Originalsystem Schroth. Z Erfahrungsheilkunde Bd. XV (6/1966).

Schroth K. Atmungs-Orthopädie Original Schroth. Taschenbuch der Physiotherapie. Heidelberg: Haug; 1968. S. 68–92.

Schroth K. Gefahren der Behandlung seitlicher Rückgratverkrümmung. Der Naturarzt 1972; 7(9): 399–400.

Schroth K. Scoliometer-Beschreibung: Orthopedic systems, INC. 1897 National Avenue, Hayward, CA 94545 (415), 785–1.020.

Seifert J, Selle A, Flieger C, Günther KP. Die Compliance als Prognosefaktor bei der konservativen Behandlung idiopathischer Skoliosen. Der Orthopäde 2008; 38(2): 151–158.

Shea KG, Stevens PM, Nelson M, Smith JT, Masters KS, Yandow S. A comparison of manual versus computer-assisted radiographic measurement: intraobserver measurement variability for Cobb angles. Spine 1998; 23(5): 551–555.

Simmel L. Tanzmedizin in der Praxis. Anatomie, Prävention, Trainingstipps. Berlin: Henschel; 2009.

Simmonds N, Miller P, Gemmell H. A theoretical framework for the role of fascia in manual therapy. J Bodyw Mov Ther 2012; 16(1): 83–93.

Sobotta J. Atlas der deskriptiven Anatomie des Menschen. München: Lehmanns; 1931.

Soderberg GL, Cook TM. Electromyography in biomechanics. Physical Therapy 1984; 64(12): 1.813–1.820.

Stecco C, Porzionato A, Lancerotto L, Stecco A, Macchi V, Day JA, De Caro R. Histological study of the deep fasciae of the limbs. J Bodyw Mov Ther 2008; 12(3): 225–230.

Stoboy H, Friedebold G. Evaluation of the effect of isometric training in functional and organic muscles atrophy. Arch Phys Med Rehabil 1968; 49(9): 508–514.

Suzuki S, Yamamuro T, Shikata J, Shimizu K, Iida H. Ultrasound measurement of vertebral rotation in idiopathic scoliosis. J Bone Joint Surg Br 1989; 71: 252–255.

Tatekawa Y, Kanehiro H, Nakajima Y. Laparoscopic modified Thal fundoplication for gastroesophageal reflux in patient with severe scoliosis and sliding esophageal hiatal hernia. J Pediatr Surg 2006; 41(10): 15–18.

Tatekawa Y, Tojo T, Kanehiro H, Nakajima Y. Multistage approach for tracheobronchomalacia caused by a chest deformity in the setting of severe scoliosis. Surg Today 2007; 37(10): 910–914.

Theologis TN, Fairbank JCT, Turner-Smith AR, Pantazopoulos T. Early detection of progression in adolescent idiopathic scoliosis by measurement of changes in back shape with the integrated shape imaging system scanner. Spine 1997; 22(11): 1.223–1.227.

Thorn JE. Using attentional strategies for balance performance and learning in 9 to 12 year olds. Veröffentlichte Dissertation, State University, Florida; 2006.

Tomaschewski R. Die funktionelle Behandlung der beginnenden idiopathischen Skoliose. Dissertationsarbeit. Vorgelegt der Medizinischen Fakultät des Wissenschaftlichen Rates der Martin-Luther-Universität, Halle–Wittenberg; 1987.

Van den Berg F. Angewandte Physiologie 2: Organe verstehen und beeinflussen. Stuttgart: Georg Thieme; 2005.

Von Piekartz HJM. Kiefer, Gesichts- und Zervikalregion. Neuromuskuloskeletale Untersuchung. Therapie und Management. Stuttgart: Thieme; 2005.

Vogel M. Funktionelle Skoliosebehandlung. Biologisch-Medizinisches Taschenbuch. Stuttgart: Hippokrates; 1937. S. 559–560.

Vogelpohl H. Die Beeinflussung der kardiopulmonalen Leistungsfähigkeit von Skoliosepatienten durch intensive Krankengymnastik und leichtes Ausdauertraining. Dissertationsarbeit Westfälische Wilhelms-Universität, Institut für Sportmedizin, Münster; 1975.

Weinstein SL, Zavala DC, Ponseti IV. Idiopathic scoliosis: Longterm follow-up and prognosis in untreated patients. J Bone Joint Surg Am 1981; 64: 702–712.

Weiß H-R. Prävention sekundärer Funktionseinschränkungen bei Skoliosepatienten im Rahmen einer mehrwöchigen Intensivbehandlung nach Schroth. Z Physikal Med Baln Med Klim 1988; 17: 306.

Weiß H-R. Eine funktionsanalytische Betrachtung der dreidimensionalen Skoliosebehandlung nach Schroth. Z Krankengymnastik 1988; 40: 363.

Weiß H-R. Krankengymnastische Rehabilitation bei idiopathischer Skoliose. ZFA 1988; 64: 1.027–1.030.

Weiß H-R. Effektive Skoliosebehandlung durch Krankengymnastik. Rheuma 1989; 4/5: 177–180 und 233–237.

Weiß H-R. Ein Modell klinischer Rehabilitation von Kindern und Jugendlichen mit idiopathischer Skoliose. Orthopädische Praxis 1989(a); 25: 93–97.

Weiß H-R. Prävention und Rehabilitation von Skoliosefolgen im Erwachsenenalter. Z. Krankengymnastik 1989(b); 41: 468–473.

Weiß H-R. Krümmungsverläufe idiopathischer Skoliosen unter dem Einfluss eines krankengymnastischen Rehabilitationsprogrammes. Orthopädie Praxis 1990; 10: 648–654.

Weiß H-R. Influence of an in-patient exercise program on scoliotic curve. Ital J Orthop Traumatol. 1992; 18(3): 395–406.

Weiß H-R. Beeinflussung skoliosebedingter Schmerzzustände durch ein krankengymnastisches Rehabilitationsprogramm. Orthopädie-Praxis 1990; 26: 793–797.

Weiß H-R. The effect of an exercise program on vital capacity and rib mobility in patients with idiopathic scoliosis. Spine 1991; 16(1): 88–93.

Weiß H-R. Schroth – Ein skoliosespezifisches Rehabilitationsprogramm. Teil 1: Theoretische Grundlagen. Teil 2: Praktische Durchführung. Therapeutikon 1989; 2: 682–694.

Weiß H-R. Wirbelsäulendeformitäten Band 1. Heidelberg: Springer; 1991.

Weiß H-R. Wirbelsäulendeformitäten Band 2. Stuttgart: Fischer; 1992.

Weiß H-R. Wirbelsäulendeformitäten Band 3. Stuttgart: Fischer; 1994.

Weiß H-R. Skolioserehabilitation, Qualitätssicherung und Patientenmanagement. Stuttgart: Thieme; 2000.

Weiß H-R. Befundgerechte Physiotherapie bei Skoliose. 3. Aufl. München: Pflaum; 2010.

Weiß H-R. Operationsinzidenz bei konservativ behandelten PatientInnen mit Skoliose. Med Orth Tech 2002; 122: 148–155.

Weiß H-R. Einflüsse des Schroth'schen Rehabilitationsprogrammes auf Selbstkonzepte von Skoliose-PatientInnen. Rehabilitation 1994(a); 33: 31–43.

Weiß H-R. Auswirkungen der Schroth'schen Dreh-Winkel-Atmung auf die dreidimensionale Verformung bei idiopathischen Thorakalskoliosen in Wirbelsäulendeformitäten. Bd. 3. Stuttgart: Fischer; 1994(b). S. 87–92.

Weiss H-R. Rehabilitation of scoliosis patients with pain after surgery. Stud Health Technol Inform 2002; 88: 250–253.

Weiß H-R. Sagittalkonfiguration bei idiopathischen Skoliosen. MOT 2004; 4: 75–79.

Weiss H-R. „Best practice" in conservative scoliosis care. 2. Aufl. München: Pflaum; 2006.

Weiss H-R. Ich habe Skoliose. Ein Ratgeber für Betroffene, Angehörige und Therapeuten. 8. Aufl. München: Pflaum; 2012.

Weiß H-R, Bickert W. Veränderungen elektromyografisch objektivierbarer Parameter der Rechtsherzbelastung erwachsener Skoliosepatienten durch das stationäre Rehabilitationsprogramm nach Schroth. Orthopädische Praxis 1996; 32: 450–453.

Weiß H-R, Cherdron J. Befindlichkeitsänderungen bei Skoliosepatienten in der stationären krankengymnastischen Rehabilitation. Orth Praxis 1992; 28: 87–90.

Weiss H-R, Moramarco M. Remodelling of trunk and backshape deformities in patients with scoliosis using standardized asymmetric computer-aided design/computer-aided manufacturing braces. www.oapublishinglondon.com/images/article/pdf/1367838907.pdf

Weiss H-R, Moramarco M, Moramarco K. Risks and long-term complications of adolescent idiopathic scoliosis surgery vs non-surgical and natural history outcomes. Hard Tissue 2013; 2(3): 27 (www.oapublishinglondon.com/oa-musculoskeletal-medicine)

Weiß H-R, Rigo M, Rovenich U. Befundgerechte Physiotherapie bei Skoliose. 2. Aufl. München: Pflaum; 2006.

Weiß H-R, Weiß G, Petermann F. Incidence of curvature in idiopathic scoliosis patients treated with scoliosis-in-patient rehabilitation (SIR): an age- and sex-matched controlled study. Pediatr Rehabil 2003; 6(1): 23–30.

Weiß H-R, Weiß G, Schaar HJ. Incidence of surgery in conservatively treated patients with scoliosis. Pediatr Rehabil 2003; 6(2): 111–118.

Wild A, Krauspe R. Skoliose. In: Krämer J (Hrsg.). Orthopädie und Orthopädische Chirurgie. Wirbelsäule und Thorax. Stuttgart: Thieme; 2004. S. 165–190.

Wong H-K, Hui J, Rajan U, Chia H-P. Idiopathic scoliosis in Singapore schoolchildren: a prevalence study 15 years into the screening program. Spine 2005; 30(10): 1.188–1.196.

Wulf G. Aufmerksamkeit und motorisches Lernen. 1. Aufl. München: Elsevier Urban & Fischer; 2009.

Zetterberg C, Björk R, Örtengren R, Andersson GBJ. Electromyography of the paravertebral muscles in idiopathic scoliosis. Acta Orthop Scand 1984; 55: 304–309.

Żuk T. The role of spinal and abdominal muscles in the pathogenesis of scoliosis. J Bone Joint Surg Br 1962; 44(1): 102–105.

찾아보기